国家临床路径丛书

国家临床路径

外科部分

上 册

国家卫生计生委医政医管局

人民卫生出版社

图书在版编目（CIP）数据

国家临床路径. 外科部分. 上册 / 国家卫生计生委医政医管局编著. —北京：人民卫生出版社，2017

ISBN 978-7-117-24978-2

Ⅰ. ①国… Ⅱ. ①国… Ⅲ. ①临床医学②外科－疾病－诊疗 Ⅳ. ①R4②R6

中国版本图书馆 CIP 数据核字（2017）第 205454 号

| 人卫智网 | www.ipmph.com | 医学教育、学术、考试、健康，购书智慧智能综合服务平台 |
| 人卫官网 | www.pmph.com | 人卫官方资讯发布平台 |

国家临床路径
外科部分
上册

编　　著：国家卫生计生委医政医管局
出版发行：人民卫生出版社（中继线 010-59780011）
地　　址：北京市朝阳区潘家园南里 19 号
邮　　编：100021
E - mail：pmph @ pmph.com
购书热线：010-59787592　010-59787584　010-65264830
印　　刷：北京人卫印刷厂
经　　销：新华书店
开　　本：889×1194　1/16　　印张：44
字　　数：1363 千字
版　　次：2018 年 1 月第 1 版　2018 年 1 月第 1 版第 1 次印刷
标准书号：ISBN 978-7-117-24978-2/R · 24979
定　　价：98.00 元

打击盗版举报电话：010-59787491　E-mail：WQ @ pmph.com
（凡属印装质量问题请与本社市场营销中心联系退换）

2016—2017 年参与制(修)订临床路径工作的中华医学会专科分会名单*

内科部分

内科学分会

呼吸病学分会

心血管病学分会

消化病学分会

肾脏病学分会

血液病学分会

内分泌病学分会

神经病学分会

感染病学分会

风湿病学分会

精神病学分会

肿瘤学分会

结核病学分会

肝病学分会

外科部分

外科学分会

骨科学分会

神经外科学分会

泌尿外科学分会

胸心血管外科学分会

整形外科学分会

烧伤外科学分会

妇产科部分

妇产科学分会

围产医学分会

生殖医学分会

儿科部分

儿科学分会

小儿外科学分会

五官科及其他

眼科学分会

耳鼻咽喉—头颈外科学分会

皮肤性病学分会

放射肿瘤治疗学分会

物理医学与康复学分会

核医学分会

*由于临床路径制(修)订工作从 2009 年开始,历时较长,涉及单位及人员较多,在此不能一一列出,仅列出 2016—2017 年参与制(修)订工作较多的中华医学会部分分会。对未单独列出的中华口腔医学会、医疗机构及所有专家,一并表示感谢!

序

　　临床路径是指针对某种疾病或某种手术制定的具有科学性和时间顺序性的患者照顾计划,具有规范医疗行为、保障医疗质量与安全、提高医疗服务效率、控制医疗费用等积极作用,对于推进深化医改具有重要意义。在2016年召开的全国卫生与健康大会上,习近平总书记讲话指出,要在分级诊疗制度、现代医院管理制度、全民医保制度、药品供应保障制度、综合监管制度5项基本医疗卫生制度建设上取得突破。临床路径管理既是深化医药卫生体制改革的重要任务,也是医院精细化、现代化管理的重要工具之一。

　　国家卫生计生委认真贯彻落实卫生与健康大会精神,以及深化医改和推进健康中国建设的有关要求,在前期试点的基础上,将临床路径管理作为加强现代医院管理制度建设的有力抓手,纳入重点工作,持续加大工作力度。同时按照"制订一批、完善一批、推广一批"的工作思路,组织中华医学会分期分批制订有关病种临床路径。截至目前,累计印发各病种临床路径1212个(其中县医院适用版216个),涵盖30余个临床专业。

　　为便于卫生计生行政部门、医疗机构和广大医务工作者查阅、使用有关临床路径,我局委托中华医学会以临床专业为单位,对已印发的临床路径进行了整理和汇总,由人民卫生出版社汇编出版《国家临床路径》丛书。在此,对中华医学会、人民卫生出版社、有关专家的辛勤付出表示衷心地感谢!

　　希望这套图书的出版,能够帮助广大医疗管理者和医务人员更好地掌握和应用临床路径,继续推进临床路径管理。努力实现"四个结合"的目标,即"临床路径管理与医疗质量控制和绩效考核相结合、与医疗服务费用调整相结合、与支付方式改革相结合、与医疗机构信息化建设相结合",继续推进临床路径管理。进一步发挥临床路径在保障医疗质量安全,提高医疗服务效率,合理控制医疗费用等方面的作用,为推进健康中国建设和深化医药卫生体制改革,提高人民群众健康水平作出积极贡献!

国家卫生计生委医政医管局

2017年10月

目 录

免费下载网络增值服务

下载"人卫临床助手 APP"，
并在"国家临床路径"栏目
查阅使用数字版本

人卫临床助手
中国临床决策辅助系统
Chinese Clinical Decision
Assistant System

第一篇

神经外科临床路径

头皮肿瘤临床路径

（2017 年版）

一、头皮肿瘤临床路径标准住院流程

（一）适用对象
第一诊断为头皮肿瘤。

行头皮颅骨肿瘤切除术。

（二）诊断依据
1. 临床表现

（1）病史多不明确，多隐匿起病；

（2）多无明显不适症状，局部膨隆，以外形改变为主，有时可生长较大。

2. 辅助检查　头颅 CT 扫描：了解有无骨质破坏，是否与颅内相关。

（三）治疗方案的选择
1. 头皮肿瘤诊断明确，肿瘤近期生长明显，患者积极要求手术。

2. 对于手术风险较大者（高龄、妊娠期、合并较严重内科疾病），需向患者或家属交代病情；如果不同意手术，应履行签字手续，并予严密观察。

3. 避开急性炎症期，如合并感染，则先行抗感染治疗，必要时可行切开引流。

（四）标准住院日为 3~4 天

（五）进入路径标准
1. 第一诊断符合头皮肿瘤疾病编码。

2. 当患者同时具有其他疾病诊断时，但在住院期间不需特殊处理也不影响第一诊断的临床路径流程实施时，可以进入路径。

（六）术前准备（术前评估）1 天
1. 所必需的检查项目

（1）血常规、血型、尿常规；

（2）凝血功能及血小板检查；

（3）肝肾功能、血电解质、血糖；

（4）感染性疾病筛查（乙肝、丙肝、艾滋病、梅毒等）；

（5）心电图、胸部 X 线片；

（6）头颅 CT 扫描。

2. 其他根据病情需要而定（如头颅 MRI 等）。

（七）预防性抗菌药物选择与使用时机
1. 按照《抗菌药物临床应用指导原则》（卫医发〔2004〕285 号）选择用药。

2. 预防感染用药时间为术前 30 分钟。

（八）手术日为入院第 2 天

1. 麻醉方式　局部麻醉＋镇痛；患者无法配合者，可酌情考虑全麻。

2. 手术方式　头皮颅骨肿瘤切除术。

（九）术后住院恢复 1～2 天

1. 术后回病房，可酌情输液治疗。

2. 术后切口换药 1 次，如无特殊情况，可予出院，门诊拆线。

（十）出院标准

1. 患者一般情况良好，恢复正常饮食，各项化验无明显异常，体温正常。

2. 伤口换药无渗出等，可予出院。

（十一）变异及原因分析

1. 对于不愿适合手术的患者，可门诊观察。

2. 住院后伴发其他内、外科疾病需进一步明确诊断，导致住院时间延长。

二、头皮肿瘤临床路径表单

适用对象:第一诊断为头皮肿瘤;行头皮颅骨肿瘤切除术

患者姓名:_____ 性别:_____ 年龄:_____ 门诊号:_____ 住院号:_____

住院日期:_____年___月___日 出院日期:_____年___月___日 标准住院日:3~4天

时间	住院第1天 (术前1天)	住院第2天 (手术当日)	住院第3~4天 (术后第1~2天)
主要 诊疗 工作	□ 病史采集,体格检查,完成病历 书写 □ 相关检查 □ 上级医师查看患者,制订治疗方 案,完善术前准备 □ 向患者和(或)家属交代病情,签 署手术知情同意书 □ 安排次日手术	□ 安排局麻 + 镇痛(特殊患者可行 全麻)下头皮颅骨肿瘤切除术 □ 术后观察引流液性状及记量 □ 完成手术记录及术后记录	□ 观察切口敷料情况 □ 完成病程记录 □ 及时拆线 □ 确定患者能否出院 □ 向患者交代出院注意事项、 复查日期 □ 通知出院处 □ 开出院诊断书 □ 完成出院记录
重点 医嘱	**长期医嘱:** □ 二级护理 □ 术前禁食水 **临时医嘱:** □ 备皮(剃头) □ 抗菌药物皮试 □ 急查血常规、凝血功能、肝肾功、 电解质、血糖,感染性疾病筛查 □ 头颅 CT 扫描 □ 查心电图、胸部 X 线片 □ 必要时行 MRI 检查	**长期医嘱:** □ 一级护理 □ 手术当天禁食水 □ 术中用抗菌药物 □ 补液治疗	**长期医嘱:** □ 二级护理 **临时医嘱:** □ 门诊随访至拆线 □ 通知出院
主要 护理 工作	□ 入院宣教 □ 观察患者一般状况及神经系统 状况 □ 观察记录患者神志、瞳孔、生命 体征 □ 完成术前准备	□ 观察患者一般状况及神经系统 状况 □ 观察记录患者神志、瞳孔、生命 体征 □ 观察引流液性状及记量	□ 帮助患者办理出院手续
病情 变异 记录	□无 □有,原因: 1. 2.	□无 □有,原因: 1. 2.	□无 □有,原因: 1. 2.
护士 签名			
医师 签名			

2 颅骨凹陷性骨折临床路径

（2017年版）

一、颅骨凹陷性骨折临床路径标准住院流程

（一）适用对象

第一诊断为颅骨凹陷性骨折。

行颅骨凹陷性骨折整复术或颅骨钛板、硅胶板、有机玻璃修补术。

（二）诊断依据

根据《临床诊疗指南　神经外科学分册》（中华医学会编著，人民卫生出版社）、《临床技术操作规范　神经外科分册》（中华医学会编著，人民军医出版社）、《王忠诚神经外科学》（王忠诚主编，湖北科学技术出版社）、《神经外科学》（赵继宗主编，人民卫生出版社）。

1. 临床表现

（1）病史：多有头部外伤病史；

（2）头皮血肿：在受力点有头皮血肿或挫伤；

（3）局部下陷：急性期可检查出局部骨质下陷；

（4）局灶性症状：当骨折片下陷较深时，可刺破硬脑膜，损伤及压迫脑组织导致偏瘫、失语和（或）局灶性癫痫等相应症状。

2. 辅助检查

（1）头颅 X 线平片：包括正位、侧位和骨折部位切线位平片，后者可显示骨折片陷入颅内深度；

（2）头颅 CT 扫描（含骨窗像）：凹陷骨折征象，平扫可除外有无继发颅内异常；

（3）血常规。

（三）选择治疗方案的依据

根据《临床诊疗指南　神经外科学分册》（中华医学会编著，人民卫生出版社）、《临床技术操作规范　神经外科分册》（中华医学会编著，人民军医出版社）、《王忠诚神经外科学》（王忠诚主编，湖北科学技术出版社）、《神经外科学》（赵继宗主编，人民卫生出版社）。

1. 颅骨凹陷性骨折诊断明确，骨折凹陷深度>1cm，临床出现局灶性症状或颅内压增高症状者，需行凹陷骨折整复术：较固定的凹陷骨折，采用凹陷四周钻孔、铣（或锯）下骨瓣，将其整复成形再复位固定；粉碎性凹陷骨折，手术摘除游离骨片，保留带有骨膜的骨片，缩小日后需修补的面积，需向家属交代病情及围术期可能出现的并发症。

2. 大静脉或静脉窦处的凹陷性骨折，如无明显临床症状，即使下陷较深仍可观察，待充分准备后择期手术；重要功能区的凹陷骨折，当骨折片压迫导致神经功能障碍，如偏瘫、癫痫等，应行骨片复位或清除术。

3. 合并脑损伤或凹陷面积大，导致颅内压增高、CT 显示中线结构移位、出现脑疝征象者，行开颅去骨瓣减压术。

4. 开放性粉碎性凹陷性骨折者，行手术清创及骨片清除术。

5. 手术风险较大者（高龄、妊娠期、合并较严重内科疾病），需向患者或家属交代病情；如不同意手术，应当充分告知风险，履行签字手续，并予严密观察。

6. 对于严密观察、保守治疗的患者，如出现颅内压增高征象应行急诊手术。

（四）标准住院日为 9 天

（五）进入路径标准

1. 第一诊断符合颅骨凹陷性骨折疾病编码。

2. 当患者同时具有其他疾病诊断，但在住院期间不需特殊处理、不影响第一诊断的临床路径流程实施时，可以进入路径。

3. 当患者双侧瞳孔散大，自主呼吸停止 1 小时以上，或处于濒死状态，不进入此路径。

（六）术前准备（适于急诊手术）

1. 必需的检查项目：

（1）血常规、尿常规，血型；

（2）凝血功能、肝肾功能、血电解质、血糖、感染性疾病筛查（乙型肝炎、丙型肝炎、艾滋病、梅毒等）；

（3）心电图、胸部 X 线平片；

（4）头颅 CT 扫描（含骨窗像）。

2. 根据患者病情，建议选择的检查项目：

（1）颈部 CT 扫描、X 线平片；

（2）腹部 B 超；

（3）年龄>65 岁的患者，行心肺功能评估、超声心动图。

（七）预防性抗菌药物选择与使用时机

按照《抗菌药物临床应用指导原则》（卫医发〔2004〕285 号）选择用药。根据伤口有无污染和感染决定抗菌药物使用时间。

（八）手术日为入院当天行急诊手术

1. 麻醉方式　全身麻醉。

2. 手术方式　颅骨凹陷性骨折整复术或颅骨钛板、硅胶板、有机玻璃修补术。

3. 手术内置物　颅骨、硬脑膜修复材料、颅骨固定材料等。

4. 术中用药　抗菌药物、脱水药。

5. 输血　根据手术失血情况决定。

（九）术后住院恢复≤8 天

1. 必须复查的检查项目术后当日和术后第 7 天复查头颅 CT（加骨窗像）（如患者病情发生急剧变化，随时安排复查）；血常规、尿常规、肝肾功能、血电解质。

2. 根据患者病情，建议可选择的检查项目头颈部 MRI、胸腹部 X 线平片、腹部 B 超。

3. 术后用药　抗菌药物、脱水药，有严重脑挫裂伤者可使用抗癫痫药 7 天。

（十）出院标准

1. 患者病情稳定，体温正常，手术切口愈合良好；生命体征平稳。

2. 没有需要住院处理的并发症和（或）合并症。

（十一）变异及原因分析

1. 术后继发其他部位硬脑膜外血肿、硬脑膜下血肿、脑内血肿、脑挫裂伤和颅内高压等，严重者需要再次开颅手术，导致住院时间延长，费用增加。

2. 术后切口、颅骨或颅内感染，内置物排异反应，出现严重神经系统并发症，导致住院时间延长与费用增加。

3. 伴发其他疾病需进一步诊治，导致住院时间延长。

4. 非急诊患者不纳入本路径。

二、颅骨凹陷性骨折临床路径表单

适用对象：第一诊断为颅骨凹陷性骨折；行颅骨凹陷性骨折整复术或颅骨钛板、硅胶板、有机玻璃修补术

患者姓名：_____ 性别：_____ 年龄：_____ 门诊号：_____ 住院号：_____

住院日期：_____年___月___日 出院日期：_____年___月___日 标准住院日：9天

时间	住院第1天 （手术当日）		住院第2天 （术后第1天）
主要 诊疗 工作	□ 病史采集，体格检查，完成病历书写 □ 相关检查 □ 上级医师查看患者，制订治疗方案，完善术前准备 □ 向患者和（或）家属交代病情，签署手术知情同意书 □ 安排急诊手术 □ 术后观察切口敷料情况；观察神经功能恢复情况 □ 完成手术记录及术后记录 □ 向患者及其家属交代手术情况及术后注意事项		□ 临床观察神经功能恢复情况 □ 伤口换药，观察伤口敷料情况 □ 复查术后头颅CT □ 复查血常规及血生化 □ 完成病程记录
重点 医嘱	**长期医嘱（术前）：** □ 术前禁食水 **临时医嘱（术前）：** □ 备皮 □ 抗菌药物皮试 □ 急查血常规、凝血功能、肝肾功能、血电解质、血糖，感染性疾病筛查 □ 头颅X线平片、CT扫描 □ 心电图、胸部X线平片	**长期医嘱（术后）：** □ 一级护理 □ 禁食水 □ 生命体征监测 □ 术中用抗菌药物 □ 补液治疗 **临时医嘱（术后）：** □ 根据病情需要下达相应医嘱	**长期医嘱：** □ 一级护理 □ 术后流食 □ 补液治疗 □ 生命体征监测 □ 抗菌药物 □ 抗癫痫治疗（酌情） **临时医嘱：** □ 头颅CT □ 血常规 □ 肝肾功能＋电解质 □ 换药
主要 护理 工作	□ 入院护理评估及宣教、手术前宣教 □ 观察患者一般状况及神经系统状况 □ 观察记录患者神志、瞳孔、生命体征 □ 完成术前准备 □ 遵医嘱给药 □ 术后心理护理及生活护理 □ 完成护理记录		□ 观察患者一般状况及神经系统功能恢复情况 □ 观察记录患者神志、瞳孔、生命体征以及手术切口有无渗血渗液 □ 遵医嘱给药 □ 预防并发症护理 □ 术后心理、基础护理 □ 遵医嘱留取化验标本，监测指标变化 □ 完成护理记录
病情 变异 记录	□无　□有，原因： 1. 2.		□无　□有，原因： 1. 2.
护士 签名			
医师 签名			

时间	住院第3天 （术后第2天）	住院第4天 （术后第3天）	住院第5天 （术后第4天）
主要 诊疗 工作	□ 临床观察神经功能恢复情况 □ 完成病程记录 □ 拔除引流（酌情） □ 伤口换药（根据有无引流定）	□ 临床观察神经功能恢复情况 □ 完成病程记录 □ 停抗菌药物	□ 临床观察神经功能恢复情况 □ 上级医师查房 □ 完成病程记录
重点 医嘱	长期医嘱： □ 普食 □ 一级护理 临时医嘱： □ 根据病情需要下达相应医嘱	长期医嘱： □ 普食 □ 一级护理 临时医嘱： □ 根据病情需要下达相应医嘱	长期医嘱： □ 普食 □ 一级护理 临时医嘱： □ 根据病情需要下达相应医嘱
主要 护理 工作	□ 观察患者一般状况及神经系统功能恢复情况 □ 观察记录患者神志、瞳孔、生命体征以及手术切口有无渗血渗液 □ 预防并发症护理 □ 完成用药及术后宣教 □ 术后心理、基础护理 □ 完成护理记录	□ 观察患者一般状况及神经系统功能恢复情况 □ 观察记录患者神志、瞳孔、生命体征以及手术切口有无渗血渗液 □ 预防并发症护理 □ 术后心理、基础护理 □ 根据患者病情需要完成护理记录	□ 观察患者一般状况及切口情况 □ 观察神经系统功能恢复情况 □ 预防并发症护理 □ 协助患者进行肢体活动 □ 根据患者病情需要完成护理记录
病情 变异 记录	□无　□有，原因： 1. 2.	□无　□有，原因： 1. 2.	□无　□有，原因： 1. 2.
护士 签名			
医师 签名			

时间	住院第 6 天（术后第 5 天）	住院第 7 天（术后第 6 天）	住院第 8 天（术后第 7 天）	住院第 9 天（术后第 8 天）
主要诊疗工作	□ 临床观察神经功能恢复情况 □ 伤口换药，观察切口敷料情况 □ 完成病程记录 □ 查看化验结果	□ 临床观察神经功能恢复情况 □ 完成病程记录	□ 临床观察神经功能恢复情况 □ 复查头颅 CT □ 完成病程记录	□ 根据切口情况予以拆线或延期门诊拆线 □ 确定患者能否出院 □ 向患者交代出院注意事项、复查日期 □ 通知出院处 □ 开出院诊断书 □ 完成出院记录
重点医嘱	长期医嘱： □ 普食 □ 二级护理 临时医嘱： □ 换药 □ 血常规、肝肾功能＋电解质	长期医嘱： □ 普食 □ 二级护理	长期医嘱： □ 普食 □ 二级护理 临时医嘱： □ 头颅 CT	出院医嘱： □ 通知出院 □ 出院带药
主要护理工作	□ 观察患者一般状况及切口情况 □ 观察神经系统功能恢复情况 □ 预防并发症护理 □ 协助患者进行肢体活动 □ 根据患者病情需要完成护理记录	□ 观察患者一般状况及切口情况 □ 观察神经系统功能恢复情况 □ 协助患者进行肢体活动 □ 出院指导 □ 根据患者病情需要完成护理记录	□ 观察患者一般状况及切口情况 □ 观察神经系统功能恢复情况 □ 协助患者进行肢体活动 □ 根据患者病情需要完成护理记录	□ 完成出院指导 □ 帮助患者办理出院手续
病情变异记录	□无 □有，原因： 1. 2.	□无 □有，原因： 1. 2.	□无 □有，原因： 1. 2.	□无 □有，原因： 1. 2.
护士签名				
医师签名				

3 颅骨良性肿瘤临床路径

（2017 年版）

一、颅骨良性肿瘤临床路径标准住院流程

（一）适用对象

第一诊断为颅骨良性肿瘤。

行单纯颅骨肿瘤切除术或颅骨肿瘤切除术加一期颅骨成形术。

（二）诊断依据

根据《临床诊疗指南 神经外科学分册》（中华医学会编著，人民卫生出版社）、《临床技术操作规范 神经外科分册》（中华医学会编著，人民军医出版社）、《王忠诚神经外科学》（王忠诚主编，湖北科学技术出版社）、《神经外科学》（赵继宗主编，人民卫生出版社）。

1. 临床表现

（1）病史：病程较长，常偶然发现；

（2）无痛或局部轻度疼痛及酸胀感包块；

（3）部分较大的内生型肿瘤可产生脑组织受压引发的局灶性症状如偏瘫、失语、同向性偏盲、癫痫发作等；

（4）极少数巨大肿瘤可产生颅高压表现，如头痛、恶心、呕吐、视物模糊等；

（5）部分位于颅底的肿瘤可产生颅神经压迫症状，如眼球运动障碍、面部感觉减退、听力减退等。

2. 辅助检查

（1）头颅 CT 扫描（加骨窗像检查）：表现为骨质增生或破坏；如侵犯颅底，必要时可行三维 CT 检查或冠状位扫描；

（2）X 线平片检查：可表现为骨质增生或骨质破坏；

（3）MRI 检查可了解肿瘤侵入颅内程度。

（三）选择治疗方案的依据

根据《临床诊疗指南 神经外科学分册》（中华医学会编著，人民卫生出版社）、《临床技术操作规范 神经外科分册》（中华医学会编著，人民军医出版社）、《王忠诚神经外科学》（王忠诚主编，湖北科学技术出版社）、《神经外科学》（赵继宗主编，人民卫生出版社）。

1. 对于肿瘤较大而影响外观、内生型肿瘤出现颅压高或局灶性症状者应当行颅骨肿瘤切除术。术式包括单纯颅骨肿瘤切除术、颅骨肿瘤切除术加一期颅骨成形术。

2. 手术风险较大者（高龄、妊娠期、合并较严重内科疾病），需向患者或家属交代病情；如不同意手术，应当充分告知风险，履行签字手续，并予严密观察。

（四）标准住院日为≤14 天

（五）进入路径标准

1. 第一诊断符合颅骨良性肿瘤疾病编码。

2. 当患者同时具有其他疾病诊断，但在住院期间不需特殊处理、不影响第一诊断的临床路径流程实施时，可以进入路径。

（六）术前准备 2 天

1. 必需的检查项目

（1）血常规、尿常规，血型；

（2）凝血功能、肝肾功能、血电解质、血糖、感染性疾病筛查（乙型肝炎、丙型肝炎、艾滋病、梅毒等）；

（3）心电图、胸部 X 线平片；

（4）头颅 CT 扫描（含骨窗像）、头颅 X 线平片、MRI。

2. 根据患者病情，建议选择的检查项目：DSA、SPECT、心肺功能评估（年龄 >65 岁者）。

（七）预防性抗菌药物选择与使用时机

1. 按照《抗菌药物临床应用指导原则》（卫医发〔2004〕285 号）选择用药。建议使用第一、二代头孢菌素，头孢曲松等；明确感染患者，可根据药敏试验结果调整抗菌药物。

2. 预防性用抗菌药物，时间为术前 30 分钟。

（八）手术日为入院第 3 ~ 5 天

1. 麻醉方式　局部麻醉或全身麻醉。

2. 手术方式　单纯颅骨肿瘤切除术、颅骨肿瘤切除术加一期颅骨成形术（颅骨缺损大于 3cm 直径时）。

3. 手术内置物　颅骨、硬脑膜修复材料，颅骨固定材料等。

4. 术中用药　抗菌药物、脱水药。

5. 输血　根据手术失血情况决定。

（九）术后住院恢复 7 ~ 10 天

1. 必须复查的检查项目　头颅 CT，化验室检查包括血常规、尿常规、肝肾功能、电解质。

2. 根据患者病情，建议可选择的复查项目如头颅 MRI。

3. 术后用药　抗菌药物、脱水药、激素，根据病情可用抗癫痫药等。

（十）出院标准

1. 患者病情稳定，生命体征平稳，体温正常，手术切口愈合良好。

2. 没有需要住院处理的并发症和（或）合并症。

（十一）变异及原因分析

1. 术后继发其他部位硬脑膜外血肿、硬脑膜下血肿、脑内血肿等并发症，严重者需要再次行开颅手术，导致住院时间延长，费用增加。

2. 术后切口、颅骨或颅内感染、内置物排异反应，出现严重神经系统并发症，导致住院时间延长，费用增加。

3. 伴发其他内、外科疾病需进一步诊治，导致住院时间延长。

二、颅骨良性肿瘤临床路径表单

适用对象：第一诊断为颅骨良性肿瘤；行单纯颅骨肿瘤切除术或颅骨肿瘤切除术加一期颅骨成形术

患者姓名：_____ 性别：____ 年龄：____ 门诊号：_____ 住院号：_____

住院日期：_____年___月___日 出院日期：_____年___月___日 标准住院日：≤14天

时间	住院第1天	住院第2天	住院第3天（手术当日）
主要诊疗工作	□ 病史采集，体格检查，完成病历书写 □ 术前相关检查 □ 上级医师查看患者，制订治疗方案，完善术前准备	□ 术前相关检查 □ 完善术前准备 □ 向患者和（或）家属交代病情，签署手术知情同意书 □ 安排次日手术	□ 安排全麻下颅骨肿瘤切除术 □ 临床观察神经系统功能情况 □ 完成手术记录及术后记录 □ 有引流者观察引流性状及引流量
重点医嘱	**长期医嘱：** □ 二级护理 **临时医嘱：** □ 血常规、凝血功能、肝肾功、电解质、血糖，感染性疾病筛查 □ 头颅CT扫描 □ 心电图、胸部X线片 □ 必要时行MRI及头部X线平片检查	**长期医嘱：** □ 二级护理 □ 术前禁食水 **临时医嘱：** □ 备皮 □ 抗菌药物皮试	**长期医嘱：** □ 一级护理 □ 手术当天禁食水 □ 补液治疗 **临时医嘱：** □ 术中用抗菌药物
主要护理工作	□ 入院护理评估及宣教 □ 观察患者一般状况及神经系统状况 □ 遵医嘱完成化验检查 □ 完成首次护理记录	□ 观察患者一般状况及神经系统状况 □ 手术前宣教 □ 完成术前准备 □ 完成护理记录	□ 观察患者一般状况及神经系统状况 □ 观察记录患者神志、瞳孔、生命体征及手术切口敷料情况 □ 观察引流液性状及记量 □ 遵医嘱给药并观察用药后反应 □ 预防并发症护理 □ 心理护理及基础护理 □ 完成护理记录
病情变异记录	□无 □有，原因： 1. 2.	□无 □有，原因： 1. 2.	□无 □有，原因： 1. 2.
护士签名			
医师签名			

时间	住院第4天 （术后第1天）	住院第5天 （术后第2天）	住院第6天 （术后第3天）
主要诊疗工作	☐ 临床观察神经系统功能情况 ☐ 切口换药、观察切口情况 ☐ 有引流者观察引流液性状及引流量，根据病情拔除引流管 ☐ 完成病程记录	☐ 临床观察神经系统功能情况 ☐ 观察切口敷料情况 ☐ 对CT复查结果进行评估 ☐ 完成病程记录	☐ 临床观察神经系统功能情况 ☐ 观察切口敷料情况 ☐ 完成病程记录 ☐ 停补液治疗
重点医嘱	**长期医嘱：** ☐ 一级护理 ☐ 术后流食 ☐ 补液治疗 **临时医嘱：** ☐ 头颅CT	**长期医嘱：** ☐ 一级护理 ☐ 术后半流食 ☐ 停用抗菌药物，有引流者延长抗菌药物使用 ☐ 补液治疗	**长期医嘱：** ☐ 术后普食 ☐ 一级护理 **临时医嘱：** ☐ 复查血常规、肝肾功能、凝血功能
主要护理工作	☐ 观察患者一般状况及神经系统功能恢复情况 ☐ 观察记录患者神志、瞳孔、生命体征及手术切口敷料情况 ☐ 观察引流液性状及记量 ☐ 遵医嘱给药并观察用药后反应 ☐ 预防并发症护理 ☐ 心理护理及基础护理 ☐ 协助患者床上肢体活动 ☐ 完成护理记录 ☐ 进行术后宣教及用药指导	☐ 观察患者一般状况及神经系统功能恢复情况 ☐ 观察记录患者神志、瞳孔、生命体征及手术切口敷料情况 ☐ 观察引流液性状及记量 ☐ 遵医嘱给药并观察用药后反应 ☐ 预防并发症护理 ☐ 心理护理及基础护理 ☐ 协助患者床上肢体活动 ☐ 完成护理记录	☐ 观察患者一般状况及神经系统功能情况 ☐ 观察记录患者神志、瞳孔、生命体征及手术切口敷料情况 ☐ 遵医嘱给药并观察用药后反应 ☐ 遵医嘱完成化验检查 ☐ 预防并发症护理 ☐ 心理护理及基础护理 ☐ 协助患者床上肢体活动 ☐ 完成护理记录
病情变异记录	☐无 ☐有，原因： 1. 2.	☐无 ☐有，原因： 1. 2.	☐无 ☐有，原因： 1. 2.
护士签名			
医师签名			

时间	住院第7天 （术后第4天）	住院第8天 （术后第5天）	住院第9天 （术后第6天）	住院第10～14天 （术后第7～10天）
主要诊疗工作	□ 临床观察神经系统功能情况 □ 完成病程记录	□ 临床观察神经系统功能情况 □ 切口换药，观察切口情况 □ 完成病程记录	□ 临床观察神经系统功能情况 □ 查看化验结果 □ 完成病程记录 □ 复查头颅CT	□ 根据切口情况予以拆线或延期门诊拆线 □ 确定患者能否出院 □ 向患者交代出院注意事项、复查日期 □ 通知出院处 □ 开出院诊断书 □ 完成出院记录
重点医嘱	长期医嘱： □ 普食 □ 一级护理	长期医嘱： □ 普食 □ 二级护理	长期医嘱： □ 普食 □ 三级护理 □ 头颅CT	出院医嘱： □ 通知出院
主要护理工作	□ 观察患者一般状况及切口情况 □ 观察神经系统功能情况 □ 预防并发症护理 □ 心理护理及基础护理 □ 协助患者下床活动	□ 观察患者一般状况及切口情况 □ 观察神经系统功能情况 □ 预防并发症护理 □ 心理护理及基础护理 □ 协助患者下床活动	□ 观察患者一般状况及切口情况 □ 观察神经系统功能情况 □ 预防并发症护理 □ 心理护理及基础护理 □ 进行出院指导 □ 患者下床活动	□ 完成出院指导 □ 帮助患者办理出院手续
病情变异记录	□无　□有,原因: 1. 2.	□无　□有,原因: 1. 2.	□无　□有,原因: 1. 2.	□无　□有,原因: 1. 2.
护士签名				
医师签名				

4 创伤性闭合性硬膜外血肿临床路径

（2017年版）

一、创伤性闭合性硬膜外血肿临床路径标准住院流程

（一）适用对象

第一诊断为创伤性闭合性硬膜外血肿。

行硬脑膜外血肿清除术。

（二）诊断依据

根据《临床诊疗指南 神经外科学分册》（中华医学会编著，人民卫生出版社）、《临床技术操作规范 神经外科分册》（中华医学会编著，人民军医出版社）、《王忠诚神经外科学》（王忠诚主编，湖北科学技术出版社）、《神经外科学》（赵继宗主编，人民卫生出版社）。

1. 临床表现

（1）病史：一般均有外伤史，临床症状较重，并迅速恶化，尤其是特急性创伤性闭合性硬膜外血肿，伤后短时间内可发展为濒死状态；

（2）意识障碍：伤后多数为原发性昏迷与继发性昏迷相重叠，或昏迷的程度逐渐加深；较少出现中间清醒期；

（3）颅内压增高表现：颅内压增高症状出现较早，呕吐和躁动较常见，生命体征变化明显（Cushing反应）；

（4）脑疝症状：出现较快，尤其是特急性创伤性闭合性硬膜外血肿，一侧瞳孔散大后短时间内出现对侧瞳孔散大，并出现去脑强直、病理性呼吸等症状；

（5）局灶症状：较多见，早期即可因脑挫伤或（和）血肿压迫引起偏瘫、失语。

2. 辅助检查

（1）头颅CT扫描（含骨窗像）：典型CT表现为颅骨内板与脑表面间有一双凸镜形或梭形高密度影。CT检查可明确诊断、确定血肿部位、评估血肿量。骨窗像对诊断颅骨骨折具有重要意义；

（2）头颅X线平片：约90%的病例合并有颅骨骨折；

（3）实验室检查：血常规。

（三）选择治疗方案的依据

根据《临床诊疗指南 神经外科学分册》（中华医学会编著，人民卫生出版社）、《临床技术操作规范 神经外科分册》（中华医学会编著，人民军医出版社）、《王忠诚神经外科学》（王忠诚主编，湖北科学技术出版社）、《神经外科学》（赵继宗主编，人民卫生出版社）。

1. 创伤性闭合性硬膜外血肿诊断明确，选用骨瓣开颅血肿清创术：

（1）临床有颅内压增高症状或局灶性症状；

（2）幕上血肿>30ml，颞区血肿>20ml，幕下血肿>10ml；

（3）患者意识障碍进行性加重或出现昏迷者。

2. 需向家属交代病情及围术期可能出现的并发症。

3. 手术风险较大者（高龄、妊娠期、合并较严重内科疾病），需向患者或家属交代病情；如不同意手术，应当充分告知风险，履行签字手续，并予严密观察。

4. 对于严密观察保守治疗的患者，如出现颅内压增高征象、意识障碍进行性加重或新发神经系统局灶性症状，应当立即复查头颅 CT，并重新评价手术指征。

（四）标准住院日为 14 天

（五）进入路径标准

1. 第一诊断符合创伤性闭合性硬膜外血肿疾病编码。

2. 当患者同时具有其他疾病诊断，但在住院期间不需特殊处理、不影响第一诊断的临床路径流程实施时，可以进入路径。

3. 当患者双侧瞳孔散大，自主呼吸停止 1 小时以上，或处于濒死状态，不进入此路径。

（六）术前准备（入院当天）

1. 必需的检查项目

（1）血常规、尿常规，血型；

（2）凝血功能、肝肾功能、血电解质、血糖、感染性疾病筛查（乙型肝炎、丙型肝炎、艾滋病、梅毒等）；

（3）心电图、胸部 X 线平片；

（4）头颅 CT 扫描（含骨窗像）。

2. 根据患者病情，建议选择的检查项目

（1）颈部 CT 扫描、X 线平片；

（2）腹部 B 超，心肺功能评估。

（七）预防性抗菌药物选择与使用时机

按照《抗菌药物临床应用指导原则》（卫医发〔2004〕285 号）选择用药。建议使用第一、二代头孢菌素，头孢曲松等；明确感染患者，可根据药敏试验结果调整抗菌药物。

（八）手术日为入院当天

1. 麻醉方式　气管插管全身麻醉。

2. 手术方式　硬脑膜外血肿清除术。

3. 手术内置物　硬脑膜修复材料、颅骨固定材料、引流系统等。

4. 术中用药　抗菌药物、脱水药、止血药，酌情应用抗癫痫药物和激素。

5. 输血　根据手术失血情况决定。

（九）术后住院恢复≤13 天

1. 必须复查的检查项目　24 小时之内及出院前根据具体情况复查头颅 CT 了解颅内情况；血常规、尿常规、肝肾功能、电解质。

2. 根据患者病情，建议可选择的检查项目　颈部 CT（加骨窗像）、胸腹部 X 线平片或 CT，腹部 B 超。

3. 术后用药　抗菌药物、脱水药，酌情应用预防性抗癫痫药及激素。

4. 每 2～3 天手术切口换药 1 次。

5. 术后 7 天拆除手术切口缝线，或根据病情酌情延长拆线时间。

（十）出院标准

1. 患者病情稳定，生命体征平稳，无明显并发症。

2. 体温正常，各项化验无明显异常，切口愈合良好。

3. 仍处于昏迷状态的患者，如生命体征平稳，经评估不能短时间恢复者，没有需要住院处理的并发症和（或）合并症，可以转院继续康复治疗。

（十一）变异及原因分析

1．术后继发其他部位硬脑膜外血肿、硬脑膜下血肿、脑内血肿等并发症，严重者需要再次开颅手术，导致住院时间延长，费用增加。

2．术后切口、颅骨或颅内感染、内置物排异反应，出现严重神经系统并发症，导致住院时间延长，费用增加。

3．伴发其他疾病需进一步诊治，导致住院时间延长。

二、创伤性闭合性硬膜外血肿临床路径表单

适用对象：第一诊断为创伤性闭合性硬膜外血肿；行硬脑膜外血肿清除术

患者姓名：_____ 性别：_____ 年龄：_____ 门诊号：_____ 住院号：_____

住院日期：_____年___月___日 出院日期：_____年___月___日 标准住院日：14 天

时间	住院第 1 天（手术当日）	住院第 2 天（术后第 1 天）	住院第 3 天（术后第 2 天）
主要诊疗工作	□ 病史采集，体格检查，完成病历书写 □ 术前相关检查 □ 上级医师查看患者，制订治疗方案，完善术前准备 □ 向患者和（或）家属交代病情，签署手术知情同意书 □ 安排全麻下骨瓣开颅血肿清除术 □ 临床观察神经功能恢复情况 □ 完成手术记录及术后记录	□ 临床观察神经系统功能恢复情况 □ 切口换药 □ 观察切口情况 □ 观察引流液性状及引流量（有引流时） □ 复查头颅 CT，评价结果并及时采取相应措施 □ 完成病程记录	□ 临床观察神经系统功能恢复情况 □ 观察切口敷料情况 □ 观察引流液性状及引流量，决定是否拔除引流管（有引流时） □ 完成病程记录
重点医嘱	长期医嘱： □ 一级护理 临时医嘱： □ 备皮（剃头） □ 抗菌药物皮试 □ 急查血常规、凝血功能、肝肾功、电解质、血糖 □ 感染性疾病筛查 □ 头颅 CT 扫描 □ 心电图、胸部 X 线平片	长期医嘱： □ 一级护理 □ 术后流食 / 鼻饲 □ 抗菌药物预防感染 □ 补液治疗 临时医嘱： □ 血常规、肝肾功、电解质、血糖 □ 头颅 CT	长期医嘱： □ 一级护理 □ 术后流食 / 鼻饲 □ 补液治疗
主要护理工作	□ 入院护理评估及宣教 □ 完成术前准备 □ 遵医嘱完成术前化验检查 □ 观察患者一般状况及神经系统状况 □ 观察记录患者神志、瞳孔、生命体征及切口敷料情况 □ 遵医嘱给药 □ 完成护理记录	□ 观察患者一般状况及神经系统状况 □ 观察记录患者神志、瞳孔、生命体征及切口敷料情况 □ 观察引流液性状及记量（有引流时） □ 遵医嘱给药 □ 遵医嘱完成化验检查 □ 进行心理护理及基础护理 □ 预防并发症护理 □ 完成术后指导及用药宣教 □ 完成护理记录	□ 观察患者一般状况及神经系统功能恢复情况 □ 观察记录患者神志、瞳孔、生命体征及切口敷料情况 □ 观察引流液性状及记量（有引流时） □ 遵医嘱给药 □ 进行心理护理及基础护理 □ 预防并发症护理 □ 完成护理记录
病情变异记录	□无 □有，原因： 1. 2.	□无 □有，原因： 1. 2.	□无 □有，原因： 1. 2.
护士签名			
医师签名			

时间	住院第 4 天 （术后第 3 天）	住院第 5 天 （术后第 4 天）	住院第 6 天 （术后第 5 天）	住院第 7 天 （术后第 6 天）
主要 诊疗 工作	□ 临床观察神经系统功能恢复情况 □ 观察切口敷料情况 □ 完成病程记录 □ 根据病情停用抗菌药物	□ 临床观察神经系统功能恢复情况 □ 切口换药、观察切口情况 □ 完成病程记录	□ 临床观察神经系统功能恢复情况 □ 观察切口敷料情况 □ 完成病程记录 □ 查看化验结果	□ 临床观察神经系统功能恢复情况 □ 根据切口情况予以拆线或延期门诊拆线 □ 完成病程记录
重点 医嘱	长期医嘱： □ 一级护理 □ 术后半流食 / 鼻饲 □ 抗菌药物（酌情停用） □ 补液治疗	长期医嘱： □ 一级护理 □ 术后半流食 □ 拔除引流管后，患者情况允许，可停用抗菌药物 □ 补液治疗	长期医嘱： □ 一级护理 □ 术后半流食 □ 补液治疗 临时医嘱： □ 复查血常规、肝肾功能、凝血功能	长期医嘱： □ 一级护理 □ 术后普食 □ 补液治疗
主要 护理 工作	□ 观察患者一般状况及神经系统功能恢复情况 □ 观察记录患者神志、瞳孔、生命体征及切口敷料情况 □ 遵医嘱给药 □ 遵医嘱完成化验检查 □ 进行心理护理及基础护理 □ 预防并发症护理 □ 完成护理记录	□ 观察患者一般状况及神经系统功能恢复情况 □ 观察记录患者神志、瞳孔、生命体征及观察切口敷料情况 □ 遵医嘱给药 □ 预防并发症护理 □ 基础护理 □ 完成护理记录	□ 观察患者一般状况及观察切口敷料情况 □ 观察神经系统功能恢复情况 □ 协助患者肢体功能锻炼 □ 遵医嘱给药 □ 遵医嘱完成化验检查 □ 预防并发症护理 □ 基础护理	□ 观察患者一般状况及观察切口敷料情况 □ 观察神经系统功能恢复情况 □ 协助患者肢体功能锻炼 □ 遵医嘱给药 □ 预防并发症护理 □ 基础护理
病情 变异 记录	□无 □有，原因： 1. 2.	□无 □有，原因： 1. 2.	□无 □有，原因： 1. 2.	□无 □有，原因： 1. 2.
护士 签名				
医师 签名				

时间	住院第8天 （术后第7天）	住院第9天 （术后第8天）	住院第10天 （术后第9天）	住院第11天 （术后第10天）
主要 诊疗 工作	□ 临床观察神经系统功能恢复情况 □ 根据切口情况予以拆线或延期门诊拆线 □ 复查头颅 CT □ 完成病程记录	□ 临床观察神经系统功能恢复情况 □ 评估复查 CT 结果	□ 临床观察神经系统功能恢复情况	□ 临床观察神经系统功能恢复情况
重点 医嘱	长期医嘱： □ 一级护理 □ 术后普食 □ 补液治疗 临时医嘱： □ 头颅 CT	长期医嘱： □ 一级护理 □ 术后普食	长期医嘱： □ 一级护理 □ 术后普食	长期医嘱： □ 一级护理 □ 术后普食
主要 护理 工作	□ 观察患者一般状况观察切口敷料情况 □ 观察神经系统功能恢复情况 □ 协助患者肢体功能锻炼 □ 遵医嘱给药 □ 预防并发症护理 □ 基础护理	□ 观察患者一般状况及切口情况 □ 观察神经系统功能恢复情况 □ 协助患者肢体功能锻炼 □ 预防并发症护理 □ 基础护理	□ 观察患者一般状况及切口情况 □ 观察神经系统功能恢复情况 □ 协助患者肢体功能锻炼 □ 预防并发症护理 □ 基础护理	□ 观察患者一般状况及切口情况 □ 观察神经系统功能恢复情况 □ 协助患者肢体功能锻炼 □ 预防并发症护理 □ 基础护理
病情 变异 记录	□无　□有，原因： 1. 2.	□无　□有，原因： 1. 2.	□无　□有，原因： 1. 2.	□无　□有，原因： 1. 2.
护士 签名				
医师 签名				

时间	住院第 12 天 （术后第 11 天）	住院第 13 天 （术后第 12 天）	住院第 14 天 （术后第 13 天）
主要 诊疗 工作	□ 临床观察神经系统功能恢复情况	□ 临床观察神经系统功能恢复情况	□ 确定患者能否出院 □ 向患者交代出院注意事项、 　复查日期 □ 通知出院处 □ 开出院诊断书 □ 完成出院记录
重点 医嘱	**长期医嘱：** □ 二级护理 □ 术后普食	**长期医嘱：** □ 二级护理 □ 术后普食	**出院医嘱：** □ 通知出院
主要 护理 工作	□ 观察患者一般状况及切口情况 □ 观察神经系统功能恢复情况 □ 协助患者肢体功能锻炼 □ 基础护理 □ 出院指导	□ 观察患者一般状况及切口情况 □ 观察神经系统功能恢复情况 □ 协助患者肢体功能锻炼 □ 基础护理	□ 完成出院指导 □ 完成护理记录 □ 帮助患者办理出院手续
病情 变异 记录	□无　□有，原因： 1. 2.	□无　□有，原因： 1. 2.	□无　□有，原因： 1. 2.
护士 签名			
医师 签名			

5 创伤性急性硬脑膜下血肿临床路径

（2017年版）

一、创伤性急性硬脑膜下血肿临床路径标准住院流程

（一）适用对象

第一诊断为创伤性急性硬脑膜下血肿。

行硬脑膜下血肿清除术。

（二）诊断依据

根据《临床诊疗指南 神经外科学分册》（中华医学会编著，人民卫生出版社）、《临床技术操作规范 神经外科分册》（中华医学会编著，人民军医出版社）、《王忠诚神经外科学》（王忠诚主编，湖北科学技术出版社）、《神经外科学》（赵继宗主编，人民卫生出版社）。

1. 临床表现

（1）病史：一般都有外伤史，临床症状较重，并迅速恶化，尤其是特急性创伤性硬脑膜下血肿，伤后短时间内可发展为濒死状态；

（2）意识障碍：伤后多数为原发性昏迷与继发性昏迷相重叠，或昏迷的程度逐渐加深；较少出现中间清醒期；

（3）颅内压增高表现：颅内压增高症状出现较早，其间呕吐和躁动比较多见，生命体征变化明显（Cushing 反应）；

（4）脑疝症状：出现较快，尤其是特急性创伤性硬脑膜下血肿，一侧瞳孔散大后短时间内出现对侧瞳孔散大，并出现去脑强直、病理性呼吸等症状；

（5）局灶症状：较多见，早期即可因脑挫伤或（和）血肿压迫引起偏瘫、失语。

2. 辅助检查

（1）头颅 CT 扫描（带骨窗像）：是诊断的主要依据，表现为脑表面的新月形高密度影；

（2）头颅 X 线平片：半数患者可见颅骨骨折，包括线性骨折或凹线性骨折，部位可与血肿部位不一致。

（三）选择治疗方案的依据

根据《临床诊疗指南 神经外科学分册》（中华医学会编著，人民卫生出版社）、《临床技术操作规范 神经外科分册》（中华医学会编著，人民军医出版社）、《王忠诚神经外科学》（王忠诚主编，湖北科学技术出版社）、《神经外科学》（赵继宗主编，人民卫生出版社）。

1. 手术治疗　创伤性急性硬脑膜下血肿诊断明确，有以下情况者应行硬脑膜下血肿清除术：

（1）有明显颅内压增高症状和体征，意识障碍或症状进行性加重，或出现新的阳性体征、再昏迷；

（2）CT 扫描提示脑受压明显，大脑中线移位>5mm；

（3）幕上血肿量>30ml 或幕下血肿量>10ml。

2. 手术风险较大者（高龄、妊娠期、合并较严重内科疾病），需向患者或家属交代病情；如不同意手术，应当充分告知风险，履行签字手续，并予严密观察。

（四）标准住院日为≤14天

（五）进入路径标准

1. 第一诊断符合创伤性急性硬脑膜下血肿疾病编码。

2. 当患者同时具有其他疾病诊断，但在住院期间不需特殊处理、不影响第一诊断的临床路径流程实施时，可以进入路径。

3. 当患者双侧瞳孔散大，自主呼吸停止1小时以上，或处于濒死状态，不进入此路径。

（六）术前准备（入院当天）

1. 必需的检查项目

（1）血常规、尿常规，血型；

（2）凝血功能、肝肾功能、血电解质、血糖、感染性疾病筛查（乙型肝炎、丙型肝炎、艾滋病、梅毒等）；

（3）心电图、胸部X线平片；

（4）头颅CT扫描（含骨窗像）。

2. 根据患者病情，建议选择的检查项目

（1）颈部CT扫描、X线平片。

（2）腹部B超，心肺功能评估。

（七）预防性抗菌药物选择与使用时机

按照《抗菌药物临床应用指导原则》（卫医发〔2004〕285号）选择用药。建议使用第一、二代头孢菌素，头孢曲松等；明确感染患者，可根据药敏试验结果调整抗菌药物。

（八）手术日为入院当天

1. 麻醉方式　全身麻醉。

2. 手术方式　硬脑膜下血肿清除术。

3. 手术内置物　硬脑膜修复材料、颅骨固定材料、引流系统等。

4. 术中用药　抗菌药物、脱水药、止血药，酌情应用抗癫痫药和激素。

5. 输血　根据手术失血情况决定。

（九）术后住院恢复≤13天

1. 必须复查的检查项目　24小时之内及出院前根据具体情况复查头颅CT了解颅内情况；血常规、尿常规、肝肾功能、血电解质。

2. 根据患者病情，建议可选择的检查项目　颈部CT（加骨窗像）、胸腹部X线平片或CT，腹部B超。

3. 术后用药　抗菌药物、脱水药，酌情应用预防性抗癫痫药及激素。

4. 每2～3天手术切口换药1次。

5. 术后7天拆除手术切口缝线，或根据病情酌情延长拆线时间。

（十）出院标准

1. 患者病情稳定，生命体征平稳，无明显并发症。

2. 体温正常，各项化验无明显异常，切口愈合良好。

3. 仍处于昏迷状态的患者，如生命体征平稳，经评估不能短时间恢复者，没有需要住院处理的并发症和（或）合并症，可以转院继续康复治疗。

（十一）变异及原因分析

1. 术后继发其他部位硬脑膜外血肿、硬脑膜下血肿、脑内血肿等并发症，严重者需要再次开颅手术，导致住院时间延长，费用增加。

2. 术后切口、颅内感染、内置物排异反应，出现严重神经系统并发症，导致住院时间延长，费用增加。

3. 伴发其他疾病需进一步诊治，导致住院时间延长。

二、创伤性急性硬脑膜下血肿临床路径表单

适用对象：第一诊断为创伤性急性硬脑膜下血肿；行硬脑膜下血肿清除术

患者姓名：_____ 性别：_____ 年龄：_____ 门诊号：_____ 住院号：_____

住院日期：_____年____月____日 出院日期：_____年____月____日 标准住院日：≤14天

时间	住院第1天 （手术当日）	住院第2天 （术后第1天）	住院第3天 （术后第2天）
主要诊疗工作	□ 病史采集，体格检查，完成病历书写 □ 术前相关检查 □ 上级医师查看患者，制订治疗方案，完善术前准备 □ 向患者和（或）家属交代病情，签署手术知情同意书 □ 全麻下硬脑膜下血肿清除术 □ 完成手术记录及术后记录	□ 临床观察神经系统功能变化情况 □ 术后观察引流液性状及记录引流量（有引流管者） □ 完成病程记录 □ 复查头颅CT，评价结果并及时采取相应措施	□ 临床观察神经系统功能变化情况 □ 观察切口敷料情况 □ 观察引流液性状及引流量（有引流管者） □ 完成病程记录
重点医嘱	长期医嘱： □ 一级护理 □ 禁食水 临时医嘱： □ 备皮（剃头） □ 抗菌药物皮试 □ 急查血常规、血型、凝血功能、肝肾功能、电解质、血糖，感染性疾病筛查 □ 头颅CT扫描 □ 心电图、胸部X线平片	长期医嘱： □ 一级护理 □ 禁食水 □ 抗菌药物 □ 脱水药 □ 输液治疗 临时医嘱： □ 头颅CT	长期医嘱： □ 一级护理 □ 术后流食/鼻饲 □ 抗菌药物 □ 脱水药 □ 输液治疗 临时医嘱： □ 放置胃管 □ 复查血常规、肝肾功能、凝血功能
主要护理工作	□ 入院护理评估及宣教 □ 观察患者一般状况及神经系统状况 □ 观察记录患者神志、瞳孔、生命体征 □ 完成术前准备	□ 观察患者一般状况及神经系统状况 □ 观察记录患者神志、瞳孔、生命体征及切口敷料情况 □ 观察引流液性状及记量（有引流管者） □ 遵医嘱给药并观察用药后反应 □ 预防并发症护理 □ 进行心理护理及基础护理 □ 完成术后指导及用药宣教 □ 完成护理记录	□ 观察患者一般状况及神经系统功能恢复情况 □ 观察记录患者神志、瞳孔、生命体征及切口敷料情况 □ 观察引流液性状及记量（有引流管者） □ 遵医嘱给药并观察用药后反应 □ 遵医嘱完成化验检查 □ 进行心理护理及基础护理 □ 预防并发症护理 □ 完成护理记录
病情变异记录	□无 □有，原因： 1. 2.	□无 □有，原因： 1. 2.	□无 □有，原因： 1. 2.
护士签名			
医师签名			

时间	住院第 4 天 （术后第 3 天）	住院第 5 天 （术后第 4 天）	住院第 6 天 （术后第 5 天）	住院第 7 天 （术后第 6 天）
主要 诊疗 工作	□ 临床观察神经系统功能变化情况 □ 切口换药、观察切口情况 □ 观察引流液性状及引流量（有引流管者） □ 有引流管者复查头颅 CT，根据结果决定是否拔除引流管 □ 完成病程记录 □ 根据病情停用抗菌药物	□ 临床观察神经系统功能恢复情况 □ 完成病程记录 □ 根据病情停用抗菌药物	□ 临床观察神经系统功能恢复情况 □ 观察切口敷料情况 □ 完成病程记录 □ 查看化验结果 □ 根据病情改脱水药物	□ 临床观察神经系统功能恢复情况 □ 观察切口敷料情况 □ 完成病程记录 □ 查看化验结果 □ 根据病情调整脱水药物
重点 医嘱	长期医嘱： □ 一级护理 □ 术后流食 / 鼻饲 □ 抗菌药物（酌情停用） □ 输液治疗 临时医嘱： □ 头颅 CT	长期医嘱： □ 一级护理 □ 术后半流食 / 鼻饲 □ 抗菌药物（酌情停用） 临时医嘱： □ 血常规、肝肾功能、凝血功能	长期医嘱： □ 一级护理 □ 术后半流食 / 鼻饲 □ 输液治疗	长期医嘱： □ 一级护理 □ 术后半流食 / 鼻饲 □ 输液治疗
主要 护理 工作	□ 观察患者一般状况及神经系统功能恢复情况 □ 观察记录患者神志、瞳孔、生命体征及切口敷料情况 □ 有引流管者观察引流液性状及记量 □ 遵医嘱给药并观察用药后反应 □ 进行心理护理及基础护理 □ 预防并发症护理 □ 完成护理记录	□ 观察患者一般状况及神经系统功能恢复情况 □ 观察记录患者神志、瞳孔、生命体征及手术切口敷料情况 □ 遵医嘱给药并观察用药后反应 □ 遵医嘱完成化验检查 □ 做好基础护理 □ 预防并发症护理 □ 完成护理记录	□ 观察患者一般状况及切口情况 □ 观察神经系统功能恢复情况及手术切口敷料情况 □ 遵医嘱给药并观察用药后反应 □ 做好基础护理 □ 预防并发症护理 □ 完成术后康复指导 □ 协助患者肢体功能锻炼	□ 观察患者一般状况及切口情况 □ 观察神经系统功能恢复情况及手术切口敷料情况 □ 遵医嘱给药并观察用药后反应 □ 做好基础护理 □ 预防并发症护理 □ 完成术后康复指导 □ 协助患者肢体功能锻炼
病情 变异 记录	□无　□有，原因： 1. 2.	□无　□有，原因： 1. 2.	□无　□有，原因： 1. 2.	□无　□有，原因： 1. 2.
护士 签名				
医师 签名				

时间	住院第8天 （术后第7天）	住院第9天 （术后第8天）	住院第10天 （术后第9天）	住院第11天 （术后第10天）
主要诊疗工作	□ 临床观察神经系统功能恢复情况 □ 观察切口，根据情况予以拆线 □ 根据病情停用脱水药 □ 完成病程记录 □ 复查头颅CT，评价结果	□ 临床观察神经系统功能恢复情况 □ 观察切口，根据情况予以拆线 □ 根据病情停用脱水药 □ 完成病程记录	□ 临床观察神经系统功能恢复情况 □ 观察切口，根据情况予以拆线 □ 根据病情停用脱水药 □ 完成病程记录	□ 临床观察神经系统功能恢复情况 □ 复查血常规、血生化 □ 完成病程记录
重点医嘱	长期医嘱： □ 一级护理 □ 术后半流食/鼻饲 □ 输液治疗 临时医嘱： □ 头颅CT	长期医嘱： □ 一级护理 □ 术后半流食/鼻饲 □ 输液治疗	长期医嘱： □ 一级护理 □ 术后半流食/鼻饲 □ 输液治疗	长期医嘱： □ 二级护理 □ 饮食/鼻饲
主要护理工作	□ 观察患者一般状况及切口情况 □ 观察神经系统功能恢复情况及手术切口敷料情况 □ 遵医嘱给药 □ 做好基础护理 □ 预防并发症护理 □ 完成术后康复指导 □ 协助患者肢体功能锻炼	□ 观察患者一般状况及切口情况 □ 观察神经系统功能恢复情况 □ 遵医嘱给药并观察用药后反应 □ 做好基础护理 □ 预防并发症护理 □ 协助患者肢体功能锻炼	□ 观察患者一般状况及切口情况 □ 观察神经系统功能恢复情况 □ 遵医嘱给药 □ 做好基础护理 □ 预防并发症护理 □ 协助患者肢体功能锻炼	□ 观察患者一般状况及切口情况 □ 观察神经系统功能恢复情况 □ 做好基础护理 □ 预防并发症护理 □ 协助患者肢体功能锻炼
病情变异记录	□无　□有，原因： 1. 2.	□无　□有，原因： 1. 2.	□无　□有，原因： 1. 2.	□无　□有，原因： 1. 2.
护士签名				
医师签名				

时间	住院第 12 天 （术后第 11 天）	住院第 13 天 （术后第 12 天）	住院第 14 天 （术后第 13 天）
主要 诊疗 工作	□ 临床观察神经系统功能恢复 　情况 □ 复查血常规、血生化 □ 完成病程记录	□ 临床观察神经系统功能恢复 　情况 □ 复查血常规、血生化 □ 完成病程记录	□ 确定患者能否出院 □ 向患者交代出院注意事项、复 　查日期 □ 通知出院处 □ 开出院诊断书 □ 完成出院记录
重点 医嘱	**长期医嘱：** □ 二级护理 □ 饮食 / 鼻饲	**长期医嘱：** □ 二级护理 □ 饮食 / 鼻饲	□ 通知出院
主要 护理 工作	□ 观察患者一般状况及切口情况 □ 观察神经系统功能恢复情况 □ 做好基础护理 □ 预防并发症护理 □ 协助患者肢体功能锻炼	□ 观察患者一般状况及切口情况 □ 观察神经系统功能恢复情况 □ 遵医嘱完成化验检查 □ 做好基础护理 □ 协助患者肢体功能锻炼 □ 进行出院指导	□ 完成出院指导 □ 帮助患者办理出院手续
病情 变异 记录	□无　□有, 原因: 1. 2.	□无　□有, 原因: 1. 2.	□无　□有, 原因: 1. 2.
护士 签名			
医师 签名			

6 ▶ 慢性硬脑膜下血肿临床路径

（2017 年版）

一、慢性硬脑膜下血肿临床路径标准住院流程

（一）适用对象

第一诊断为慢性硬脑膜下血肿。

行慢性硬脑膜下血肿钻孔引流术。

（二）诊断依据

根据《临床诊疗指南 神经外科学分册》（中华医学会编著，人民卫生出版社），《临床技术操作规范 神经外科分册》（中华医学会编著，人民军医出版社），《神经外科学》（人民卫生出版社）。

1. 临床表现

（1）病史多不明确，可有轻微外伤史；

（2）慢性颅内压增高症状和神经症状：常于受伤后 1～3 个月逐渐出现头痛、恶心、呕吐、复视、视物模糊、一侧肢体无力和肢体抽搐等；

（3）精神智力症状：表现为记忆力减退、理解力差、智力迟钝、精神失常等；

（4）局灶性症状：由于血肿压迫导致轻偏瘫、失语、同向性偏盲、视盘水肿等。

2. 辅助检查

（1）头颅 CT 扫描：颅骨内板下可见新月形或半月形混杂密度或等密度阴影，单侧慢性硬脑膜下血肿有中线移位，侧脑室受压；双侧慢性硬脑膜下血肿无明显中线移位，但有双侧侧脑室受压；

（2）头颅 MRI 扫描：头颅 CT 不能明确者，选用头颅 MRI。

（三）治疗方案的选择

根据《临床诊疗指南 神经外科学分册》（中华医学会编著，人民卫生出版社），《临床技术操作规范 神经外科分册》（中华医学会编著，人民军医出版社），《神经外科学》（人民卫生出版社）。

1. 慢性硬脑膜下血肿诊断明确，临床出现颅内压增高症状或局灶性症状者需手术治疗；手术首选钻孔引流，需向家属交代病情及围术期可能出现的并发症。

2. 对于手术风险较大者（高龄、妊娠期、合并较严重内科疾病），需向患者或家属交代病情；如果不同意手术，应履行签字手续，并予严密观察。

3. 对于严密观察保守治疗的患者，如出现颅内压增高征象应急诊手术。

（四）标准住院日为 9 天

（五）进入路径标准

1. 第一诊断符合慢性硬脑膜下血肿疾病编码。

2. 当患者同时具有其他疾病诊断时，但在住院期间不需特殊处理也不影响第一诊断的临床路径流程实施时，可以进入路径。

（六）术前准备（术前评估）1 天

1. 所必需的检查项目：

（1）血常规、血型、尿常规；

（2）凝血功能及血小板检查；

（3）肝肾功能、电解质、血糖；

（4）感染性疾病筛查（乙肝、丙肝、艾滋病、梅毒等）；

（5）心电图、胸部 X 线片；

（6）头颅 CT 扫描。

2. 其他根据病情需要而定（如头颅 MRI 等）。

（七）预防性抗菌药物选择与使用时机

1. 按照《抗菌药物临床应用指导原则》（卫医发〔2004〕285 号）选择用药。

2. 预防感染用药时间为术前 30 分钟。

3. 根据手术后引流时间，手术后可预防应用抗菌药物 3～5 天。

（八）手术日为入院第 2 天

1. 麻醉方式　局部麻醉＋镇痛；患者无法配合者，可酌情考虑全麻。

2. 手术方式　慢性硬脑膜下血肿钻孔引流术。

3. 钻孔置硬脑膜下持续引流。

4. 术后保持硬脑膜下持续引流，观察性状及记量。

（九）术后住院恢复 7 天

1. 术后回病房，患侧卧位，引流袋低于头平面 20cm，观察性状及记量，继续补液。

2. 术后 1 天复查头颅 CT。

3. 每 2～3 天切口换药 1 次。

4. 通常在术后 48～72 小时拔除引流管；或根据引流量和头颅 CT 复查情况酌情延长引流时间。

5. 拔除引流管后患者一般情况良好，体温正常，化验白细胞计数及分类正常后停用抗菌药物。

6. 术后 7 天头部切口拆线或酌情门诊拆线。

（十）出院标准

1. 患者一般情况良好，恢复正常饮食，各项化验无明显异常，体温正常。

2. 复查头颅 CT 显示颅内血肿基本消失，切口愈合良好后，予出院。

（十一）变异及原因分析

1. 对于不适合手术的患者，可适当采用甘露醇脱水治疗。

2. 术后因血肿黏稠等原因造成引流不畅、血肿残留、血肿复发等情况，可适当延长引流时间。

3. 对于个别术后复发、钻孔引流效果不佳或无效者，应施行骨瓣开颅血肿摘除术，适应证：①血肿内容物为大量血凝块；②血肿壁厚，难以切开引流或引流后脑组织不能膨起者。

4. 术后继发其他部位硬脑膜外血肿、硬脑膜下血肿、脑内血肿等并发症，严重者需要再次开颅手术。

5. 住院后伴发其他内、外科疾病需进一步明确诊断，导致住院时间延长。

二、慢性硬脑膜下血肿临床路径表单

适用对象：第一诊断为慢性硬脑膜下血肿；行慢性硬脑膜下血肿钻孔引流术

患者姓名：_____ 性别：_____ 年龄：_____ 门诊号：_____ 住院号：_____

住院日期：_____年___月___日 出院日期：_____年___月___日 标准住院日：9天

时间	住院第1天 （术前1天）	住院第2天 （手术当日）	住院第3天 （术后第1天）	住院第4天 （术后第2天）
主要诊疗工作	□ 病史采集，体格检查，完成病历书写 □ 相关检查 □ 上级医师查看患者，制订治疗方案，完善术前准备 □ 向患者和（或）家属交代病情，签署手术知情同意书 □ 安排次日手术	□ 安排局麻＋镇痛（不配合患者可行全麻）下钻孔引流手术 □ 术后观察引流液性状及记量 □ 临床观察神经功能恢复情况 □ 完成手术记录及术后记录	□ 临床观察神经功能恢复情况 □ 观察切口敷料情况 □ 观察引流液性状及引流量 □ 完成病程记录	□ 临床观察神经功能恢复情况 □ 切口换药、观察切口情况 □ 观察引流液性状及引流量 □ 完成病程记录
重点医嘱	长期医嘱： □ 二级护理 □ 术前禁食水 临时医嘱： □ 备皮（剃头） □ 抗菌药物皮试 □ 急查血常规、凝血功能、肝肾功、电解质、血糖，感染性疾病筛查 □ 头颅CT扫描 □ 查心电图、胸部X线片 □ 必要时行MRI检查	长期医嘱： □ 一级护理 □ 手术当天禁食水 □ 术中用抗菌药物 □ 补液治疗	长期医嘱： □ 一级护理 □ 术后流食 □ 抗菌药物预防感染 □ 补液治疗 临时医嘱： □ 复查头颅CT	长期医嘱： □ 二级护理 □ 术后半流食 □ 继续应用抗菌药物、补液治疗
主要护理工作	□ 入院宣教 □ 观察患者一般状况及神经系统状况 □ 观察记录患者神志、瞳孔、生命体征 □ 完成术前准备	□ 观察患者一般状况及神经系统状况 □ 观察记录患者神志、瞳孔、生命体征 □ 观察引流液性状及记量	□ 观察患者一般状况及神经系统功能恢复情况 □ 观察记录患者神志、瞳孔、生命体征 □ 观察引流液性状及记量	□ 观察患者一般状况及神经系统功能恢复情况 □ 观察记录患者神志、瞳孔、生命体征 □ 观察引流液性状及记量
病情变异记录	□无 □有，原因： 1. 2.	□无 □有，原因： 1. 2.	□无 □有，原因： 1. 2.	□无 □有，原因： 1. 2.
护士签名				
医师签名				

时间	住院第5天 （术后第3天）	住院第6天 （术后第4天）	住院第7~8天 （术后第5~6天）	住院第9天 （术后第7天）
主要 诊疗 工作	□ 临床观察神经功能 　恢复情况 □ 复查头部CT □ 根据 CT、引流等情 　况，拔除引流 □ 完成病程记录	□ 临床观察神经功能恢 　复情况 □ 观察切口敷料情况 □ 完成病程记录 □ 查看化验结果	□ 临床观察神经功能恢 　复情况 □ 切口换药，观察切口 　情况 □ 完成病程记录	□ 根据切口情况予以拆线 　或延期门诊拆线 □ 确定患者能否出院 □ 向患者交代出院注意事 　项、复查日期 □ 通知出院处 □ 开出院诊断书 □ 完成出院记录
重点 医嘱	**长期医嘱：** □ 术后普食 □ 二级护理 □ 拔管后，患者情况允 　许，可停用抗菌药物 **临时医嘱：** □ 复查血常规、肝肾功 　能、凝血功能	**长期医嘱：** □ 术后普食 □ 二级护理	**长期医嘱：** □ 普食 □ 三级护理	**出院医嘱：** □ 通知出院
主要 护理 工作	□ 观察患者一般状况 　及神经系统功能恢 　复情况 □ 观察记录患者神志、 　瞳孔、生命体征	□ 观察患者一般状况及 　切口情况 □ 观察神经系统功能恢 　复情况 □ 患者下床活动	□ 观察患者一般状况及 　切口情况 □ 观察神经系统功能恢 　复情况 □ 患者下床活动	□ 帮助患者办理出院手续
病情 变异 记录	□无　□有，原因： 1. 2.	□无　□有，原因： 1. 2.	□无　□有，原因： 1. 2.	□无　□有，原因： 1. 2.
护士 签名				
医师 签名				

7 慢性硬膜下血肿置管引流临床路径

（2017年版）

一、慢性硬膜下血肿置管引流临床路径标准住院流程

（一）适用对象

第一诊断为慢性硬脑膜下血肿。

行慢性硬脑膜下血肿钻孔引流术。

（二）诊断依据

根据《临床诊疗指南 神经外科学分册》（中华医学会编著，人民卫生出版社），《临床技术操作规范 神经外科分册》（中华医学会编著，人民军医出版社），《神经外科学》（人民卫生出版社）。

1. 临床表现

（1）病史多不明确，可有轻微外伤史；

（2）慢性颅内压增高症状和神经症状：常于受伤后 1～3 个月逐渐出现头痛、恶心、呕吐、复视、视物模糊、一侧肢体无力和肢体抽搐等；

（3）精神智力症状：表现为记忆力减退、理解力差、智力迟钝、精神失常等；

（4）局灶性症状：由于血肿压迫导致轻偏瘫、失语、同向性偏盲、视盘水肿等。

2. 辅助检查

（1）头颅 CT 扫描：颅骨内板下可见新月形或半月形混杂密度或等密度阴影，单侧慢性硬脑膜下血肿有中线移位，侧脑室受压；双侧慢性硬脑膜下血肿无明显中线移位，但有双侧侧脑室受压；

（2）头颅 MRI 扫描：头颅 CT 不能明确者，选用头颅 MRI。

（三）治疗方案的选择

根据《临床诊疗指南 神经外科学分册》（中华医学会编著，人民卫生出版社），《临床技术操作规范 神经外科分册》（中华医学会编著，人民军医出版社），《神经外科学》（人民卫生出版社）。

1. 慢性硬膜下血肿诊断明确，临床出现颅内压增高症状或局灶性症状者需手术治疗；手术首选钻孔引流，需向家属交代病情及围术期可能出现的并发症。

2. 对于手术风险较大者（高龄、妊娠期、合并较严重内科疾病、长期口服阿司匹林、氯吡格雷甚至华法林抗血小板或抗凝药），需向患者或家属交代病情严重性；口服抗血小板或抗凝药者，停药 1～2 周以上，应用花生四烯酸实验或血栓弹力图来判断出凝血功能在正常范围内，可以在家属同意情况下审慎手术。如果不同意手术，应履行签字手续，并予严密观察。

3. 对于严密观察保守治疗的患者，观察期间可予试用阿托伐他汀治疗，但应监测肝功能，注意有没有肌肉酸痛。如出现上述异常，需要立即停药。正常后可以继续口服他汀。出现神经症状加重者应考虑血肿增大可能，有手术适应证者需急诊手术。

（四）标准住院日为 9 天

（五）进入路径标准

1. 第一诊断符合慢性硬膜下血肿疾病编码。

2．当患者同时具有其他疾病诊断时，但在住院期间不需特殊处理也不影响第一诊断的临床路径流程实施时，可以进入路径。

（六）术前准备（术前评估）1天

1．所必需的检查项目

（1）血常规、血型、尿常规；

（2）凝血功能及血小板检查；

（3）肝肾功能、血电解质、血糖；

（4）感染性疾病筛查（乙肝、丙肝、艾滋病、梅毒等）；

（5）心电图、胸部X线片；

（6）头颅CT扫描。

2．其他根据病情需要而定

（1）头颅MRI等；

（2）花生四烯酸实验；

（3）血栓弹力图。

（七）预防性抗菌药物选择与使用时机

1．按照《抗菌药物临床应用指导原则》（卫医发〔2004〕285号）选择用药。

2．预防感染用药时间为术前30分钟。

3．根据手术后引流时间，手术后可预防应用抗菌药物3～5天。

（八）手术日为入院第2天

1．麻醉方式　局部麻醉＋镇痛；患者无法配合者，可酌情考虑全麻。

2．手术方式　慢性硬膜下血肿钻孔引流术，一般用温盐水冲洗至血肿腔液体基本清亮为止。

3．钻孔置硬膜下持续引流。引流前尽量排空气体。

4．术后保持硬脑膜下持续引流。

（九）术后住院恢复7天

1．术后回病房，患侧卧位，引流袋低于头平面20cm，观察性状及记量，防止引流过度，可适当补液。

2．术后1天复查头颅CT。

3．每2～3天切口换药1次。

4．通常在术后48～72小时拔除引流管；或根据引流量和头颅CT复查情况酌情延长引流时间。

5．拔除引流管后患者一般情况良好，体温正常，化验白细胞计数及分类正常后停用抗菌药物。

6．术后7天头部切口拆线或酌情门诊拆线。

7．术后口服阿托伐他汀可能有利于预防术后血肿复发。

（十）出院标准

1．患者一般情况良好，恢复正常饮食，各项化验无明显异常，体温正常。

2．复查头颅CT显示颅内血肿占位效应解除或基本消失，切口愈合良好后，准予出院。

（十一）变异及原因分析

1．对于不适合手术的患者，可适当采用甘露醇脱水治疗。

2．术后因血肿黏稠等原因造成引流不畅、血肿残留、血肿复发等情况，可适当延长引流时间。

3．对于个别术后复发、钻孔引流效果不佳或无效者，应施行骨瓣开颅血肿摘除术，适应证：①血肿内容物为大量血凝块；②血肿壁厚，难以切开引流或引流后脑组织不能膨起者。

4．术后继发原部位或其他部位硬膜外血肿、硬膜下血肿、脑内血肿等并发症，严重者需要再次钻孔引流或开颅手术。

5．住院后伴发其他内、外科疾病需进一步明确诊断，导致住院时间延长。

二、慢性硬膜下血肿置管引流临床路径表单

适用对象：第一诊断为慢性硬膜下血肿的患者

患者姓名：_____ 性别：____ 年龄：____ 门诊号：_____ 住院号：_____

住院日期：____年___月___日 出院日期：____年___月___日 标准住院日：9天

时间	住院第1天 （术前1天）	住院第2天 （手术当日）
主要 诊疗 工作	□ 病史采集，体格检查，完成病历书写 □ 安排入院常规检查 □ 上级医师查看患者，制订治疗方案，完善术前准备 □ 向患者和（或）家属交代病情，签署手术知情同意书 □ 安排次日手术	□ 安排局麻＋镇痛（不配合患者可行全麻）下钻孔引流手术 □ 术后观察引流液体性状及记量 □ 临床观察神经功能恢复情况 □ 完成手术记录及术后记录
重点 医嘱	**长期医嘱：** □ 神经外科护理常规 □ 二级护理 □ 术前禁食水 **临时医嘱：** □ 备皮（剃头） □ 抗菌药物皮试 □ 急查血常规、凝血功能、肝肾功能、电解质、血糖、感染性疾病筛查 □ 头颅 CT 扫描 □ 查心电图、胸部 X 线片 □ 必要时行 MRI 检查	**长期医嘱：** □ 神经外科护理常规 □ 一级护理 □ 禁食水 **临时医嘱：** □ 应用抗生素 □ 补液
主要 护理 工作	□ 入院宣教 □ 观察患者一般状况及神经系统状况 □ 观察记录患者神志、瞳孔、生命体征 □ 完成术前准备	□ 观察患者一般状况及神经系统状况 □ 观察记录患者神志、瞳孔、生命体征 □ 观察引流液性状及记量
病情 变异 记录	□无 □有，原因： 1. 2.	□无 □有，原因： 1. 2.
护士 签名		
医师 签名		

时间	住院第3天 （术后第1天）	住院第4、5天 （术后第2、3天）
主要 诊疗 工作	□ 临床观察神经功能恢复情况 □ 观察切口敷料情况 □ 观察引流液性状及引流量 □ 完成病程记录	□ 临床观察神经功能恢复情况 □ 切口换药、观察切口情况 □ 观察引流液性状及引流量 □ 根据CT、引流等情况，拔除引流 □ 完成病程记录
重点 医嘱	**长期医嘱：** □ 神经外科护理常规 □ 一级护理 □ 流食 **临时医嘱：** □ 应用抗生素 □ 补液 □ 头部CT	**长期医嘱：** □ 神经外科护理常规 □ 二级护理 □ 半流食 □ 停用抗菌药物 □ 血常规、肝肾功能、凝血功能 **临时医嘱：** □ 应用抗菌药物到停止用药 □ 血常规、肝肾功能、凝血功能 □ 补液
主要 护理 工作	□ 观察患者一般状况及神经系统功能恢复情况 □ 观察记录患者神志、瞳孔、生命体征 □ 观察引流液性状及记量	□ 观察患者一般状况及神经系统功能恢复情况 □ 观察记录患者神志、瞳孔、生命体征
病情 变异 记录	□无　□有，原因： 1. 2.	□无　□有，原因： 1. 2.
护士 签名		
医师 签名		

时间	住院第6~8天 （术后第4~6天）	住院第9天 （术后第7天）
主要 诊疗 工作	□ 临床观察神经功能恢复情况 □ 观察切口敷料情况 □ 完成病程记录 □ 查看化验结果	□ 根据切口情况予以拆线或延期门诊拆线 □ 确定患者能否出院 □ 向患者交代出院注意事项、复查日期 □ 通知出院处 □ 开出院诊断书 □ 完成出院记录
重点 医嘱	**长期医嘱：** □ 神经外科护理常规 □ 二级护理 □ 普食	**出院医嘱：** □ 通知出院
主要 护理 工作	□ 观察患者一般状况及切口情况 □ 观察神经系统功能恢复情况 □ 患者下床活动	□ 帮助患者办理出院手续
病情 变异 记录	□无　□有，原因： 1. 2.	□无　□有，原因： 1. 2.
护士 签名		
医师 签名		

8 大脑凸面脑膜瘤临床路径

（2017 年版）

一、大脑凸面脑膜瘤临床路径标准住院流程

（一）适用对象

第一诊断为大脑凸面脑膜瘤。

行开颅大脑凸面脑膜瘤切除术。

（二）诊断依据

根据《临床诊疗指南 神经外科学分册》（中华医学会编著，人民卫生出版社）、《临床技术操作规范 神经外科分册》（中华医学会编著，人民军医出版社）、《王忠诚神经外科学》（王忠诚主编，湖北科学技术出版社）、《神经外科学》（赵继宗主编，人民卫生出版社）。

1. 临床表现

（1）病史：病程一般较长，许多患者主要表现为不同程度的头痛、精神障碍，部分患者因头外伤或其他原因，经头颅 CT 检查偶然发现；

（2）颅高压症状：症状可很轻微，如眼底视盘水肿，但头痛不剧烈。当失代偿时，病情可迅速恶化；

（3）局灶性症状：根据肿瘤生长部位及临近结构的不同，可出现不同的神经功能障碍表现，如：位于额叶或顶叶的脑膜瘤易产生刺激症状，引起癫痫发作，以局限运动性发作常见，表现为面部和手脚抽搐，部分患者可表现为 Jackson 癫痫，感觉性发作少见。有的患者仅表现为眼前闪光，需仔细询问病史方可发现；

（4）局部神经功能缺失：以肢体运动、感觉障碍多见，肿瘤位于颞区或后区时因视路受压出现视野改变，优势半球的肿瘤还可导致语言障碍。

2. 辅助检查

（1）头颅 CT：病变密度均匀，可被明显强化，肿瘤基底宽，附着于硬脑膜上，可伴有钙化，另可见局部颅骨骨质改变。

（2）头颅 MRI：一般表现为等或稍长 T1、T2 信号影，注射造影剂后 60%～70% 的大脑凸面脑膜瘤，其基底部硬脑膜会出现条形增强带——"脑膜尾征"，为其较特异的影像特点。

（3）根据患者情况，可选择行以下检查：

1）脑电图检查：目前主要用于癫痫患者术前、术后评估；

2）DSA：可了解肿瘤的血运情况和供血动脉的来源，以及静脉引流情况；

3）行 2D-TOF 和 3D-CE-MRV 检查，了解颅内静脉系统情况。

（三）选择治疗方案的依据

根据《临床诊疗指南 神经外科学分册》（中华医学会编著，人民卫生出版社）、《临床技术操作规范 神经外科分册》（中华医学会编著，人民军医出版社）、《王忠诚神经外科学》（王忠诚主编，湖北科学技术出版社）、《神经外科学》（赵继宗主编，人民卫生出版社）。

1. 临床诊断为大脑凸面脑膜瘤,有颅内压增高症状或局灶性症状者需手术治疗,手术方法为开颅幕上凸面脑膜瘤切除术,必要时术中行脑电监测。

2. 患者一般情况好,无高血压、糖尿病、冠心病、凝血功能障碍等严重器质性病变,能够耐受全麻手术。

3. 手术风险较大者(高龄、妊娠期、合并较严重内科疾病),需向患者或家属交代病情;如不同意手术,应当充分告知风险,履行签字手续,并予严密观察。

(四)标准住院日为≤14 天

(五)进入路径标准

1. 第一诊断必须符合大脑凸面脑膜瘤疾病编码。

2. 当患者同时具有其他疾病诊断,但在住院期间不需特殊处理、不影响第一诊断的临床路径流程实施时,可以进入路径。

(六)术前准备(术前评估)≤3 天

1. 必需的检查项目

(1)血常规、尿常规,血型;

(2)凝血功能、肝肾功能、电解质、血糖、感染性疾病筛查(乙型肝炎、丙型肝炎、艾滋病、梅毒等);

(3)心电图、胸部 X 线平片;

(4)头颅 CT,包含病变区域骨窗像薄层扫描;

(5)头颅 MRI;

(6)电生理功能检查;

(7)认知功能评定。

2. 根据肿瘤部位和临床表现行针对性检查 如视力视野检查等检查,建议行 DSA、CE-MRV,功能区 DTI 检查,明确肿瘤与颅内血管关系。

3. 根据患者病情或年龄>65 岁,行心、肺功能检查。

(七)预防性抗菌药物选择与使用时机

1. 按照《抗菌药物临床应用指导原则》(卫医发〔2004〕285 号)选择用药。建议使用第一、二代头孢菌素,头孢曲松等;明确感染患者,可根据药敏试验结果调整抗菌药物。

2. 预防性用抗菌药物,时间为术前 30 分钟。

(八)手术日为入院第 4 天

1. 麻醉方式 全身麻醉。

2. 手术方式 开颅大脑凸面脑膜瘤切除术;根据患者病情,术中可选用手术相关设备包括:神经导航系统、神经电生理监测、超声吸引器系统等。

3. 手术置入物 颅骨、硬脑膜修复材料,颅骨固定材料,止血材料、引流管系统。

4. 术中用药 激素、脱水药、抗菌药物。

5. 输血 根据手术失血情况决定。

(九)术后住院恢复≤10 天

1. 必须复查的检查项目 头颅 CT、MRI 扫描,血常规、肝肾功能、电解质。

2. 根据患者病情,可选择检查 视力视野、脑电图、脑皮层/脑干诱发电位、心肺功能检查、神经电生理检查、认知功能评定。

3. 术后用药 抗癫痫药物、脱水药、激素。

(十)出院标准

1. 患者病情稳定,体温正常,手术切口愈合良好;生命体征平稳。

2. 没有需要住院处理的并发症和(或)合并症。

(十一)变异及原因分析

1. 术中或术后继发手术部位或其他部位颅内血肿、脑水肿等并发症,严重者需要二次手术,导致住院时间延长、费用增加。

2. 术后继发脑脊液漏、切口感染或延期愈合，颅内感染和神经血管损伤，导致住院时间延长、费用增加。

3. 术后伴发其他内、外科疾病需进一步诊治，导致住院时间延长。

二、大脑凸面脑膜瘤临床路径表单

适用对象：第一诊断为大脑凸面脑膜瘤；行大脑凸面脑膜瘤切除术

患者姓名：_____ 性别：_____ 年龄：_____ 门诊号：_____ 住院号：_____

住院日期：_____年___月___日 出院日期：_____年___月___日 标准住院日：≤14天

时间	住院第1天	住院第2天	住院第3天
主要诊疗工作	□ 询问病史及体格检查 □ 完成病历书写 □ 开化验单 □ 上级医师查房与术前评估 □ 初步确定手术方式和日期 □ 向患者和家属交代围术期注意事项、自费协议书、委托书	□ 依据体检，进行相关的术前检查 □ 完成必要的相关科室会诊 □ 上级医师查房，术前讨论 □ 完成术前准备与术前评估 □ 完成术前小结，术前讨论记录	□ 汇总辅助检查结果 □ 术者查房，完成相关病程记录 □ 根据术前检查结果，进行术前讨论，明确诊断，决定术式，制订治疗方案 □ 向患者和（或）家属交代病情，并签署手术知情同意书、输血同意书、麻醉知情同意书等
重点医嘱	长期医嘱： □ 二级护理 □ 普食 临时医嘱： □ 神经系统专科查体（四肢肌力检查，瞳孔眼底检查，步态检查等） □ 化验检查（血、尿常规，血型，肝肾功能及血电解质，感染性疾病筛查，凝血功能），心电图，胸片 □ MRI平扫加强化（冠、矢、轴），酌情行功能磁共振fMRI检查，病变区域颅骨质薄层CT扫描（冠、轴） □ 脑电生理神经功能临床检查（脑电图） □ 心、肺功能（视患者情况而定） □ 心理智力情感检查	长期医嘱： □ 二级护理 □ 普食 □ 患者既往基础用药 临时医嘱： □ 在局麻/全麻下行全脑DSA造影（必要时栓塞） □ 皮质醇激素（根据术前瘤周水肿情况定） □ 一次性导尿包 □ 其他特殊医嘱	长期医嘱： □ 二级护理 □ 术前禁食水 □ 通知家属 □ 预防癫痫药物（有症状者） □ 通便药物 临时医嘱： □ 备皮 □ 麻醉科会诊 □ 抗菌药物皮试 □ 根据手术情况备血 □ 术前医嘱：明日全麻下行大脑凸面脑膜瘤切除术
主要护理工作	□ 入院护理评估及入院宣教 □ 观察神志、瞳孔及生命体征 □ 完成首次护理记录 □ 遵医嘱完成化验检查	□ 观察患者一般状况 □ 观察神经系统状况 □ 全脑DSA检查前准备及宣教 □ 遵医嘱给药并观察用药后反应 □ 完成护理记录	□ 观察患者一般状况 □ 观察神经系统状况 □ 术前宣教 □ 完成术前准备 □ 遵医嘱给药并观察用药后反应 □ 心理护理及基础护理 □ 完成护理记录
病情变异记录	□无 □有，原因： 1. 2.	□无 □有，原因： 1. 2.	□无 □有，原因： 1. 2.
护士签名			
医师签名			

时间	住院第 4 天 （手术日）	住院第 5 天 （术后第 1 天）	住院第 6 天 （术后第 2 天）
主要 诊疗 工作	□ 手术 □ 术前核对患者、疾病、病变部位 □ 术中监测：电生理监测 □ 术者完成手术记录 □ 完成术后病程 □ 上级医师查房 □ 向患者及家属交代手术情况及 　术后情况，嘱咐注意事项 □ 观察术后病情变化	□ 上级医师查房，注意病情变化 □ 完成常规病历书写 □ 根据引流情况决定是否拔除引 　流管 □ 注意体温、血象变化，必要时行 　腰椎穿刺，送脑脊液化验 □ 注意有无意识障碍、呼吸障碍、 　偏瘫等（对症处理） □ 注意脑神经有无受损（有无面 　瘫、面部麻木感、听力受损、饮水 　呛咳）（对症处理） □ 复查头部 CT，排除颅内出血和 　明确术后脑水肿的情况 □ 换药	□ 注意病情变化 □ 注意是否有发热、脑脊液漏等 □ 必要时再次行腰椎穿刺采集脑 　脊液 □ 完成病程记录
重点 医嘱	**长期医嘱：** □ 生命体征监测 □ 多功能监护，吸氧 □ 可进流食（无术后功能障碍者）/ 　胃管鼻饲（有吞咽功能障碍者） □ 接引流（术中置放引流者） □ 补液 □ 抗菌药物，激素，抑酸等药物 □ 神经营养药（必要时） □ 控制血压和血糖等内科用药 **临时医嘱：** □ 止血，镇痛，止吐 □ 查血常规	**长期医嘱：** □ 一级护理 □ 流食 □ 控制血压和血糖 □ 激素、抗癫痫药、抗菌药物 **临时医嘱：** □ 补液（酌情） □ 拔除引流管（如术中置放） □ 头颅 CT □ 换药 □ 查血常规，肝肾功能及血电解 　质，凝血功能，血气等，酌情对症 　处理	**长期医嘱：** □ 一级护理 □ 半流食 □ 观察记录患者神志、瞳孔、生 　命体征 □ 常规补液治疗 □ 预防血管痉挛治疗 □ 抑酸 □ 预防癫痫治疗 □ 必要时降颅压治疗 □ 预防深静脉血栓、肺炎等并发 　症 **临时医嘱：** □ 必要时肝肾功能及血电解质
主要 护理 工作	□ 观察患者一般状况及神经系统 　状况 □ 观察记录患者神志、瞳孔、生命 　体征及手术切口敷料情况 □ 有引流管者观察引流液性状及 　记量 □ 遵医嘱给药并观察用药后反应 □ 遵医嘱完成化验检查 □ 预防并发症护理 □ 进行心理护理及基础护理 □ 完成护理记录	□ 观察患者一般状况及神经系 　统状况 □ 观察记录患者神志、瞳孔、生命 　体征及手术切口敷料情况 □ 有引流管者观察引流液性状及 　记量 □ 遵医嘱给药并观察用药后反应 □ 遵医嘱完成化验检查 □ 预防并发症护理 □ 进行心理护理及基础护理 □ 完成护理记录	□ 观察患者一般状况及神经系统 　状况 □ 观察记录患者神志、瞳孔、生 　命体征及手术切口敷料情况 □ 遵医嘱给药并观察用药后反应 □ 遵医嘱完成化验检查 □ 预防并发症护理 □ 进行心理护理及基础护理 □ 进行术后宣教及用药指导 □ 完成护理记录
病情 变异 记录	□无　□有，原因： 1. 2.	□无　□有，原因： 1. 2.	□无　□有，原因： 1. 2.
护士 签名			
医师 签名			

时间	住院第7天 （术后第3天）	住院第8天 （术后第4天）	住院第9天 （术后第5天）	住院第10天 （术后第6天）
主要诊疗工作	□ 上级医师查房，注意病情变化 □ 注意是否有发热、脑脊液漏等 □ 必要时再次行腰椎穿刺采集脑脊液 □ 完成病历书写 □ 调整激素用量，逐渐减量 □ 注意患者的意识和精神状态变化，是否伴有脑神经功能障碍，必要时尽早行康复训练 □ 切口换药，注意有无皮下积液，必要时加压包扎 □ 复查头颅 MRI，明确肿瘤是否切除完全	□ 注意病情变化 □ 注意是否有发热、脑脊液漏等 □ 必要时再次行腰椎穿刺采集脑脊液 □ 完成病历书写 □ 注意患者的意识和精神状态变化，是否伴有脑神经功能障碍，必要时尽早行康复训练	□ 上级医师查房，注意病情变化 □ 注意是否有发热、脑脊液漏等 □ 必要时再次行腰椎穿刺采集脑脊液 □ 完成病历书写 □ 注意患者的意识和精神状态变化，是否伴有脑神经功能障碍，必要时尽早行康复训练 □ 切口换药，注意有无皮下积液，必要时加压包扎	□ 注意病情变化 □ 注意是否有发热、脑脊液漏等 □ 必要时再次行腰椎穿刺采集脑脊液 □ 完成病历书写
重点医嘱	长期医嘱： □ 一级护理 □ 半流食／普食 □ 调整激素用量，逐渐减量 □ 控制血压和血糖 临时医嘱： □ 换药 □ 腰椎穿刺测压、放液（必要时）	长期医嘱： □ 一级护理 □ 半流食／普食 □ 调整激素用量，逐渐减量 □ 控制血压和血糖 临时医嘱： □ 腰椎穿刺测压、放液（必要时）	长期医嘱： □ 一级护理 □ 半流食／普食 □ 调整激素用量，逐渐减量 □ 控制血压和血糖 临时医嘱： □ 换药 □ 腰椎穿刺测压、放液（必要时）	长期医嘱： □ 一级护理 □ 半流食／普食 □ 调整激素用量，逐渐减量 □ 控制血压和血糖 临时医嘱： □ 腰椎穿刺测压、放液（必要时）
主要护理工作	□ 观察患者一般状况及神经系统状况 □ 观察记录患者神志、瞳孔、生命体征及手术切口敷料情况 □ 遵医嘱给药并观察用药后反应 □ 遵医嘱完成化验检查 □ 预防并发症护理 □ 进行心理护理及基础护理 □ 完成护理记录 □ 指导术后患者功能锻炼	□ 观察患者一般状况及神经系统状况 □ 观察患者神志、瞳孔及切口情况 □ 遵医嘱给药并观察用药后反应 □ 遵医嘱完成化验检查 □ 预防并发症护理 □ 进行心理护理及基础护理 □ 指导术后患者功能锻炼	□ 观察患者一般状况及神经系统状况 □ 观察患者神志、瞳孔及手术切口敷料情况 □ 遵医嘱给药并观察用药后反应 □ 遵医嘱完成化验检查 □ 预防并发症护理 □ 进行心理护理及基础护理 □ 指导术后患者功能锻炼	□ 观察患者一般状况及神经系统状况 □ 观察患者神志、瞳孔及手术切口敷料情况 □ 遵医嘱给药并观察用药后反应 □ 遵医嘱完成化验检查 □ 预防并发症护理 □ 进行心理护理及基础护理 □ 指导术后患者功能锻炼
病情变异记录	□无　□有，原因： 1. 2.	□无　□有，原因： 1. 2.	□无　□有，原因： 1. 2.	□无　□有，原因： 1. 2.
护士签名				
医师签名				

时间	住院第 11 天 （术后第 7 天）	住院第 12 天 （术后第 8 天）	住院第 13 天 （术后第 9 天）	住院第 14 天 （术后第 10 天）
主要 诊疗 工作	□ 切口拆线 □ 切口换药 □ 复查血常规、肝肾功能及血电解质 □ 神经系统查体，对比手术前后症状、体征变化 □ 汇总术后辅助检查结果 □ 评估手术效果	□ 观察病情变化 □ 进行康复训练	□ 观察病情变化 □ 进行康复训练	□ 上级医师查房，进行切口愈合评估，明确有无手术并发症，肿瘤是否切除完全，是否需要进一步放疗，能否出院 □ 完成出院记录、病案首页、出院证明等 □ 向患者交代出院注意事项：复诊时间、地点、检查项目，紧急情况时的处理
重点 医嘱	**长期医嘱：** □ 二级护理 □ 普食 □ 预防血管痉挛治疗 □ 预防癫痫治疗 **临时医嘱：** □ 拆线 □ 血常规 □ 肝肾功能及血电解质 □ 必要时行 CT 检查	**长期医嘱：** □ 二级护理 □ 普食	**长期医嘱：** □ 三级护理 □ 普食	**出院医嘱：** □ 出院带药 □ 康复治疗（酌情） □ 残余肿瘤放射治疗（酌情）
主要 护理 工作	□ 观察患者一般状况及神经系统状况 □ 遵医嘱给药并观察用药后反应 □ 遵医嘱完成化验检查 □ 预防并发症护理 □ 进行心理护理及基础护理 □ 指导术后患者功能锻炼	□ 观察患者一般状况及神经系统状况 □ 预防并发症护理 □ 进行心理护理及基础护理 □ 指导术后患者功能锻炼	□ 观察患者一般状况及神经系统状况 □ 预防并发症护理 □ 进行心理护理及基础护理 □ 指导术后患者功能锻炼 □ 进行出院指导	□ 完成出院指导 □ 指导患者办理出院手续 □ 完成护理记录
病情 变异 记录	□无　□有，原因： 1. 2.	□无　□有，原因： 1. 2.	□无　□有，原因： 1. 2.	□无　□有，原因： 1. 2.
护士 签名				
医师 签名				

9 大脑半球胶质瘤临床路径

（2017年版）

一、大脑半球胶质瘤临床路径标准住院流程

（一）适用对象

第一诊断为大脑半球胶质瘤。

行幕上开颅大脑半球胶质瘤切除术。

（二）诊断依据

根据《临床诊疗指南 神经外科学分册》（中华医学会编著，人民卫生出版社）、《临床技术操作规范 神经外科分册》（中华医学会编著，人民军医出版社）、《王忠诚神经外科学》（王忠诚主编，湖北科学技术出版社）、《神经外科学》（赵继宗主编，人民卫生出版社）。

1. 临床表现　依病变所在部位及性质不同而表现各异；肿瘤体积增大或周围水肿引起慢性颅压增高表现，主要为头痛、恶心、呕吐等；肿瘤位于大脑半球，位于功能区或其附近，可早期出现神经系统定位体征。

（1）精神症状：主要表现有人格改变和记忆力减退，如反应迟钝、生活懒散、近记忆力减退、判断能力差；亦可有脾气暴躁、易激动或欣快等；

（2）癫痫发作：包括全身性及局限性发作。发作多由一侧肢体开始的抽搐，部分患者表现为发作性感觉异常；

（3）锥体束损伤：肿瘤对侧半身或单一肢体力弱渐瘫痪。病初为一侧腹壁反射减弱或消失。继而病变对侧腱反射亢进、肌张力增加和病理反射阳性；

（4）感觉异常：主要表现为皮质觉障碍，如肿瘤对侧肢体的关节位置觉、两点辨别觉、图形觉、实体感觉等障碍；

（5）失语和视野改变：如肿瘤位于优势半球额下回后部和颞枕叶深部，可出现相应表现。

2. 辅助检查　主要依据 CT、MRI，多数低级别胶质瘤的 CT、MRI 检查显示病灶不增强，CT 扫描通常表现为低密度，MRI 的 T1 加权像为低信号；一些恶性胶质瘤表现为可被强化，T2 加权像为高信号且范围超过肿瘤的边界；胶质母细胞瘤环形增强，中央为坏死区域。

为进一步术前评估，根据患者病情可行磁共振波谱（MRS）、功能磁共振（fMRI）、正电子发射计算机断层显像（PET）、弥散张量成像（DTI）、弥散成像（DWI）、脑磁图（MEG）、脑电图、电生理等检查。

（三）选择治疗方案的依据

根据《临床诊疗指南 神经外科学分册》（中华医学会编著，人民卫生出版社）、《临床技术操作规范 神经外科分册》（中华医学会编著，人民军医出版社）、《王忠诚神经外科学》（王忠诚主编，湖北科学技术出版社）、《神经外科学》（赵继宗主编，人民卫生出版社）。

1. 临床诊断为大脑半球胶质瘤，有颅内压增高症状或局灶性症状者需手术治疗，手术方法为幕上开颅肿瘤切除术。

2．低级别（Ⅰ～Ⅱ级）大脑半球胶质瘤，下列情况应当考虑手术治疗：

（1）临床和影像学资料不能获得确切诊断的患者，建议行手术活检或部分切除以确立诊断；

（2）肿瘤巨大或占位效应明显，有导致脑疝的可能；

（3）治疗难治性癫痫；

（4）为推迟辅助性治疗及其对儿童的副作用（尤其是年龄小于 5 岁的患儿）；

（5）对于大多数浸润生长的大脑半球胶质瘤外科手术无法治愈，这些肿瘤中多数不能完全切除，在条件允许的情况下尽量切除肿瘤可改善预后。

3．手术风险较大者（高龄、妊娠期、合并较严重内科疾病），需向患者或家属交代病情；如不同意手术，应当充分告知风险，履行签字手续，并予严密观察。

（四）标准住院日为≤14 天

（五）进入路径标准

1 第一诊断必须符合大脑半球胶质瘤疾病编码。

2．当患者同时具有其他疾病诊断，但在住院期间不需特殊处理、不影响第一诊断的临床路径流程实施时，可以进入路径。

（六）术前准备 3 天

1．必需的检查项目

（1）血常规、尿常规，血型；

（2）凝血功能、肝肾功能、血电解质、血糖、感染性疾病筛查（乙型肝炎、丙型肝炎、艾滋病、梅毒等）；

（3）心电图、胸部 X 线平片；

（4）头颅 CT；

（5）头颅 MRI。

2．根据肿瘤部位和临床表现行针对性检查　如视力视野检查，脑电图、脑皮层／脑干诱发电位等检查。

3．根据患者病情，必要时行心、肺功能、神经电生理检查和认知功能评定；为进一步完善术前评估，可行 MRS、fMRI、PET、DTI、DWI、MEG 等检查。

（七）预防性抗菌药物选择与使用时机

1．按照《抗菌药物临床应用指导原则》（卫医发〔2004〕285 号）选择用药。建议使用第一、二代头孢菌素，头孢曲松等；明确感染患者，可根据药敏试验结果调整抗菌药物。

2．预防性使用抗菌药物，时间为术前 30 分钟。

（八）手术日为入院后≤4 天

1．麻醉方式　全身麻醉。

2．手术方式　幕上开颅大脑半球胶质瘤切除术；根据患者病情，术中可选用手术相关设备包括：神经导航系统、神经电生理监测、B 型超声波探查、超声吸引器系统等。

3．手术置入物　颅骨、硬脑膜修复材料，颅骨固定材料，止血材料、引流管系统。

4．术中用药　激素、脱水药、抗菌药物，关颅时应用抗癫痫药物。

5．输血　根据手术失血情况决定。

6．术中快速冰冻病理检查。

7．建议行病理肿瘤分子标记物检测。

（九）术后住院恢复 10 天

1．必需复查的检查项目　头颅 CT、MRI 扫描，血常规、肝肾功能、血电解质；根据术前情况酌情复查视力视野、脑电图、脑皮层／脑干诱发电位等检查。

2．术后用药　抗癫痫药物、脱水药、激素等。

（十）出院标准

1．患者病情稳定，体温正常，手术切口愈合良好；生命体征平稳。

2．没有需要住院处理的并发症和（或）合并症。

（十一）变异及原因分析

1．术中或术后继发手术部位或其他部位颅内血肿、脑水肿等并发症，严重者需要二次手术，导致住院时间延长、费用增加。

2．术后继发脑脊液漏、切口感染或延期愈合、颅内感染和神经血管损伤，导致住院时间延长、费用增加。

3．术后伴发其他内、外科疾病需进一步诊治，导致住院时间延长。

4．肿瘤位于重要功能区、累及重要血管或位于临近部位、或者肿瘤临近脑室，导致术后住院时间延长、费用增加。

5．若术中脑室开放、或肿瘤残腔大，根据术中情况需留置引流管，导致住院时间延长。

6．术后需行早期化疗，导致住院时间延长、费用增加。

二、大脑半球胶质瘤临床路径表单

适用对象：第一诊断为大脑半球胶质瘤；行幕上开颅大脑半球胶质瘤切除术

患者姓名：_____ 性别：_____ 年龄：_____ 门诊号：_____ 住院号：_____

住院日期：_____年____月____日 出院日期：_____年____月____日 标准住院日：≤14天

时间	住院第1天	住院第2天	住院第3天
主要诊疗工作	□ 病史采集，体格检查 □ 完成病历书写 □ 完善检查 □ 预约影像学检查 □ 视情况预约脑电图、视力视野，皮层／脑干诱发电位等检查 □ 向患者家属交代手术可能达到的效果及手术风险	□ 汇总辅助检查结果 □ 上级医师查房，对患者病情及术前检查准备情况进行评估，必要时请相关科室会诊 □ 完善术前准备	□ 术者查房 □ 根据术前检查结果，进行术前讨论，明确诊断，决定术式，制订治疗方案 □ 向患者和（或）家属交代病情，并签署手术知情同意书、麻醉知情同意书等
重点医嘱	长期医嘱： □ 一级护理 □ 饮食 临时医嘱： □ 血常规、血型，尿常规 □ 凝血功能 □ 肝肾功能、电解质、血糖 □ 感染性疾病筛查 □ 胸部 X 线平片，心电图 □ 头颅 MRI □ 脑电图、视力视野，皮层／脑干诱发电位等检查 □ 必要时查心、肺功能	长期医嘱： □ 一级护理 □ 饮食	长期医嘱： □ 一级护理 □ 术前禁食水 临时医嘱： □ 备皮、剃头 □ 麻醉科会诊 □ 抗菌药物皮试 □ 根据手术情况备血 □ 通知家属
主要护理工作	□ 观察患者一般状况 □ 观察神经系统状况 □ 入院护理评估及入院宣教 □ 观察神志、瞳孔及生命体征 □ 完成首次护理记录 □ 遵医嘱完成化验检查	□ 观察患者一般状况 □ 观察神经系统状况 □ 心理护理及基础护理	□ 观察患者一般状况 □ 观察神经系统状况 □ 术前宣教 □ 完成术前准备 □ 遵医嘱给药并观察用药后反应 □ 心理护理及基础护理 □ 完成护理记录
病情变异记录	□无 □有，原因： 1. 2.	□无 □有，原因： 1. 2.	□无 □有，原因： 1. 2.
护士签名			
医师签名			

时间	住院第4天（手术当日）	住院第5天（术后第1天）	住院第6天（术后第2天）
主要诊疗工作	□ 手术室内核对患者信息无误 □ 全麻下幕上开颅大脑半球胶质瘤切除术 □ 完成手术记录和术后记录 □ 根据病情手术完成4～6小时急诊头颅CT检查，评价结果后采取相应措施	□ 观察记录患者神志、瞳孔、生命体征 □ 观察患者四肢活动及语言情况及其他神经系统体征 □ 切口换药，观察手术切口情况，有无脑脊液漏 □ 复查血常规、肝肾功能及血电解质 □ 预约头颅MRI检查 □ 完成病程记录	□ 观察记录患者神志、瞳孔、生命体征 □ 观察患者四肢活动及语言情况及其他神经系统体征 □ 评价实验室结果 □ 完成病程记录
重点医嘱	**长期医嘱：** □ 一级护理 □ 禁食水 □ 多参数心电监护 □ 吸氧 □ 脱水治疗 **临时医嘱：** □ 预防感染、抑酸和抗癫痫治疗 □ 观察记录患者神志、瞳孔、生命体征 □ 头颅CT	**长期医嘱：** □ 一级护理 □ 流食 **临时医嘱：** □ 换药 □ 血常规 □ 肝肾功能及血电解质 □ 头颅MRI	**长期医嘱：** □ 一级护理 □ 半流食 **临时医嘱：** □ 视情况预约视力视野、脑电图、皮层/脑干诱发电位检查
主要护理工作	□ 观察患者一般状况 □ 观察神经系统状况 □ 观察记录患者神志、瞳孔、生命体征手术切口敷料情况 □ 观察记录患者神志、瞳孔、生命体征及手术切口敷料情况 □ 遵医嘱给药并观察用药后反应 □ 遵医嘱完成化验检查 □ 预防并发症护理 □ 进行心理护理及基础护理 □ 完成护理记录	□ 观察患者一般状况 □ 观察神经系统状况 □ 观察记录患者神志、瞳孔、生命体征及手术切口敷料情况 □ 遵医嘱给药并观察用药后反应 □ 遵医嘱完成化验检查 □ 预防并发症护理 □ 进行心理护理及基础护理 □ 完成护理记录	□ 观察患者一般状况 □ 观察神经系统状况 □ 观察记录患者神志、瞳孔、生命体征及手术切口敷料情况 □ 遵医嘱给药并观察用药后反应 □ 预防并发症护理 □ 进行心理护理及基础护理 □ 完成护理记录
病情变异记录	□无　□有，原因： 1. 2.	□无　□有，原因： 1. 2.	□无　□有，原因： 1. 2.
护士签名			
医师签名			

时间	住院第 7 天 （术后第 3 天）	住院第 8 天 （术后第 4 天）	住院第 9 天 （术后第 5 天）	住院第 10 天 （术后第 6 天）
主要 诊疗 工作	□ 观察患者四肢活动、语言情况及其他神经系统体征 □ 观察切口愈合情况 □ 复查血常规 □ 复查肝肾功能及血电解质 □ 记录病程	□ 嘱患者在床上坐起锻炼 □ 伤口换药	□ 嘱患者在床上坐起锻炼 □ 评价术后化验检查	□ 嘱患者离床活动 □ 观察切口情况 □ 神经系统查体 □ 记录术后症状和体征变化，完成病程记录
重点 医嘱	长期医嘱： □ 一级护理 □ 半流食 □ 观察记录患者神志、瞳孔、生命体征 临时医嘱： □ 血常规 □ 肝肾功能及血电解质	长期医嘱： □ 一级护理 □ 普食 临时医嘱： □ 换药	长期医嘱： □ 一级护理 □ 普食	长期医嘱： □ 一级护理 □ 普食
主要 护理 工作	□ 观察患者一般状况 □ 观察神经系统状况 □ 观察记录患者神志、瞳孔、生命体征及手术切口敷料情况 □ 遵医嘱给药并观察用药后反应 □ 遵医嘱完成化验检查 □ 预防并发症护理 □ 进行心理护理及基础护理 □ 术后宣教及用药指导 □ 协助患者功能锻炼 □ 完成护理记录	□ 观察患者一般状况 □ 观察神经系统状况 □ 观察手术切口敷料情况 □ 遵医嘱给药并观察用药后反应 □ 预防并发症护理 □ 进行心理护理及基础护理 □ 协助患者功能锻炼	□ 观察患者一般状况 □ 观察神经系统状况 □ 观察手术切口敷料情况 □ 遵医嘱给药并观察用药后反应 □ 预防并发症护理 □ 进行心理护理及基础护理 □ 协助患者功能锻炼	□ 观察患者一般状况 □ 观察神经系统状况 □ 观察手术切口敷料情况 □ 遵医嘱给药并观察用药后反应 □ 预防并发症护理 □ 进行心理护理及基础护理 □ 协助患者功能锻炼
病情 变异 记录	□无　□有，原因： 1. 2.	□无　□有，原因： 1. 2.	□无　□有，原因： 1. 2.	□无　□有，原因： 1. 2.
护士 签名				
医师 签名				

时间	住院第 11 天 （术后第 7 天）	住院第 12 天 （术后第 8 天）	住院第 13 天 （术后第 9 天）	住院第 14 天 （术后第 10 天）
主要 诊疗 工作	□ 切口换药、拆线 □ 复查血常规、肝肾功能及血电解质	□ 停用脱水药物 □ 观察神经系统体征变化	□ 神经系统查体，对比手术前后症状、体征变化 □ 汇总术后辅助检查结果 □ 评估手术效果	□ 确定患者可以出院 □ 向患者交代出院注意事项、复查日期 □ 向患者交代进一步的专科放疗和（或）化疗 □ 通知出院处 □ 开出院诊断书 □ 完成出院记录
重点 医嘱	长期医嘱： □ 二级护理 □ 普食 临时医嘱： □ 拆线 □ 血常规 □ 肝肾功能及血电解质	长期医嘱： □ 二级护理 □ 普食	长期医嘱： □ 三级护理 □ 普食	临时医嘱： □ 出院通知 □ 出院带药
主要 护理 工作	□ 观察患者一般状况 □ 观察神经系统状况 □ 观察手术切口敷料情况 □ 遵医嘱给药并观察用药后反应 □ 遵医嘱完成化验检查 □ 预防并发症护理 □ 进行心理护理及基础护理 □ 协助患者功能锻炼	□ 观察患者一般状况 □ 观察神经系统状况 □ 观察手术切口敷料情况 □ 预防并发症护理 □ 进行心理护理及基础护理 □ 协助患者功能锻炼	□ 观察患者一般状况 □ 观察神经系统状况 □ 观察手术切口敷料情况 □ 预防并发症护理 □ 进行心理护理及基础护理 □ 进行出院指导 □ 协助患者功能锻炼	□ 完成出院指导 □ 帮助患者办理出院手续 □ 完成护理记录
病情 变异 记录	□无　□有,原因： 1. 2.	□无　□有,原因： 1. 2.	□无　□有,原因： 1. 2.	□无　□有,原因： 1. 2.
护士 签名				
医师 签名				

10 垂体腺瘤临床路径

（2017 年版）

一、垂体腺瘤临床路径标准住院流程

（一）适用对象

第一诊断为垂体腺瘤。

行经蝶 / 经额或其他入路垂体腺瘤切除术。

（二）诊断依据

根据《临床诊疗指南 神经外科学分册》（中华医学会编著，人民卫生出版社），《临床技术操作规范 神经外科分册》（中华医学会编著，人民军医出版社），《神经外科学》（人民卫生出版社）。

1. 临床表现　可有头痛、视力减退、视野缺损、闭经、泌乳、性功能减退、肢端肥大、Cushing 征等。

2. 辅助检查

（1）检查视力、视野；

（2）1 个月内头颅 MRI T1、T2 平扫加强化（含垂体区放大扫描）；

（3）头颅 CT。

3. 实验室检查　可出现内分泌激素水平异常。

（三）治疗方案的选择

根据《临床诊疗指南 神经外科学分册》（中华医学会编著，人民卫生出版社），《临床技术操作规范 神经外科分册》（中华医学会编著，人民军医出版社），《神经外科学》（人民卫生出版社）。

1. 手术　经蝶 / 经额或其他入路垂体腺瘤切除术。

2. 术后酌情行内分泌激素治疗。

3. 术后酌情行放射治疗。

（四）标准住院日为 10 ~ 14 天

（五）进入路径标准

1. 第一诊断符合垂体腺瘤疾病编码。

2. 当患者同时合并其他疾病时，但住院期间不需特殊处理也不影响第一诊断的临床路径流程实施时，可以进入路径。

（六）术前准备（术前评估）2 ~ 4 天

1. 所必需的检查项目

（1）实验室检查：血常规、血型，尿常规，肝肾功能、血电解质、血糖，感染性疾病筛查，凝血功能；

（2）内分泌检查（可于住院前完成）：性激素六项（血清卵泡刺激素、促黄体生成素、催乳素、雌二醇、血清孕酮、血清睾酮），生长激素，IGF-1（肢端肥大症者），甲状腺功能检查（T3、T4、TSH、fT3、fT4），血清皮质醇（8am、5pm、12pm）；

（3）心电图、胸部 X 线平片，头颅正侧位 X 线片。

2. 根据患者病情可选择 24 小时尿游离皮质醇/17-羟皮质类固醇等。

（七）预防性抗菌药物选择与使用时机

1. 按照《抗菌药物临床应用指导原则》（卫医发〔2004〕285号）选择用药。

2. 预防性用抗菌药物，时间为术前30分钟。经鼻蝶手术患者术后预防性使用抗菌药物3天。

3. 口服泼尼松 5mg tid×3 日（术前垂体功能低下的患者，根据化验结果决定）。

（八）手术日为入院第3~5天

1. 麻醉方式　全麻。

2. 手术方式　经蝶/经额或其他入路垂体腺瘤切除术。

3. 手术内置物

（1）硬脑膜修补片（经蝶手术）；

（2）颅骨固定材料（开颅手术）。

4. 术中用药　抗菌药物、激素、止血剂、脱水药。

5. 输血　视术中情况决定。

6. 病理　冰冻（视情况而定），石蜡切片。

（九）术后住院恢复7~10天

1. 必须复查的检查项目　头颅MRI，根据垂体腺瘤类型复查相关激素水平。

2. 术后常用药　抗菌药物，预防性使用抗癫痫药物，视病情使用治疗尿崩症状的相应药物。

（十）出院标准

1. 切口愈合良好　切口无感染，无皮下积液（或门诊可以处理的少量积液）。

2. 无发热，无脑脊液鼻漏，已拔除鼻腔纱条。

3. 尿量正常，需逐渐停用治疗尿崩药物（1~2周减量一次，争取1~1.5个月停药）。

4. 无需要住院处理的并发症和（或）合并症。

（十一）变异及原因分析

1. 根据患者病情，安排相应的术前检查，可能延长住院时间，增加治疗费用：

（1）个别垂体微腺瘤须申请垂体动态强化磁共振检查；

（2）Cushing病：需加做大、小剂量地塞米松抑制试验；

（3）生长激素腺瘤：需做葡萄糖抑制试验，查胰岛素样生长因子水平。

2. 手术切除一般作为首选的治疗方法。经鼻蝶窦入路或者其他入路术式的选择，以及是否选用内镜，需要根据垂体腺瘤大小、与周围血管及神经关系特点、术者经验和习惯、患者的一般状况等决定。

3. 泌乳素腺瘤的治疗，可以先行药物治疗，药物控制无效或不耐受药物者可考虑手术治疗。

4. 下列情况可考虑放射治疗　①手术后残留；②病人体质差或合并有其他系统疾病不能耐受手术者。放射治疗过程中，若出现瘤卒中、视力下降、失明，应立即停止放射治疗，手术挽救视力。

5. 术后激素替代治疗。

6. 术后随访，包括症状、内分泌学和影像学检查。

二、垂体腺瘤临床路径表单

适用对象：第一诊断为垂体腺瘤；行经蝶／经额或其他入路垂体腺瘤切除术

患者姓名：_____ 性别：_____ 年龄：_____ 门诊号：_____ 住院号：_____

住院日期：_____年___月___日 出院日期：_____年___月___日 标准住院日：10～14 天

时间	住院第1天	住院第2～3天	住院第3～5天 （手术日）
主要诊疗工作	□ 询问病史及体格检查 □ 完成病历书写 □ 开化验单 □ 上级医师查房 □ 术前评估 □ 初步确定手术方式和日期	□ 完成术前准备与术前评估，完成术前小结，术前讨论记录，上级医师查房记录 □ 根据患者病情确定手术方案 □ 完成必要的相关科室会诊 □ 术前有垂体功能低下的患者，需激素替代治疗3天（口服泼尼松 5mg tid） □ 向患者和家属交代病情，签署手术同意书，自费协议书，输血同意书，委托书 □ 向患者和家属交代围术期注意事项	□ 实施手术 □ 完成手术记录 □ 完成术后病程记录 □ 上级医师查房 □ 向患者及家属交代手术过程情况及注意事项
重点医嘱	**长期医嘱：** □ 二级护理 □ 饮食（普食／糖尿病饮食／其他） □ 激素替代（必要时） **临时医嘱：** □ 化验检查（血尿常规，血型，肝肾功能＋电解质＋血糖，感染性疾病筛查，凝血功能）心电图，胸片 □ 内分泌检查：性激素六项，生长激素，IGF-1（肢端肥大症）甲功五项（T3、T4、TSH、fT3、fT4），血清皮质醇（8am、5pm、12pm） □ 24 小时尿游离皮质醇／17-羟皮质类固醇（必要时） □ 请眼科会诊（查视力、视野） □ 头颅正侧位 X 线片 □ 鼻窦 CT（经鼻蝶入路者） □ 1 个月内的头颅磁共振 T1，T2 平扫加强化 □ 肺功能、超声心动图（视患者情况而定）	**长期医嘱：** □ 二级护理 □ 饮食（普食／糖尿病饮食／其他） □ 患者既往基础用药 □ 口服泼尼松 5mg tid×3 日（术前垂体功能低下患者） □ 口服抗菌药物（经蝶入路） □ 抗菌药物眼液滴鼻 tid×3 日（经蝶入路者） **临时医嘱：** □ 术前医嘱：常规明日全麻下行经蝶／经额／其他入路垂体腺瘤切除术 □ 术前禁食水 □ 一次性导尿包 □ 其他特殊医嘱	**长期医嘱：** □ 平卧位（术中无脑脊液漏者平卧 1～3 天，有脑脊液漏者平卧一周） □ 次日改半流食／其他 □ 氧气吸入，心电监护 □ 记 24 小时出入量 □ 补液 □ 激素替代：氢化可的松 100mg iv Q12h（经蝶）／地塞米松 5～10mg iv Q12h（开颅） □ 静脉抗菌药物（经蝶入路） □ 控制血压和血糖 □ 必要时抑酸治疗（预防应激性溃疡药物） **临时医嘱：** □ 抗菌药物（术前 0.5 小时用） □ 氢化可的松 100mg（术中用） □ 镇痛，止吐 □ 查血常规，电解质，血气等，酌情对症处理 □ 治疗尿崩药物（尿崩症状时用） □ 头颅 CT：肿瘤切除情况，除外颅内出血、硬脑膜外血肿等（酌情） □ 其他特殊医嘱
主要护理工作	□ 介绍病房环境，设施和设备 □ 入院护理评估	□ 宣教，备皮等术前准备 □ 提醒患者明晨禁食水	□ 随时观察患者病情变 □ 术后心理和生活护理
病情变异记录	□无 □有，原因： 1. 2.	□无 □有，原因： 1. 2.	□无 □有，原因： 1. 2.
护士签名			
医师签名			

时间	住院第5~7天 （术后第1~2天）	住院第6~13天 （术后第3~9天）	住院第10~14天 （出院日）
主要 诊疗 工作	□ 上级医师查房，观察病情变化 □ 完成常规病历书写 □ 注意意识状态、体温、尿量等，注意水电解质平衡，予对症处理 □ 注意视力变化 □ 复查头颅MRI，确认肿瘤切除情况	□ 上级医师查房，观察病情变化 □ 完成常规病历书写 □ 调整激素用量，逐渐减量 □ 经鼻蝶手术患者：拔除鼻腔碘仿纱条（无脑脊液漏者），有脑脊液漏者7~10天拔除 □ 经蝶手术患者：静脉抗菌药物改口服（无脑脊液漏者），有脑脊液漏者静脉抗菌药物使用7天 □ 多尿病人每日查电解质，注意水电解质平衡 □ 根据垂体腺瘤类型及临床症状，复查相关激素	□ 上级医师查房，评估切口愈合情况，有无手术并发症，判断垂体腺瘤切除情况，是否需要进一步放射治疗，能否出院 □ 完成出院记录、病历首页、出院证明等 □ 向患者交代出院注意事项：复诊时间、地点、检查项目、紧急情况时的处理 □ 将"垂体腺瘤随访表"交患者
重点 医嘱	**长期医嘱：** □ 一级护理 □ 半流食 □ 氢化可的松100mg iv Q12h/或地塞米松5~10mg iv Q12h □ 必要时应用抑酸药（预防应激性溃疡） □ 抗菌药物应用3天（经蝶手术后） □ 治疗尿崩药物（尿崩症状时使用） □ 控制血压和血糖 **临时医嘱：** □ 补液：保持出入量平衡 □ 血清皮质醇/24小时尿游离皮质醇（Cushing病） □ 电解质（尿多者）	**长期医嘱：** □ 泼尼松5mg tid □ 必要时应用抑酸药预防应激性溃疡 □ 经蝶手术无鼻漏停用抗菌药物 □ 治疗尿崩药物（尿崩症状时使用） □ 控制血压和血糖等内科用药（口服） **临时医嘱：** □ 经鼻蝶手术患者：拔除鼻腔碘仿纱条（无脑脊液漏者），有脑脊液漏者7~10天拔除 □ 经额手术拆线（5天） □ 相关激素水平（垂体腺瘤类型）	**出院医嘱：** □ 出院带药 □ 激素替代治疗，逐渐减量（酌情） □ 残余肿瘤放射治疗（酌情） □ 术后1个月耳鼻喉科门诊进行鼻内镜检查
主要 护理 工作	□ 随时观察患者情况 □ 术后心理与生活护理	□ 随时观察患者情况 □ 术后心理与生活护理	□ 指导患者办理出院手续
病情 变异 记录	□无 □有，原因： 1. 2.	□无 □有，原因： 1. 2.	□无 □有，原因： 1. 2.
护士 签名			
医师 签名			

11 垂体腺瘤经鼻蝶窦入路切除临床路径

（2017年版）

一、垂体腺瘤经鼻蝶窦入路切除临床路径标准住院流程

（一）适用对象

第一诊断为垂体腺瘤。

行经蝶垂体腺瘤切除术。

（二）诊断依据

根据《临床诊疗指南 神经外科学分册》（中华医学会编著，人民卫生出版社），《临床技术操作规范 神经外科分册》（中华医学会编著，人民军医出版社），《神经外科学》（人民卫生出版社）。

1. 临床表现 可有头痛、视力减退、视野缺损、闭经、泌乳、性功能减退、肢端肥大、Cushing 征等。

2. 辅助检查

（1）检查视力、视野；

（2）1个月内头颅 MRI T1、T2 平扫加强化（含垂体区放大扫描）；

（3）头颅 CT。

3. 实验室检查。

（三）治疗方案的选择

根据《临床诊疗指南 神经外科学分册》（中华医学会编著，人民卫生出版社），《临床技术操作规范 神经外科分册》（中华医学会编著，人民军医出版社），《神经外科学》（人民卫生出版社）。

1. 手术 经蝶窦入路垂体瘤切除术。

2. 术后酌情行内分泌激素治疗。

3. 术后酌情行放射治疗。

（四）标准住院日为 10～14 天

（五）进入路径标准

1. 第一诊断符合垂体腺瘤疾病编码。

2. 当患者同时合并其他疾病时，但住院期间不需特殊处理也不影响第一诊断的临床路径流程实施时，可以进入路径。

（六）术前准备（术前评估）1～4 天

1. 所必需的检查项目

（1）实验室检查：血常规、血型，尿常规，肝肾功能、血电解质、血糖，感染性疾病筛查，凝血功能；

（2）内分泌检查（可于住院前完成）：激素六项（血清卵泡刺激素、促黄体生成素、催乳素、雌二醇、血清孕酮、血清睾酮），生长激素，葡萄糖抑制实验，IGF-1（其中，生长激素 + 葡萄糖抑制实验限于肢端肥大症者），甲状腺功能检查（T3、T4、TSH、fT3、fT4），血清皮质醇（8am、5pm、12pm）；

（3）心电图、胸部 X 线平片，头颅正侧位 X 线片。

2. 根据患者病情可选择 24 小时尿游离皮质醇/17-羟皮质类固醇等。

（七）预防性抗菌药物选择与使用时机

1. 按照《抗菌药物临床应用指导原则》（卫医发〔2004〕285 号）选择用药。

2. 预防性用抗菌药物，时间为术前 30 分钟。经鼻蝶窦手术患者术后预防性使用抗菌药物 3 天。

3. 口服泼尼松 5mg tid×3 日（术前垂体功能低下的患者，根据化验结果决定）。

（八）手术日为入院第 2～5 天

1. 麻醉方式 全麻。

2. 手术方式 经蝶窦入路垂体腺瘤切除术。

3. 手术内置物 硬脑膜修补片、止血材料等。

4. 术中用药 抗菌药物、激素、止血剂、脱水药。

5. 输血 视术中情况决定。

6. 病理 冰冻（视情况而定），石蜡切片。

（九）术后住院恢复 3～7 天

1. 必须复查的检查项目 头颅 MRI，根据垂体腺瘤类型复查相关激素水平和血电解质。

2. 术后常用药 抗菌药物，预防性使用抗癫痫药物，视病情使用治疗尿崩症状的相应药物。

（十）出院标准

1. 无发热，无脑脊液鼻漏，已拔除鼻腔纱条。

2. 尿量正常，需逐渐停用治疗尿崩药物（1～2 周减量一次，争取 1～1.5 个月停药）。

3. 无需要住院处理的并发症和（或）合并症。

（十一）变异及原因分析

1. 根据患者病情，安排相应的术前检查，可能延长住院时间，增加治疗费用：

（1）个别垂体微腺瘤须申请垂体动态强化磁共振检查；

（2）Cushing 病：需加做大、小剂量地塞米松抑制试验；必要时行岩下静脉取血激素测定；

（3）生长激素腺瘤：需做葡萄糖抑制试验，查胰岛素样生长因子水平。必要时行喉镜、肠镜检查。

2. 手术切除一般作为首选的治疗方法。是否选用内镜，需要根据垂体腺瘤大小、与周围血管及神经关系特点、术者经验和习惯、患者的一般状况等决定。

3. 泌乳素腺瘤的治疗，可以先行药物治疗，药物控制无效或不耐受药物者可考虑手术治疗。

4. 下列情况可考虑放射治疗 ①手术后残留；②病人体质差或合并有其他系统疾病不能耐受手术者。放射治疗过程中，若出现瘤卒中、视力下降、失明，应立即停止放射治疗，手术挽救视力。

5. 术后激素替代治疗。

6. 术后随访，包括症状体征、内分泌学和影像学检查。

二、垂体腺瘤经鼻蝶窦入路切除临床路径表单

适用对象：第一诊断为垂体腺瘤；行经蝶垂体腺瘤切除术

患者姓名：_____ 性别：_____ 年龄：_____ 门诊号：_____ 住院号：_____

住院日期：_____年___月___日 出院日期：_____年___月___日 标准住院日：10～14天

时间	住院第1天	住院第2~3天	住院第3~5天（手术日）
主要诊疗工作	□ 询问病史及体格检查 □ 完成病历书写 □ 上级医师查房 □ 术前评估 □ 开化验单 □ 初步确定手术方式和日期	□ 完成术前准备与术前评估，完成术前小结，术前讨论记录，上级医师查房记录 □ 根据患者病情确定手术方案 □ 完成必要的相关科室会诊 □ 术前有垂体功能低下的患者，需激素替代治疗3天（口服泼尼松5mg tid） □ 向患者和家属交代病情，签署手术同意书，自费协议书，输血同意书，委托书 □ 向患者和家属交代围术期注意事项	□ 实施手术 □ 完成手术记录 □ 完成术后病程记录 □ 上级医师查房 □ 向患者及家属交代手术过程情况及注意事项
重点医嘱	长期医嘱： □ 二级护理 □ 饮食（普食/糖尿病饮食/其他） □ 激素替代（必要时） 临时医嘱： □ 化验检查（血尿常规，血型，肝肾功能+电解质+血糖，感染性疾病筛查，凝血功能）心电图，胸片 □ 内分泌检查：性激素六项，生长激素，IGF-1（肢端肥大症），甲功五项（T3、T4、TSH、fT3、fT4），血清皮质醇（8am、5pm、12pm） □ 24小时尿游离皮质醇/17-羟皮质类固醇（必要时） □ 请眼科会诊（查视力、视野） □ 头颅正侧位X线片 □ 鼻窦CT（经鼻蝶入路者） □ 1个月内的头颅磁共振T1，T2平扫加强化 □ 肺功能、超声心动图（视患者情况而定）	长期医嘱： □ 二级护理 □ 饮食（普食/糖尿病饮食/其他） □ 患者既往基础用药 □ 口服泼尼松5mg tid×3日（术前垂体功能低下患者） □ 口服抗菌药物（经蝶入路） □ 抗菌药物眼液滴鼻tid×3日（经蝶入路者） 临时医嘱： □ 术前医嘱：常规明日全麻下行经蝶入路垂体腺瘤切除术 □ 术前禁食水 □ 一次性导尿包 □ 其他特殊医嘱	长期医嘱： □ 平卧位（术中无脑脊液漏者平卧1~3天，有脑脊液漏者平卧一周） □ 次日改半流食/其他 □ 氧气吸入，心电监护 □ 记24小时出入量 □ 补液 □ 激素替代：氢化可的松100mg iv Q12h（经蝶） □ 静脉抗菌药物（经蝶入路） □ 控制血压和血糖 □ 必要时抑酸治疗（预防应激性溃疡药物） 临时医嘱： □ 抗菌药物（术前0.5小时用） □ 氢化可的松100mg（术中用） □ 镇痛，止吐 □ 查血常规，电解质，血气等，酌情对症处理 □ 治疗尿崩药物（尿崩症状时用） □ 头颅CT：肿瘤切除情况，除外颅内出血、硬脑膜外血肿等（酌情） □ 其他特殊医嘱
主要护理工作	□ 介绍病房环境，设施和设备 □ 入院护理评估	□ 宣教，备皮等术前准备 □ 提醒患者明晨禁食水	□ 随时观察患者病情变化 □ 术后心理和生活护理
病情变异记录	□无 □有，原因： 1. 2.	□无 □有，原因： 1. 2.	□无 □有，原因： 1. 2.
护士签名			
医师签名			

时间	住院第 5~7 天 （术后第 1~2 天）	住院第 6~13 天 （术后第 3~9 天）	住院第 10~14 天 （出院日）
主要诊疗工作	□ 上级医师查房，观察病情变化 □ 完成常规病历书写 □ 注意意识状态、体温、尿量等，注意水电解质平衡，予对症处理 □ 注意视力变化 □ 复查头颅 MRI，确认肿瘤切除情况	□ 上级医师查房，观察病情变化 □ 完成常规病历书写 □ 调整激素用量，逐渐减量 □ 经鼻蝶手术患者：拔除鼻腔碘仿纱条（无脑脊液漏者），有脑脊液漏者 7~10 天拔除 □ 经蝶手术患者：静脉抗菌药物改口服（无脑脊液漏者），有脑脊液漏者静脉抗菌药物使用 7 天 □ 多尿病人每日查电解质，注意水电解质平衡 □ 根据垂体腺瘤类型及临床症状，复查相关激素	□ 上级医师查房，评估切口愈合情况，有无手术并发症，判断垂体腺瘤切除情况，是否需要进一步放射治疗，能否出院 □ 完成出院记录、病历首页、出院证明等 □ 向患者交代出院注意事项：复诊时间、地点、检查项目、紧急情况时的处理 □ 将"垂体腺瘤随访表"交患者
重点医嘱	**长期医嘱：** □ 一级护理 □ 半流食 □ 氢化可的松 100mg iv Q12h/或地塞米松 5~10mg iv Q12h □ 必要时应用抑酸药（预防应激性溃疡） □ 抗菌药物应用 3 天（经蝶手术后） □ 治疗尿崩药物（尿崩症状时使用） □ 控制血压和血糖 **临时医嘱：** □ 补液：保持出入量平衡 □ 血清皮质醇 / 24 小时尿游离皮质醇（Cushing 病） □ 电解质（尿多者）	**长期医嘱：** □ 泼尼松 5mg tid □ 必要时应用抑酸药预防应激性溃疡 □ 经蝶手术无鼻漏停用抗菌药物 □ 治疗尿崩药物（尿崩症状时使用） □ 控制血压和血糖等内科用药（口服） **临时医嘱：** □ 经鼻蝶手术患者：拔除鼻腔碘仿纱条（无脑脊液漏者），有脑脊液漏者 7~10 天拔除 □ 相关激素水平（垂体腺瘤类型）	**出院医嘱：** □ 出院带药 □ 激素替代治疗，逐渐减量（酌情） □ 残余肿瘤放射治疗（酌情） □ 术后 1 个月耳鼻喉科门诊进行鼻内镜检查
主要护理工作	□ 随时观察患者情况 □ 术后心理与生活护理	□ 随时观察患者情况 □ 术后心理与生活护理	□ 指导患者办理出院手续
病情变异记录	□ 无 □ 有，原因： 1. 2.	□ 无 □ 有，原因： 1. 2.	□ 无 □ 有，原因： 1. 2.
护士签名			
医师签名			

12 颅底肿瘤临床路径

（2017年版）

一、颅底肿瘤临床路径标准住院流程

（一）适用对象

第一诊断为颅底肿瘤；

行开颅手术、经鼻入路或其他入路颅底肿瘤切除术。

（二）诊断依据

根据《临床诊疗指南　神经外科学分册》（中华医学会编著，人民卫生出版社），《临床技术操作规范　神经外科分册》（中华医学会编著，人民军医出版社），《神经外科学》（人民卫生出版社）。

1. 临床表现　前颅底肿瘤可有嗅觉减退或丧失、鼻腔阻塞、鼻出血、视力减退、视野缺损、头痛、癫痫和性格改变等；中颅底肿瘤可有视力减退、视野缺损、眼球突出、复视、面部麻木、张口受限、头痛、癫痫和精神症状等，中颅底肿瘤还可能引起下丘脑垂体损伤导致的内分泌功能异常及相关症状如性功能和生殖功能的低下或丧失、多饮多尿、嗜食性肥胖等；后颅底肿瘤可有面部麻木、复视、耳鸣、眩晕、听力减退或丧失、面瘫、声音嘶哑、饮水呛咳、吞咽困难和舌肌萎缩等；颅颈区肿瘤可有颅颈区疼痛、眩晕、听力减退、声音嘶哑、饮水呛咳、吞咽困难、偏侧肢体感觉障碍、偏瘫和呼吸困难等。

2. 辅助检查

（1）肿瘤累及嗅神经、视神经、听神经时，需行嗅觉检查、视力、视野检查以及听力和电测听检查；

（2）1个月内头颅 MRI T1、T2 平扫加强化；

（3）头颅 CT 平扫；

（4）肿瘤累及颅底骨质时，酌情行颅底薄层 CT 扫描；

（5）肿瘤累及颅底血管时，酌情行头颅 CTA 检查；对血供丰富的颅底肿瘤，酌情行全脑 DSA 检查，必要时术前行介入栓塞治疗。

3. 实验室检查　对鞍区肿瘤，需行内分泌功能检查。

（三）治疗方案的选择

根据《临床诊疗指南　神经外科学分册》（中华医学会编著，人民卫生出版社），《临床技术操作规范　神经外科分册》（中华医学会编著，人民军医出版社），《神经外科学》（人民卫生出版社）。

1. 手术　开颅手术、经鼻入路或其他入路颅底肿瘤切除术。

2. 对鞍区肿瘤，术后酌情行激素替代治疗。

3. 对有残留的良性颅底肿瘤，术后酌情行放射外科治疗（如射波刀或伽马刀等）。

4. 对恶性颅底肿瘤，术后酌情行放疗。

（四）标准住院日为 10～14 天

（五）进入路径标准

1. 第一诊断符合颅底肿瘤疾病编码。

2. 当患者同时合并其他疾病时,但住院期间不需特殊处理也不影响第一诊断的临床路径流程实施时,可以进入路径。

(六) 术前准备(术前评估)2~4 天

1. 必需的检查项目

(1) 实验室检查:血常规、尿常规、肝肾功能、血电解质、血糖、凝血功能、血型、感染性疾病筛查;

(2) 对鞍区肿瘤,行内分泌功能检查:甲状腺功能检查(T3、T4、fT3、fT4、TSH),性激素六项(血清卵泡刺激素、促黄体生成素、催乳素、雌二醇、血清孕酮、血清睾酮),生长激素,血清皮质醇;

(3) 心电图、胸部 X 线平片。

(4) 1 个月内的完整颅脑 MRI 及 CT 检查资料。

2. 根据患者病情可选择 嗅觉、视力、视野检查、电测听检查、颅底薄层 CT 扫描、头颅 CTA、全脑 DSA 等检查。

3. 对幕上开颅手术,预防性使用口服抗癫痫药物。

(七) 预防性抗菌药物选择与使用时机

1. 按照《抗菌药物临床应用指导原则》(卫医发〔2015〕43 号)选择用药。

2. 预防性用抗菌药物,时间为术前 30 分钟;手术时间超过 4 小时,追加使用 1 次抗菌药物。术后预防性使用抗菌药物 2 天。

(八) 手术日为入院第 3~5 天

1. 麻醉方式 全麻。

2. 手术方式 开颅手术、经鼻入路或其他入路颅底肿瘤切除术。

3. 手术内置物

(1) 硬脑膜修补片;

(2) 颅骨固定材料。

4. 术中用药 抗菌药物、止血剂、抗癫痫药、脱水药。

5. 输血 视术中情况决定。

6. 病理 冰冻(视情况而定),石蜡切片。

(九) 术后住院恢复 7~10 天

1. 需要复查的检查项目 头颅 CT 平扫;对鞍区肿瘤,复查内分泌功能。

2. 术后常用药 抗菌药物,抗癫痫药物。

(十) 出院标准

1. 切口愈合良好 切口无感染,无皮下积液(或门诊可以处理的少量积液)。

2. 无发热,无脑脊液漏。

3. 对鞍区肿瘤,尿量正常,需逐渐停用治疗尿崩药物(1~2 周减量一次,争取 1~1.5 个月停药)。

4. 无需要住院处理的并发症和(或)合并症。

(十一) 变异及原因分析

1. 根据患者病情,安排相应的术前检查,可能延长住院时间,增加治疗费用。

(1) 对血供丰富的颅底肿瘤,行全脑 DSA 检查,必要时行介入栓塞治疗;

(2) 对少数颅内外沟通的颅底肿瘤,需要多学科协作商议,制定手术方案;

2. 手术切除一般作为首选的治疗方法。手术入路的选择,需要根据颅底肿瘤大小、与周围血管及神经关系特点、术者经验和习惯、患者的一般状况等决定。

3. 下列情况可考虑放射治疗

(1) 恶性肿瘤;

(2) 手术有残留的良性肿瘤;

(3) 病人体质差或合并有其他系统疾病不能耐受手术者。

4．对鞍区肿瘤，术后激素替代治疗。

5．对有神经功能障碍的患者，术后进行相应的神经功能康复治疗，面神经损伤患者部分可以行早期面神经吻合术。

6．术后随访，包括症状和影像学检查；对鞍区肿瘤，需随访内分泌功能。

二、颅底肿瘤临床路径表单

适用对象：第一诊断为颅底肿瘤

行开颅手术、经鼻入路或其他入路颅底肿瘤切除术

患者姓名：_____ 性别：_____ 年龄：_____ 门诊号：_____ 住院号：_____

住院日期：_____年____月___日 出院日期：_____年___月___日 标准住院日：10～14 天

时间	住院第1天	住院第2～3天	住院第3～5天（手术日）
主要诊疗工作	□ 询问病史及体格检查 □ 完成病历书写 □ 开化验单 □ 上级医师查房 □ 术前评估 □ 初步确定手术方式和日期	□ 完成术前准备与术前评估，完成术前小结，术前讨论记录，上级医师查房记录 □ 根据患者病情确定手术方案 □ 完成必要的相关科室会诊 □ 对鞍区肿瘤，术前有垂体功能低下的患者，需激素替代治疗3天（口服强的松 5mg tid） □ 向患者和家属交代病情，签署手术同意书，自费协议书，输血同意书，委托书 □ 向患者和家属交代围术期注意事项	□ 实施手术 □ 完成手术记录 □ 完成术后病程记录 □ 上级医师查房 □ 向患者及家属交代手术过程情况及注意事项
重点医嘱	**长期医嘱：** □ 二级护理 □ 饮食（普食／糖尿病饮食／其他），有饮水呛咳者，需鼻饲流质 □ 患者既往基础用药 □ 口服抗癫痫药物（对幕上开颅手术） □ 口服强的松 5mg tid×3 日（对鞍区肿瘤，术前垂体功能低下患者） □ 抗菌药物眼液滴鼻 tid×3 日（经鼻入路者） **临时医嘱：** □ 化验检查（血尿常规，肝肾功能＋电解质＋血糖，凝血功能，血型，感染性疾病筛查）心电图，胸片 □ 对鞍区肿瘤，内分泌检查：甲功五项（T3、T4、fT3、fT4、TSH），性激素六项，生长激素，血清皮质醇 □ 视力、视野检查（肿瘤累及视神经时） □ 电测听检查（肿瘤累及听神经时） □ 颅底薄层 CT 扫描（肿瘤累及颅底骨质时） □ 头颅 CTA（肿瘤累及颅底血管时） □ 1 个月内的头颅磁共振 T1，T2 平扫加强化 □ 肺功能、超声心动（视患者情况而定）	**长期医嘱：** □ 二级护理 □ 饮食（普食／糖尿病饮食／其他），有饮水呛咳者，需鼻饲流质 □ 患者既往基础用药 □ 口服抗癫痫药物（对幕上开颅手术） □ 口服强的松 5mg tid×3 日（对鞍区肿瘤，术前垂体功能低下患者） □ 抗菌药物眼液滴鼻 tid×3 日（经鼻入路者） **临时医嘱：** □ 术前医嘱：常规明日全麻下行开颅手术、经鼻入路或其他入路颅底肿瘤切除术 □ 术前禁食水 □ 一次性导尿包 □ 其他特殊医嘱	**长期医嘱：** □ 平卧位（术中无脑脊液漏者平卧1～3天，有脑脊液漏者平卧一周） □ 次日改半流食／其他，有饮水呛咳者，需鼻饲流质 □ 氧气吸入，心电监护 □ 记 24 小时出入量 □ 补液 □ 静脉抗菌药物 □ 静脉抗癫痫药物 □ 次日改口服抗癫痫药物 □ 对鞍区肿瘤，激素替代 □ 控制血压和血糖 □ 必要时抑酸治疗（预防应激性溃疡药物） **临时医嘱：** □ 抗菌药物（术前 0.5 小时用，手术时间超过 4 小时，追加使用一次） □ 镇痛，止吐 □ 查血常规，电解质，血气等，酌情对症处理 □ 对鞍区肿瘤，治疗尿崩药物（尿崩症状时用） □ 头颅 CT：肿瘤切除情况，除外颅内出血等（酌情） □ 其他特殊医嘱
主要护理工作	□ 介绍病房环境，设施和设备 □ 入院护理评估	□ 宣教，备皮等术前准备 □ 提醒患者明晨禁食水	□ 随时观察患者病情变化 □ 术后心理和生活护理
病情变异记录	□无 □有，原因： 1. 2.	□无 □有，原因： 1. 2.	□无 □有，原因： 1. 2.
护士签名			
医师签名			

时间	住院第5~7天 （术后第1~2天）	住院第6~13天 （术后第3~9天）	住院第10~14天 （出院日）
主要诊疗工作	□ 上级医师查房，观察病情变化 □ 完成常规病历书写 □ 注意意识状态、体温、尿量等，注意水电解质平衡，予对症处理	□ 上级医师查房，观察病情变化 □ 完成常规病历书写 □ 对鞍区肿瘤，调整激素用量，逐渐减量 □ 经鼻手术患者：拔除鼻腔碘仿纱条 □ 多尿病人每日查电解质，注意水电解质平衡 □ 对鞍区肿瘤，复查内分泌功能	□ 上级医师查房，评估切口愈合情况，有无手术并发症，是否需要进一步神经功能康复治疗，是否需要进一步放射治疗，能否出院 □ 完成出院记录、病历首页、出院证明等 □ 向患者交代出院注意事项：复诊时间、地点、检查项目、紧急情况时的处理
重点医嘱	**长期医嘱：** □ 一级护理 □ 半流食，有饮水呛咳者，需鼻饲流质 □ 必要时应用抑酸药（预防应激性溃疡） □ 抗菌药物应用2天 □ 对幕上开颅手术，口服抗癫痫药物 □ 对鞍区肿瘤，激素替代 □ 对鞍区肿瘤，治疗尿崩药物（尿崩症状时使用） □ 控制血压和血糖 **临时医嘱：** □ 补液：保持出入量平衡 □ 电解质（尿多者）	**长期医嘱：** □ 有饮水呛咳者，需鼻饲流质 □ 必要时应用抑酸药预防应激性溃疡 □ 对幕上开颅手术，口服抗癫痫药物 □ 对鞍区肿瘤，激素替代 □ 对鞍区肿瘤，治疗尿崩药物（尿崩症状时使用） □ 控制血压和血糖等内科用药（口服） **临时医嘱：** □ 经鼻手术患者：拔除鼻腔碘仿纱条 □ 对鞍区肿瘤，复查内分泌功能	**出院医嘱：** □ 出院带药 □ 对鞍区肿瘤，激素替代治疗，逐渐减量（酌情） □ 神经功能康复治疗（酌情） □ 放射治疗（酌情）
主要护理工作	□ 随时观察患者情况 □ 术后心理与生活护理	□ 随时观察患者情况 □ 术后心理与生活护理	□ 指导患者办理出院手续
病情变异记录	□无　□有，原因： 1. 2.	□无　□有，原因： 1. 2.	□无　□有，原因： 1. 2.
护士签名			
医师签名			

13 ▶ 颅前窝底脑膜瘤临床路径

（2017 年版）

一、颅前窝底脑膜瘤临床路径标准住院流程

（一）适用对象

第一诊断为颅前窝底脑膜瘤。

行冠切经额开颅颅前窝底脑膜瘤切除术。

（二）诊断依据

根据《临床诊疗指南 神经外科学分册》（中华医学会编著，人民卫生出版社），《临床技术操作规范 神经外科分册》（中华医学会编著，人民军医出版社），《神经外科学》（人民卫生出版社）。

1. 临床表现 肿瘤体积增大引起慢性颅压增高表现，主要为头痛、恶心、呕吐等；因额叶受损出现精神、智力症状，主要表现为记忆力障碍、反应迟钝；嗅觉、视觉受损。

2. 辅助检查 头颅 MRI 显示颅内占位性病变，基底位于颅前窝底，边界清楚，明显均匀强化，额叶底面和鞍区结构受压。

（三）选择治疗方案的依据

根据《临床诊疗指南 神经外科学分册》（中华医学会编著，人民卫生出版社），《临床技术操作规范 神经外科分册》（中华医学会编著，人民军医出版社），《神经外科学》（人民卫生出版社）。

1. 拟诊断为颅前窝底脑膜瘤者，有明确的颅内压增高症状或局灶性症状者需手术治疗，手术方法是冠状切口经额入路开颅肿瘤切除术。

2. 对于手术风险较大者（高龄、妊娠期、合并较严重的内科疾病者），要向患者或家属仔细交代病情，如不同意手术，应履行签字手续，并予以严密观察。

3. 对于严密观察保守治疗者，一旦出现颅内压增高征象，必要时予以急诊手术。

（四）标准住院日为 14 天

（五）进入路径标准

1. 第一诊断必须符合颅前窝底脑膜瘤疾病编码。

2. 当患者合并其他疾病，但住院期间不需特殊处理，也不影响第一诊断的临床路径实施时，可以进入路径。

（六）术前准备 3 天

1. 所必需的检查项目

（1）血常规、尿常规；

（2）血型；

（3）凝血功能；

（4）肝肾功能、电解质、血糖；

（5）感染性疾病筛查（乙肝、丙肝、艾滋病、梅毒等）；

（6）胸部 X 线片，心电图；

（7）头部 MRI；

（8）颅底 CT 扫描；

（9）视力、视野检查。

2. 根据患者病情，必要时查心、肺功能和精神智力评估。

（七）预防性抗菌药物选择与使用时机

1. 按照《抗菌药物临床应用指导原则》（卫医发〔2004〕285 号）选择用药。

2. 预防性用抗菌药物，时间为术前 30 分钟。

（八）手术日为入院第 4 天

1. 麻醉方式　全麻。

2. 手术方式　冠切经额开颅颅前窝底脑膜瘤切除术。

3. 手术内固定物　颅骨固定材料等。

4. 术中用药　激素、抗菌药物、麻醉常规用药。

5. 输血　视手术出血情况决定。

（九）术后住院恢复 10 天

1. 必须复查的检查项目　头部 MRI，视力视野，血常规，肝肾功能，电解质。

2. 术后用药　抗癫痫药物。

（十）出院标准

1. 患者一般状态良好，饮食恢复。

2. 体温正常，各项化验无明显异常，切口愈合良好。

3. 复查头颅 MRI 显示肿瘤切除满意。

（十一）变异及原因分析

1. 术中或术后继发手术部位或其他部位硬脑膜外血肿、硬脑膜下血肿、脑内血肿等并发症，严重者需要二次手术，导致住院时间延长、费用增加。

2. 术后继发脑脊液鼻漏、颅内感染和神经血管损伤等，导致住院时间延长。

二、颅前窝底脑膜瘤临床路径表单

适用对象：第一诊断为颅前窝底脑膜瘤；行冠切经额开颅颅前窝底脑膜瘤切除术

患者姓名：_____ 性别：____ 年龄：____ 门诊号：_____ 住院号：_____

住院日期：____年___月___日 出院日期：____年___月___日 标准住院日：14天

时间	住院第1天	住院第2天	住院第3天
主要 诊疗 工作	□ 病史采集，体格检查 □ 完成病历书写 □ 完善检查 □ 预约影像学检查 □ 预约视力、视野检查 □ 向患者家属交代手术可能达到的效果及手术风险	□ 汇总辅助检查结果 □ 上级医师查房，对患者病情及术前检查准备情况进行评估，必要时请相关科室会诊 □ 完善术前准备	□ 术者查房 □ 根据术前检查结果，进行术前讨论，明确诊断，决定术式，制订治疗方案 □ 向患者和（或）家属交代病情，并签署手术知情同意书、麻醉知情同意书等
重点 医嘱	长期医嘱： □ 一级护理 □ 饮食 临时医嘱： □ 血常规、血型，尿常规 □ 凝血功能 □ 肝肾功能、血电解质、血糖 □ 感染性疾病筛查 □ 胸部X光片，心电图 □ 头颅MRI □ 颅底CT □ 视力、视野检查 □ 必要时查心、肺功能	长期医嘱： □ 一级护理 □ 饮食	长期医嘱： □ 一级护理 □ 术前禁食水 □ 通知家属 临时医嘱： □ 备皮、剃头 □ 麻醉科会诊 □ 抗菌药物皮试 □ 根据手术情况备血
主要 护理 工作	□ 观察患者一般状况 □ 观察神经系统状况 □ 完成入院宣教	□ 观察患者一般状况 □ 观察神经系统状况	□ 观察患者一般状况 □ 观察神经系统状况 □ 术前准备
病情 变异 记录	□无 □有，原因： 1. 2.	□无 □有，原因： 1. 2.	□无 □有，原因： 1. 2.
护士 签名			
医师 签名			

时间	住院第 4 天 （手术当日）	住院第 5 天 （术后第 1 天）	住院第 6 天 （术后第 2 天）
主要 诊疗 工作	□ 手术室内核对患者信息无误 □ 全麻下冠切经额开颅颅前窝底脑膜瘤切除术 □ 完成手术记录和术后记录	□ 完成病程记录 □ 观察患者视力变化 □ 切口换药 □ 复查血常规、肝肾功能及血电解质	□ 完成病程记录 □ 观察视力视野 □ 观察有无脑脊液鼻漏
重点 医嘱	长期医嘱： □ 一级护理 □ 禁食水 □ 多参数心电监护 □ 吸氧 □ 脱水治疗 临时医嘱： □ 预防感染、抑酸和抗癫痫治疗 □ 观察记录患者神志、瞳孔、生命体征和视力视野	长期医嘱： □ 一级护理 □ 流食 临时医嘱： □ 换药 □ 观察记录患者神志、瞳孔、生命体征 □ 观察患者的视力视野 □ 观察有无脑脊液鼻漏 □ 血常规 □ 肝肾功能及血电解质	长期医嘱： □ 一级护理 □ 半流食 临时医嘱： □ 观察记录患者神志、瞳孔、生命体征 □ 观察患者的视力视野 □ 观察有无脑脊液鼻漏
主要 护理 工作	□ 观察患者一般状况 □ 观察神经系统状况 □ 观察记录患者神志、瞳孔、生命体征 □ 观察患者的肢体活动	□ 观察患者一般状况 □ 观察神经系统状况 □ 观察记录患者神志、瞳孔、生命体征 □ 观察患者的视力视野 □ 观察有无脑脊液鼻漏	□ 观察患者一般状况 □ 观察神经系统状况 □ 观察记录患者神志、瞳孔、生命体征 □ 观察患者的视力视野 □ 观察有无脑脊液鼻漏
病情 变异 记录	□无　□有，原因： 1. 2.	□无　□有，原因： 1. 2.	□无　□有，原因： 1. 2.
护士 签名			
医师 签名			

时间	住院第7天 （术后第3天）	住院第8天 （术后第4天）	住院第9天 （术后第5天）
主要 诊疗 工作	□ 完成病程记录 □ 观察视力视野 □ 观察有无脑脊液鼻漏 □ 复查血常规 □ 复查肝肾功能及血电解质 □ 预约头颅MRI检查	□ 嘱患者在床上坐起锻炼	□ 嘱患者在床上坐起锻炼
重点 医嘱	**长期医嘱:** □ 一级护理 □ 半流食 □ 观察记录患者神志、瞳孔、生命 体征 **临时医嘱:** □ 血常规 □ 肝肾功能及血电解质 □ 头颅MRI检查	**长期医嘱:** □ 二级护理 □ 普食	**长期医嘱:** □ 二级护理 □ 普食

主要
护理
工作
	□ 观察患者一般状况
	□ 观察神经系统状况
	□ 观察记录患者神志、瞳孔、生命
	  体征
		□ 观察患者一般状况
		□ 观察神经系统状况
		□ 观察记录患者神志、瞳孔、生命
		  体征
			□ 观察患者一般状况
			□ 观察神经系统状况
			□ 观察记录患者神志、瞳孔、生命
			  体征

病情 变异 记录	□无　□有,原因: 1. 2.	□无　□有,原因: 1. 2.	□无　□有,原因: 1. 2.
护士 签名			
医师 签名			

时间	住院第 10 天 （术后第 6 天）	住院第 11 天 （术后第 7 天）	住院第 12 天 （术后第 8 天）
主要 诊疗 工作	□ 观察切口情况 □ 神经系统查体 □ 记录术后症状和体征变化 □ 嘱病人离床活动	□ 切口拆线 □ 切口换药 □ 复查血常规、肝肾功能及血电 解质	□ 停用脱水药物 □ 观察神经系统体征变化
重点 医嘱	长期医嘱： □ 二级护理 □ 普食	长期医嘱： □ 二级护理 □ 普食 临时医嘱： □ 拆线 □ 血常规 □ 肝肾功能及血电解质	长期医嘱： □ 二级护理 □ 普食 临时医嘱： □ 停用脱水药物
主要 护理 工作	□ 观察患者一般状况 □ 观察神经系统状况 □ 注意患者营养状况	□ 观察患者一般状况 □ 观察神经系统状况 □ 注意患者营养状况	□ 观察患者一般状况 □ 观察神经系统状况 □ 注意患者营养状况
病情 变异 记录	□无　□有,原因： 1. 2.	□无　□有,原因： 1. 2.	□无　□有,原因： 1. 2.
护士 签名			
医师 签名			

时间	住院第13天 （术后第9天）	住院第14天 （术后第10天）
主要 诊疗 工作	□ 神经系统查体，对比手术前后症状、体征变化 □ 汇总术后辅助检查结果 □ 评估手术效果	□ 确定患者可以出院 □ 向患者交代出院注意事项、复查日期 □ 通知出院处 □ 开出院诊断书 □ 完成出院记录
重点 医嘱	**长期医嘱：** □ 二级护理 □ 普食	**出院医嘱：** □ 出院通知 □ 出院带药
主要 护理 工作	□ 观察患者一般状况 □ 观察神经系统状况 □ 注意患者营养状况	□ 帮助病人办理出院手续
病情 变异 记录	□无　□有，原因： 1. 2.	□无　□有，原因： 1. 2.
护士 签名		
医师 签名		

14 ▶ 颅后窝脑膜瘤临床路径

（2017 年版）

一、颅后窝脑膜瘤临床路径标准住院流程

（一）适用对象
第一诊断为颅后窝脑膜瘤。

行颅后窝脑膜瘤切除术。

（二）诊断依据
根据《临床诊疗指南 神经外科学分册》（中华医学会编著，人民卫生出版社），《临床技术操作规范 神经外科分册》（中华医学会编著，人民军医出版社），《神经外科学》（人民卫生出版社）。

1. 临床表现　颈痛，颅内压升高症状，肢体力弱，感觉障碍，脑神经受累，小脑损害体征，锥体束症等。

2. 辅助检查　头颅 MRI、CT、DSA 提示病变。

3. 术中病理证实。

（三）治疗方案的选择
根据《临床诊疗指南 神经外科学分册》（中华医学会编著，人民卫生出版社），《临床技术操作规范 神经外科分册》（中华医学会编著，人民军医出版社），《神经外科学》（人民卫生出版社）。

1. 手术　枕下乙状窦后入路 / 远外侧 / 其他入路颅后窝脑膜瘤切除术。

2. 术前栓塞（酌情）。

3. 残余肿瘤术后放射治疗（酌情）。

（四）标准住院日为 12~14 天

（五）进入路径标准
1. 第一诊断符合颅后窝脑膜瘤疾病编码。

2. 当患者同时并发其他疾病诊断时，但在住院期间不需要特殊处理也不影响第一诊断的临床路径流程实施时，可以进入路径。

（六）术前准备（术前评估）2~4 天
1. 所必需的检查项目

（1）血常规、血型，尿常规；

（2）凝血功能；

（3）肝肾功能、电解质、血糖；

（4）感染性疾病筛查（乙肝、丙肝、艾滋病、梅毒等）；

（5）头颅 MRI 平扫加强化（冠、矢、轴位）；

（6）病变区域颅底骨质薄层 CT 扫描（冠、轴位）；

（7）脑神经功能检查（视力，视野，电测听，脑干诱发电位）。

2. 根据患者病情,必要时行心、肺功能检查。

（七）预防性抗菌药物选择与使用时机

1. 按照《抗菌药物临床应用指导原则》(卫医发〔2004〕285号)选择用药。

2. 术前30分钟预防性使用抗菌药物。

（八）手术日为入院第4~5天

1. 麻醉方式　全麻。

2. 手术方式　颅后窝脑膜瘤切除术。

3. 手术内置物　手术内固定材料。

4. 术中用药　抗菌药物、激素、脱水药、麻醉常规用药。

5. 输血　视术中情况决定。

6. 病理　冰冻加石蜡切片。

（九）术后住院恢复7~10天

1. 必须复查的检查项目　头颅MRI,余根据患者具体情况安排。

2. 术后选用激素,用药时间为3～5天。

（十）出院标准

1. 切口愈合良好。

2. 无颅内感染。

3. 无需住院处理的并发症和（或）合并症。

（十一）变异及原因分析

1. 不耐受DSA检查的患者,可行CTA/MRV等。

2. 术中必要时使用内镜辅助,以减少神经、血管的损伤。

3. 术中可使用CUSA等。

4. 术中行脑干听觉诱发电位（BAEP）,面神经、三叉神经监测,降低术中脑神经损伤几率。

二、颅后窝脑膜瘤临床路径表单

适用对象：第一诊断为颅后窝脑膜瘤；行颅后窝脑膜瘤切除术

患者姓名：_____ 性别：_____ 年龄：_____ 门诊号：_____ 住院号：_____

住院日期：_____年___月___日 出院日期：_____年___月___日 标准住院日：12～14 天

时间	住院第 1 天	住院第 2～3 天	住院第 4～5 天（手术日）
主要诊疗工作	□ 询问病史及体格检查 □ 完成病历书写 □ 开化验单 □ 上级医师查房与术前评估 □ 初步确定手术方式和日期	□ 依据体检，进行相关的术前检查 □ 完成必要的相关科室会诊 □ 上级医师查房，术前讨论 □ 完成术前准备与术前评估 □ 预约术中电生理监测 □ 完成术前小结，术前讨论记录 □ 向患者和家属交代围术期注意事项，签署手术同意书，自费协议书，输血同意书，委托书	□ 安排手术 □ 术中监测：BAEP，面神经、三叉神经监测 □ 术者完成手术记录 □ 完成术后病程 □ 上级医师查房 □ 向患者及家属交代手术情况，嘱咐注意事项 □ 观察术后病情变化
重点医嘱	**长期医嘱：** □ 二级护理 □ 饮食 **临时医嘱：** □ 神经系统专科查体（四肢肌力检查，小瞳孔眼底检查，步态检查等） □ 化验检查（血尿常规，血型，肝肾功能及血电解质，感染性疾病筛查，凝血功能），心电图，胸片 □ MRI 平扫加强化（冠、矢、轴），病变区域颅底骨质薄层 CT 扫描（冠、轴） □ 脑神经功能临床检查（视力和视野，电测听，脑干诱发电位） □ 心、肺功能（视患者情况而定）	**长期医嘱：** □ 二级护理 □ 饮食 □ 患者既往基础用药 **临时医嘱：** □ 在局麻 / 全麻下行全脑 DSA 造影（必要时栓塞） □ 术前医嘱：明日全麻下行枕下乙状窦后入路 / 远外侧 / 其他入路行颅后窝脑膜瘤切除术 □ 术前禁食水 □ 抗菌药物 □ 激素（根据术前瘤周水肿情况定） □ 一次性导尿包 □ 其他特殊医嘱	**长期医嘱：** □ 生命体征监测（每 2 小时一次） □ 多功能监护，吸氧 □ 可进流食（无术后功能障碍者），胃管鼻饲（有吞咽功能障碍者） □ 接引流（术中置放引流者） □ 尿管接袋记量 □ 补液 □ 抗菌药物，激素，抑酸等药物 □ 神经营养药（必要时） □ 控制血压和血糖等内科用药 **临时医嘱：** □ 止血，镇痛，止吐 □ 查血常规，肝肾功能及血电解质，凝血功能，血气等，酌情对症处理 □ 头颅 CT
主要护理工作	□ 介绍病房环境，设施和设备 □ 入院护理评估	□ 宣教，备皮等术前准备 □ 提醒患者术前禁食水 □ 观察有无吞咽障碍	□ 随时观察患者病情变化 □ 术后心理和生活护理
病情变异记录	□无 □有，原因： 1. 2.	□无 □有，原因： 1. 2.	□无 □有，原因： 1. 2.
护士签名			
医师签名			

时间	住院第5~6天 （术后第1天）	住院第7~9天 （术后第3天）	住院第12~14天 （出院日）
主要 诊疗 工作	□ 上级医师查房,注意病情变化 □ 完成常规病历书写 □ 根据引流情况决定是否拔除硬脑膜外引流 □ 注意体温、血象变化,必要时行腰椎穿刺,送脑脊液化验 □ 注意有无意识障碍、呼吸障碍、偏瘫等(对症处理) □ 注意脑神经有无受损(有无面瘫、面部麻木感、听力受损、饮水呛咳)(对症处理) □ 复查头部CT,排除颅内出血和明确术后脑水肿的情况	□ 上级医师查房,注意病情变化 □ 注意是否有发热、脑脊液漏等 □ 必要时再次行腰椎穿刺采集脑脊液 □ 完成病历书写 □ 调整激素用量,逐渐减量 □ 注意患者的意识和精神状态变化,是否伴有脑神经功能障碍,必要时尽早行康复训练 □ 切口换药,注意有无皮下积液,必要时加压包扎 □ 复查头颅MRI,明确肿瘤是否切除完全	□ 上级医师查房,进行切口愈合评估,明确有无手术并发症,肿瘤是否切除完全,是否需要进一步放疗,能否出院 □ 完成出院记录、病案首页、出院证明等 □ 向患者交代出院注意事项:复诊时间、地点、检查项目,紧急情况时的处理
重点 医嘱	**长期医嘱:** □ 一级护理 □ 流食 □ 控制血压和血糖 □ 激素 **临时医嘱:** □ 镇痛 □ 补液(酌情) □ 拔除引流管(如术中置放)	**长期医嘱:** □ 二级护理 □ 半流食/普食 □ 调整激素用量,逐渐减量 □ 控制血压和血糖 **临时医嘱:** □ 换药 □ 腰椎穿刺测压、放液(必要时)	**出院医嘱:** □ 出院带药 □ 康复治疗(酌情) □ 残余肿瘤放射治疗(酌情)
主要 护理 工作	□ 观察患者生命体征情况 □ 术后心理与生活护理 □ 观察有无吞咽障碍	□ 观察患者生命体征情况 □ 术后心理与生活护理 □ 指导术后患者功能锻炼	□ 指导患者办理出院手续
病情 变异 记录	□无　□有,原因: 1. 2.	□无　□有,原因: 1. 2.	□无　□有,原因: 1. 2.
护士 签名			
医师 签名			

15 脊索瘤临床路径

（2017年版）

一、脊索瘤临床路径标准住院流程

（一）适用对象

第一诊断为脊索瘤。

行经蝶/经额或其他入路脊索瘤切除术。

（二）诊断依据

根据《临床诊疗指南 神经外科学分册》（中华医学会编著，人民卫生出版社），《临床技术操作规范 - 神经外科分册》（中华医学会编著，人民军医出版社），《神经外科学》（人民卫生出版社）。

1. 临床表现　可有头痛、视力减退、视野缺损、复视、偏瘫、共济失调、鼻塞、马尾症状等。

2. 辅助检查

（1）检查视力、视野；

（2）1个月内头颅MRI T1、T2平扫加强化（含颅底放大扫描）或者腰椎MRI T1、T2平扫加强化；

（3）头颅CT。

3. 实验室检查。

（三）治疗方案的选择

根据《临床诊疗指南 神经外科学分册》（中华医学会编著，人民卫生出版社），《临床技术操作规范 神经外科分册》（中华医学会编著，人民军医出版社），《神经外科学》（人民卫生出版社）。

1. 手术　经蝶/经额或其他入路脊索瘤切除术。

2. 术后酌情行放射治疗。

（四）标准住院日为10～14天

（五）进入路径标准

1. 第一诊断符合脊索瘤疾病编码。

2. 当患者同时合并其他疾病时，但住院期间不需特殊处理也不影响第一诊断的临床路径流程实施时，可以进入路径。

（六）术前准备（术前评估）2～4天

1. 必需的检查项目

（1）实验室检查：血常规、血型，尿常规，肝肾功能、血电解质、血糖，感染性疾病筛查，凝血功能；

（2）心电图、胸部X线平片。

2. 颅脑及腰椎影像齐全（同（二）诊断依据）。

3. 根据患者病情可选择　超声心动图、肺功能。

（七）预防性抗菌药物选择与使用时机

1. 按照《抗菌药物临床应用指导原则》（卫医发〔2015〕43号）选择用药。

2. 预防性用抗菌药物，时间为术前 30 分钟。经鼻蝶手术患者术后预防性使用抗菌药物 3 天。

（八）手术日为入院第 3 ~ 5 天

1. 麻醉方式　全麻。

2. 手术方式　经蝶/经额或其他入路脊索瘤切除术。

3. 手术内置物

（1）硬脑膜修补片（经蝶手术）；

（2）颅骨固定材料（开颅手术）。

4. 术中用药　抗菌药物、激素、止血剂、脱水药。

5. 输血　视术中情况决定。

6. 病理　冰冻（视情况而定），石蜡切片。

（九）术后住院恢复 7 ~ 10 天

1. 必须复查的检查项目　头颅或者腰椎 MRI。

2. 术后常用药　抗菌药物，预防性使用抗癫痫药物。

（十）出院标准

1. 切口愈合良好　切口无感染，无皮下积液（或门诊可以处理的少量积液）。

2. 无发热，无脑脊液鼻漏，已拔除鼻腔纱条。

3. 无需要住院处理的并发症和（或）合并症。

（十一）变异及原因分析

1. 根据患者病情，安排相应的术前检查，可能延长住院时间，增加治疗费用。

2. 手术切除一般作为首选的治疗方法。经鼻蝶路入路或者其他入路术式的选择，以及是否选用内镜，需要根据脊索瘤大小、与周围血管及神经关系特点、术者经验和习惯、患者的一般状况等决定。

3. 下列情况可考虑放射治疗：（1）手术后残留；（2）病人体质差或合并有其他系统疾病不能耐受手术者。

4. 术后随访，包括症状和影像学检查。

二、脊索瘤临床路径表单

适用对象：第一诊断为脊索瘤

行经蝶 / 经额或其他入路脊索瘤切除术

患者姓名：_____ 性别：_____ 年龄：_____ 门诊号：_____ 住院号：_____

住院日期：_____ 年___ 月___ 日 出院日期：_____ 年___ 月___ 日 标准住院日：10～14 天

时间	住院第 1 天	住院第 2～3 天	住院第 3~5 天 （手术日）
主要 诊疗 工作	□ 询问病史及体格检查 □ 完成病历书写 □ 开化验单 □ 上级医师查房 □ 术前评估 □ 初步确定手术方式和日期	□ 完成术前准备与术前评估，完成术前小结，术前讨论记录，上级医师查房记录 □ 根据患者病情确定手术方案 □ 完成必要的相关科室会诊 □ 向患者和家属交代病情，签署手术同意书，自费协议书，输血同意书，委托书 □ 向患者和家属交代围术期注意事项	□ 实施手术 □ 完成手术记录 □ 完成术后病程记录 □ 上级医师查房 □ 向患者及家属交代手术过程情况及注意事项
重点 医嘱	长期医嘱： □ 二级护理 □ 饮食（普食 / 糖尿病饮食 / 其他） 临时医嘱： □ 化验检查（血尿常规，血型，肝肾功能＋电解质＋血糖，感染性疾病筛查，凝血功能）心电图，胸片 □ 请眼科会诊（查视力、视野） □ 副鼻窦 CT（经鼻蝶入路者） □ 1 个月内的头颅或者腰椎磁共振 T1，T2 平扫加强化 □ 肺功能、超声心动（视患者情况而定）	长期医嘱： □ 二级护理 □ 饮食（普食 / 糖尿病饮食 / 其他） □ 患者既往基础用药 □ 口服抗菌药物（经蝶入路） □ 抗菌药物眼液滴鼻 tid×3 日（经蝶入路者） 临时医嘱： □ 术前医嘱：常规明日全麻下行经蝶 / 经额 / 其他入路脊索瘤切除术 □ 术前禁食水 □ 一次性导尿包 □ 其他特殊医嘱	长期医嘱： □ 平卧位（术中无脑脊液漏者平卧 1～3 天，有脑脊液漏者平卧 1 周） □ 次日改半流食 / 其他 □ 氧气吸入，心电监护 □ 记 24 小时出入量 □ 补液 □ 静脉抗菌药物（经蝶入路） □ 控制血压和血糖 □ 必要时抑酸治疗（预防应激性溃疡药物） 临时医嘱： □ 抗菌药物（术前 0.5 小时用） □ 镇痛，止吐 □ 查血常规，电解质，血气等，酌情对症处理 □ 头颅 CT：肿瘤切除情况，除外颅内出血、硬脑膜外血肿等（酌情） □ 其他特殊医嘱
主要 护理 工作	□ 介绍病房环境，设施和设备 □ 入院护理评估	□ 宣教，备皮等术前准备 □ 提醒患者明晨禁食水	□ 随时观察患者病情变化 □ 术后心理和生活护理
病情 变异 记录	□无　□有，原因： 1. 2.	□无　□有，原因： 1. 2.	□无　□有，原因： 1. 2.
护士 签名			
医师 签名			

时间	住院第 5~7 天 （术后第 1~2 天）	住院第 6~13 天 （术后第 3~9 天）	至住院第 10~14 天 （出院日）
主要诊疗工作	□ 上级医师查房，观察病情变化 □ 完成常规病历书写 □ 注意意识状态、体温、尿量等，注意水电解质平衡，予对症处理 □ 注意视力变化 □ 复查头颅或者腰椎 MRI，确认肿瘤切除情况	□ 上级医师查房，观察病情变化 □ 完成常规病历书写 □ 经鼻蝶手术患者：拔除鼻腔碘仿纱条（无脑脊液漏者），有脑脊液漏者 7~10 天拔除 □ 经蝶手术患者：静脉抗菌药物改口服（无脑脊液漏者），有脑脊液漏者静脉抗菌药物使用 7 天 □ 多尿病人每日查电解质，注意水电解质平衡	□ 上级医师查房，评估切口愈合情况，有无手术并发症，判断脊索瘤切除情况，是否需要进一步放射治疗，能否出院 □ 完成出院记录、病历首页、出院证明等 □ 向患者交代出院注意事项：复诊时间、地点、检查项目、紧急情况时的处理 □ 将"脊索瘤随访表"交患者
重点医嘱	长期医嘱： □ 一级护理 □ 半流食 □ 必要时应用抑酸药（预防应激性溃疡） □ 抗菌药物应用 3 天（经蝶手术后） □ 控制血压和血糖 临时医嘱： □ 补液：保持出入量平衡 □ 电解质（尿多者）	长期医嘱： □ 经蝶手术无鼻漏停用抗菌药物 □ 控制血压和血糖等内科用药（口服） 临时医嘱： □ 经鼻蝶手术患者：拔除鼻腔碘仿纱条（无脑脊液漏者），有脑脊液漏者 7~10 天拔除 □ 经额手术拆线（5 天）腰椎手术拆线（14 天）	出院医嘱： □ 出院带药 □ 残余肿瘤放射治疗（酌情） □ 术后 1 个月耳鼻咽喉科门诊进行鼻内镜检查
主要护理工作	□ 随时观察患者情况 □ 术后心理与生活护理	□ 随时观察患者情况 □ 术后心理与生活护理	□ 指导患者办理出院手续
病情变异记录	□无　□有，原因： 1. 2.	□无　□有，原因： 1. 2.	□无　□有，原因： 1. 2.
护士签名			
医师签名			

16 ▶ 三叉神经良性肿瘤临床路径

（2017年版）

一、三叉神经良性肿瘤临床路径标准住院流程

（一）适用对象

第一诊断为三叉神经良性肿瘤。

行开颅三叉神经肿瘤切除术。

（二）诊断依据

根据《临床诊疗指南　神经外科学分册》（中华医学会编著，人民卫生出版社）、《临床技术操作规范　神经外科分册》（中华医学会编著，人民军医出版社）、《王忠诚神经外科学》（王忠诚主编，湖北科学技术出版社）、《神经外科学》（赵继宗主编，人民卫生出版社）。

1. 临床表现

（1）三叉神经症状：最多见，多为首发症状，表现为患侧面部及口腔麻木感、痛觉减退、角膜反射迟钝或消失；，其次出现阵发性疼痛（三叉神经痛），疼痛常局限于三叉神经感觉根分布区，多以单侧牙痛或颜面、下颌、鼻旁疼痛起病，以后可逐渐出现咀嚼肌、颞肌无力或萎缩；

（2）临近结构受侵犯表现：包括颅神经、脑干、小脑受压迫产生的症状，如肿瘤位于颅后窝者可逐渐出现复视、周围性面肌麻痹和进行性耳聋，晚期可有小脑症状、颅内压增高和后组颅神经症状；位于颅中窝者可逐渐出现视力障碍、动眼神经麻痹、同侧眼球突出等症状；肿瘤骑跨于颅中、后窝者可引起对侧轻偏瘫及小脑症状；

（3）颅内压增高症状：头痛、呕吐等，由肿瘤体积增大引起。

2. 辅助检查

（1）头颅 CT：肿瘤呈等密度或低密度卵圆形或哑铃形影像，常骑跨颅中、后窝，骨窗像可显示颅中窝或岩骨骨质破坏吸收；

（2）头颅 MRI：肿瘤典型征象为骑跨颅中、后窝生长，边界清楚的哑铃形肿物；T1 加权像呈低或等信号，T2 加权像呈高或等信号，注射造影剂后可被强化，少数囊变者环形强化，瘤周一般无水肿。MRI 可显示肿瘤与临近结构如脑干、海绵窦等的关系；

（3）颅神经电生理检查。

（三）选择治疗方案的依据

根据《临床诊疗指南　神经外科学分册》（中华医学会编著，人民卫生出版社）、《临床技术操作规范　神经外科分册》（中华医学会编著，人民军医出版社）、《王忠诚神经外科学》（王忠诚主编，湖北科学技术出版社）、《神经外科学》（赵继宗主编，人民卫生出版社）。

1. 临床诊断为三叉神经良性肿瘤，有颅内压增高症状或局灶性症状者需手术治疗，手术方法是开颅三叉神经肿瘤切除术。

2. 手术风险较大者（高龄、妊娠期、合并较严重内科疾病），需向患者或家属交代病情；如不同意手

术,应当充分告知风险,履行签字手续,并予严密观察。

（四）标准住院日为 14～16 天

（五）进入路径标准

1. 第一诊断必须符合三叉神经良性肿瘤疾病编码。

2. 当患者同时具有其他疾病诊断,但在住院期间不需特殊处理、不影响第一诊断的临床路径流程实施时,可以进入路径。

（六）术前准备 3 天

1. 必需的检查项目

(1) 血常规、尿常规,血型;

(2) 凝血功能、肝肾功能、血电解质、血糖、感染性疾病筛查(乙型肝炎、丙型肝炎、艾滋病、梅毒等);

(3) 心电图、胸部 X 线平片;

(4) 头颅 CT、MRI;

(5) 神经电生理检查:视觉诱发电位、听觉诱发电位、体感诱发电位、运动诱发电位、面肌电图;

(6) 其他检查:纯音测听、视力视野、前庭功能检查。

2. 根据患者病情,必要时行心肺功能检查、DTI、DWI 检查和认知功能评定。

（七）预防性抗菌药物选择与使用时机

1. 按照《抗菌药物临床应用指导原则》(卫医发〔2004〕285 号)选择用药。建议使用第一、二代头孢菌素,头孢曲松等;明确感染患者,可根据药敏试验结果调整抗菌药物。

2. 预防性用抗菌药物,时间为术前 30 分钟。

（八）手术日为入院第 4 天

1. 麻醉方式　全身麻醉。

2. 手术方式　开颅三叉神经肿瘤切除术,术中行神经电生理监测,根据患者病情,可选用手术相关设备包括神经导航系统、超声吸引器系统等。

3. 手术置入物　颅骨、硬脑膜修复材料、止血材料,颅骨固定材料。

4. 术中用药　激素、脱水药、抗菌药物。

5. 输血　根据手术失血情况决定。

（九）术后住院恢复 12 天

1. 必须复查的检查项目　头颅 CT 或 MRI 扫描,血常规、肝肾功能、血电解质等。

2. 根据患者病情,必要时行心肺功能、认知功能评定、DTI、DWI、视力视野、神经电生理检查、纯音测听、前庭功能检查等检查。

3. 术后用药　脱水药、激素、抗菌药物,可根据患者病情应用抗癫痫药物。

（十）出院标准

1. 患者病情稳定,体温正常,手术切口愈合良好;生命体征平稳。

2. 没有需要住院处理的并发症和(或)合并症。

（十一）变异及原因分析

1. 术中或术后继发手术部位或其他部位颅内血肿、脑水肿等并发症,严重者需要二次手术,导致住院时间延长、费用增加。

2. 术后继发脑脊液漏、切口感染或延期愈合、颅内感染和神经血管损伤,导致住院时间延长、费用增加。

3. 术后伴发其他内、外科疾病需进一步诊治,导致住院时间延长。

二、三叉神经良性肿瘤临床路径表单

适用对象：第一诊断为三叉神经良性肿瘤；行三叉神经肿瘤切除术

患者姓名：_____ 性别：____ 年龄：____ 门诊号：_____ 住院号：_____

住院日期：____年___月___日 出院日期：____年___月___日 标准住院日：14～16天

时间	住院第1天	住院第2天	住院第3天
主要诊疗工作	□ 询问病史与体格检查 □ 完成病历书写 □ 开具各项化验检查申请单	□ 汇总辅助检查结果 □ 上级医师查房，对患者病情及术前检查准备情况进行评估 □ 完善术前准备	□ 上级医师查房，术者查房 □ 根据各项检查结果，完成术前准备与术前评估 □ 完成必要的相关科室会诊 □ 向患者及其家属交代围术期注意事项 □ 签署手术知情同意书、家属授权委托书、自费用品协议书、输血同意书、麻醉知情同意书等
重点医嘱	长期医嘱： □ 二级护理 □ 饮食 临时医嘱： □ 血常规、尿常规、血型、肝肾功能、电解质、血糖、凝血功能 □ 感染性疾病筛查 □ 心电图、胸部X线平片 □ 颅底CT薄扫骨窗像 □ 头颅增强MRI □ 颅神经及脑干诱发电位	长期医嘱： □ 二级护理 □ 饮食	长期医嘱： □ 二级护理 □ 饮食 临时医嘱： □ 拟明日在全麻下行三叉神经肿瘤切除术 □ 术前禁食水 □ 头部备皮 □ 抗菌药物皮试 □ 其他特殊医嘱
主要护理工作	□ 入院宣教 □ 观察患者一般状况 □ 观察血压、体温	□ 观察患者一般状况 □ 观察神经系统状况	□ 术前宣教及心理护理 □ 术前准备
病情变异记录	□无 □有，原因： 1. 2.	□无 □有，原因： 1. 2.	□无 □有，原因： 1. 2.
护士签名			
医师签名			

时间	住院第4天 （手术日）	住院第5天 （术后第1天）	住院第6天 （术后第2天）
主要 诊疗 工作	□ 手术前再次确认患者姓名、性 　别、年龄和手术部位 □ 手术 □ 完成术后病程记录和手术记录 □ 向患者及其家属交代手术情况 　及术后注意事项 □ 术者查房	□ 上级医师查房 □ 观察病情变化 □ 完成病程记录 □ 切口换药，注意观察切口渗出 　情况 □ 复查头颅 CT 或 MRI	□ 观察病情变化 □ 完成病程记录 □ 根据病情复查头颅 MRI 或 CT □ 根据情况拔除引流（放引流者）
重点 医嘱	**长期医嘱：** □ 一级护理 □ 吸氧 □ 禁食水 □ 生命体征监测 □ 心电监护 □ 抗菌药物 □ 激素 □ 抗癫痫药 **临时医嘱：** □ 根据病情需要下达相应医嘱	**长期医嘱：** □ 一级护理 □ 禁食 □ 激素 **临时医嘱：** □ 切口换药 □ 根据病情复查血常规或血生化 □ 头颅 CT 或 MRI	**长期医嘱：** □ 一级护理 □ 流食 / 半流食 □ 根据病情及时停用激素等 **临时医嘱：** □ 根据病情复查头颅 CT 或 MRI
主要 护理 工作	□ 密切观察患者生命体征及病情 　变化 □ 术后心理护理及生活护理	□ 观察患者生命体征 □ 观察病情变化 □ 观察切口情况 □ 术后心理护理及生活护理	□ 观察患者一般状况及切口情况 □ 术后心理护理及生活护理 □ 指导患者适当下床活动
病情 变异 记录	□无　□有，原因： 1. 2.	□无　□有，原因： 1. 2.	□无　□有，原因： 1. 2.
护士 签名			
医师 签名			

时间	住院第 7 天 （术后第 3 天）	住院第 8 天 （术后第 4 天）	住院第 9 天 （术后第 5 天）	住院第 10 天 （术后第 6 天）
主要 诊疗 工作	□ 上级医师查房 □ 观察病情变化 □ 完成病程记录 □ 复查头颅 MRI 或 CT	□ 观察病情变化 □ 评估复查的影像学结果 □ 完成病程记录 □ 伤口换药	□ 嘱患者在床上坐起 锻炼	□ 观察切口情况 □ 神经系统查体 □ 记录术后症状和体 征变化 □ 嘱患者离床活动
重点 医嘱	长期医嘱： □ 一级护理 □ 半流食／普通饮食 □ 根据病情及时停用激素等 临时医嘱： □ 根据病情需要下达 □ 头颅 MRI	长期医嘱： □ 一级护理 □ 普通饮食 □ 根据病情及时停用激素等 临时医嘱： □ 根据病情需要下达	长期医嘱： □ 一级护理 □ 普食	长期医嘱： □ 一级护理 □ 普食
主要 护理 工作	□ 观察患者一般状况及切 口情况 □ 术后心理护理及生活护理 □ 指导患者适当下床活动	□ 观察患者一般状况及切 口情况 □ 术后心理护理及生活护理 □ 指导患者适当下床活动	□ 观察患者一般状况 □ 观察神经系统状况 □ 观察记录患者神 志、瞳孔、生命体征	□ 观察患者一般状况 □ 观察神经系统状况 □ 注意患者营养状况
病情 变异 记录	□无　□有，原因： 1. 2.	□无　□有，原因： 1. 2.	□无　□有，原因： 1. 2.	□无　□有，原因： 1. 2.
护士 签名				
医师 签名				

时间	住院第11天 （术后第7天）	住院第12天 （术后第8天）	住院第13天 （术后第9天）	住院第14~16天 （术后第10~12天）
主要 诊疗 工作	□ 切口换药、拆线 □ 根据切口愈合情况酌情延长拆线时间 □ 复查血常规、肝肾功能及血电解质	□ 观察神经系统体征变化	□ 神经系统查体,对比手术前后症状、体征变化 □ 汇总术后辅助检查结果 □ 评估手术效果	□ 确定患者可以出院,通知患者及其家属出院 □ 向患者或家属交代出院后注意事项及复查日期 □ 完成出院记录 □ 开具出院诊断书
重点 医嘱	长期医嘱: □ 二级护理 □ 普食 临时医嘱: □ 拆线 □ 血常规 □ 肝肾功能及血电解质	长期医嘱: □ 二级护理 □ 普食	长期医嘱: □ 三级护理 □ 普食	临时医嘱: □ 通知出院
主要 护理 工作	□ 观察患者一般状况 □ 观察神经系统状况 □ 注意患者营养状况	□ 观察患者一般状况 □ 观察神经系统状况 □ 注意患者营养状况	□ 观察患者一般状况 □ 观察神经系统状况 □ 注意患者营养状况	□ 出院宣教 □ 帮助患者办理出院手续
病情 变异 记录	□无　□有,原因: 1. 2.	□无　□有,原因: 1. 2.	□无　□有,原因: 1. 2.	□无　□有,原因: 1. 2.
护士 签名				
医师 签名				

17 三叉神经痛临床路径

（2017 年版）

一、三叉神经痛临床路径标准住院流程

（一）适用对象

第一诊断为三叉神经痛。

行微血管减压术。

（二）诊断依据

根据《临床诊疗指南 神经外科学分册》（中华医学会编著，人民卫生出版社），《临床技术操作规范 神经外科分册》（中华医学会编著，人民军医出版社），《神经外科学》（人民卫生出版社）。

1. 临床表现

（1）疼痛局限于三叉神经感觉根分布区，多以单侧牙痛或颜面、下颌、鼻旁疼痛起病；

（2）在三叉神经的一支或多支的分布区出现刀割样、电击样或烧灼样剧烈疼痛，反复发作，突然出现，持续数秒或数分钟后骤停，可伴有同侧流涎、流泪、面肌反射性痉挛等；

（3）疼痛区常有扳击点，可因洗脸、刷牙、进餐、说话等机械性刺激诱发疼痛发作。

2. 辅助检查

（1）颅脑 3D-TOF-MRA 检查能了解三叉神经根有无血管相邻；

（2）颅脑 MRI 或 CT 检查排除肿瘤。

（三）选择治疗方案的依据

根据《临床诊疗指南 神经外科学分册》（中华医学会编著，人民卫生出版社），《临床技术操作规范 神经外科分册》（中华医学会编著，人民军医出版社），《神经外科学》（人民卫生出版社）。

1. 三叉神经痛诊断明确。

2. 药物或神经阻滞治疗效果不佳。

3. 不能接受其他方法治疗的面部麻木。

4. 患者一般情况好，无严重高血压、糖尿病、冠心病、凝血功能障碍等严重器质性病变，能够耐受全麻手术。

5. 排除脑肿瘤等疾病引起的继发性三叉神经痛。

（四）标准住院日为 10 ~ 12 天

（五）进入路径标准

1. 第一诊断必须符合三叉神经痛疾病编码。

2. 有适应证，无禁忌证。

3. 当患者合并其他疾病，如果在住院期间不需特殊处理也不影响第一诊断的临床路径实施时，可以进入路径。

（六）术前准备 2~4 天

1. 所必需的检查项目

（1）血常规、血型，尿常规；

（2）肝肾功能、血电解质、血糖；

（3）凝血功能；

（4）感染性疾病筛查（乙肝、丙肝、艾滋病、梅毒等）；

（5）心电图、胸部 X 线片。

2. 根据患者病情可选择心、肺功能检查。

（七）预防性抗菌药物选择与使用时机

1. 按照《抗菌药物临床应用指导原则》（卫医发〔2004〕285 号）选择用药。

2. 预防感染用药时间为术前 30 分钟。

（八）手术日为入院第 3~4 天

1. 麻醉方式　全麻。

2. 手术方式　微血管减压术。

3. 术中用品　Teflon 棉或其他材料、硬脑膜及颅骨修补材料。

4. 输血　一般不需要输血。

（九）术后住院恢复 7 天

1. 术后回病房平卧 6 小时。

2. 术后 1 天切口换药，注意观察切口渗出情况。

3. 术后出现发热、头痛、颈项强直的患者，需要尽早行腰椎穿刺进行脑脊液检查。

4. 术后 7 天切口拆线。

（十）出院标准

1. 患者术后恢复好，无头痛、发热。

2. 切口愈合良好。

（十一）变异及原因分析

1. 部分患者受血性脑脊液刺激或对 Teflon 棉或其他材料有排异反应，术后会出现发热、头痛、颈项强直等情况，需要行腰椎穿刺，可能会导致住院时间延长与费用增加。

2. 少数患者显微血管减压术后原有疼痛不一定立刻消失，有可能恢复一段时间后逐渐减轻或消失。

二、三叉神经痛临床路径表单

适用对象：第一诊断为三叉神经痛；行显微血管减压术

患者姓名：_____ 性别：____ 年龄：____ 门诊号：_____ 住院号：_____

住院日期：____年___月___日 出院日期：____年___月___日 标准住院日：10～12 天

时间	住院第 1 天	住院第 2 天	住院第 3～4 天 （手术日）
主要 诊疗 工作	□ 询问病史与体格检查 □ 完成病历书写 □ 开具各项化验检查申请单	□ 上级医师查房，术者查房 □ 根据各项检查结果，完成术前准备与术前评估 □ 完成必要的相关科室会诊 □ 向患者及其家属交代围术期注意事项 □ 签署手术知情同意书、家属授权委托书、自费用品协议书、输血同意书、麻醉知情同意书等	□ 手术前再次确认患者姓名、性别、年龄和手术侧别 □ 手术 □ 完成术后病程记录和手术记录 □ 向患者及其家属交代手术情况及术后注意事项 □ 术者查房
重点 医嘱	长期医嘱： □ 二级护理 □ 饮食 临时医嘱： □ 血常规、尿常规、血型、肝肾功能、电解质、血糖、凝血功能 □ 感染性疾病筛查 □ 心电图、胸部 X 线平片 □ 颅脑 3D-TOF-MRA	长期医嘱： □ 二级护理 □ 饮食 临时医嘱： □ 拟明日在全麻下行三叉神经根显微血管减压术 □ 术前禁食水 □ 头部备皮 □ 抗生素皮试 □ 其他特殊医嘱	长期医嘱： □ 一级护理 □ 吸氧 □ 禁食水 □ 生命体征监测 □ 心电监护 □ 抗菌药物、激素等 临时医嘱： □ 根据病情需要下达相应医嘱
主要 护理 工作	□ 入院宣教 □ 观察患者一般状况 □ 观察血压、体温	□ 术前宣教及心理护理 □ 术前准备	□ 密切观察患者颅脑生命体征及病情变化 □ 术后心理护理及生活护理
病情 变异 记录	□无　□有，原因： 1. 2.	□无　□有，原因： 1. 2.	□无　□有，原因： 1. 2.
护士 签名			
医师 签名			

时间	住院第4天 （术后第1天）	住院第5~9天 （术后第2~6天）	住院第10~12天 （术后第7天，出院日）
主要诊疗工作	□ 上级医师查房 □ 注意病情变化 □ 完成病程记录 □ 切口换药，注意观察切口渗出情况	□ 上级医师查房 □ 注意病情变化 □ 完成病程记录	□ 检查切口愈合情况，切口拆线与换药 □ 确定患者可以出院，通知患者及其家属出院 □ 向患者或家属交代出院后注意事项及复查日期 □ 完成出院记录 □ 开具出院诊断书
重点医嘱	长期医嘱： □ 一级护理 □ 半流饮食 □ 激素 临时医嘱： □ 切口换药 □ 根据病情需要，复查血常规或血生化	长期医嘱： □ 二级护理 □ 普通饮食 □ 根据病情及时停用激素等 临时医嘱： □ 根据病情需要下达	临时医嘱： □ 通知出院
主要护理工作	□ 观察患者颅脑生命体征 □ 观察病情变化 □ 观察切口情况 □ 术后心理护理及生活护理	□ 观察患者一般状况及切口情况 □ 术后心理护理及生活护理 □ 指导患者适当下床活动	□ 出院宣教 □ 帮助患者办理出院手续
病情变异记录	□无 □有，原因： 1. 2.	□无 □有，原因： 1. 2.	□无 □有，原因： 1. 2.
护士签名			
医师签名			

18 脑干占位性病变临床路径

（2017 年版）

一、脑干占位性病变临床路径标准住院流程

（一）适用对象

第一诊断为脑干占位性病变，包括脑干胶质瘤、海绵状血管瘤、血管母细胞瘤等。

行开颅脑干占位性病变切除术切除术。

（二）诊断依据

根据《临床诊疗指南 神经外科学分册》（中华医学会编著，人民卫生出版社），《临床技术操作规范 神经外科分册》（中华医学会编著，人民军医出版社），《神经外科学》（人民卫生出版社），《现代神经外科学》（复旦大学出版社）。

1. 临床表现 可有头痛、感觉或（和）运动障碍、颅神经功能障碍（如复视、吞咽困难、饮水呛咳等）等。

2. 辅助检查

（1）脑干损害相应的症状和体征；

（2）1 个月内头颅 MRI T1、T2 平扫加增强；

（3）头颅 CT。

（三）治疗方案的选择

根据《临床诊疗指南 神经外科学分册》（中华医学会编著，人民卫生出版社），《临床技术操作规范 神经外科分册》（中华医学会编著，人民军医出版社），《神经外科学》（人民卫生出版社），《现代神经外科学》（周良辅编著，复旦大学出版社）。

1. 手术 开颅脑干占位性病变切除术。

2. 术后酌情行放射治疗。

3. 术后酌情行化学治疗。

（四）标准住院日为 10 ~ 14 天

（五）进入路径标准

1. 第一诊断符合脑干占位性病变疾病编码。

2. 拟行开颅手术。

3. 当患者同时合并其他疾病时，但住院期间不需特殊处理也不影响第一诊断的临床路径流程实施时，可以进入路径。

（六）术前准备（术前评估）2 ~ 4 天

1. 必需的检查项目

（1）实验室检查：血常规、血型，尿常规，肝肾功能、血电解质、血糖，感染性疾病筛查，凝血功能；

（2）心电图、胸部 X 线平片或 CT；

（3）1 个月以内的头颅 MRI 平扫和增强。

2. 根据患者病情可选择的检查项目

(1) 头 CTA 或 MRA;

(2) 头 MRI DTI(弥散张力成像)。

3. 出现吞咽困难、饮水呛咳等情况的患者应在术前留置胃管。

(七) 预防性抗菌药物选择与使用时机

1. 按照《抗菌药物临床应用指导原则》(卫医发〔2015〕43 号)选择用药。

2. 预防性用抗菌药物,时间为术前 30 分钟。

(八) 手术日为入院第 3~5 天

1. 麻醉方式　全麻。

2. 手术方式　开颅脑干占位性病变切除术。

3. 手术内置物

(1) 硬脑膜修补片;

(2) 颅骨固定或修补材料(良性占位性病变)。

4. 术中用药　抗菌药物、激素、止血剂、脱水药。

5. 输血　视术中情况决定。

6. 病理　快速冰冻(视情况而定),石蜡切片。

(九) 术后住院恢复 7~10 天

1. 必需复查的检查项目　头颅 CT。

2. 根据情况可选的检查项目　头颅 MRI。

3. 术后常用药　抗菌药物,止血药物,视病情使用化痰、抑酸等药物。

(十) 出院标准

1. 生命征平稳。

2. 切口愈合良好　切口无感染,无皮下积液(或门诊可以处理的少量积液)。

3. 无发热,无脑脊液伤口漏。

(十一) 变异及原因分析

1. 根据患者病情,安排相应的术前检查,可能延长住院时间,增加治疗费用。

2. 开颅手术切除一般作为首选的治疗方法。开颅活检或者穿刺活检作为选择方案,根据占位病变的预估性质、位置、大小、病人的一般状况、手术医生的经验和习惯以及家属对手术效果的预期等决定。

3. 下列情况可考虑放射治疗

(1) 手术后残留;(2) 病理性质提示恶性肿瘤,如胶质瘤;(3) 病人体质差或合并有其他系统疾病不能耐受手术者;(4) 病人或家属对手术风险有顾虑,拒绝手术。

4. 术后病理性质提示胶质瘤,可按照颅内胶质瘤的化疗规范实施化疗。

5. 术后出现严重脑干反应的患者或者自主呼吸等生命征不稳定的患者,需要增加重症监护病房滞留时间,从而延长出院天数,增加治疗费用。

6. 术后随访,包括神经系统检查和影像学检查。

二、脑干占位性病变临床路径表单

适用对象：第一诊断为脑干占位性病变，包括脑干胶质瘤、海绵状血管瘤、血管母细胞瘤等行开颅脑干占位性病变切除术切除术

患者姓名：_____ 性别：_____ 年龄：_____ 门诊号：_____ 住院号：_____

住院日期：_____年___月___日 出院日期：_____年___月___日 标准住院日：10～14天

时间	住院第1天	住院第2～3天	住院第3～5天（手术日）
主要诊疗工作	□ 询问病史及体格检查 □ 完成病历书写 □ 开化验单 □ 上级医师查房 □ 术前评估 □ 初步确定手术方式和日期	□ 完成术前准备与术前评估，完成术前小结，术前讨论记录，上级医师查房记录 □ 根据患者病情确定手术方案 □ 完成必要的相关科室会诊 □ 术前有吞咽功能障碍、饮水呛咳等情况的患者可酌情留置胃管 □ 向患者和家属交代病情，签署手术同意书，自费协议书，输血同意书，委托书 □ 向患者和家属交代围术期注意事项	□ 实施手术 □ 完成手术记录 □ 完成术后病程记录 □ 上级医师查房 □ 向患者及家属交代手术过程情况及注意事项
重点医嘱	**长期医嘱：** □ 二级护理 □ 饮食（普食/糖尿病饮食/其他） **临时医嘱：** □ 化验检查（血尿常规，血型，肝肾功能＋电解质＋血糖，感染性疾病筛查，凝血功能）心电图，胸片 □ 1个月内的头颅磁共振T1，T2平扫加强化 □ 肺功能、超声心动（视患者情况而定）	**长期医嘱：** □ 二级护理 □ 饮食（普食/糖尿病饮食/其他） □ 患者既往基础用药 **临时医嘱：** □ 术前医嘱：常规明日全麻下行开颅脑干占位性病变切除术/活检术 □ 术前禁食水 □ 一次性导尿包 □ 其他特殊医嘱	**长期医嘱：** □ 有吞咽功能障碍、饮水呛咳等情况的患者鼻饲流质 □ 氧气吸入，心电监护 □ 记24小时出入量 □ 补液 □ 静脉抗菌药物（24小时） □ 静脉止血药物 □ 控制血压和血糖 □ 必要时抑酸治疗（预防应激性溃疡药物） □ 必要时化痰治疗 **临时医嘱：** □ 镇痛，止吐 □ 查血常规，电解质，血气等，酌情对症处理 □ 头颅CT：肿瘤切除情况，除外颅内出血、硬脑膜外血肿等（酌情） □ 肺部CT（酌情） □ 其他特殊医嘱
主要护理工作	□ 介绍病房环境，设施和设备 □ 入院护理评估	□ 宣教，备皮等术前准备 □ 提醒患者明晨禁食水	□ 随时观察患者病情变化 □ 术后心理和生活护理
病情变异记录	□无 □有，原因： 1. 2.	□无 □有，原因： 1. 2.	□无 □有，原因： 1. 2.
护士签名			
医师签名			

时间	住院第5~7天 （术后第1~2天）	住院第6~13天 （术后第3~9天）	住院第10~14天 （出院日）
主要 诊疗 工作	□ 上级医师查房，观察病情变化 □ 完成常规病历书写 □ 注意意识状态、体温、尿量等，注意水电解质平衡，予对症处理 □ 对于严重脑干功能障碍或者生命征不稳定的患者，继续重症监护 □ 与家属交代手术情况、沟通病情	□ 上级医师查房，观察病情变化 □ 完成常规病历书写 □ 注意意识状态、体温、尿量等，注意水电解质平衡，予对症处理 □ 对于严重脑干功能障碍或者生命征不稳定的患者，继续重症监护，待情况稳定后转回普通病房 □ 与家属交代手术情况、沟通病情	□ 上级医师查房，评估切口愈合情况，有无手术并发症，判断病变切除情况，是否需要进一步放射治疗，能否出院 □ 完成出院记录、病历首页、出院证明等 □ 向患者交代出院注意事项：复诊时间、地点、检查项目、紧急情况时的处理 □ 将随访表和注意事项交患者
重点 医嘱	**长期医嘱：** □ 特级护理（监护室患者） □ 一级护理 □ 流质 □ 鼻饲流质（吞咽功能障碍患者） □ 必要时应用抑酸药（预防应激性溃疡） □ 必要时化痰治疗 □ 抗菌药物应用1天 □ 控制血压和血糖 **临时医嘱：** □ 查血常规，电解质，血气等，酌情对症处理 □ 头颅CT（酌情） □ 肺部CT（酌情）	**长期医嘱：** □ 半流质 □ 鼻饲流质（吞咽功能障碍患者） □ 必要时应用抑酸药预防应激性溃疡 □ 必要时化痰治疗 □ 无感染患者停用抗菌药物 □ 控制血压和血糖等内科用药（口服） **临时医嘱：** □ 伤口拆线（7天） □ 头颅CT（酌情） □ 肺部CT（酌情） □ 头颅MRI增强（酌情）	**出院医嘱：** □ 出院带药 □ 放疗（酌情） □ 化疗（酌情）
主要 护理 工作	□ 随时观察患者情况 □ 术后心理与生活护理 □ 重症护理	□ 随时观察患者情况 □ 术后心理与生活护理	□ 指导患者办理出院手续
病情 变异 记录	□无　□有，原因： 1. 2.	□无　□有，原因： 1. 2.	□无　□有，原因： 1. 2.
护士 签名			
医师 签名			

19 颈内动脉动脉瘤临床路径

（2017年版）

一、颈内动脉动脉瘤临床路径标准住院流程

（一）适用对象

第一诊断为颈内动脉动脉瘤病情处于非急性期。

行额颞开颅翼点入路动脉瘤夹闭术。

（二）诊断依据

根据《临床诊疗指南 神经外科学分册》（中华医学会编著，人民卫生出版社）、《临床技术操作规范 神经外科分册》（中华医学会编著，人民军医出版社）、《王忠诚神经外科学》（王忠诚主编，湖北科学技术出版社）、《神经外科学》（赵继宗主编，人民卫生出版社）。

1. 临床表现

（1）破裂动脉瘤：

1）动脉瘤破裂出血症状：颈内动脉动脉瘤破裂可引起蛛网膜下腔出血（SAH）、脑内出血、脑室出血或硬脑膜下腔出血等。其中 SAH 最为常见，典型症状和体征有剧烈头痛、呕吐甚至昏迷等；

2）动眼神经麻痹：表现为眼球外斜，瞳孔散大，对光反射缺失，多由颈内动脉 - 后交通动脉瘤引起；

3）脑血管痉挛症状：症状通常逐渐发生，表现为精神异常或意识障碍，伴局灶性神经功能缺损；

4）癫痫发作：可发生抽搐，多为大发作；

5）脑积水：动脉瘤出血后，可因凝血块阻塞室间孔或中脑导水管，引起急性脑积水；或基底池粘连、蛛网膜颗粒吸收障碍引起慢性脑积水。

（2）未破裂动脉瘤：可表现为头痛、头晕、癫痫、TIA 发作等，也可无任何症状，经查体或其他原因偶然发现。

2. 辅助检查

（1）头颅 CT：是 SAH 首选诊断方法，通过 CT 扫描还可评定以下几方面：

1）脑室大小：部分动脉瘤破裂患者立即发生脑积水；

2）血肿，有占位效应的脑内血肿或大量硬脑膜下血肿；

3）梗死；

4）脑池和脑沟中出血量：血管痉挛的重要预后因素；

5）合并多发动脉瘤时，CT 可以初步判断责任动脉瘤；

6）部分患者可以通过头颅 CT 初步预测动脉瘤的位置：出血主要在鞍上池和侧裂，可考虑颈内动脉动脉瘤。

（2）CT 脑血管造影（CTA）：多数情况下可以显示动脉瘤的部位、大小、形态、有无多发动脉瘤、载瘤动脉及动脉瘤的钙化情况，以及病变与骨性结构解剖关系。

（3）腰椎穿刺：SAH 最敏感的检查方法，但目前不应当作为首选诊断方法。降低脑脊液压力有可

能因增加跨血管壁压力而导致再出血，故建议仅用于 CT 不能证实而临床高度怀疑的病例，应当使用较细的腰椎穿刺针，放出少量脑脊液（几毫升）即可。

（4）数字减影脑血管造影（DSA）：目前是诊断颅内动脉瘤的"金标准"，大部分患者可显示出动脉瘤的部位、大小、形态、有无多发动脉瘤，仅少数患者归于"不明原因 SAH"。另外，DSA 还可以显示是否存在血管痉挛及其程度。

（5）头颅 MRI：对于大动脉瘤应当行头颅 MRI 检查。磁共振血管成像（MRA）可用于体检筛查动脉瘤。

（三）选择治疗方案的依据

根据《临床诊疗指南 神经外科学分册》（中华医学会编著，人民卫生出版社）、《临床技术操作规范 神经外科分册》（中华医学会编著，人民军医出版社）、《王忠诚神经外科学》（王忠诚主编，湖北科学技术出版社）、《神经外科学》（赵继宗主编，人民卫生出版社）。

1. 诊断为颈内动脉动脉瘤，有明确手术适应证需手术治疗，手术方法为行额颞开颅翼点或眶上眉弓入路动脉瘤夹闭术，不包括需颅内外动脉搭桥血流重建的病例。

2. 手术风险较大者（高龄、妊娠期、合并较严重内科疾病），需向患者或家属交代病情；如不同意手术，应当充分告知风险，履行签字手续，并予严密观察。

（四）标准住院日为≤13 天

（五）进入路径标准

1. 第一诊断必须符合颈内动脉动脉瘤疾病编码。

2. 当患者同时具有其他疾病诊断，但在住院期间不需特殊处理、不影响第一诊断的临床路径流程实施时，可以进入路径。

（六）术前准备≤4 天

1. 必需的检查项目

（1）血常规、尿常规，血型；

（2）凝血功能、肝肾功能、血电解质、血糖、感染性疾病筛查（乙型肝炎、丙型肝炎、艾滋病、梅毒等）；

（3）心电图、胸部 X 线平片；

（4）全脑血管造影 DSA 或 CTA；

（5）头颅 CT 扫描。

2. 根据患者病情，必要时行头颅 MRI，心、肺功能、神经电生理检查和认知功能评定。

（七）预防性抗菌药物选择与使用时机

按照《抗菌药物临床应用指导原则》（卫医发〔2004〕285 号）选择用药。建议使用第一、二代头孢菌素，头孢曲松等；明确感染患者，可根据药敏试验结果调整抗菌药物。

（八）手术日为入院后≤5 天

1. 麻醉方式　气管插管全身麻醉。

2. 手术方式　额颞开颅翼点或眶上眉弓入路动脉瘤夹闭术。

3. 手术置入物　动脉瘤夹，硬脑膜修复材料，颅骨固定材料，动脉瘤包裹材料，引流系统。

4. 术中用药　抗菌药物、抗血管痉挛药物，酌情使用激素及抗癫痫药物。

5. 输血　根据手术失血情况决定。

（九）术后住院恢复8 天

1. 必须复查的检查项目　全脑血管造影 DSA 或 CTA，头颅 CT 扫描；化验室检查包括血常规、肝肾功能、血电解质。

2. 术后用药　抗血管痉挛药物、抗菌药物，酌情使用抗癫痫药物、脱水药、激素等。

3. 每2～3 天手术切口换药1 次。

4. 术后7 天拆除手术切口缝线，或根据病情酌情延长拆线时间。

5. 根据患者病情，必要时复查心、肺功能，行认知功能评定。

（十）出院标准

1. 患者病情稳定，生命体征平稳。

2. 体温正常，各项化验无明显异常，手术切口愈合良好。

3. 复查全脑血管 DSA 显示动脉瘤夹闭满意。

4. 仍处于昏迷状态的患者，如生命体征平稳，经评估不能短时间恢复者，没有需要住院处理的并发症和（或）合并症，可以转院继续康复治疗。

（十一）变异及原因分析

1. 术中或术后继发手术部位或其他部位的颅内血肿、脑水肿、脑梗死等并发症，严重者或其他情况需要二次手术，导致住院时间延长、费用增加。

2. 术后神经系统感染和神经血管损伤等，导致住院时间延长。

3. 术后继发其他内、外科疾病需进一步诊治，导致住院时间延长。

二、颈内动脉动脉瘤临床路径表单

适用对象：第一诊断为颈内动脉动脉瘤；行额颞开颅翼点入路动脉瘤夹闭术

患者姓名：_____ 性别：_____ 年龄：_____ 门诊号：_____ 住院号：_____

住院日期：_____年____月____日 出院日期：_____年____月____日 标准住院日：≤13天

时间	住院第1天	住院第2天	住院第3天
主要诊疗工作	□ 病史采集，体格检查 □ 完成病历书写 □ 完善检查 □ 预约术前检查 □ 向患者家属交代手术可能达到的效果及手术风险	□ 待术前检查回报 □ 上级医师查房，对患者病情及术前检查准备情况进行评估，必要时请相关科室会诊 □ 完成病程记录	□ 待术前检查回报 □ 完成病程记录
重点医嘱	长期医嘱： □ 一级护理 □ 饮食 □ 监测血压 □ 必要时给予通便药物 □ 必要时保证睡眠药物 临时医嘱： □ 血常规、血型，尿常规 □ 凝血功能 □ 肝肾功能、血电解质、血糖 □ 感染性疾病筛查 □ 胸部X线平片，心电图 □ 预约DSA检查、头颅CT □ 复杂动脉瘤行CTA或3D-DSA检查 □ 必要时查心、肺功能、神经电生理检查和认知功能评定	长期医嘱： □ 一级护理 □ 饮食 □ 必要时给予通便药物 □ 必要时给予保证睡眠药物	长期医嘱： □ 一级护理 □ 饮食 □ 必要时给予通便药物 □ 必要时给予保证睡眠药物
主要护理工作	□ 入院评估，完成首次护理记录及护理安全告知书签字 □ 遵医嘱给药 □ 观察患者一般状况 □ 观察神经系统状况 □ 协助完成手术前检查 □ 完成入院宣教及特殊检查前宣教工作	□ 观察患者一般状况 □ 观察神经系统状况 □ 遵医嘱给药 □ 遵医嘱完成手术前化验标本留取 □ 协助完成手术前检查 □ 心理护理及基础护理	□ 观察患者一般状况 □ 观察神经系统状况 □ 遵医嘱给药 □ 遵医嘱完成手术前化验标本留取 □ 协助完成手术前检查 □ 心理护理及基础护理
病情变异记录	□无 □有，原因： 1. 2.	□无 □有，原因： 1. 2.	□无 □有，原因： 1. 2.
护士签名			
医师签名			

时间	住院第 4 天	住院第 5 天 （手术当日）	住院第 6 天 （术后第 1 天）
主要诊疗工作	□ 汇总辅助检查结果 □ 术者查房 □ 根据术前检查结果，进行术前讨论，明确诊断，决定术式，制订治疗方案 □ 向患者和（或）家属交代病情，并签署手术知情同意书、麻醉知情同意书等 □ 完成相关病程记录	□ 手术室内核对患者信息无误 □ 全麻下额颞开颅翼点或眶上眉弓入路动脉瘤夹闭术 □ 完成手术记录和术后记录 □ 观察患者生命体征 □ 观察神经系统症状与体征	□ 完成病程记录 □ 切口换药 □ 复查血常规、肝肾功能及血电解质
重点医嘱	长期医嘱： □ 一级护理 □ 术前禁食水 □ 通知家属 □ 必要时给予通便药物 □ 必要时给予保证睡眠药物 临时医嘱： □ 备皮、剃头 □ 麻醉科会诊 □ 抗菌药物皮试 □ 根据手术情况备血	长期医嘱： □ 一级护理 □ 禁食水 □ 观察记录患者神志、瞳孔、生命体征 □ 多参数心电监护 □ 吸氧 □ 常规补液治疗 □ 预防血管痉挛治疗 □ 必要时给予抑酸药物 □ 必要时给予预防癫痫 □ 预防感染 □ 必要时降颅压治疗 □ 必要时预防深静脉血栓、肺炎等并发症 □ 酌情使用激素 临时医嘱： □ 血常规 □ 血气分析 □ 肾功能及血电解质	长期医嘱： □ 一级护理 □ 流食 □ 观察记录患者神志、瞳孔、生命体征 □ 常规补液治疗 □ 预防血管痉挛治疗 □ 必要时给予抑酸 □ 必要时给予预防癫痫治疗 □ 必要时降颅压治疗 □ 必要时给予预防深静脉血栓、肺炎等并发症 □ 酌情使用激素 临时医嘱： □ 换药 □ 血常规 □ 肝肾功能及血电解质
主要护理工作	□ 观察患者一般状况 □ 观察神经系统状况 □ 术前宣教 □ 完成术前准备 □ 遵医嘱给药并观察用药后反应 □ 心理护理及基础护理 □ 完成护理记录	□ 观察患者一般状况 □ 观察神经系统状况 □ 观察记录患者神志、瞳孔、生命体征手术切口敷料情况 □ 遵医嘱给药并观察用药后反应 □ 遵医嘱完成化验检查 □ 预防并发症护理 □ 心理护理及基础护理 □ 完成护理记录	□ 观察患者一般状况 □ 观察神经系统状况 □ 观察记录患者神志、瞳孔、生命体征及手术切口敷料情况 □ 遵医嘱给药并观察用药后反应 □ 遵医嘱完成化验检查 □ 预防并发症护理 □ 进行心理护理及基础护理 □ 协助患者功能锻炼 □ 完成护理记录
病情变异记录	□无　□有，原因： 1. 2.	□无　□有，原因： 1. 2.	□无　□有，原因： 1. 2.
护士签名			
医师签名			

时间	住院第7天 （术后第2天）	住院第8天 （术后第3天）	住院第9天 （术后第4天）	住院第10天 （术后第5天）
主要诊疗工作	□ 复查头颅CT，评价检查结果 □ 完成病程记录	□ 完成病程记录	□ 嘱患者在床上坐起锻炼	□ 嘱患者离床活动 □ 预约全脑DSA或CTA
重点医嘱	长期医嘱： □ 一级护理 □ 半流食 □ 观察记录患者神志、瞳孔、生命体征 □ 常规补液治疗 □ 预防血管痉挛治疗 □ 必要时给予抑酸药物 □ 必要时给予预防癫痫治疗 □ 必要时给予降颅压治疗 □ 必要时给予预防深静脉血栓、肺炎等并发症 临时医嘱： □ 头颅CT □ 必要时肝肾功能及血电解质	长期医嘱： □ 一级护理 □ 半流食 □ 观察记录患者神志、瞳孔、生命体征 □ 常规补液治疗 □ 预防血管痉挛治疗 □ 必要时给予抑酸药物 □ 必要时给予预防癫痫治疗 □ 必要时给予降颅压治疗 □ 必要时给予预防深静脉血栓、肺炎等并发症 临时医嘱： □ 必要时血常规 □ 必要时肾功能及血电解质	长期医嘱： □ 一级护理 □ 普食 □ 常规补液治疗 □ 预防血管痉挛治疗 □ 必要时给予抑酸药物 □ 必要时给予预防癫痫治疗 □ 必要时给予降颅压治疗 □ 必要时给予预防深静脉血栓、肺炎等并发症 临时医嘱： □ 必要时血常规 □ 必要时肾功能及血电解质	长期医嘱： □ 一级护理 □ 普食 □ 预防血管痉挛治疗 □ 必要时给予预防癫痫治疗 □ 必要时给予降颅压治疗 临时医嘱： □ 预约全脑DSA或CTA □ 禁食水
主要护理工作	□ 观察患者一般状况 □ 观察神经系统状况 □ 观察记录患者神志、瞳孔、生命体征及手术切口敷料情况 □ 遵医嘱给药并观察用药后反应 □ 遵医嘱完成化验检查 □ 预防并发症护理 □ 进行心理护理及基础护理 □ 协助患者功能锻炼 □ 完成护理记录	□ 观察患者一般状况 □ 观察神经系统状况 □ 观察记录患者神志、瞳孔、生命体征及手术切口敷料情况 □ 遵医嘱给药并观察用药后反应 □ 遵医嘱完成化验检查 □ 预防并发症护理 □ 进行心理护理及基础护理 □ 术后宣教及用药指导 □ 协助患者功能锻炼 □ 完成护理记录	□ 观察患者一般状况 □ 观察神经系统状况 □ 观察记录患者神志、瞳孔、手术切口情况 □ 遵医嘱给药并观察用药后反应 □ 遵医嘱完成化验检查 □ 预防并发症护理 □ 进行心理护理及基础护理 □ 指导患者功能锻炼	□ 观察患者一般状况 □ 观察神经系统状况 □ 观察记录患者神志、瞳孔及手术切口敷料情况 □ 遵医嘱给药并观察用药后反应 □ 预防并发症护理 □ 进行心理护理及基础护理 □ 协助患者功能锻炼 □ DSA术前准备及指导 □ 完成护理记录
病情变异记录	□无　□有，原因： 1. 2.	□无　□有，原因： 1. 2.	□无　□有，原因： 1. 2.	□无　□有，原因： 1. 2.
护士签名				
医师签名				

时间	住院第11天 （术后第6天）	住院第12天 （术后第7天）	住院第13天 （术后第8天）
主要 诊疗 工作	□ DSA 或 CTA 检查 □ 观察切口情况 □ 神经系统查体 □ 记录术后症状和体征变化 □ 完成病程记录	□ 切口拆线 □ 切口换药 □ 复查血常规、肝肾功能及血电解质 □ 神经系统查体，对比手术前后症状、体征变化 □ 汇总术后辅助检查结果 □ 评估手术效果	□ 确定患者可以出院 □ 向患者交代出院注意事项、复查日期 □ 通知出院处 □ 开出院诊断书 □ 完成出院记录
重点 医嘱	长期医嘱： □ 一级护理 □ 普食 □ 预防血管痉挛治疗 □ 必要时给予预防癫痫治疗	长期医嘱： □ 二级护理 □ 普食 □ 预防血管痉挛治疗 □ 必要时给予预防癫痫治疗 临时医嘱： □ 拆线 □ 血常规 □ 肝肾功能及血电解质 □ 必要时行 CT 检查	出院医嘱： □ 出院通知 □ 出院带药
主要 护理 工作	□ 观察患者一般状况 □ 观察神经系统状况 □ 观察记录患者神志、瞳孔及手术切口敷料情况 □ 遵医嘱给药并观察用药后反应 □ 预防并发症护理 □ 进行心理护理及基础护理 □ 完成护理记录	□ 观察患者一般状况 □ 观察神经系统状况 □ 手术切口敷料情况 □ 遵医嘱给药并观察用药后反应 □ 遵医嘱完成化验检查 □ 预防并发症护理 □ 进行心理护理及基础护理 □ 指导患者功能锻炼 □ 进行出院指导 □ 完成护理记录	□ 完成出院指导 □ 帮助患者办理出院手续 □ 完成护理记录
病情 变异 记录	□无　□有，原因： 1. 2.	□无　□有，原因： 1. 2.	□无　□有，原因： 1. 2.
护士 签名			
医师 签名			

20 前交通动脉瘤开颅夹闭术临床路径

（2017年版）

一、前交通动脉瘤开颅夹闭术临床路径标准住院流程

（一）适用对象

第一诊断为前交通动脉瘤，病情处于出血一周以上的急性期。

行开颅动脉瘤夹闭术。

（二）诊断依据

根据《临床诊疗指南 神经外科学分册》（中华医学会编著，人民卫生出版社）、《临床技术操作规范 神经外科分册》（中华医学会编著，人民军医出版社）、《王忠诚神经外科学》（王忠诚主编，湖北科学技术出版社）、《神经外科学》（赵继宗主编，人民卫生出版社）。

1. 临床表现

（1）破裂动脉瘤：

1）动脉瘤破裂出血症状：前交通动脉瘤破裂可引起蛛网膜下腔出血（SAH）、脑内出血、脑室出血或硬脑膜下腔出血等。其中 SAH 最为常见，典型症状和体征有剧烈头痛、呕吐甚至昏迷等；

2）脑血管痉挛症状：症状通常逐渐发生，表现为精神异常或意识障碍，伴局灶性神经功能缺损；

3）癫痫发作：可发生抽搐，多为癫痫大发作；

4）脑积水：动脉瘤出血后，可因凝血块阻塞室间孔或中脑导水管，引起急性脑积水；或基底池粘连、蛛网膜颗粒吸收障碍，引起慢性脑积水。

（2）未破裂动脉瘤：可表现为头痛、头晕、癫痫、TIA 发作等，也可无任何症状，经查体或其他原因偶然发现。

2. 辅助检查

（1）头颅 CT：是 SAH 首选诊断方法，通过 CT 扫描还可评定以下几方面。

1）脑室大小：部分动脉瘤破裂患者立即发生脑积水；

2）血肿，有占位效应的脑内血肿或大量硬脑膜下血肿；

3）梗死；

4）脑池和脑沟中出血量：血管痉挛的重要预后因素；

5）合并多发动脉瘤时，CT 可能初步判断责任动脉瘤；

6）部分患者可以通过头颅 CT 初步预测动脉瘤的位置：出血主要在侧裂及鞍上池，出血破入脑室，位于额叶靠近中线大脑镰者，高度怀疑前交通动脉瘤。

（2）CT 脑血管造影（CTA）：多数情况下可以显示动脉瘤的部位、大小、形态、有无多发动脉瘤、载瘤动脉及动脉瘤的钙化情况，以及病变与骨性结构解剖关系。

（3）腰椎穿刺：SAH 最敏感的检查方法，但目前不应当作为首选诊断方法。降低脑脊液压力有可能因增加跨血管壁压力而导致再出血，故建议仅用于 CT 不能证实而临床高度怀疑的病例，应当使用较

细的腰椎穿刺针,放出少量脑脊液(几毫升)即可。

（4）数字减影脑血管造影（DSA）：目前是诊断颅内动脉瘤的"金标准",大部分患者可显示出动脉瘤的部位、大小、形态、有无多发动脉瘤,仅少数患者归于"不明原因 SAH"。另外,DSA 还可以显示是否存在血管痉挛及其程度。

（5）头颅 MRI：对于大动脉瘤应行头颅 MRI 检查。磁共振血管成像（MRA）可用于体检筛查动脉瘤。

（三）选择治疗方案的依据

根据《临床诊疗指南 神经外科学分册》（中华医学会编著,人民卫生出版社）、《临床技术操作规范 神经外科分册》（中华医学会编著,人民军医出版社）、《王忠诚神经外科学》（王忠诚主编,湖北科学技术出版社）、《神经外科学》（赵继宗主编,人民卫生出版社）。

1. 诊断为前交通动脉瘤,有明确手术适应证需开颅手术治疗,手术方法是行额颞开颅翼点,额外侧入路或眶上眉弓入路动脉瘤夹闭术,不包括须颅内外动脉搭桥血流重建的病例,也不包括适合血管内栓塞治疗的病例；

2. 手术风险较大者（高龄、妊娠期、合并较严重内科疾病或长期口服抗血小板或抗凝药者）,需向患者或家属强调病情及其风险,或请介入科医生会诊；如不同意手术,应当充分告知再出血风险,履行签字手续,并予严密观察。

（四）标准住院日为≤13 天

（五）进入路径标准

1. 第一诊断必须符合前交通动脉瘤疾病编码。

2. 当患者同时具有其他疾病诊断,但在住院期间不需特殊处理、不影响第一诊断的临床路径流程实施时,可以进入路径。

（六）术前准备≤4 天

1. 必需的检查项目

（1）血常规、尿常规,血型；

（2）凝血功能、肝肾功能、血电解质、血糖、感染性疾病筛查（乙型肝炎、丙型肝炎、艾滋病、梅毒等）；

（3）心电图、胸部 X 线平片；

（4）全脑血管造影 DSA 和（或）CTA；

（5）头颅 CT 扫描。

2. 根据患者病情,必要时行头颅 MRI,心、肺功能、神经电生理检查和认知功能评定。

（七）预防性抗菌药物选择与使用时机

按照《抗菌药物临床应用指导原则》（卫医发〔2004〕285 号）选择用药。建议使用第一、二代头孢菌素,头孢曲松等；明确感染患者,可根据药敏试验结果调整抗菌药物。

（八）手术日为入院后≤5 天

1. 麻醉方式 气管插管全身麻醉；

2. 手术方式 额颞开颅翼点入路、额外侧入路或眶上眉弓入路动脉瘤夹闭术；

3. 手术置入物 动脉瘤夹,术中止血材料,硬脑膜修复材料,颅骨固定材料,动脉瘤包裹材料,引流系统；

4. 术中用药 抗菌药物、抗血管痉挛药物,酌情使用激素及抗癫痫药物；

5. 输血 根据手术失血情况决定。

（九）术后住院恢复8 天

1. 必须复查的检查项目 全脑血管造影 DSA 或 CTA,头颅 CT 扫描；化验室检查包括血常规、肝肾功能、血电解质。

2. 术后用药 抗血管痉挛药物、抗菌药物,酌情使用抗癫痫药物、脱水药、激素等。

3. 每2～3 天手术切口换药 1 次。

4. 术后 7 天拆除手术切口缝线，或根据病情酌情延长拆线时间。

5. 根据患者病情，必要时复查心、肺功能，行认知功能评定。

（十）出院标准

1. 患者病情稳定，生命体征平稳。

2. 体温正常，各项化验无明显异常，手术切口愈合良好。

3. 复查 CTA 或全脑血管 DSA 显示动脉瘤夹闭满意。

4. 仍处于昏迷状态的患者，如生命体征平稳，经评估不能短时间恢复者，没有需要住院处理的并发症和（或）合并症，可以转院继续康复治疗。

（十一）变异及原因分析

1. 术中或术后继发手术部位或其他部位的颅内血肿、脑水肿、脑梗死等并发症，严重者或其他情况需要二次手术，导致住院时间延长、费用增加。

2. 术后神经系统感染和神经血管损伤等，导致住院时间延长。

3. 术后继发其他内、外科疾病需进一步诊治，导致住院时间延长。

二、前交通动脉瘤开颅夹闭术临床路径表单

适用对象：第一诊断为前交通动脉瘤；行开颅动脉瘤夹闭术

患者姓名：_____ 性别：_____ 年龄：_____ 门诊号：_____ 住院号：_____

住院日期：_____ 年___ 月___ 日 出院日期：_____ 年___ 月___ 日 标准住院日：≤13 天

时间	住院第 1 天	住院第 2 天	住院第 3 天
主要诊疗工作	□ 病史采集，体格检查 □ 完成病历书写 □ 完善检查 □ 预约术前检查 □ 向患者家属交代手术可能达到的效果及手术风险	□ 待术前检查回报 □ 上级医师查房，对患者病情及术前检查准备情况进行评估，必要时请相关科室会诊 □ 完成病程记录	□ 待术前检查回报 □ 完成病程记录
重点医嘱	长期医嘱： □ 一级护理 □ 饮食 □ 监测血压 □ 必要时给予通便药物 □ 必要时给予保证睡眠药物 临时医嘱： □ 血常规、血型，尿常规 □ 凝血功能 □ 肝肾功能、血电解质、血糖 □ 感染性疾病筛查 □ 胸部 X 线平片，心电图 □ 预约 DSA 检查、头颅 CT □ 复杂动脉瘤行 CTA 或 3D-DSA 检查 □ 必要时查心、肺功能、神经电生理检查和认知功能评定	长期医嘱： □ 一级护理 □ 饮食 □ 必要时给予通便药物 □ 必要时给予保证睡眠药物	长期医嘱： □ 一级护理 □ 饮食 □ 必要时给予通便药物 □ 必要时给予保证睡眠药物
主要护理工作	□ 入院评估，完成首次护理文件记录及护理安全告知书签字 □ 遵医嘱给药 □ 观察患者一般状况 □ 观察神经系统状况 □ 协助完成手术前检查 □ 完成入院宣教及特殊检查前宣教工作	□ 观察患者一般状况 □ 观察神经系统状况 □ 遵医嘱给药 □ 遵医嘱完成手术前化验标本留取 □ 协助完成手术前检查 □ 心理护理及基础护理	□ 观察患者一般状况 □ 观察神经系统状况 □ 遵医嘱给药 □ 遵医嘱完成手术前化验标本留取 □ 协助完成手术前检查 □ 心理护理及基础护理
病情变异记录	□无 □有，原因： 1. 2.	□无 □有，原因： 1. 2.	□无 □有，原因： 1. 2.
护士签名			
医师签名			

时间	住院第4天	住院第5天 （手术当日）	住院第6天 （术后第1天）
主要 诊疗 工作	□ 汇总辅助检查结果 □ 术者查房 □ 根据术前检查结果，进行术前讨论，明确诊断，决定术式，制订治疗方案 □ 向患者和（或）家属交代病情，并签署手术知情同意书、麻醉知情同意书等 □ 完成相关病程记录	□ 手术室内核对患者信息无误 □ 全麻下行额颞开颅翼点或眶上眉弓入路动脉瘤夹闭术 □ 完成手术记录和术后记录 □ 观察患者生命体征 □ 观察神经系统症状与体征	□ 完成病程记录 □ 切口换药 □ 复查血常规、肝肾功能及血电解质
重点 医嘱	**长期医嘱：** □ 一级护理 □ 术前禁食水 □ 通知家属 □ 必要时给予通便药物 □ 必要时给予保证睡眠药物 **临时医嘱：** □ 备皮、剃头 □ 麻醉科会诊 □ 抗菌药物皮试 □ 根据手术情况备血	**长期医嘱：** □ 一级护理 □ 禁食水 □ 观察记录患者神志、瞳孔、生命体征 □ 多参数心电监护 □ 吸氧 □ 常规补液治疗 □ 预防血管痉挛治疗 □ 必要时给予抑酸药物 □ 必要时给予预防癫痫治疗 □ 预防感染 □ 必要时给予降颅压治疗 □ 必要时预防深静脉血栓、肺炎等并发症 □ 酌情使用激素 **临时医嘱：** □ 血常规 □ 血气分析 □ 肾功能及血电解质	**长期医嘱：** □ 一级护理 □ 流食 □ 观察记录患者神志、瞳孔、生命体征 □ 常规补液治疗 □ 预防血管痉挛治疗 □ 必要时给予抑酸药物 □ 必要时给予预防癫痫治疗 □ 必要时给予降颅压治疗 □ 必要时给予预防深静脉血栓、肺炎等并发症 □ 酌情使用激素 **临时医嘱：** □ 换药 □ 血常规 □ 肝肾功能及血电解质
主要 护理 工作	□ 观察患者一般状况 □ 观察神经系统状况 □ 术前宣教 □ 完成术前准备 □ 遵医嘱给药并观察用药后反应 □ 心理护理及基础护理 □ 完成护理记录	□ 观察患者一般状况 □ 观察神经系统状况 □ 观察记录患者神志、瞳孔、生命体征手术切口敷料情况 □ 遵医嘱给药并观察用药后反应 □ 遵医嘱完成化验检查 □ 预防并发症护理 □ 心理护理及基础护理 □ 完成护理记录	□ 观察患者一般状况 □ 观察神经系统状况 □ 观察记录患者神志、瞳孔、生命体征及手术切口情况 □ 遵医嘱给药并观察用药后反应 □ 遵医嘱完成化验检查 □ 预防并发症护理 □ 进行心理护理及基础护理 □ 协助患者功能锻炼 □ 完成护理记录
病情 变异 记录	□无　□有，原因： 1. 2.	□无　□有，原因： 1. 2.	□无　□有，原因： 1. 2.
护士 签名			
医师 签名			

（2017 年版）

时间	住院第7天（术后第2天）	住院第8天（术后第3天）	住院第9天（术后第4天）	住院第10天（术后第5天）
主要诊疗工作	□ 复查头颅 CT，评价检查结果 □ 完成病程记录	□ 完成病程记录	□ 嘱患者在床上坐起锻炼	□ 嘱患者离床活动 □ 预约全脑 DSA 或 CTA
重点医嘱	长期医嘱： □ 一级护理 □ 半流食 □ 观察记录患者神志、瞳孔、生命体征 □ 常规补液治疗 □ 预防血管痉挛治疗 □ 必要时给予抑酸药物 □ 必要时给予预防癫痫治疗 □ 必要时给予降颅压治疗 □ 必要时给予预防深静脉血栓、肺炎等并发症 临时医嘱： □ 头颅 CT □ 必要时肝肾功能及血电解质	长期医嘱： □ 一级护理 □ 半流食 □ 观察记录患者神志、瞳孔、生命体征 □ 常规补液治疗 □ 预防血管痉挛治疗 □ 必要时给予抑酸药物 □ 必要时给予预防癫痫治疗 □ 必要时给予降颅压治疗 □ 必要时给予预防深静脉血栓、肺炎等并发症 临时医嘱： □ 必要时血常规 □ 必要时肝肾功能及血电解质	长期医嘱： □ 一级护理 □ 普食 □ 常规补液治疗 □ 预防血管痉挛治疗 □ 必要时给予抑酸药物 □ 必要时给予预防癫痫治疗 □ 必要时给予降颅压治疗 □ 必要时给予预防深静脉血栓、肺炎等并发症 临时医嘱： □ 必要时血常规 □ 必要时肾功能及血电解质	长期医嘱： □ 一级护理 □ 普食 □ 预防血管痉挛治疗 □ 必要时给予预防癫痫治疗 □ 必要时给予降颅压治疗 临时医嘱： □ 预约全脑 DSA 或 CTA □ 禁食水
主要护理工作	□ 观察患者一般状况 □ 观察神经系统状况 □ 观察记录患者神志、瞳孔、生命体征及手术切口敷料情况 □ 遵医嘱给药并观察用药后反应 □ 遵医嘱完成化验检查 □ 预防并发症护理 □ 进行心理护理及基础护理 □ 协助患者功能锻炼 □ 完成护理记录	□ 观察患者一般状况 □ 观察神经系统状况 □ 观察记录患者神志、瞳孔、生命体征及手术切口敷料情况 □ 遵医嘱给药并观察用药后反应 □ 遵医嘱完成化验检查 □ 预防并发症护理 □ 进行心理护理及基础护理 □ 术后宣教及用药指导 □ 协助患者功能锻炼 □ 完成护理记录	□ 观察患者一般状况 □ 观察神经系统状况 □ 观察记录患者神志、瞳孔、手术切口情况 □ 遵医嘱给药并观察用药后反应 □ 遵医嘱完成化验检查 □ 预防并发症护理 □ 进行心理护理及基础护理 □ 指导患者功能锻炼	□ 观察患者一般状况 □ 观察神经系统状况 □ 观察记录患者神志、瞳孔及手术切口敷料情况 □ 遵医嘱给药并观察用药后反应 □ 预防并发症护理 □ 进行心理护理及基础护理 □ 协助患者功能锻炼 □ DSA 术前准备及指导 □ 完成护理记录
病情变异记录	□无　□有，原因： 1. 2.	□无　□有，原因： 1. 2.	□无　□有，原因： 1. 2.	□无　□有，原因： 1. 2.
护士签名				
医师签名				

时间	住院第11天 （术后第6天）	住院第12天 （术后第7天）	住院第13天 （术后第8天）
主要 诊疗 工作	□ DSA 或 CTA 检查 □ 观察切口情况 □ 神经系统查体 □ 记录术后症状和体征变化 □ 完成病程记录	□ 切口换药、拆线 □ 复查血常规、肝肾功能及血电 解质 □ 神经系统查体，对比手术前后 症状、体征变化 □ 汇总术后辅助检查结果 □ 评估手术效果	□ 确定患者可以出院 □ 向患者交代出院注意事项、复 查日期 □ 通知出院处 □ 开出院诊断书 □ 完成出院记录
重点 医嘱	**长期医嘱：** □ 一级护理 □ 普食 □ 预防血管痉挛治疗 □ 必要时给予预防癫痫治疗	**长期医嘱：** □ 二级护理 □ 普食 □ 预防血管痉挛治疗 □ 必要时给予预防癫痫治疗 **临时医嘱：** □ 拆线 □ 血常规 □ 肝肾功能及血电解质 □ 必要时行 CT 检查	**出院医嘱：** □ 出院通知 □ 出院带药
主要 护理 工作	□ 观察患者一般状况 □ 观察神经系统状况 □ 观察记录患者神志、瞳孔及手 术切口敷料情况 □ 遵医嘱给药并观察用药后反应 □ 预防并发症护理 □ 进行心理护理及基础护理 □ 完成护理记录	□ 观察患者一般状况 □ 观察神经系统状况 □ 手术切口敷料情况 □ 遵医嘱给药并观察用药后反应 □ 遵医嘱完成化验检查 □ 预防并发症护理 □ 进行心理护理及基础护理 □ 指导患者功能锻炼 □ 进行出院指导 □ 完成护理记录	**出院医嘱：** □ 完成出院指导 □ 帮助患者办理出院手续 □ 完成护理记录
病情 变异 记录	□无　□有,原因: 1. 2.	□无　□有,原因: 1. 2.	□无　□有,原因: 1. 2.
护士 签名			
医师 签名			

21 大脑中动脉动脉瘤临床路径

（2017 年版）

一、大脑中动脉动脉瘤临床路径标准住院流程

（一）适用对象

第一诊断为大脑中动脉动脉瘤，病情处于非急性期。

行额颞开颅翼点入路动脉瘤夹闭术。

（二）诊断依据

根据《临床诊疗指南 神经外科学分册》（中华医学会编著，人民卫生出版社）、《临床技术操作规范 神经外科分册》（中华医学会编著，人民军医出版社）、《王忠诚神经外科学》（王忠诚主编，湖北科学技术出版社）、《神经外科学》（赵继宗主编，人民卫生出版社）。

1. 临床表现

（1）破裂动脉瘤：

1）动脉瘤破裂出血症状：大脑中动脉动脉瘤破裂可引起蛛网膜下腔出血（SAH）、脑内出血、脑室出血或硬脑膜下腔出血等。其中 SAH 最为常见，典型症状和体征有剧烈头痛、呕吐甚至昏迷等；

2）脑血管痉挛症状：症状通常逐渐发生，表现为精神异常或意识障碍，伴局灶性神经功能缺损；

3）癫痫发作：可发生抽搐，多为癫痫大发作；

4）脑积水：动脉瘤出血后，可因凝血块阻塞室间孔或中脑导水管，引起急性脑积水；或基底池粘连、蛛网膜颗粒吸收障碍，引起慢性脑积水；

（2）未破裂动脉瘤：可表现为头痛、头晕、癫痫、TIA 发作等，也可无任何症状，经查体或其他原因偶然发现。

2. 辅助检查

（1）头颅 CT：是 SAH 首选诊断方法，通过 CT 扫描还可评定以下几方面：

1）脑室大小：部分动脉瘤破裂患者立即发生脑积水；

2）血肿，有占位效应的脑内血肿或大量硬脑膜下血肿；

3）梗死；

4）脑池和脑沟中出血量：血管痉挛的重要预后因素；

5）合并多发动脉瘤时，CT 可以初步判断责任动脉瘤；

6）部分患者可以通过头颅 CT 初步预测动脉瘤的位置：出血主要在侧裂及鞍上池，侧裂周围额颞叶伴有血肿者高度怀疑大脑中动脉动脉瘤。

（2）CT 脑血管造影（CTA）：多数情况下可以显示动脉瘤的部位、大小、形态、有无多发动脉瘤、载瘤动脉及动脉瘤的钙化情况，以及病变与骨性结构解剖关系。

（3）腰椎穿刺：SAH 最敏感的检查方法，但目前不应当作为首选诊断方法。降低脑脊液压力有可能因增加跨血管壁压力而导致再出血，故建议仅用于 CT 不能证实而临床高度怀疑的病例，应当使用较

细的腰椎穿刺针,放出少量脑脊液(几毫升)即可。

(4)数字减影脑血管造影(DSA):目前是诊断颅内动脉瘤的"金标准",大部分患者可显示出动脉瘤的部位、大小、形态、有无多发动脉瘤,仅少数患者归于"不明原因SAH"。另外,DSA还可以显示是否存在血管痉挛及其程度。

(5)头颅MRI:对于大动脉瘤应行头颅MRI检查。磁共振血管成像(MRA)可用于体检筛查动脉瘤。

(三)选择治疗方案的依据

根据《临床诊疗指南 神经外科学分册》(中华医学会编著,人民卫生出版社)、《临床技术操作规范 神经外科分册》(中华医学会编著,人民军医出版社)、《王忠诚神经外科学》(王忠诚主编,湖北科学技术出版社)、《神经外科学》(赵继宗主编,人民卫生出版社)。

1. 诊断为大脑中动脉动脉瘤,有明确手术适应证需手术治疗,手术方法是行额颞开颅翼点或眶上眉弓入路动脉瘤夹闭术,不包括需颅内外动脉搭桥血流重建的病例。

2. 手术风险较大者(高龄、妊娠期、合并较严重内科疾病),需向患者或家属交代病情;如不同意手术,应当充分告知风险,履行签字手续,并予严密观察。

(四)标准住院日为≤13天

(五)进入路径标准

1. 第一诊断必须符合大脑中动脉动脉瘤疾病编码。

2. 当患者同时具有其他疾病诊断,但在住院期间不需特殊处理、不影响第一诊断的临床路径流程实施时,可以进入路径。

(六)术前准备≤4天

1. 必需的检查项目

(1)血常规、尿常规,血型;

(2)凝血功能、肝肾功能、电解质、血糖、感染性疾病筛查(乙型肝炎、丙型肝炎、艾滋病、梅毒等);

(3)心电图、胸部X线平片;

(4)全脑血管造影DSA或CTA;

(5)头颅CT扫描。

2. 根据患者病情,必要时行头颅MRI,心、肺功能、神经电生理检查和认知功能评定。

(七)预防性抗菌药物选择与使用时机

按照《抗菌药物临床应用指导原则》(卫医发〔2004〕285号)选择用药。建议使用第一、二代头孢菌素,头孢曲松等;明确感染患者,可根据药敏试验结果调整抗菌药物。

(八)手术日为入院后≤5天

1. 麻醉方式　气管插管全身麻醉。

2. 手术方式　额颞开颅翼点或眶上眉弓入路动脉瘤夹闭术。

3. 手术置入物　动脉瘤夹,硬脑膜修复材料,颅骨固定材料,动脉瘤包裹材料,引流系统。

4. 术中用药　抗菌药物、抗血管痉挛药物,酌情使用激素及抗癫痫药物。

5. 输血　根据手术失血情况决定。

(九)术后住院恢复8天

1. 必须复查的检查项目　全脑血管造影DSA或CTA,头颅CT扫描;化验室检查包括血常规、肝肾功能、血电解质。

2. 术后用药　抗血管痉挛药物、抗菌药物,酌情使用抗癫痫药物、脱水药、激素等。

3. 每2～3天手术切口换药1次。

4. 术后7天拆除手术切口缝线,或根据病情酌情延长拆线时间。

5. 根据患者病情,必要时复查心、肺功能,行认知功能评定。

(十)出院标准

1. 患者病情稳定,生命体征平稳。

2.体温正常，各项化验无明显异常，手术切口愈合良好。

3.复查全脑血管DSA显示动脉瘤夹闭满意。

4.仍处于昏迷状态的患者，如生命体征平稳，经评估不能短时间恢复者，没有需要住院处理的并发症和（或）合并症，可以转院继续康复治疗。

（十一）变异及原因分析

1.术中或术后继发手术部位或其他部位的颅内血肿、脑水肿、脑梗死等并发症，严重者或其他情况需要二次手术，导致住院时间延长、费用增加。

2.术后神经系统感染和神经血管损伤等，导致住院时间延长。

3.术后继发其他内、外科疾病需进一步诊治，导致住院时间延长。

二、大脑中动脉动脉瘤临床路径表单

适用对象：第一诊断为大脑中动脉动脉瘤；行额颞开颅翼点入路动脉瘤夹闭术

患者姓名：_____ 性别：____ 年龄：____ 门诊号：_____ 住院号：_____

住院日期：____年___月___日 出院日期：____年___月___日 标准住院日：≤13天

时间	住院第1天	住院第2天	住院第3天
主要诊疗工作	□ 病史采集，体格检查 □ 完成病历书写 □ 完善检查 □ 预约术前检查 □ 向患者家属交代手术可能达到的效果及手术风险	□ 待术前检查回报 □ 上级医师查房，对患者病情及术前检查准备情况进行评估，必要时请相关科室会诊 □ 完成病程记录	□ 待术前检查回报 □ 完成病程记录
重点医嘱	长期医嘱： □ 一级护理 □ 饮食 □ 监测血压 □ 必要时给予通便药物 □ 必要时保证睡眠药物 临时医嘱： □ 血常规、血型，尿常规 □ 凝血功能 □ 肝肾功能、血电解质、血糖 □ 感染性疾病筛查 □ 胸部X线平片，心电图 □ 预约DSA检查、头颅CT □ 复杂动脉瘤行CTA或3D-DSA检查 □ 必要时查心、肺功能、神经电生理检查和认知功能评定	长期医嘱： □ 一级护理 □ 饮食 □ 必要时给予通便药物 □ 必要时给予保证睡眠药物	长期医嘱： □ 一级护理 □ 饮食 □ 必要时给予通便药物 □ 必要时给予保证睡眠药物
主要护理工作	□ 入院评估，完成首次护理文件记录及护理安全告知书签字 □ 遵医嘱给药 □ 观察患者一般状况 □ 观察神经系统状况 □ 协助完成手术前检查 □ 完成入院宣教及特殊检查前宣教工作	□ 观察患者一般状况 □ 观察神经系统状况 □ 遵医嘱给药 □ 遵医嘱完成手术前化验标本留取 □ 协助完成手术前检查 □ 心理护理及基础护理	□ 观察患者一般状况 □ 观察神经系统状况 □ 遵医嘱给药 □ 遵医嘱完成手术前化验标本留取 □ 协助完成手术前检查 □ 心理护理及基础护理
病情变异记录	□无 □有，原因： 1. 2.	□无 □有，原因： 1. 2.	□无 □有，原因： 1. 2.
护士签名			
医师签名			

时间	住院第 4 天	住院第 5 天（手术当日）	住院第 6 天（术后第 1 天）
主要诊疗工作	□ 汇总辅助检查结果 □ 术者查房 □ 根据术前检查结果，进行术前讨论，明确诊断，决定术式，制订治疗方案 □ 向患者和（或）家属交代病情，并签署手术知情同意书、麻醉知情同意书等 □ 完成相关病程记录	□ 手术室内核对患者信息无误 □ 全麻下行额颞开颅翼点或眶上眉弓入路动脉瘤夹闭术 □ 完成手术记录和术后记录 □ 观察患者生命体征 □ 观察神经系统症状与体征	□ 完成病程记录 □ 切口换药 □ 复查血常规、肝肾功能及血电解质
重点医嘱	长期医嘱： □ 一级护理 □ 术前禁食水 □ 通知家属 □ 必要时给予通便药物 □ 必要时给予保证睡眠药物 临时医嘱： □ 备皮、剃头 □ 麻醉科会诊 □ 抗菌药物皮试 □ 根据手术情况备血	长期医嘱： □ 一级护理 □ 禁食水 □ 观察记录患者神志、瞳孔、生命体征 □ 多参数心电监护 □ 吸氧 □ 常规补液治疗 □ 预防血管痉挛治疗 □ 必要时给予抑酸药物 □ 必要时给予预防癫痫 □ 预防感染 □ 必要时降颅压治疗 □ 必要时预防深静脉血栓、肺炎等并发症 □ 酌情使用激素 临时医嘱： □ 血常规 □ 血气分析 □ 肾功能及血电解质	长期医嘱： □ 一级护理 □ 流食 □ 观察记录患者神志、瞳孔、生命体征 □ 常规补液治疗 □ 预防血管痉挛治疗 □ 必要时给予抑酸 □ 必要时给予预防癫痫治疗 □ 必要时降颅压治疗 □ 必要时给予预防深静脉血栓、肺炎等并发症 □ 酌情使用激素 临时医嘱： □ 换药 □ 血常规 □ 肝肾功能及血电解质
主要护理工作	□ 观察患者一般状况 □ 观察神经系统状况 □ 术前宣教 □ 完成术前准备 □ 遵医嘱给药并观察用药后反应 □ 心理护理及基础护理 □ 完成护理记录	□ 观察患者一般状况 □ 观察神经系统状况 □ 观察记录患者神志、瞳孔、生命体征手术切口敷料情况 □ 遵医嘱给药并观察用药后反应 □ 遵医嘱完成化验检查 □ 预防并发症护理 □ 心理护理及基础护理 □ 完成护理记录	□ 观察患者一般状况 □ 观察神经系统状况 □ 观察记录患者神志、瞳孔、生命体征及手术切口情况 □ 遵医嘱给药并观察用药后反应 □ 遵医嘱完成化验检查 □ 预防并发症护理 □ 进行心理护理及基础护理 □ 协助患者功能锻炼 □ 完成护理记录
病情变异记录	□无　□有，原因： 1. 2.	□无　□有，原因： 1. 2.	□无　□有，原因： 1. 2.
护士签名			
医师签名			

时间	住院第7天 (术后第2天)	住院第8天 (术后第3天)	住院第9天 (术后第4天)	住院第10天 (术后第5天)
主要 诊疗 工作	□ 复查头颅CT,评价检查结果 □ 完成病程记录	□ 完成病程记录	□ 嘱患者在床上坐起锻炼	□ 嘱患者离床活动 □ 预约全脑DSA或CTA
重点 医嘱	长期医嘱: □ 一级护理 □ 半流食 □ 观察记录患者神志、瞳孔、生命体征 □ 常规补液治疗 □ 预防血管痉挛治疗 □ 必要时给予抑酸药物 □ 必要时给予预防癫痫治疗 □ 必要时给予降颅压治疗 □ 必要时给予预防深静脉血栓、肺炎等并发症 临时医嘱: □ 头颅CT □ 必要时肝肾功能及血电解质	长期医嘱: □ 一级护理 □ 半流食 □ 观察记录患者神志、瞳孔、生命体征 □ 常规补液治疗 □ 预防血管痉挛治疗 □ 必要时给予抑酸药物 □ 必要时给予预防癫痫治疗 □ 必要时给予降颅压治疗 □ 必要时给予预防深静脉血栓、肺炎等并发症 临时医嘱: □ 必要时血常规 □ 必要时肾功能及血电解质	长期医嘱: □ 一级护理 □ 普食 □ 常规补液治疗 □ 预防血管痉挛治疗 □ 必要时给予抑酸药物 □ 必要时给予预防癫痫治疗 □ 必要时给予降颅压治疗 □ 必要时给予预防深静脉血栓、肺炎等并发症 临时医嘱: □ 必要时血常规 □ 必要时肾功能及血电解质	长期医嘱: □ 一级护理 □ 普食 □ 预防血管痉挛治疗 □ 必要时给予预防癫痫治疗 □ 必要时给予降颅压治疗 临时医嘱: □ 预约全脑DSA或CTA □ 禁食水
主要 护理 工作	□ 观察患者一般状况 □ 观察神经系统状况 □ 观察记录患者神志、瞳孔、生命体征及手术切口敷料情况 □ 遵医嘱给药并观察用药后反应 □ 遵医嘱完成化验检查 □ 预防并发症护理 □ 进行心理护理及基础护理 □ 协助患者功能锻炼 □ 完成护理记录	□ 观察患者一般状况 □ 观察神经系统状况 □ 观察记录患者神志、瞳孔、生命体征及手术切口敷料情况 □ 遵医嘱给药并观察用药后反应 □ 遵医嘱完成化验检查 □ 预防并发症护理 □ 进行心理护理及基础护理 □ 术后宣教及用药指导 □ 协助患者功能锻炼 □ 完成护理记录	□ 观察患者一般状况 □ 观察神经系统状况 □ 观察记录患者神志、瞳孔、手术切口情况 □ 遵医嘱给药并观察用药后反应 □ 遵医嘱完成化验检查 □ 预防并发症护理 □ 进行心理护理及基础护理 □ 指导患者功能锻炼	□ 观察患者一般状况 □ 观察神经系统状况 □ 观察记录患者神志、瞳孔及手术切口敷料情况 □ 遵医嘱给药并观察用药后反应 □ 预防并发症护理 □ 进行心理护理及基础护理 □ 协助患者功能锻炼 □ DSA术前准备及指导 □ 完成护理记录
病情 变异 记录	□无 □有,原因: 1. 2.	□无 □有,原因: 1. 2.	□无 □有,原因: 1. 2.	□无 □有,原因: 1. 2.
护士 签名				
医师 签名				

时间	住院第 11 天 （术后第 6 天）	住院第 12 天 （术后第 7 天）	住院第 13 天 （术后第 8 天）
主要 诊疗 工作	□ DSA 或 CTA 检查 □ 观察切口情况 □ 神经系统查体 □ 记录术后症状和体征变化 □ 完成病程记录	□ 切口换药、拆线 □ 复查血常规、肝肾功能及血电 　解质 □ 神经系统查体，对比手术前后 　症状、体征变化 □ 汇总术后辅助检查结果 □ 评估手术效果	□ 确定患者可以出院 □ 向患者交代出院注意事项、复 　查日期 □ 通知出院处 □ 开出院诊断书 □ 完成出院记录
重点 医嘱	**长期医嘱：** □ 一级护理 □ 普食 □ 预防血管痉挛治疗 □ 必要时给予预防癫痫治疗	**长期医嘱：** □ 二级护理 □ 普食 □ 预防血管痉挛治疗 □ 必要时给予预防癫痫治疗 **临时医嘱：** □ 拆线 □ 血常规 □ 肝肾功能及血电解质 □ 必要时行 CT 检查	□ 出院通知 □ 出院带药
主要 护理 工作	□ 观察患者一般状况 □ 观察神经系统状况 □ 观察记录患者神志、瞳孔及手 　术切口敷料情况 □ 遵医嘱给药并观察用药后反应 □ 预防并发症护理 □ 进行心理护理及基础护理 □ 完成护理记录	□ 观察患者一般状况 □ 观察神经系统状况 □ 手术切口敷料情况 □ 遵医嘱给药并观察用药后反应 □ 遵医嘱完成化验检查 □ 预防并发症护理 □ 进行心理护理及基础护理 □ 指导患者功能锻炼 □ 进行出院指导 □ 完成护理记录	□ 完成出院指导 □ 帮助患者办理出院手续 □ 完成护理记录
病情 变异 记录	□无　□有,原因: 1. 2.	□无　□有,原因: 1. 2.	□无　□有,原因: 1. 2.
护士 签名			
医师 签名			

22 烟雾病临床路径

（2017 年版）

一、烟雾病临床路径标准住院流程

（一）适用对象

第一诊断为烟雾病。

行直接和间接的血管重建手术。

（二）诊断依据

根据《临床诊疗指南 神经外科学分册》（中华医学会编著，人民卫生出版社），《临床技术操作规范 神经外科分册》（中华医学会编著，人民军医出版社），《神经外科学》（人民卫生出版社）。

1. 临床表现

（1）自发性脑出血，尤其是下述部位出血：脑室周围、脑室内出血、脑实质出血破入脑室，烟雾病患者发生单纯蛛网膜下腔出血较少见；

（2）脑缺血所致的临床症状、体征：TIA 或脑梗死所致偏瘫、语言障碍、感觉障碍、运动障碍等，尤其是小儿哭吵、过度通气或体育运动后易诱发。

2. 辅助检查　包括头颅 CT、MRI、CTA/MRA、脑血管造影、CTP/MRP、SPECT 以及 PET 等。

其中脑血管造影是确诊烟雾病的金标准，有三个主要特征：①颈内动脉末端狭窄或闭塞，和（或）ACA 和（或）MCA 起始段狭窄或闭塞；②动脉相出现颅底异常血管网；③上述表现为双侧性，但双侧病变的分期可能不同。确诊烟雾病除了必须同时满足上述三个条件以外，还需除外动脉粥样硬化、自身免疫性疾病等数十种伴发疾病，这是烟雾病与烟雾综合征的主要鉴别点，然而大多数情况下二者在治疗原则上并无明显差异。为减少不必要的麻烦和争议，为患者提供确实有效的治疗建议，在临床实践中可以不必逐一筛查数十种伴发疾病。MRI/MRA 也可用于诊断烟雾病，但只推荐应用于儿童及其他无法配合进行脑血管造影检查的患者，在辨认自发代偿及制定手术方案等方面更应慎重。

CT 和 MR 等脑实质检查可用于评估大脑结构的受损程度，CTP、MRP、SPECT 以及 PET 等可评估脑血流动力学及脑代谢水平，有助于疾病分型、预后分析及治疗方案的制定。

3. 实验室检查　目前诊断烟雾病主要依据形态学特征，尚缺乏分子标志或其他特征性的客观指标，如条件允许可做基因检测，有助诊断。

（三）治疗方案的选择

根据《临床诊疗指南 神经外科学分册》（中华医学会编著，人民卫生出版社），《临床技术操作规范 神经外科分册》（中华医学会编著，人民军医出版社），《神经外科学》（人民卫生出版社）。

1. 手术指征

（1）铃木分期 2 期或以上（5～6 期患者，存在尚未建立自发代偿的颈外动脉分支者）。

（2）烟雾病相关的进展性脑缺血的临床表现　如 TIA、脑梗死、认知功能障碍、神经功能发育迟滞及癫痫等。

（3）其他与烟雾病相关的脑缺血证据　如陈旧性脑梗死、微小出血灶、白质变性或脑萎缩等与脑缺血相关的实质性脑损害。

（4）血流动力学受损　如CBF、CVR下降，OEF升高及CMRO2下降等。

（5）任何形式的颅内出血，排除其他原因。

（6）不推荐对烟雾病的狭窄性病变进行血管内干预，包括球囊扩张或支架成形术。

2．术式选择

（1）手术方式的选择应根据患者的一般情况、临床和影像学特征、血流动力学、代谢评估结果以及术者擅长等多种因素综合考虑。直接＋间接的联合血运重建手术可能具有更好的近期和远期效果，所以计划开展烟雾病治疗的医院和个人应该同时具备两种手术的治疗能力。

（2）对于术前已经形成的颅内外自发吻合血管（如MMA分支、STA分支向颅内形成自发吻合）应予保护完好。

（3）伴发动脉瘤的治疗　①Willis环动脉瘤建议直接处理，包括血管内治疗或显微外科夹闭；②周围型动脉瘤，通常不必处理，如短时间内反复出血，建议直接栓塞或显微外科切除。

（四）标准住院日为10～14天

（五）进入路径标准

1．第一诊断符合烟雾病疾病编码。

2．当患者同时合并其他疾病时，但住院期间不需特殊处理也不影响第　诊断的临床路径流程实施时，可以进入路径。

（六）术前准备（术前评估）2～4天

必需的检查项目

（1）实验室检查：血常规、血型，尿常规，肝肾功能、血电解质、血糖，感染性疾病筛查，凝血功能；

（2）术前应该对患者进行充分的评估，包括临床评估分型、影像学评估（脑实质和脑血管评估）、血流动力学评估（CTP、MRP、SPECT以及PET），必要时应包含认知功能评估，以便根据评估结果制定手术方案。（可于住院前完成）

（3）心电图、胸部X线平片。

（七）预防性抗菌药物选择与使用时机

1．按照《抗菌药物临床应用指导原则》（卫医发〔2015〕43号）选择用药。

2．预防性用抗菌药物，时间为术前30分钟。经患者术后预防性使用抗菌药物2～3天。

（八）手术日为入院第3～5天

1．麻醉方式　全麻。

2．手术方式　首选直接＋间接的联合血运重建手术，特殊情况下可行间接血管重建手术，如缺乏合适的供受体动脉或儿童患者。

3．手术内置物　颅骨固定材料（开颅手术）。

4．充足的静脉补液，术中控制血压维持于正常或稍高水平，维持氧饱和度稳定和稍高的呼气末二氧化碳水平。

5．术中用药　抗菌药物、止血剂、脱水药、抗癫痫药、神经保护药物（依达拉奉等）。

6．输血　视术中情况决定。

7．病理　无。

（九）术后住院恢复7～10天

1．充足的静脉补液，控制血压于基础值或稍高水平，神经保护剂，预防癫痫治疗。

2．减少患儿疼痛或哭吵可能可以减少卒中风险。

3．术后常用药　抗菌药物、抗癫痫药物、扩容药物、抗血管痉挛药物，止血剂、脱水药、神经保护药物。

（十）出院标准

1．切口愈合良好　切口无感染，无皮下积液（或门诊可以处理的少量积液）。

2．无发热。

3．无需要住院处理的并发症和（或）合并症。

（十一）变异及原因分析

1．根据患者病情，安排相应的术前检查，围术期出现不可预测的出血或缺血事件，可能延长住院时间，增加治疗费用。

2．颅内外血管重建手术一般作为首选的治疗方法。目前烟雾病的手术指征、最佳方案等仍未统一，推荐指征如下：1）反复出现临床症状，血流动力学检查有明确的脑缺血，rCBF 下降，血管反应、脑灌注或血管储备功能（rCVR 受损）；2）对于出血型烟雾病患者的初始治疗主要是对症治疗，包括脑室外引流术、脑血肿清除术、呼吸道／心功能等管理。血管重建手术作为二期治疗，手术时机一般选择在出血后 1~3 个月不等。

3．术后随访，包括症状和影像学检查。

二、烟雾病临床路径表单

适用对象：第一诊断为烟雾病
　　　　　行直接和间接的血管重建手术

患者姓名：_____ 性别：____ 年龄：____ 门诊号：_____ 住院号：_____

住院日期：____年___月___日 出院日期：____年___月___日 标准住院日：10～14 天

时间	住院第 1 天	住院第 2～3 天	住院第 3～5 天 （手术日）
主要诊疗工作	□ 询问病史及体格检查 □ 完成病历书写 □ 开化验单 □ 上级医师查房 □ 术前评估 □ 初步确定手术方式和日期	□ 完成术前准备与术前评估，完成术前小结，术前讨论记录，上级医师查房记录 □ 根据患者病情确定手术方案 □ 完成必要的相关科室会诊 □ 术前有预防性抗癫痫 3 天 □ 向患者和家属交代病情，签署手术同意书，自费协议书，输血同意书，委托书 □ 向患者和家属交代围术期注意事项	□ 实施手术 □ 完成手术记录 □ 完成术后病程记录 □ 上级医师查房 □ 向患者及家属交代手术过程情况及注意事项
重点医嘱	长期医嘱： □ 二级护理 □ 饮食（普食 / 糖尿病饮食 / 其他） □ 预防性抗癫痫 临时医嘱： □ 化验检查（血尿常规，血型，肝肾功能＋电解质＋血糖，感染性疾病筛查，凝血功能）心电图，胸片 □ 头颅 CT、MRI、CTA/MRA、CTP/MRP、SPECT、PET、脑血管造影 □ 肺功能、超声心动（视患者情况而定）	长期医嘱： □ 二级护理 □ 饮食（普食 / 糖尿病饮食 / 其他） □ 患者既往基础用药 □ 预防性抗癫痫 临时医嘱： □ 术前医嘱：常规明日全麻下行直接和间接的血管重建手术 □ 术前禁食水 □ 一次性导尿包 □ 其他特殊医嘱	长期医嘱： □ 平卧位 □ 次日改半流食 / 其他 □ 氧气吸入，心电监护 □ 记 24 小时出入量 □ 抗血管痉挛、扩容 □ 止血药物 □ 预防性抗菌药物 □ 控制血压和血糖 □ 必要时抑酸治疗（预防应激性溃疡药物） 临时医嘱： □ 抗菌药物（术前 0.5 小时用） □ 镇痛，止吐 □ 查血常规，电解质，血气等，酌情对症处理 □ 头颅 CT：除外颅内出血、硬脑膜外血肿等、梗死等（酌情） □ 其他特殊医嘱
主要护理工作	□ 介绍病房环境，设施和设备 □ 入院护理评估	□ 宣教，备皮等术前准备 □ 提醒患者明晨禁食水	□ 随时观察患者病情变化 □ 术后心理和生活护理
病情变异记录	□无　□有，原因： 1. 2.	□无　□有，原因： 1. 2.	□无　□有，原因： 1. 2.
护士签名			
医师签名			

时间	住院第5~7天 （术后第1~2天）	住院第6~13天 （术后第3~9天）	住院第10~14天 （出院日）
主要 诊疗 工作	□ 上级医师查房,观察病情变化 □ 完成常规病历书写 □ 注意意识状态、体温、尿量等, 　注意水电解质平衡,予对症处理 □ 酌情复查CT	□ 上级医师查房,观察病情变化 □ 完成常规病历书写 □ 调整药物剂量	□ 上级医师查房,评估切口愈合 　情况,有无手术并发症,判断 　患者血流重建情况完成出院记 　录、病历首页、出院证明等 □ 向患者交代出院注意事项:复 　诊时间、地点、检查项目、紧急 　情况时的处理 □ 将"烟雾病随访表"交患者
重点 医嘱	**长期医嘱:** □ 一级护理 □ 半流食 □ 丙戊酸钠 0.2g tid po □ 脱水药物、激素 □ 应用抑酸药(预防应激性溃疡) □ 抗菌药物应用2~3天 □ 抗血管痉挛、扩容 □ 止血 □ 神经血管营养药物 □ 控制血压和血糖 **临时医嘱:** □ 补液:保持出入量平衡 □ 监测内环境	**长期医嘱:** □ 丙戊酸钠 0.2g tid po □ 脱水药物、激素 □ 应用抑酸药(预防应激性溃疡) □ 抗菌药物应用2~3天 □ 抗血管痉挛、扩容 □ 止血 □ 神经血管营养药物 □ 控制血压和血糖 **临时医嘱:** □ 常规两天拔除负压球 □ 经额手术拆线(7~8天)	**出院医嘱:** □ 出院带药 □ 定期随访
主要 护理 工作	□ 随时观察患者情况 □ 术后心理与生活护理	□ 随时观察患者情况 □ 术后心理与生活护理	□ 指导患者办理出院手续
病情 变异 记录	□无　□有,原因: 1. 2.	□无　□有,原因: 1. 2.	□无　□有,原因: 1. 2.
护士 签名			
医师 签名			

23 锁骨下动脉或椎动脉起始端狭窄支架血管成形术临床路径

（2017年版）

一、锁骨下动脉或椎动脉起始端狭窄支架血管成形术临床路径标准住院流程

（一）适用对象

第一诊断为症状性锁骨下动脉或椎动脉起始端狭窄：主要包括锁骨下动脉狭窄、椎动脉 V1 或 V2 段狭窄。

锁骨下动脉支架血管成形术或椎动脉支架血管成形术。

（二）诊断依据

根据《神经内科学》（人民卫生出版社），《神经外科学》（人民卫生出版社）。

通过临床表现和（或）辅助检查可诊断锁骨下动脉或椎动脉起始端狭窄。依其临床症状的有无，可分为症状性狭窄与无症状性颅内动脉狭窄。

1. 临床表现

（1）脑低灌注症状：头痛、头晕，以运动、情绪激动及应激后为甚；

（2）短暂性脑缺血发作：重度狭窄常表现为眩晕、耳鸣、共济失调及交叉性运动感觉障碍；一般仅持续数分钟，发病后 24 小时内完全恢复。影像学检查无脑局灶性缺血性病变。

（3）缺血性脑卒中：偏侧肢体感觉障碍、偏瘫、失语、偏盲，严重者出现意识障碍、闭锁综合征等，持续时间超过 24 小时无完全缓解。

2. 体格检查　神经系统体征。

3. 辅助检查　颈部血管超声经颅多普勒超声（TCD 证实锁骨下动脉或椎动脉起始端狭窄；数字减影血管造影（DSA）或 CT 血管造影（CTA）或磁共振血管造影（MRA）显示动脉狭窄，管腔内充盈缺损。CTP 或 MRP 或 SPECT 显示脑灌注情况。

（三）选择治疗方案的依据

根据《神经内科学》（人民卫生出版社），《神经外科学》（人民卫生出版社），《缺血性脑血管病介入治疗技术与临床应用》（人民卫生出版社）。

1. 拟诊断为锁骨下动脉或椎动脉起始端动脉粥样硬化斑块狭窄的患者，外科治疗方案的选择是依据患者是否存在与相应狭窄部位以及动脉狭窄的严重程度相关的临床症状。

症状性锁骨下动脉或椎动脉起始端狭窄患者，DSA 显示局部狭窄程度在 70% 以上者进入外科治疗临床路径；

无症状锁骨下动脉或椎动脉起始端狭窄患者，即使 DSA 显示局部狭窄程度在 70% 以上者不进入外科治疗临床路径；

症状性锁骨下动脉或椎动脉起始端狭窄患者，DSA 显示局部狭窄程度小于 70% 者不进入外科治疗临床路径；

其余患者进入锁骨下动脉或椎动脉起始端狭窄内科治疗临床路径；

DSA 显示有椎动脉"盗血"者进入外科治疗临床路径；

DSA 显示狭窄程度小于 70%，但斑块有溃疡者进入外科治疗临床路径。

2. 外科治疗临床路径为锁骨下动脉或椎动脉起始端狭窄支架血管成型术治疗方式；外科治疗方式的选择是依据外科医生的临床判断及患者及家属的意愿。

患者高龄，合并较复杂内科疾病的患者不进入锁骨下动脉或椎动脉起始端狭窄支架血管成形临床路径；

其余患者依据外科医生的临床判断及患者及家属的意愿决定进入锁骨下动脉或椎动脉起始端狭窄支架血管成型术临床路径。

3. 对于手术风险较大者（高龄、妊娠期、合并较严重的内科疾病者），要向患者或家属仔细交代病情，如不同意手术治疗方式，应履行签字手续，并予以严密观察。

4. 对于内科保守治疗患者，应定期随访颅内动脉狭窄的进展情况，一旦出现临床症状或狭窄程度进展达到外科手术治疗指征时，应给予外科治疗干预。

（四）标准住院日

不同锁骨下动脉或椎动脉起始端动脉粥样硬化性斑块性狭窄患者依据采用的治疗方式不同，标准住院日也不相同。

内科治疗患者标准住院日为 3 天；

锁骨下动脉或椎动脉起始端狭窄支架血管成型术患者标准住院日为 5 天。

（五）进入路径标准

1. 第一诊断必须符合锁骨下动脉或椎动脉起始端狭窄疾病编码。

锁骨下动脉支架血管成形术或椎动脉支架血管成形术。

2. 当患者合并其他疾病，但住院期间不需特殊处理，也不影响第一诊断的临床路径实施时，可以进入路径。

（六）锁骨下动脉或椎动脉起始端狭窄入院后检查项目及时间

1. 必须检查的项目（近期已有相关检查且可被认可者可免做）

（1）血常规、尿常规；

（2）肝肾功能、电解质、空腹及餐后血糖、糖化血红蛋白、血脂、超敏 C 反应蛋白、血同型半胱氨酸、凝血功能、血气分析、感染性疾病筛查（乙肝、丙肝、梅毒、艾滋病等）；

（3）心电图、胸片；

（4）头颅 MRI+DWI、MR 检查，有禁忌者行头 CT 检查；

（5）颈动脉超声和经颅多普勒（TCD）；

（6）头颈部四血管数字减影血管造影（DSA），DSA 有禁忌者可行 CT 血管成像（CTA）检查。

2. 根据具体情况可选择的检查项目　血小板聚集率；超声心动检查、动态长程心电图检查，肺功能检查、脑血流评价方法（包括 CTP、PWI 等）。

以上检查项目于入院后 3 天内完成。

内科治疗临床路径：

阿司匹林 100mg Qd 或氯比格雷 75mg Qd，同时监测 LDL 水平，严格控制危险因素和合并症。

（七）外科治疗临床路径

1. 锁骨下动脉或椎动脉起始端狭窄支架血管成形术临床路径

相关药物治疗

1）术前抗血小板治疗：阿司匹林 300mg+ 氯吡格雷 75mg，每日 1 次，至少 3 天；

2）强化调脂治疗：他汀类降血脂药物，调整目标 LDL-C <70mg/dl；

3）糖尿病患者调整血糖用药，空腹及餐后血糖达标。

4）调整血压用药：依据《中国高血压防治指南》控制血压。

2. 手术日为入院后第 3 天

（1）麻醉方式：局麻 / 全麻。

（2）手术方式：锁骨下动脉或椎动脉起始端狭窄支架血管成形术。

（3）手术耗材：导引导管，微导丝，泥鳅导丝，支架，球囊，缝合器等。

（4）术中用药：抗凝药物、抗血管痉挛药物，全麻常规用药，常规情况，不需预防应用抗菌药物。

3．术后住院恢复2天

（1）必须复查的检查项目：血常规，肝肾功能，血电解质，血脂，血糖，颈动脉超声，经颅多普勒。

（2）建议复查的检查项目：头部MRI+DWI（术后3天内）。

4．术后用药　抗血小板药物阿司匹林300mg+氯吡格雷75mg，每日1次，调整血脂、血糖、血压药物使用同术前。

5．出院标准

（1）患者一般状态良好；

（2）体温正常，各项化验无明显异常（除慢病指标以外）。

（八）变异及原因分析

1．术中或术后继发手术部位、穿刺部位血肿，严重脑水肿、脑梗死或脑出血等并发症，严重者需要二次手术，导致住院时间延长、费用增加。

2．术后继发神经功能损伤或邻近脏器功能损伤等，导致住院时间延长。

3．术后出现心血管或肢体血管缺血事件，导致住院时间延长、费用增加。

二、锁骨下动脉或椎动脉起始端狭窄支架血管成形术临床路径表单

适用对象：第一诊断为症状性锁骨下动脉或椎动脉起始端重度狭窄；行锁骨下动脉或椎动脉起始端支架血管成形术

患者姓名：_____ 性别：_____ 年龄：_____ 门诊号：_____ 住院号：_____

住院日期：_____年___月___日 出院日期：_____年___月___日 标准住院日：5天

时间	住院第1天	住院第2天
主要诊疗工作	□ 询问病史与体格检查 □ 完成病历书写 □ 开具各项化验检查申请单 □ 行全脑血管造影术前准备 □ 与家属签署全脑动脉造影知情同意书 □ 上级医师查房，分析患者病情及相关高危因素 □ 完成必要的相关科室会诊	□ 术者查房，结合患者MRI及颈超、TCD结果，分析可能的责任血管及治疗方案 □ 记录术者查房病程 □ 继续行抗血小板治疗 □ 与患者及家属沟通，拟行全脑血管造影术＋锁骨下动脉或椎动脉起始端狭窄血管成形术，签署知情同意书
重点医嘱	长期医嘱： □ 二级护理 □ 饮食 □ 抗血小板药物 临时医嘱： □ 血常规、尿常规、血型、肝肾功能、电解质、血糖、凝血功能、感染性疾病筛查 □ 心电图、胸部X线平片 □ 颅脑MRI+DWI，CTP，SPECT □ 颈部血管超声+TCD	长期医嘱： □ 一级护理 □ 抗血小板药物 □ 其他必要的治疗药物：调节血压、血脂、血糖等 临时医嘱： □ 局麻下行全脑血管造影＋锁骨下动脉或椎动脉起始端狭窄血管成形术 □ 备皮、禁食不禁药 □ 术前针：苯巴比妥0.1g im
主要护理工作	□ 入院宣教 □ 观察患者一般状况 □ 观察血压、体温 □ 造影宣教及心理护理 □ 造影前准备	□ 术前宣教及心理护理 □ 术前准备
病情变异记录	□无 □有，原因： 1. 2.	□无 □有，原因： 1. 2.
护士签名		
医师签名		

时间	住院第 3 天 （手术日）	住院第 4 天	住院第 5 天
主要 诊疗 工作	□ 手术前再次确认患者姓名、性别、年龄和手术侧别 □ 手术 □ 完成术后病程记录和手术记录 □ 向患者及其家属交代手术情况及术后注意事项 □ 术者查房	□ 术者查房 □ 注意病情变化 □ 完成病程记录 □ 安排复查颈动脉超声及 TCD □ 安排复查颅脑 MRI+DWI	□ 上级医师查房 □ 出院医嘱：二级预防，定期随诊、复查
重点 医嘱	**长期医嘱：** □ 一级护理 □ 吸氧 □ 饮食 □ 心电监护 □ 抗血小板药物 □ 其他必要的治疗药物：调节血压、血脂、血糖等 **临时医嘱：** □ 拔除动脉鞘 □ 三列绷带 □ 耐乐固 □ 换药 □ 一次性弯盘 □ 测足背动脉	**长期医嘱：** □ 一级护理 □ 饮食 □ 抗血小板药物 □ 其他必要的治疗药物：调节血压、血脂、血糖等 **临时医嘱：** □ 穿刺点换药 □ 颈动脉超声 +TCD	**临时医嘱：** □ 出院 □ 带药 □ 阿司匹林 30mg，口服，1 次 / 日； □ 氯吡格雷 75mg，口服，1 次 / 日
主要 护理 工作	□ 观察穿刺点情况 □ 严密监测患者颅脑生命体征 □ 支架血管成形术后心理护理及生活护理 □ 卒中二级预防宣教	□ 卒中二级预防宣教 □ 支架血管成形术后随访复查的宣教	□ 卒中二级预防宣教
病情 变异 记录	□无　□有，原因： 1. 2.	□无　□有，原因： 1. 2.	□无　□有，原因： 1. 2.
护士 签名			
医师 签名			

24 高血压脑出血开颅血肿清除术临床路径

（2017 年版）

一、高血压脑出血开颅血肿清除术临床路径标准住院流程

（一）适用对象

第一诊断为高血压脑出血。

行开颅血肿清除术。

（二）诊断依据

根据《临床诊疗指南 神经外科学分册》（中华医学会编著，人民卫生出版社，2012 年）、《临床技术操作规范 神经外科分册》（中华医学会编著，人民军医出版社，2007 年）、《王忠诚神经外科学》（王忠诚，湖北科学技术出版社，2003 年）、《神经外科学》（第 2 版，赵继宗主编，人民卫生出版社，2012 年）。

1. 临床表现

（1）明确的高血压病史；

（2）急性颅内压增高症状：常出现剧烈头痛、头晕及呕吐，严重患者可出现意识障碍；

（3）神经系统症状：根据不同的出血部位，可以出现相应部位的对应症状，出现不同程度的偏瘫、偏身感觉障碍、偏盲等；

1）基底节区出血：高血压脑出血最好发部位，先出现对侧肢体偏瘫，严重时可进展为昏迷甚至死亡。

2）丘脑出血：一般出现对侧半身感觉障碍、不同程度的偏瘫、偏身感觉障碍、偏盲，易于出现意识障碍。

3）小脑出血：由于出血对脑干的直接压迫，患者易于出现昏迷、呼吸、循环衰竭。

4）脑叶出血：症状因血肿所在脑叶不同而有所差异，如额叶可出现对侧偏瘫，多发生于上肢，下肢和面部较轻；顶叶可出现对侧半身感觉障碍；枕叶可出现同侧眼痛和对侧同向偏盲；颞叶出血如发生在优势半球，可出现语言不流利和听力障碍。

2. 辅助检查

（1）颅脑 CT 扫描：是高血压脑出血的首选检查，明确出血部位和体积，血肿呈高密度影。

（2）颅脑 MRI 扫描：不作为首选检查，有助于鉴别诊断。

（3）颅脑 CTA 检查：有助于排出动脉瘤、血管畸形等原因出血。

（三）选择治疗方案的依据

根据《临床诊疗指南 神经外科学分册》（中华医学会编著，人民卫生出版社，2012 年）、《临床技术操作规范 神经外科分册》（中华医学会编著，人民军医出版社，2007 年）、《王忠诚神经外科学》（王忠诚主编，湖北科学技术出版社，2003 年）、《神经外科学》（第 2 版，赵继宗主编，人民卫生出版社，2012 年）。

1. 开颅血肿清除术手术适应证

（1）患者出现意识障碍，双侧瞳孔不等大等脑疝表现；

（2）幕上血肿量>30ml，中线结构移位>5mm，侧脑室受压明显；

（3）幕下血肿量>10ml，脑干或第4脑室受压明显；

（4）经内科保守治疗无效，无手术绝对禁忌证。

2. 禁忌证

（1）有严重心脏病或严重肝功能、肾功能不全等，全身情况差，不能耐受手术者；

（2）脑疝晚期；

（3）长期口服抗凝药物（如华法林），需术前纠正凝血功能异常；

3. 手术风险较大者（高龄、妊娠期、合并较严重内科疾病、长期口服抗血小板药物），手术获益难以预料，需向患者或家属交代病情；如不同意手术，应当充分告知风险，履行签字手续，并予严密观察。

（四）标准住院日为≤21天

（五）进入路径标准

1. 第一诊断必须符合高血压脑出血疾病编码。

2. 当患者同时具有其他疾病诊断，但在住院期间不需特殊处理、不影响第一诊断的临床路径流程实施时，可以进入路径。脑疝晚期患者不进入路径。

（六）住院期间的检查项目

1. 术前必需的检查项目

（1）血常规、血型；

（2）凝血功能、肝功能、肾功能、血电解质、血糖、感染性疾病筛查（乙型肝炎、丙型肝炎、艾滋病、梅毒等）；

（3）心电图；

（4）颅脑CT扫描。

2. 根据患者病情，必要时CTA、MRI进行鉴别诊断等。

3. 术后检查项目依病情而定。

（七）治疗方案与药物选择

1. 评估出血部位及病情严重程度。

2. 手术指证明确、排除禁忌者，行开颅血肿清除术。

3. 降压药及抗菌药物治疗，酌情使用脱水药、抗癫痫药物及激素。

4. 定期手术切口换药，根据愈合情况适时拆线。

5. 术后根据患者病情，行气管切开术。

6. 其他治疗措施。

（八）出院标准

1. 患者病情稳定，生命体征平稳。

2. 体温正常，与手术相关各项化验无明显异常。

3. 手术切口愈合良好。

4. 仍处于昏迷状态的患者，如生命体征平稳，经评估不能短时间恢复者，没有需要住院处理的并发症和（或）合并症，可以转院继续康复治疗。

（九）变异及原因分析

1. 术中或术后继发手术部位或其他部位的颅内血肿、脑水肿、脑梗死等并发症，严重者需要二次手术，导致住院时间延长、费用增加。

2. 术后切口、颅内感染，出现严重神经系统并发症，导致住院时间延长、费用增加。

3. 术后继发其他内、外科疾病，如肺部感染、下肢深静脉血栓、应激性溃疡等，需进一步诊治，导致住院时间延长、费用增加。

二、高血压脑出血开颅血肿清除术临床路径表单

适用对象：第一诊断为高血压脑出血；行开颅血肿清除术

患者姓名：_____ 性别：____ 年龄：____ 门诊号：_____ 住院号：_____

住院日期：____年___月___日 出院日期：____年___月___日 标准住院日：≤21天

时间	住院第1天 （手术当日）	住院第2天 （术后第1天）	住院第3天 （术后第2天）
主要诊疗工作	□ 病史采集，体格检查 □ 完成病历书写、相关检查 □ 制订治疗方案 □ 术前准备 □ 向患者和（或）家属交代病情，签手术知情同意书 □ 急诊手术 □ 临床观察神经系统功能情况	□ 临床观察生命体征变化及神经功能恢复情况 □ 复查头颅CT，评价结果并行相应措施 □ 复查血生化及血常规 □ 根据病情考虑是否需要气管切开 □ 观察切口敷料情况，伤口换药 □ 完成病程记录	□ 临床观察生命体征变化及神经功能恢复情况 □ 观察切口敷料情况，手术切口换药 □ 如果有引流，观察引流液性状及引流量，若引流不多，应予以拔除 □ 完成病程记录
重点医嘱	长期医嘱： □ 一级护理 □ 术前禁食、禁水 □ 监测血压 临时医嘱： □ 血常规、血型 □ 凝血功能、肝功能、肾功能、血电解质、血糖、感染性疾病筛查 □ 胸部X线片，心电图，颅脑CT □ 心、肺功能检查（酌情）	长期医嘱： □ 一级护理 □ 术后流食或鼻饲肠道内营养 □ 监测生命体征 □ 脱水 □ 营养支持对症等治疗 临时医嘱： □ 颅脑CT □ 血常规及血生化	长期医嘱： □ 一级护理 □ 术后流食或鼻饲肠道内营养 □ 监测生命体征 □ 脱水等对症支持治疗
主要护理工作	□ 入院宣教 □ 观察患者一般状况及神经系统状况 □ 观察记录患者意识、瞳孔、生命体征 □ 完成术前准备	□ 观察患者一般状况及神经系统状况 □ 观察记录患者意识、瞳孔、生命体征 □ 观察引流液性状及记量	□ 观察患者一般状况及神经系统功能恢复情况 □ 观察记录患者神志、瞳孔、生命体征 □ 观察引流液性状及记量
病情变异记录	□无 □有，原因： 1. 2.	□无 □有，原因： 1. 2.	□无 □有，原因 1. 2.
是否退出路径	□否 □是，原因： 1. 2.	□否 □是，原因： 1. 2.	□否 □是，原因： 1. 2.
护士签名			
医师签名			

时间	住院第4天 （术后第3天）	住院第5~10天 （术后第4~9天）	住院第11~21天 （出院日）
主要 诊疗 工作	□ 临床观察生命体征变化及神经功能恢复情况 □ 观察切口敷料情况 □ 完成病程记录 □ 根据患者病情，考虑停用抗菌药物；有感染征象患者，根据药敏试验结果调整药物	□ 临床观察生命体征变化及神经功能恢复情况 □ 观察切口敷料情况，手术切口换药、拆线 □ 完成病程记录 □ 必要时复查头部CT □ 复查实验室检查，如血常规、血生化、肝功能、肾功能	□ 确定患者能否出院 □ 向患者交代出院注意事项、复查日期 □ 通知出院处 □ 开出院诊断书 □ 完成出院记录
重点 医嘱	**长期医嘱：** □ 一级护理 □ 根据病情更改饮食及增加肠道内营养 □ 监测生命体征 □ 脱水等对症支持治疗	**长期医嘱：** □ 一级护理 □ 根据病情更改饮食及增加肠道内营养 □ 监测生命体征 □ 脱水对症支持治疗 **临时医嘱：** □ 血常规、肝功能、肾功能、凝血功能 □ 颅脑CT（必要时）	**出院医嘱：** □ 通知出院
主要 护理 工作	□ 观察患者一般状况及神经系统功能恢复情况 □ 观察记录患者意识、瞳孔、生命体征	□ 观察患者一般状况及神经系统功能恢复情况 □ 观察记录患者意识、瞳孔、生命体征	□ 帮助患者办理出院手续
病情 变异 记录	□无　□有，原因： 1. 2.	□无　□有，原因： 1. 2.	□无　□有，原因 1. 2.
是否 退出 路径	□否　□是，原因： 1. 2.	□否　□是，原因： 1. 2.	□否　□是，原因： 1. 2.
护士 签名			
医师 签名			

注：术后治疗时间应根据患者具体病情调整

25 高血压脑出血外科治疗临床路径

（2010年版）

一、高血压脑出血外科治疗临床路径标准住院流程

（一）适用对象

第一诊断为高血压脑出血。

行开颅血肿清除术。

（二）诊断依据

根据《临床诊疗指南 神经外科学分册》（中华医学会编著，人民卫生出版社）、《临床技术操作规范 神经外科分册》（中华医学会编著，人民军医出版社）、《王忠诚神经外科学》（王忠诚主编，湖北科学技术出版社）、《神经外科学》（赵继宗主编，人民卫生出版社）。

1. 临床表现

（1）明确的高血压病史。

（2）急性颅内压增高症状：常出现剧烈头痛、头晕及呕吐，严重患者可出现意识障碍。

（3）神经系统症状：根据不同的出血部位，可以出现一些相应部位的对应症状，出现不同程度的偏瘫、偏身感觉障碍、偏盲、瞳孔改变等。

1）壳核出血：高血压脑出血最好发部位，先出现对侧肢体偏瘫，严重时可进展为昏迷甚至死亡。

2）丘脑出血：一般出现对侧半身感觉障碍，当内囊出血时也出现偏瘫症状。

3）小脑出血：由于出血对脑干的直接压迫，患者先出现昏迷而非先出现偏瘫。

4）脑叶出血：症状因血肿所在脑叶不同而有所差异，如额叶可出现对侧偏瘫，多发生于上肢，下肢和面部较轻；顶叶可出现对侧半身感觉障碍；枕叶可出现同侧眼痛和对侧同向偏盲；颞叶出血如发生在优势半球，可出现语言不流利和听力障碍。

2. 辅助检查

（1）头颅CT扫描：是高血压脑出血的首选检查，明确出血部位和体积，血肿呈高密度影；

（2）头颅MRI扫描：不作为首选检查，有助于鉴别诊断。

（三）选择治疗方案的依据

根据《临床诊疗指南 神经外科学分册》（中华医学会编著，人民卫生出版社）、《临床技术操作规范 神经外科分册》（中华医学会编著，人民军医出版社）、《王忠诚神经外科学》（王忠诚主编，湖北科学技术出版社）、《神经外科学》（赵继宗主编，人民卫生出版社）。

1. 开颅血肿清除术手术适应证

（1）患者出现意识障碍，双侧瞳孔不等大等脑疝表现；

（2）幕上血肿量>30ml，中线结构移位>5mm，侧脑室受压明显；

（3）幕下血肿量>10ml，脑干或第四脑室受压明显；

（4）经内科保守治疗无效，血肿量逐渐增加，无手术绝对禁忌证。

2．禁忌证

（1）有严重心脏病或严重肝肾功能不全等，全身情况差，不能耐受手术者；

（2）脑疝晚期。

3．手术风险较大者（高龄、妊娠期、合并较严重内科疾病），需向患者或家属交代病情；如不同意手术，应当充分告知风险，履行签字手续，并予严密观察。

（四）标准住院日为≤21 天

（五）进入路径标准

1．第一诊断必须符合高血压脑出血疾病编码。

2．当患者同时具有其他疾病诊断，但在住院期间不需特殊处理、不影响第一诊断的临床路径流程实施时，可以进入路径。脑疝晚期患者不进入路径。

（六）术前准备（入院当天）

1．必需的检查项目

（1）血常规、尿常规，血型；

（2）凝血功能、肝肾功能、血电解质、血糖、感染性疾病筛查（乙型肝炎、丙型肝炎、艾滋病、梅毒等）；

（3）心电图、胸部 X 线平片；

（4）头颅 CT 扫描。

2．根据患者病情，必要时 DSA、MRI 进行鉴别诊断。

（七）预防性抗菌药物选择与使用时机

1．按照《抗菌药物临床应用指导原则》（卫医发〔2004〕285 号）选择用药。建议使用第一、二代头孢菌素，头孢曲松等；明确感染患者，可根据药敏试验结果调整抗菌药物。

2．预防性用抗菌药物，时间为术前 30 分钟。

（八）手术日为入院当天

1．麻醉方式　全身麻醉。

2．手术方式　开颅血肿清除术。

3．手术置入物　硬脑膜修复材料、颅骨固定材料、引流管系统。

4．术中用药　脱水药、降压药、抗菌药物，酌情使用抗癫痫药物及激素。

5．输血　根据手术失血情况决定。

（九）术后住院恢复≤20 天

1．必须复查的检查项目　术后 24 小时之内及出院前根据具体情况复查头颅 CT，了解颅内情况；化验室检查包括血常规、肝肾功能、血电解质、血糖等。

2．根据患者病情，可行血气分析、胸部 X 线平片、B 超等检查。

3．每 2～3 天手术切口换药 1 次。

4．术后 7 天拆除手术切口缝线，或根据病情酌情延长拆线时间。

5．术后根据患者病情，行气管切开术。

（十）出院标准

1．患者病情稳定，生命体征平稳。

2．体温正常，与手术相关各项化验无明显异常。

3．手术切口愈合良好。

4．仍处于昏迷状态的患者，如生命体征平稳，经评估不能短时间恢复者，没有需要住院处理的并发症和（或）合并症，可以转院继续康复治疗。

（十一）变异及原因分析

1．术中或术后继发手术部位或其他部位的颅内血肿、脑水肿、脑梗死等并发症，严重者需要二次手术,导致住院时间延长、费用增加。

2. 术后切口、颅内感染,出现严重神经系统并发症,导致住院时间延长、费用增加。

3. 术后继发其他内、外科疾病,如肺部感染、下肢深静脉血栓、应激性溃疡等,需进一步诊治,导致住院时间延长。

二、高血压脑出血外科治疗临床路径表单

适用对象：第一诊断为高血压脑出血
　　　　　行开颅血肿清除术

患者姓名：_____ 性别：____ 年龄：____ 门诊号：_____ 住院号：_____

住院日期：____年___月___日 出院日期：____年___月___日 标准住院日：≤21天

时间	住院第1天 （手术当日）	住院第2天 （术后第1天）	住院第3天 （术后第2天）	住院第4天 （术后第3天）
主要诊疗工作	□ 病史采集，体格检查 □ 完成病历书写、相关检查 □ 制订治疗方案 □ 术前准备 □ 向患者和（或）家属交代病情，签手术知情同意书 □ 准备急诊手术 □ 临床观察神经系统功能情况	□ 临床观察生命体征变化及神经功能恢复情况 □ 复查头颅CT，评价结果并行相应措施 □ 复查血生化及血常规 □ 根据病情考虑是否需要气管切开 □ 观察切口敷料情况，伤口换药 □ 完成病程记录	□ 临床观察生命体征变化及神经功能恢复情况 □ 观察切口敷料情况，手术切口换药 □ 如果有引流，观察引流液性状及引流量，若引流不多，应予以拔除 □ 完成病程记录	□ 临床观察生命体征变化及神经功能恢复情况 □ 观察切口敷料情况 □ 完成病程记录 □ 根据患者病情，考虑停用抗菌药物；有感染征象患者，根据药敏试验结果调整药物
重点医嘱	**长期医嘱：** □ 一级护理 □ 术前禁食水 □ 监测血压 **临时医嘱：** □ 血常规、血型，尿常规 □ 凝血功能、肝肾功能、血电解质、血糖、感染性疾病筛查 □ 胸部X线平片，心电图 □ 头颅CT □ 心、肺功能检查（酌情）	**长期医嘱：** □ 一级护理 □ 术后流食或鼻饲肠道内营养 □ 监测生命体征 □ 脱水等对症支持治疗 **临时医嘱：** □ 头颅CT □ 血常规及血生化	**长期医嘱：** □ 一级护理 □ 术后流食或鼻饲肠道内营养 □ 监测生命体征 □ 脱水等对症支持治疗	**长期医嘱：** □ 一级护理 □ 根据病情更改饮食及增加肠道内营养 □ 监测生命体征 □ 脱水等对症支持治疗
主要护理工作	□ 入院宣教 □ 观察患者一般状况及神经系统状况 □ 观察记录患者神志、瞳孔、生命体征 □ 完成术前准备	□ 观察患者一般状况及神经系统状况 □ 观察记录患者神志、瞳孔、生命体征 □ 观察引流液性状及记量	□ 观察患者一般状况及神经系统功能恢复情况 □ 观察记录患者神志、瞳孔、生命体征 □ 观察引流液性状及记量	□ 观察患者一般状况及神经系统功能恢复情况 □ 观察记录患者神志、瞳孔、生命体征
病情变异记录	□无　□有，原因： 1. 2.	□无　□有，原因： 1. 2.	□无　□有，原因： 1. 2.	□无　□有，原因： 1. 2.
护士签名				
医师签名				

时间	住院第5天 （术后第4天）	住院第6天 （术后第5天）	住院第7天 （术后第6天）	住院第8天 （术后第7天）
主要 诊疗 工作	□ 临床观察生命体征变化及神经功能恢复情况 □ 观察切口敷料情况，手术切口换药 □ 完成病程记录	□ 临床观察生命体征变化及神经功能恢复情况 □ 观察切口敷料情况 □ 完成病程记录	□ 临床观察生命体征变化及神经功能恢复情况 □ 观察切口敷料情况 □ 完成病程记录	□ 根据切口情况予以拆线 □ 临床观察神经功能恢复情况 □ 复查头部CT □ 完成病程记录
重点 医嘱	长期医嘱： □ 一级护理 □ 根据病情更改饮食及增加肠道内营养 □ 监测生命体征 □ 脱水对症支持治疗	长期医嘱： □ 一级护理 □ 根据病情更改饮食及增加肠道内营养 □ 监测生命体征 □ 脱水对症支持治疗	长期医嘱： □ 一级护理 □ 根据病情更改饮食及增加肠道内营养 □ 监测生命体征 □ 脱水对症支持治疗	长期医嘱： □ 一级或二级护理 □ 术后普食或继续肠道内营养 临时医嘱： □ 血常规、肝肾功能、凝血功能 □ 头颅CT
主要 护理 工作	□ 观察患者一般状况及神经系统功能恢复情况 □ 观察记录患者神志、瞳孔、生命体征	□ 观察患者一般状况及神经系统功能恢复情况 □ 观察记录患者神志、瞳孔、生命体征	□ 观察患者一般状况及神经系统功能恢复情况 □ 观察记录患者神志、瞳孔、生命体征	□ 观察患者一般状况及神经系统功能恢复情况 □ 观察记录患者神志、瞳孔、生命体征
病情 变异 记录	□无　□有，原因： 1. 2.	□无　□有，原因： 1. 2.	□无　□有，原因： 1. 2.	□无　□有，原因： 1. 2.
护士 签名				
医师 签名				

时间	住院第 9 天 （术后第 8 天）	住院第 10 天 （术后第 9 天）	住院第 11 天 （术后第 10 天）	住院第 12 天 （术后第 11 天）
主要 诊疗 工作	□ 临床观察神经功能恢 　复情况 □ 完成病程记录 □ 查看化验结果	□ 临床观察神经功能恢 　复情况 □ 观察切口情况 □ 完成病程记录	□ 临床观察神经功能恢 　复情况 □ 完成病程记录	□ 临床观察神经功能恢 　复情况 □ 完成病程记录
重点 医嘱	长期医嘱： □ 一级或二级护理 □ 术后普食或继续肠道 　内营养	长期医嘱： □ 一级或二级护理 □ 术后普食或继续肠道 　内营养	长期医嘱： □ 一级或二级护理 □ 术后普食或继续肠道 　内营养	长期医嘱： □ 一级或二级护理 □ 术后普食或继续肠道 　内营养
主要 护理 工作	□ 观察患者一般状况 □ 观察神经系统功能恢 　复情况 □ 如果病情允许患者可 　下床活动	□ 观察患者一般状况及 　切口情况 □ 观察神经系统功能恢 　复情况 □ 如果病情允许患者可 　下床活动	□ 观察患者一般状况及 　切口情况 □ 观察神经系统功能恢 　复情况 □ 如果病情允许患者可 　下床活动	□ 观察患者一般状况及 　切口情况 □ 观察神经系统功能恢 　复情况 □ 如果病情允许患者可 　下床活动
病情 变异 记录	□无　□有，原因 1. 2.	□无　□有，原因 1. 2.	□无　□有，原因 1. 2.	□无　□有，原因 1. 2.
护士 签名				
医师 签名				

时间	住院第 13 天 （术后第 12 天）	住院第 14 天 （术后第 13 天）	住院第 15 天 （术后第 14 天）	住院第 16 天 （术后第 15 天）
主要 诊疗 工作	□ 临床观察神经功能恢复情况 □ 完成病程记录	□ 临床观察神经功能恢复情况 □ 完成病程记录	□ 临床观察神经功能恢复情况 □ 复查头颅 CT □ 复查实验室检查，如血常规、血生化、肝肾功能 □ 完成病程记录	□ 临床观察神经功能恢复情况 □ 评估头颅 CT 结果 □ 查看实验室检查结果 □ 完成病程记录
重点 医嘱	长期医嘱： □ 一级或二级护理 □ 术后普食或继续肠道内营养	长期医嘱： □ 一级或二级护理 □ 术后普食或继续肠道内营养	长期医嘱： □ 一级或二级护理 □ 术后普食或继续肠道内营养 短期医嘱： □ 头颅 CT □ 血常规 □ 血生化、肝肾功能	长期医嘱： □ 一级或二级护理 □ 术后普食或继续肠道内营养
主要 护理 工作	□ 观察患者一般状况及切口情况 □ 观察神经系统功能恢复情况 □ 如果病情允许患者可下床活动	□ 观察患者一般状况及切口情况 □ 观察神经系统功能恢复情况 □ 如果病情允许患者可下床活动	□ 观察患者一般状况及切口情况 □ 观察神经系统功能恢复情况 □ 如果病情允许患者可下床活动	□ 观察患者一般状况及切口情况 □ 观察神经系统功能恢复情况 □ 如果病情允许患者可下床活动
病情 变异 记录	□无　□有，原因 1. 2.	□无　□有，原因 1. 2.	□无　□有，原因 1. 2.	□无　□有，原因 1. 2.
护士 签名				
医师 签名				

时间	住院第 17 天 （术后第 16 天）	住院第 18 天 （术后第 17 天）	住院第 19 天 （术后第 18 天）	住院第 20 天 （术后第 19 天）	住院第 21 天 （术后第 20 天）
主要 诊疗 工作	□ 临床观察神经功能恢复情况 □ 完成病程记录	□ 临床观察神经功能恢复情况 □ 完成病程记录	□ 临床观察神经功能恢复情况 □ 完成病程记录	□ 临床观察神经功能恢复情况 □ 完成病程记录	□ 确定患者能否出院 □ 向患者交代出院注意事项、复查日期 □ 通知出院处 □ 开出院诊断书 □ 完成出院记录
重点 医嘱	长期医嘱： □ 一级或二级护理 □ 术后普食或继续肠道内营养	长期医嘱： □ 一级或二级护理 □ 术后普食或继续肠道内营养	长期医嘱： □ 一级或二级护理 □ 术后普食或继续肠道内营养	长期医嘱： □ 一级或二级护理 □ 术后普食或继续肠道内营养	出院医嘱： □ 通知出院
主要 护理 工作	□ 观察患者一般状况及切口情况 □ 观察神经系统功能恢复情况 □ 如果病情允许患者可下床活动	□ 观察患者一般状况及切口情况 □ 观察神经系统功能恢复情况 □ 如果病情允许患者可下床活动	□ 观察患者一般状况及切口情况 □ 观察神经系统功能恢复情况 □ 如果病情允许患者可下床活动	□ 观察患者一般状况及切口情况 □ 观察神经系统功能恢复情况 □ 如果病情允许患者可下床活动	□ 帮助患者办理出院手续
病情 变异 记录	□无　□有，原因 1. 2.	□无　□有，原因 1. 2.	□无　□有，原因 1. 2.	□无　□有，原因 1. 2.	□无　□有，原因 1. 2.
护士 签名					
医师 签名					

26 脑转移瘤临床路径

（2017 年版）

一、脑转移瘤临床路径标准住院流程

（一）适用对象

第一诊断为恶性肿瘤伴脑转移瘤。

行头颅放射治疗需住院者。

（二）诊断依据

1. 临床表现　头痛、恶心呕吐、癫痫发作、轻偏瘫、言语障碍、精神障碍、认知障碍、共济失调、感觉异常、视盘水肿等。

2. 影像学检查　头颅 MRI 或者头颅 CT 证实存在脑转移瘤。

3. 原发肿瘤病理学诊断明确（组织病理学、细胞病理学）。

（三）进入路径标准

1. 第一诊断必须符合恶性肿瘤伴脑转移瘤疾病编码。

2. 无放疗禁忌证。

3. 当患者合并其他疾病，但住院期间不需要特殊处理也不影响第一诊断的临床路径流程实施时，可以进入路径。

（四）标准住院日≤20 天

（五）住院期间的检查项目

1. 必需的检查项目

（1）血常规、尿常规、便常规；

（2）肝功能、肾功能、电解质、CRP/PCT；

（3）肿瘤标志物、心电图；

（4）头颅增强 MRI 或者 CT 扫描；

（5）头颅定位 CT。

2. 根据患者病情进行的检查项目

（1）肺功能、超声心动图；

（2）凝血功能；乙肝三系；

（3）ECT 骨扫描；

（4）上腹部 CT 增强扫描或腹部超声检查；

（5）胸片或胸部 CT；

（6）PET-CT；

（7）临床需要的其他检查项目。

（六）放疗方案

根据 2015 年《NCCN 脑转移瘤诊断治疗指南》及《肿瘤放射治疗学》（第 4 版）。

1. 靶区的确定　头颅增强 MR 或 CT 扫描，可为靶体积及其边界的确定提供参考。

2. 放射治疗计划　推荐使用 CT 模拟定位和三维计划系统，应该使用静脉对比剂以增进显像。

3. 放射治疗剂量　根据原发肿瘤、转移瘤个数、病灶大小、患者 KPS 评分等具体情况选择放疗方案。常用方案有：立体定向放疗（SBRT）50Gy/5～10F；全脑 30Gy/10F；全脑 25Gy/10F，瘤床同步推量至 50Gy/10F。

（七）放疗后的复查

1. 放疗结束时必须复查的检查项目为血常规。

2. 治疗前存在不正常的化验结果，则在放疗结束时需要复查该项目。

（八）出院标准

1. 完成全部放射治疗计划。

2. 无严重毒性反应需要住院处理。

3. 无需要住院处理的其他合并症 / 并发症。

（九）变异及原因分析

1. 放疗期间的合并症和（或）并发症，需要进行相关的诊断和治疗，导致住院时间延长、费用增加。

2. 肿瘤的复发或转移、病情进展退出临床路径。

3. 医师认可的变异原因分析，如药物减量使用。

4. 其他患者方面的原因等。

二、脑转移瘤临床路径表单

适用对象：第一诊断恶性肿瘤伴脑转移瘤；行头颅放射治疗

患者姓名：_____ 性别：_____ 年龄：_____ 门诊号：_____ 住院号：_____

住院日期：_____年___月___日 出院日期：_____年___月___日 标准住院日：≤20天

时间	住院第1天	住院第2~5天	住院第6~14天
主要诊疗工作	□ 询问病史及体格检查 □ 完成病历书写 □ 开化验单及检查申请单	□ 上级医师查房和评估 □ 初步确定诊疗方案 □ 完成放疗前检查、准备 □ 根据病理结果影像学资料等，结合患者的基础疾病和综合治疗方案，行放疗前讨论，确定放疗方案 □ 放疗定位，定位后CT扫描或直接行模拟定位CT或模拟机定位 □ 医师勾画靶区 □ 物理师初步制订计划 □ 医师评估并确认计划 □ 模拟机及加速器计划确认和核对 □ 住院医师完成病程日志 □ 完成必要的相关科室会诊 □ 签署放疗知情同意书、授权委托同意书、向患者及家属交代病情及放疗注意事项	□ 上级医师查房 □ 住院医师完成必要病程记录 □ 视病人情况给予对应的对症治疗
重点医嘱	**长期医嘱：** □ 放疗科护理常规 □ 二级/一级护理（根据病情） □ 普食、糖尿病饮食或其他 □ 其他：测血糖、测血压等 □ 地塞米松、甘露醇、甘油果糖等脱水降颅内压治疗（必要时） □ 丙戊酸钠片等预防性抗癫痫治疗（必要时） □ 其他医嘱 **临时医嘱：** □ 血常规、尿常规、大便常规、CRP或PCT □ 肝肾功能、电解质、肿瘤标志物检查 □ 心电图 □ 头颅增强MR或者CT、头颅定位CT □ 根据病情：乙肝三系、胸片/胸部CT、腹部超声或CT、全身骨扫描、PET-CT □ 其他特殊医嘱	**长期医嘱：** □ 患者既往基础用药 □ 其他医嘱 **临时医嘱：** □ 其他特殊医嘱	**长期医嘱：** □ 地塞米松、甘露醇、甘油果糖等脱水降颅内压治疗（必要时） □ 丙戊酸钠片等预防性抗癫痫治疗（必要时） □ 替莫唑胺胶囊75mg/m^2（必要时） □ 止吐、护胃、护肝、升白细胞、升血小板（必要时） □ 抗菌药物（必要时） □ 其他医嘱 **临时医嘱：** □ 血常规、生化 □ CRP、PCT（必要时） □ 病原微生物培养（必要时） □ 其他特殊医嘱
主要护理工作	□ 介绍病房环境、设施和设备 □ 入院护理评估，护理计划 □ 静脉取血 □ 协助完成各项实验室检查及辅助检查	□ 放疗前准备 □ 放疗前宣教（正常组织保护等） □ 提醒患者放疗期间病情变化 □ 定时巡视病房	□ 观察放疗期间病情变化 □ 定时巡视病房
病情变异记录	□无 □有，原因： 1. 2.	□无 □有，原因： 1. 2.	□无 □有，原因： 1. 2.
护士签名			
医师签名			

时间	住院第 15~17 天 （出院前 1~3 天）	住院第 18~20 天 （出院日）
主要 诊疗 工作	□ 上级医师查房，治疗效果评估 □ 进行病情评估 □ 确定是否符合出院标准、是否出院 □ 确定出院后治疗方案 □ 完成上级医师查房记录	□ 完成出院小结 □ 向患者交代放疗后注意事项 □ 预约复诊日期
重点 医嘱	**长期医嘱：** □ 放疗科护理常规 □ 二/三级护理（根据病情） **临时医嘱：** □ 根据需要，复查有关检查 □ 对症处理	**出院医嘱：** □ 出院带药 □ 门诊随诊 □ 每周复查血常规 1 次
主要 护理 工作	□ 观察患者一般情况 □ 恢复期生活和心理护理 □ 出院准备指导	□ 告知复诊计划，就医指征 □ 帮助患者办理出院手续 □ 出院指导
病情 变异 记录	□无　□有，原因： 1. 2.	□无　□有，原因： 1. 2.
护士 签名		
医师 签名		

27 蛛网膜囊肿临床路径

（2017年版）

一、蛛网膜囊肿临床路径标准住院流程

（一）适用对象

第一诊断为蛛网膜囊肿。

（二）诊断依据

根据《临床诊疗指南 神经外科学分册》（中华医学会编著，人民卫生出版社），《神经外科学》（人民卫生出版社）。

1. 临床表现

（1）大多数蛛网膜囊肿多无明显临床症状，多为偶然发现。

（2）一些体积大的蛛网膜囊肿可出现与颅内占位病变相似临床表现。例如：颅骨发育异常或巨颅畸形，特别多见于小儿；头痛；癫痫；颅内压增高；发育迟缓；行为改变；恶心；偏瘫；共济失调等各种临床表现。

2. 辅助检查　包括头颅 CT、MRI（尤其是脑脊液流动 MR）、脑池造影。其中脑脊液流动 MR 是主要判断囊肿是否需要手术干预的一个指标。

3. 实验室检查　目前诊断蛛网膜囊肿主要依据形态学特征，尚缺乏分子标志或其他特征性的客观指标，如条件允许可做基因检测，有助诊断。

（三）治疗方案的选择

根据《临床诊疗指南 神经外科学分册》（中华医学会编著，人民卫生出版社），《神经外科学》（人民卫生出版社）。

1. 手术指征　对于无临床症状者多不需手术治疗。而针对有症状者，则需手术治疗对囊肿进行内减压及囊壁切除。

2. 术式选择

（1）引流囊肿　内引流囊液至硬膜下腔；囊肿 - 腹腔分流，将囊液引流至腹腔内。

（2）囊壁切开　开颅手术切除囊肿；各种内窥镜技术以及激光辅助技术切除囊肿。

（四）标准住院日为 10～14 天

（五）进入路径标准

1. 第一诊断符合蛛网膜囊肿的疾病编码，已发生临床症状具备手术指征的患者。

2. 当患者同时合并其他疾病时，但住院期间不需特殊处理也不影响第一诊断的临床路径流程实施时，可以进入路径。

（六）术前准备（术前评估）2～4 天

必需的检查项目

（1）实验室检查：血常规、血型，尿常规，肝肾功能、血电解质、血糖，感染性疾病筛查，凝血功能；

（2）术前应该对患者进行充分的评估，包括临床评估分型、影像学评估（MR脑脊液流动检测），必要时可行脑池造影；

（3）心电图、胸部X线平片。

（七）预防性抗菌药物选择与使用时机

1. 按照《抗菌药物临床应用指导原则》（卫医发〔2015〕43号）选择用药。

2. 预防性用抗菌药物，时间为术前30分钟。经患者术后预防性使用抗菌药物2～3天。

（八）手术日为入院第4～6天

1. 麻醉方式　全麻。

2. 手术方式　根据不同情况选择手术术式。

3. 手术内置物　颅骨固定材料（开颅手术）。

4. 术中用药　抗菌药物。

5. 术后用药　止血剂、脱水药、抗癫痫药。

6. 输血　视术中情况决定。

7. 病理　有。

（九）术后住院恢复7～10天

1. 常规的静脉补液，抗菌药物，预防癫痫治疗，神经保护剂（必要时）。

2. 减少患儿疼痛或哭吵可能。

（十）出院标准

1. 切口愈合良好　切口无感染，无皮下积液（或门诊可以处理的少量积液）。

2. 无发热。

3. 无需要住院处理的并发症和（或）合并症。

（十一）变异及原因分析

1. 根据患者病情，安排相应的术前检查，围术期出现不可预测的出血或感染事件，可能延长住院时间，增加治疗费用。

2. 术后随访，包括症状和影像学检查。

二、蛛网膜囊肿临床路径表单

适用对象：第一诊断为蛛网膜囊肿；行囊肿腹腔分流术

患者姓名：_____ 性别：_____ 年龄：_____ 门诊号：_____ 住院号：_____

住院日期：_____年___月___日 出院日期：_____年___月___日 标准住院日：10～14 天

时间	住院第 1 天	住院第 2～3 天	住院第 3～5 天 （手术日）
主要诊疗工作	□ 询问病史及体格检查 □ 完成病历书写 □ 开化验单 □ 上级医师查房 □ 术前评估（完善 MR 脑脊液流动检测，必要患者行脑池造影） □ 初步确定手术方式和日期	□ 完成术前准备与术前评估，完成术前小结，术前讨论记录，上级医师查房记录 □ 根据患者病情确定手术方案 □ 完成必要的相关科室会诊 □ 术前有预防性抗癫痫 3 天 □ 向患者和家属交代病情，签署手术同意书，自费协议书，输血同意书，委托书 □ 向患者和家属交代围术期注意事项	□ 实施手术 □ 完成手术记录 □ 完成术后病程记录 □ 上级医师查房 □ 向患者及家属交代手术过程情况及注意事项
重点医嘱	长期医嘱： □ 二级护理 □ 饮食（普食 / 糖尿病饮食 / 其他） □ 预防性抗癫痫 临时医嘱： □ 化验检查（血尿常规，血型，肝肾功能＋电解质＋血糖，感染性疾病筛查，凝血功能）心电图，胸片 □ 头颅 CT □ 肺功能、超声心动（视患者情况而定）	长期医嘱： □ 二级护理 □ 饮食（普食 / 糖尿病饮食 / 其他） □ 患者既往基础用药 □ 预防性抗癫痫 临时医嘱： □ 术前医嘱：常规明日全麻下行直接和间接的血管重建手术 □ 术前禁食水 □ 一次性导尿包 □ 其他特殊医嘱	长期医嘱： □ 平卧位 □ 次日改半流食 / 其他 □ 氧气吸入，心电监护 □ 记 24 小时出入量 □ 止血药物 □ 预防性抗菌药物 □ 控制血压和血糖 □ 必要时抑酸治疗（预防应激性溃疡药物） 临时医嘱： □ 抗菌药物（术前 0.5 小时用） □ 镇痛，止吐 □ 查血常规，电解质，血气等，酌情对症处理 □ 头颅 CT：除外颅内出血、硬脑膜外血肿等、梗死等（酌情） □ 其他特殊医嘱
主要护理工作	□ 介绍病房环境，设施和设备 □ 入院护理评估	□ 宣教，备皮等术前准备 □ 提醒患者明晨禁食水	□ 随时观察患者病情变化 □ 术后心理和生活护理
病情变异记录	□无　□有，原因： 1. 2.	□无　□有，原因： 1. 2.	□无　□有，原因： 1. 2.
护士签名			
医师签名			

时间	住院第 5~7 天 （术后第 1~2 天）	住院第 6~13 天 （术后第 3~9 天）	住院第 10~14 天 （出院日）
主要 诊疗 工作	□ 上级医师查房,观察病情变化 □ 完成常规病历书写 □ 注意意识状态、体温、尿量等,注意水电解质平衡,予对症处理 □ 酌情复查 CT	□ 上级医师查房,观察病情变化 □ 完成常规病历书写 □ 调整药物剂量	□ 上级医师查房,评估切口愈合情况,有无手术并发症,判断患者血流重建情况完成出院记录、病历首页、出院证明等 □ 向患者交代出院注意事项:复诊时间、地点、检查项目、紧急情况时的处理 □ 将"蛛网膜囊肿随访表"交患者
重点 医嘱	**长期医嘱:** □ 一级护理 □ 半流食 □ 丙戊酸钠 0.2g tid po □ 脱水药物、激素 □ 应用抑酸药(预防应激性溃疡) □ 抗菌药物应用 2～3 天 □ 抗血管痉挛、扩容 □ 止血 □ 神经血管营养药物 □ 控制血压和血糖 **临时医嘱:** □ 补液:保持出入量平衡 □ 监测内环境	**长期医嘱:** □ 丙戊酸钠 0.2g tid po □ 脱水药物 □ 应用抑酸药(预防应激性溃疡) □ 抗菌药物应用 2～3 天 □ 抗血管痉挛、扩容 □ 止血 □ 神经血管营养药物 □ 控制血压和血糖 **临时医嘱:** □ 常规两天拔除负压球 □ 经额手术拆线(7～8 天)	**出院医嘱:** □ 出院带药 □ 定期随访
主要 护理 工作	□ 随时观察患者情况 □ 术后心理与生活护理	□ 随时观察患者情况 □ 术后心理与生活护理	□ 指导患者办理出院手续
病情 变异 记录	□无　□有,原因: 1. 2.	□无　□有,原因: 1. 2.	□无　□有,原因: 1. 2.
护士 签名			
医师 签名			

28 小脑扁桃体下疝畸形临床路径

（2017年版）

一、小脑扁桃体下疝畸形临床路径标准住院流程

（一）适用对象

第一诊断为小脑扁桃体下疝畸形。

行枕下中线入路减压术。

（二）诊断依据

根据《临床诊疗指南 神经外科学分册》（中华医学会编著，人民卫生出版社），《临床技术操作规范 神经外科分册》（中华医学会编著，人民军医出版社），《神经外科学》（人民卫生出版社）。

1. 临床表现

（1）病情通常进展缓慢，多呈进行性加重，临床症状可与畸形程度不一致；

（2）神经根症状：枕项部疼痛，上肢麻木，肌萎缩，言语不清，吞咽困难等；

（3）上颈髓及延髓症状：如四肢乏力或瘫痪，感觉障碍，椎体束征阳性等；

（4）小脑症状：常见为眼球症状，小脑性共济失调等；

（5）如合并脑积水，可有颅内压增高症状，通常合并脊髓空洞。

2. 辅助检查

（1）枕颈部MRI检查：显示小脑扁桃体下降至枕大孔水平以下；

（2）头颅CT或MRI可显示合并脑积水；

（3）颈部、胸部MRI了解是否合并脊髓空洞；

（4）颅颈交界区X线片、CT和MRI是否合并颅底畸形。

（三）治疗方案的选择及依据

根据《临床诊疗指南 神经外科学分册》（中华医学会编著，人民卫生出版社），《临床技术操作规范 神经外科分册》（中华医学会编著，人民军医出版社），《神经外科学》（人民卫生出版社）。

1. 明确诊断为小脑扁桃体下疝畸形，出现神经系统症状或病情进展者需手术治疗，手术首选枕下减压术。

2. 对于手术风险较大者（高龄、妊娠期、合并较严重内科疾病），需向患者或家属详细交代病情。

3. 对于严密观察保守治疗的患者，如出现因脑积水导致的严重颅内压增高征象，必要时予急诊手术。

（四）标准住院日为15天

（五）进入路径标准

1. 第一诊断必须符合小脑扁桃体下疝畸形疾病编码。

2. 当患者同时具有其他疾病诊断时，但在住院期间不需要特殊处理也不影响第一诊断的临床路径流程实施时，可以进入路径。

（六）术前准备（术前评估）4 天

1. 所必需的检查项目

（1）血常规、血型，尿常规；

（2）肝肾功能、血电解质、血糖；

（3）凝血功能；

（4）感染性疾病筛查（乙肝，丙肝，艾滋病，梅毒等）；

（5）胸部 X 线片、心电图；

（6）颈椎 MRI，头颅 CT；

（7）肌电图、体感及运动诱发电位。

2. 根据患者病情，必要时行心、肺功能检查。

（七）预防性抗菌药物选择与使用时机

1. 按照《抗菌药物临床应用指导原则》（卫医发〔2004〕285 号）选择用药。

2. 预防性用抗菌药时间为术前 30 分钟。

3. 如置管引流，手术后可预防性应用抗菌药物 3～5 天。

（八）手术日为入院第 5 天

1. 麻醉方式　全麻。

2. 手术方式　枕下中线入路减压术。

3. 手术内固定物　颅骨和脊柱固定材料。

4. 术中用药　激素。

（九）术后住院恢复 10 天

1. 必须复查的检查项目　血、尿常规，肝肾功能、血电解质、血糖，凝血功能，颈椎 MRI，头颅 CT，肌电图、体感及运动诱发电位。

2. 术后用药　激素，视病情应用脱水药物。

（十）出院标准

1. 患者一般情况良好，饮食恢复，各项化验无明显异常，体温正常。

2. 复查头颅 CT 及 MRI 显示枕下减压满意。

3. 切口愈合良好。

（十一）变异及原因分析

1. 术后继发硬脑膜外血肿、硬脑膜下血肿、脑内血肿等并发症，严重者需要再次开颅手术，导致住院时间延长与费用增加。

2. 术后切口感染、渗液和神经功能障碍等，导致住院时间延长与费用增加。

二、小脑扁桃体下疝畸形临床路径表单

适用对象:第一诊断为小脑扁桃体下疝畸形;行枕下中线入路枕下减压术

患者姓名:_____ 性别:_____ 年龄:_____ 门诊号:_____ 住院号:_____

住院日期:_____年___月___日 出院日期:_____年___月___日 标准住院日:15天

时间	住院第1天 (术前4天)	住院第2天 (术前3天)	住院第3天 (术前2天)	住院第4天 (术前1天)
主要诊疗工作	□ 病史采集,体格检查,完成病历书写 □ 预约影像学、电生理检查 □ 向患者家属交代手术可能达到的效果及手术风险	□ 上级医师查房,对患者病情及术前检查准备情况进行评估,必要时请相关科室会诊 □ 完善术前准备	□ 汇总辅助检查结果 □ 术者查房,根据患者病史、体征及辅助检查结果,明确诊断 □ 根据术前检查结果制订治疗方案	□ 术前讨论,决定术式、麻醉方式 □ 根据头颅CT结果决定是否需要先行V-P分流术 □ 向患者家属交代术前讨论结果,签署知情同意书
重点医嘱	**长期医嘱:** □ 一级护理 □ 普食 **临时医嘱:** □ 血常规、血型,尿常规 □ 肝肾功能、血电解质、血糖;凝血功能;感染性疾病筛查 □ 心电图,胸部X光片 □ 颈椎MRI,胸椎MRI □ 进行头颅CT及颈椎三维CT检查 □ 肌电图 □ 体感及运动诱发电位 □ 必要时查肺功能、超声心动图、血气分析	**长期医嘱:** □ 一级护理 □ 普食 **临时医嘱:** □ 必要时请相关科室会诊 □ 完善术前准备	**长期医嘱:** □ 一级护理 □ 普食	**临时医嘱:** □ 术前禁食水 □ 通知家属 □ 备皮剃头 □ 麻醉科访视 □ 抗菌药物皮试 □ 根据病情备血
主要护理工作	□ 观察患者一般状况 □ 观察神经系统状况 □ 完成入院宣教	□ 观察患者一般状况 □ 观察神经系统状况	□ 观察患者一般状况 □ 观察神经系统状况	□ 观察患者一般状况 □ 观察神经系统状况 □ 术前准备
病情变异记录	□无 □有,原因: 1. 2.	□无 □有,原因: 1. 2.	□无 □有,原因: 1. 2.	□无 □有,原因: 1. 2.
护士签名				
医师签名				

时间	住院第5天 （手术当日）	住院第6天 （术后第1天）	住院第7天 （术后第2天）	住院第8天 （术后第3天）
主要诊疗工作	□ 手术室内核对患者姓名、年龄、住院号、CT号及MRI片号无误 □ 全麻下行枕下中线入路枕下骨减压+硬脑膜减张缝合术；合并寰枢椎脱位者，在此术式基础上再行髂骨植骨融合+钛板内固定术 □ 脊髓空洞明显，小脑扁桃体下疝不明显者，行空洞腹腔分流术 □ 术后带气管插管回ICU病房监护 □ 完成手术记录和术后记录 □ 医患沟通	□ 完成病程记录 □ 患者拔除气管插管后从ICU返回病房 □ 颈托固定头颈部，避免剧烈活动 □ 切口换药，复查血常规及血生化	□ 完成病程记录 □ 观察肢体活动	□ 完成病程记录 □ 预约术后影像学检查 □ 预约术后电生理检查 □ 观察切口情况 □ 饮食改为普食 □ 复查血常规、肝肾功能+电解质
重点医嘱	长期医嘱： □ 一级护理 □ 禁食水 □ 多参数心电监护 □ 吸氧 □ 输液 □ 术中应用抗生素 □ 颈托固定	长期医嘱： □ 一级护理 □ 半流食 □ 颈托固定 □ 如置管引流，预防性应用抗菌药物 临时医嘱： □ 换药 □ 血常规 □ 肝肾功能+电解质	长期医嘱： □ 一级护理 □ 半流食	长期医嘱： □ 二级护理 □ 普食 临时医嘱： □ 颈椎MRI □ 肌电图、体感、运动诱发电位 □ 头颅CT □ 血常规、肝肾功能+电解质
主要护理工作	□ 观察患者一般状况 □ 观察神经系统状况 □ 观察记录患者神志、瞳孔、生命体征 □ 观察患者的肢体活动	□ 观察患者一般状况 □ 观察神经系统状况 □ 观察记录患者神志、瞳孔、生命体征 □ 观察肢体活动	□ 观察患者一般状况 □ 观察神经系统状况 □ 观察记录患者神志、瞳孔、生命体征 □ 观察肢体活动	□ 观察患者一般状况 □ 观察神经系统状况 □ 观察记录患者神志、瞳孔、生命体征 □ 观察肢体活动
病情变异记录	□无 □有，原因： 1. 2.	□无 □有，原因： 1. 2.	□无 □有，原因： 1. 2.	□无 □有，原因： 1. 2.
护士签名				
医师签名				

时间	住院第9天 （术后第4天）	住院第10天 （术后第5天）	住院第11天 （术后第6天）	住院第12天 （术后第7天）
主要诊疗工作	□ 嘱患者戴颈托在床上坐起锻炼	□ 嘱患者戴颈托坐在床边功能锻炼	□ 嘱患者戴颈托下地活动 □ 完成病程记录，记录神经系统查体结果	□ 嘱患者戴颈托下地活动 □ 观察切口情况
重点医嘱	**长期医嘱：** □ 二级护理 □ 普食	**长期医嘱：** □ 二级护理 □ 普食	**长期医嘱：** □ 二级护理 □ 普食 **临时医嘱：** □ 复查血常规、血生化	**长期医嘱：** □ 二级护理 □ 普食
主要护理工作	□ 观察患者一般状况 □ 患者的营养状况	□ 观察患者一般状况 □ 患者的营养状况	□ 观察患者一般状况 □ 患者的营养状况	□ 观察患者一般状况 □ 患者的营养状况
病情变异记录	□无　□有，原因： 1. 2.	□无　□有，原因： 1. 2.	□无　□有，原因： 1. 2.	□无　□有，原因： 1. 2.
护士签名				
医师签名				

椎管内肿瘤临床路径

29

（2017年版）

一、椎管内肿瘤临床路径标准住院流程

（一）适用对象

第一诊断为椎管内占位性病变。

行后正中入路椎管内肿瘤切除术。

（二）诊断依据

1. 临床表现　病变部位不同，临床表现存在差异。在疾病早期可出现神经根性刺激症状，夜间痛和平卧痛较为典型。可出现受压平面以下同侧肢体运动障碍、肌肉萎缩，对侧感觉障碍，感觉障碍平面多由下向上发展等。

2. 辅助检查

（1）X线平片：可了解椎骨的继发性改变，如椎体的吸收、破坏及椎弓根间距扩大、椎间孔增大等；

（2）MRI和CT：MRI最具定位及定性诊断意义，可直接观察肿瘤的形态、部位、大小以及与脊髓的关系等。

（三）选择治疗方案的依据

1. 临床诊断为椎管内占位性病变，出现神经系统症状或病情进展者需手术治疗。根据肿瘤的具体部位，行后正中入路椎管内肿瘤切除术。

2. 手术风险较大者（高龄、妊娠期、合并较严重内科疾病及长期口服抗血小板或抗凝药者），需向患者或家属交代病情；如不同意手术，应当充分告知风险，履行签字手续，并予严密观察。

（四）标准住院日为≤14天

（五）进入路径标准

1. 第一诊断必须符合椎管内肿瘤疾病编码。

2. 当患者同时具有其他疾病诊断，但在住院期间不需特殊处理、不影响第一诊断的临床路径流程实施时，可以进入路径。

（六）术前准备3天

1. 必需的检查项目

（1）血常规、尿常规，血型；

（2）凝血功能、肝肾功能、血电解质、血糖、感染性疾病筛查（乙型肝炎、丙型肝炎、艾滋病、梅毒等）；

（3）心电图、胸部X线平片；

（4）MRI检查，包括增强扫描；

（5）肌电图、体感及运动诱发电位检查，进行神经功能评估。

2. 根据患者病情，行术前X线定位片检查，必要时行心、肺功能检查及脊柱CT检查。

（七）预防性抗菌药物选择与使用时机

1．按照《抗菌药物临床应用指导原则》（卫医发〔2004〕285号）选择用药。建议使用第一、二代头孢菌素，头孢曲松等；明确感染患者，可根据药敏试验结果调整抗菌药物。

2．预防性用抗菌药物，时间为术前30分钟。

（八）手术日为入院第4天

1．麻醉方式　全身麻醉。

2．手术方式　后正中入路椎管内肿瘤切除术。

3．手术置入物　脊柱及椎板固定材料，硬脊膜修复材料及脊柱膜防粘连（脊柱膜）材料。

4．术中用药　激素、抗菌药物。

5．输血　根据手术失血情况决定。

6．建议术中可选用C型臂、B超以及神经导航辅助，以便精确定位；术中可行神经电生理监测，降低术中神经副损伤发生几率。

（九）术后住院恢复10天

1．术后必须复查的检查项目　MRI、脊柱CT，肌电图、体感及运动诱发电位，血常规、尿常规，肝肾功能、电解质、血糖。

2．术后用药　根据病情选用激素、脱水药、抗菌药物。

3．术后应用脊柱外固定支具（1～3个月）。

（十）出院标准

1．患者病情稳定，体温正常，手术切口愈合良好；生命体征平稳。

2．没有需要住院处理的并发症和（或）合并症。

（十一）变异及原因分析

1．术后继发椎管内血肿等并发症，严重者需要二次手术，导致住院时间延长、费用增加。

2．术后切口感染、中枢神经系统感染，术后渗液和神经功能障碍等，导致住院时间延长与费用增加。

3．术后继发其他内、外科疾病需进一步诊治，导致住院时间延长。

二、椎管内肿瘤临床路径表单

适用对象：第一诊断为椎管内肿瘤；行后正中入路椎管内肿瘤切除术

患者姓名：_____ 性别：_____ 年龄：_____ 门诊号：_____ 住院号：_____

住院日期：_____年___月___日 出院日期：_____年___月___日 标准住院日：≤14天

时间	住院第1天	住院第2天	住院第3天
主要诊疗工作	□ 询问病史及体格检查 □ 完成病历书写 □ 上级医师查房与术前评估 □ 依据体检，进行相关的术前检查 □ 初步确定手术方式和日期	□ 完成相关科室会诊 □ 上级医师查房 □ 完成术前准备与术前评估 □ 预约术中电生理监测	□ 术前讨论 □ 完成术前准备与术前评估 □ 完成术前小结，术前讨论记录 □ 向患者和家属交代围术期注意事项，签署手术同意书、自费协议书、输血同意书、委托书 □ 完成术前定位标记
重点医嘱	长期医嘱： □ 一级护理 □ 饮食 □ 患者既往基础用药 临时医嘱： □ 血常规、血型，尿常规 □ 肝肾功能、血电解质、血糖、凝血功能、感染性疾病筛查 □ 心电图，胸部X线平片 □ MRI检查 □ 肌电图 □ 体感及运动诱发电位 □ 必要时查肺功能、超声心动图、血气分析等	长期医嘱： □ 一级护理 □ 饮食 □ 患者既往基础用药 临时医嘱： □ 激素及脱水药（酌情） □ 其他特殊医嘱	长期医嘱： □ 一级护理 □ 饮食 □ 患者既往基础用药 临时医嘱： □ 备皮（颈椎病变酌情剃头） □ 抗菌药物皮试 □ 术前禁食水 □ 激素及脱水药（酌情） □ 其他特殊医嘱 □ 定位X线平片
主要护理工作	□ 入院评估，完成首次护理文件记录及护理安全告知书签字 □ 遵医嘱给药 □ 观察患者一般状况 □ 观察神经系统状况 □ 协助完成手术前检查 □ 完成入院宣教及特殊检查前宣教工作	□ 观察患者一般状况 □ 观察神经系统状况 □ 遵医嘱给药 □ 遵医嘱完成手术前化验标本留取 □ 协助完成手术前检查 □ 心理护理及基础护理	□ 观察患者一般状况 □ 观察神经系统状况 □ 术前宣教 □ 完成术前准备 □ 遵医嘱给药并观察用药后反应 □ 协助完成手术前检查 □ 心理护理及基础护理 □ 完成护理记录
病情变异记录	□无 □有，原因： 1. 2.	□无 □有，原因： 1. 2.	□无 □有，原因： 1. 2.
护士签名			
医师签名			

时间	住院第4天 （手术日）	住院第5天 （术后第1天）	住院第6天 （术后第2天）
主要诊疗工作	□ 行全麻下肿瘤切除手术 □ 术中电生理监测 □ 术者完成手术记录 □ 完成术后病程 □ 上级医师查房 □ 向患者及家属交代手术情况，嘱咐注意事项 □ 观察术后病情变化	□ 上级医师查房，注意病情变化 □ 完成病程记录 □ 根据引流情况决定是否拔除引流 □ 注意体温、血象及生化指标变化（对症处理） □ 注意有无意识障碍、呼吸、吞咽障碍、偏瘫、腹胀、大小便障碍等	□ 上级医师查房，注意病情变化 □ 完成病程记录 □ 根据引流情况决定是否拔除引流 □ 注意体温、血象及生化指标变化（对症处理） □ 注意有无意识障碍、呼吸、吞咽障碍、偏瘫、腹胀、大小便障碍等
重点医嘱	**长期医嘱：** □ 一级护理 □ 禁食水 □ 吸氧及生命体征监测 □ 保留导尿 □ 术中用抗菌药物 □ 补液治疗 □ 激素、脱水、抑酸药（酌情） **临时医嘱：** □ 根据病情需要下达相应医嘱 □ 镇痛，止吐等 □ 血常规，肝肾功能及血电解质，凝血功能，血气等 □ 接引流（术中置放引流者）	**长期医嘱：** □ 一级护理 □ 流食 □ 激素、抗菌药物 **临时医嘱：** □ 镇痛 □ 补液（酌情） □ 拔除引流管（如术中置放）	**长期医嘱：** □ 一级护理 □ 流食/半流食 □ 激素、抗菌药物 **临时医嘱：** □ 镇痛 □ 补液（酌情） □ 拔除引流管（如术中置放）
主要护理工作	□ 观察患者一般状况 □ 观察患者神经系统功能恢复情况 □ 观察记录患者生命体征手术切口敷料情况 □ 有引流者观察引流性质、引流量 □ 遵医嘱给药并观察用药后反应 □ 遵医嘱完成化验检查 □ 预防并发症护理 □ 完成护理记录	□ 观察患者一般状况 □ 观察患者神经系统功能恢复情况 □ 观察记录患者生命体征手术切口敷料情况 □ 有引流者观察引流性质、引流量 □ 遵医嘱给药并观察用药后反应 □ 遵医嘱完成化验检查 □ 预防并发症护理 □ 术后心理护理及基础护理 □ 完成护理记录	□ 观察患者一般状况 □ 观察患者神经系统功能恢复情况 □ 观察记录患者生命体征手术切口敷料情况 □ 遵医嘱给药并观察用药后反应 □ 遵医嘱完成化验检查 □ 预防并发症护理 □ 术后心理护理及基础护理 □ 完成护理记录
病情变异记录	□无　□有，原因： 1. 2.	□无　□有，原因： 1. 2.	□无　□有，原因： 1. 2.
护士签名			
医师签名			

时间	住院第7天 （术后第3天）	住院第8天 （术后第4天）	住院第9天 （术后第5天）	住院第10~14天 （术后第6~10天）
主要诊疗工作	□ 上级医师查房，注意病情变化 □ 完成病程记录 □ 切口换药，注意有无皮下积液，切口渗液 □ 调整激素用量，逐渐减量 □ 根据情况停用抗菌药物	□ 注意病情变化 □ 完成病程记录 □ 激素减量或停药	□ 临床观察神经系统功能恢复情况 □ 完成病程记录 □ 停用激素	□ 上级医师查房 □ 完成病程记录 □ 注意是否有发热、皮下积液渗液等病情变化 □ 完成病程记录 □ 注意血象及生化指标变化（对症处理） □ 复查术后MRI、术后体感及运动诱发电位等电生理检查，并评价结果 □ 根据切口情况予以拆线或延期门诊拆线 □ 确定患者能否出院 □ 向患者交代出院注意事项、复查日期 □ 开出院诊断书 □ 完成出院记录
重点医嘱	长期医嘱： □ 一级护理 □ 半流食/普食 临时医嘱： □ 换药 □ 根据病情需要下达相应医嘱	长期医嘱： □ 一级护理 □ 普食 临时医嘱： □ 根据病情需要下达相应医嘱	长期医嘱： □ 一级护理 □ 普食 临时医嘱： □ 根据病情需要下达相应医嘱	长期医嘱： □ 一级护理过渡到三级护理 □ 普食 临时医嘱： □ 酌情行腰椎穿刺采集脑脊液并检查 □ 换药 □ 血常规、肝肾功能、血电解质 □ MRI及电生理检查 □ 出院带药 □ 康复治疗（酌情） □ 残余肿瘤放射治疗（酌情）
主要护理工作	□ 观察患者一般状况 □ 观察患者神经系统功能恢复情况 □ 观察记录患者生命体征手术切口敷料情况 □ 遵医嘱给药并观察用药后反应 □ 预防并发症护理 □ 术后心理护理及基础护理 □ 完成术后宣教及用药指导 □ 完成护理记录 □ 指导术后功能锻炼	□ 观察患者一般状况 □ 观察患者神经系统功能恢复情况 □ 观察手术切口敷料情况 □ 遵医嘱给药并观察用药后反应 □ 预防并发症护理 □ 术后心理护理及基础护理 □ 指导术后功能锻炼	□ 观察患者一般状况 □ 观察患者神经系统功能恢复情况 □ 观察手术切口敷料情况 □ 预防并发症护理 □ 术后心理护理及基础护理 □ 指导术后功能锻炼	□ 观察患者一般状况 □ 观察患者神经系统功能恢复情况 □ 观察手术切口敷料情况 □ 预防并发症护理 □ 术后心理护理及基础护理 □ 指导术后功能锻炼 □ 完成出院指导 □ 指导患者办理出院手续 □ 完成护理记录
病情变异记录	□无 □有，原因： 1. 2.	□无 □有，原因： 1. 2.	□无 □有，原因： 1. 2.	□无 □有，原因： 1. 2.
护士签名				
医师签名				

30 ▶ 椎管内良性肿瘤临床路径

（2017年版）

一、椎管内良性肿瘤临床路径标准住院流程

（一）适用对象

第一诊断为椎管内良性肿瘤。

行椎管内良性肿瘤切除术。

（二）诊断依据

根据《临床诊疗指南 神经外科学分册》（中华医学会编著，人民卫生出版社）、《临床技术操作规范 神经外科分册》（中华医学会编著，人民军医出版社）、《王忠诚神经外科学》（王忠诚主编，湖北科学技术出版社）、《神经外科学》（赵继宗主编，人民卫生出版社）。

1．临床表现 病变部位不同，临床表现存在差异。在疾病早期可出现神经根性刺激症状，夜间痛和平卧痛较为典型。可出现受压平面以下同侧肢体运动障碍、肌肉萎缩，对侧感觉障碍，感觉障碍平面多由下向上发展等。

2．辅助检查

（1）X线片：可了解椎骨的继发性改变，如椎体的吸收、破坏及椎弓根间距扩大、椎间孔增大等；

（2）MRI 和 CT：MRI 最具定位及定性诊断意义，可直接观察肿瘤的形态、部位、大小以及与脊髓的关系等。

（三）进入路径标准

1．第一诊断必须符合椎管内良性肿瘤疾病编码。

2．当患者同时具有其他疾病诊断，但在住院期间不需特殊处理、不影响第一诊断的临床路径流程实施时，可以进入路径。

（四）标准住院日≤9天

（五）住院期间的检查项目

1．必需的检查项目

（1）血常规、尿常规，血型；

（2）凝血功能、肝肾功能、血电解质、血糖、感染性疾病筛查（乙型肝炎、丙型肝炎、艾滋病、梅毒等）；

（3）心电图、胸部X线平片；

（4）MRI 检查，包括增强扫描；

（5）肌电图、体感及运动诱发电位检查，进行神经功能评估。

2．根据患者病情进行的检查项目 根据患者病情，行术前X线定位片检查，必要时行心、肺功能检查及脊柱CT检查。

（六）治疗方案的选择

根据《临床诊疗指南 神经外科学分册》（中华医学会编著，人民卫生出版社）、《临床技术操作规

范 神经外科分册》（中华医学会编著，人民军医出版社）、《王忠诚神经外科学》（王忠诚主编，湖北科学技术出版社）、《神经外科学》（赵继宗主编，人民卫生出版社）。

1. 临床诊断为椎管内良性肿瘤，出现神经系统症状或病情进展者需手术治疗。根据肿瘤的具体部位，行后正中入路椎管内肿瘤切除术。

2. 手术风险较大者（高龄、妊娠期、合并较严重内科疾病），需向患者或家属交代病情；如不同意手术，应当充分告知风险，履行签字手续，并予严密观察。

（七）预防性抗菌药物选择与使用时机

1. 按照《抗菌药物临床应用指导原则（2015年版）》（国卫办医发〔2015〕43号）选择用药。建议使用第一、二代头孢菌素，头孢曲松等；明确感染患者，可根据药敏试验结果调整抗菌药物。

2. 预防性用抗菌药物，时间为术前30分钟，手术超过3小时可加用1次。

（八）手术日为入院第4天

术后病理：所切除肿瘤组织送病理科做病理检查。

（九）术后恢复

1. 术后复查的检查项目 MRI、脊柱CT，肌电图、体感及运动诱发电位，血常规、尿常规，肝肾功能、电解质、血糖。

2. 术后用药 根据病情选用激素、脱水药、抗菌药物。

3. 术后根据病情应用脊柱外固定支具（1～3个月）。

（十）出院标准

1. 患者病情稳定，体温正常，手术切口愈合良好；生命体征平稳。

2. 没有需要住院处理的并发症和（或）合并症。

（十一）变异及原因分析

1. 术后继发椎管内血肿等并发症，严重者需要二次手术，导致住院时间延长、费用增加。

2. 术后切口感染、中枢神经系统感染、术后渗液、脑脊液漏和神经功能障碍等，导致住院时间延长与费用增加。

3. 术后继发其他内、外科疾病需进一步诊治，导致住院时间延长。

4. 植入物选择 根据手术减压的范围及手术椎体节段的数目选择适当的内固定物，植入物材料费用可能会较高。

5. 病理情况 若病理回报结果非良性肿瘤，则需要退出临床路径。

二、椎管内良性肿瘤临床路径表单

适用对象：第一诊断为椎管内良性肿瘤；行椎管内良性肿瘤切除术

患者姓名：_____ 性别：_____ 年龄：_____ 门诊号：_____ 住院号：_____

住院日期：_____年___月___日 出院日期：_____年___月___日 标准住院日：≤9天

时间	住院第1天	住院第2天	住院第3天
主要诊疗工作	□ 询问病史及体格检查 □ 完成病历书写 □ 上级医师查房与术前评估 □ 依据体检，进行相关的术前检查 □ 初步确定手术方式和日期	□ 完成相关科室会诊 □ 上级医师查房 □ 完成术前准备与术前评估 □ 预约术中电生理监测	□ 术前讨论 □ 术前准备与评估 □ 完成术前小结，术前讨论记录 □ 向患者和家属交代围术期注意事项，签署手术同意书、输血同意书、委托书
重点医嘱	长期医嘱： □ 一级护理 □ 饮食 临时医嘱： □ 血常规、血型，尿常规、肝肾功能、血电解质、血糖、凝血功能、感染性疾病筛查 □ 心电图，胸部X线平片 □ MRI检查 □ 肌电图、体感及运动诱发电位 □ 必要时查肺功能、超声心动图、血气分析等	长期医嘱： □ 一级护理 □ 饮食 临时医嘱： □ 激素及脱水药（酌情） □ 其他特殊医嘱	长期医嘱： □ 一级护理 □ 饮食 临时医嘱： □ 备皮（颈椎病变酌情剃头） □ 抗菌药物皮试 □ 术前禁食水 □ 激素及脱水药（酌情） □ 其他特殊医嘱 □ 定位X线平片
主要护理工作	□ 入院评估，完成首次护理文件记录及护理安全告知书签字 □ 遵医嘱给药 □ 观察患者一般状况 □ 观察神经系统状况 □ 协助完成手术前检查 □ 完成入院宣教及特殊检查前宣教工作	□ 观察患者一般状况 □ 观察神经系统状况 □ 遵医嘱给药 □ 遵医嘱完成手术前化验标本留取 □ 协助完成手术前检查 □ 心理护理及基础护理	□ 观察患者一般状况 □ 观察神经系统状况 □ 术前宣教 □ 完成术前准备 □ 遵医嘱给药并观察用药后反应 □ 协助完成手术前检查 □ 心理护理及基础护理 □ 完成护理记录
病情变异记录	□无 □有，原因： 1. 2.	□无 □有，原因： 1. 2.	□无 □有，原因： 1. 2.
护士签名			
医师签名			

时间	住院第4天 （手术日）	住院第5天 （手术后第1天）	住院第6天 （术后第2天）
主要 诊疗 工作	□ 行全麻下肿瘤切除手术 □ 术中电生理监测 □ 术者完成手术记录 □ 完成术后病程 □ 上级医师查房 □ 向患者及家属交代手术情况,嘱咐注意事项 □ 观察术后病情变化	□ 上级医师查房,完成病程记录 □ 根据引流情况决定是否拔除引流 □ 注意体温、血象及生化指标变化（对症处理） □ 神经学查体	□ 上级医师查房,注意病情变化 □ 完成病程记录 □ 根据引流情况决定是否拔除引流 □ 注意体温、血象及生化指标变化(对症处理) □ 注意有无意识障碍、呼吸、吞咽障碍、偏瘫、腹胀、大小便障碍等
重点 医嘱	**长期医嘱:** □ 一级护理 □ 禁食水 □ 吸氧及生命体征监测 □ 保留导尿 □ 术中用抗菌药物 □ 补液治疗 □ 激素、脱水、抑酸药 **临时医嘱:** □ 根据病情需要下达相应医嘱 □ 镇痛,止吐等 □ 血常规,肝肾功能及血电解质,凝血功能,血气等	**长期医嘱:** □ 一级护理 □ 流食 □ 激素、抗菌药物 **临时医嘱:** □ 镇痛 □ 补液（酌情） □ 拔除引流管（如术中置放）	**长期医嘱:** □ 一级护理 □ 流食/半流食 □ 激素、抗菌药物 **临时医嘱:** □ 镇痛 □ 补液（酌情） □ 拔除引流管（如术中置放）
主要 护理 工作	□ 观察患者一般状况 □ 观察患者神经系统功能恢复情况 □ 观察记录患者生命体征手术切口敷料情况 □ 有引流者观察引流性质、引流量 □ 遵医嘱给药并观察用药后反应 □ 遵医嘱完成化验检查 □ 预防并发症护理 □ 完成护理记录	□ 观察患者一般状况 □ 观察患者神经系统功能恢复情况 □ 观察记录生命体征、切口敷料情况 □ 有引流者观察引流性质、引流量 □ 遵医嘱给药并观察用药后反应 □ 遵医嘱完成化验检查 □ 预防并发症护理 □ 术后心理护理及基础护理 □ 完成护理记录	□ 观察患者一般状况 □ 观察患者神经系统功能恢复情况 □ 观察记录患者生命体征手术切口敷料情况 □ 遵医嘱给药并观察用药后反应 □ 遵医嘱完成化验检查 □ 预防并发症护理 □ 术后心理护理及基础护理 □ 完成护理记录
病情 变异 记录	□无　□有,原因: 1. 2.	□无　□有,原因: 1. 2.	□无　□有,原因: 1. 2.
护士 签名			
医师 签名			

时间	住院第7天 （术后第3天）	住院第8天 （术后第4天）	住院第9天 （出院日）
主要 诊疗 工作	□ 上级医师查房，注意病情变化 □ 完成病程记录 □ 切口换药，注意有无皮下积液，切口渗液 □ 调整激素用量，逐渐减量 □ 根据情况停用抗菌药物	□ 注意病情变化 □ 完成病程记录 □ 激素减量或停药	□ 上级医师查房，进行手术及伤口评估，确定有无并发症和切口愈合不良情况，明确是否出院 □ 完成出院记录、病案首页、出院证明书等，向患者交代出院后的注意事项，如：返院复诊的时间、地点，发生紧急情况时的处理等 □ 患者办理出院手续，出院
重点 医嘱	**长期医嘱：** □ 一级护理 □ 半流食/普食 **临时医嘱：** □ 换药 □ 根据病情需要下达相应医嘱	**长期医嘱：** □ 一级护理 □ 普食 **临时医嘱：** □ 根据病情需要下达相应医嘱	**出院医嘱：** □ 出院带药：神经营养药物、止痛药、预约拆线时间 □ 出院指导：根据病理结果，告知相关注意事项 □ 告知随诊的意义 □ 告知出院流程
主要 护理 工作			
病情 变异 记录	□无 □有，原因： 1. 2.	□无 □有，原因： 1. 2.	□无 □有，原因： 1. 2.
护士 签名			
医师 签名			

31 椎管内神经纤维瘤临床路径

（2017 年版）

一、椎管内神经纤维瘤临床路径标准住院流程

（一）适用对象

第一诊断为椎管内神经纤维瘤。

行后正中入路椎管内肿瘤切除术。

（二）诊断依据

根据《临床诊疗指南 神经外科学分册》（中华医学会编著，人民卫生出版社）、《临床技术操作规范 神经外科分册》（中华医学会编著，人民军医出版社）、《王忠诚神经外科学》（王忠诚主编，湖北科学技术出版社）、《神经外科学》（赵继宗主编，人民卫生出版社）。

1. 临床表现　病变部位不同，临床表现存在差异。在疾病早期可出现神经根性刺激症状，夜间痛和平卧痛较为典型。可出现受压平面以下同侧肢体运动障碍、肌肉萎缩，对侧感觉障碍，感觉障碍平面多由下向上发展等。

2. 辅助检查

（1）X 线平片：可了解椎骨的继发性改变，如椎体的吸收、破坏及椎弓根间距扩大、椎间孔增大等；

（2）MRI 和 CT：MRI 最具定位及定性诊断意义，可直接观察肿瘤的形态、部位、大小以及与脊髓的关系等。

（三）选择治疗方案的依据

根据《临床诊疗指南 神经外科学分册》（中华医学会编著，人民卫生出版社）、《临床技术操作规范 神经外科分册》（中华医学会编著，人民军医出版社）、《王忠诚神经外科学》（王忠诚主编，湖北科学技术出版社）、《神经外科学》（赵继宗主编，人民卫生出版社）。

1. 临床诊断为椎管内神经纤维瘤，出现神经系统症状或病情进展者需手术治疗。根据肿瘤的具体部位，行后正中入路椎管内肿瘤切除术。

2. 手术风险较大者（高龄、妊娠期、合并较严重内科疾病），需向患者或家属交代病情；如不同意手术，应当充分告知风险，履行签字手续，并予严密观察。

（四）标准住院日为≤14 天

（五）进入路径标准

1. 第一诊断必须符合椎管内神经纤维瘤疾病编码。

2. 当患者同时具有其他疾病诊断，但在住院期间不需特殊处理、不影响第一诊断的临床路径流程实施时，可以进入路径。

（六）术前准备 3 天

1. 必需的检查项目

（1）血常规、尿常规，血型；

（2）凝血功能、肝肾功能、血电解质、血糖、感染性疾病筛查（乙型肝炎、丙型肝炎、艾滋病、梅毒等）；

（3）心电图、胸部X线平片；

（4）MRI检查，包括增强扫描；

（5）肌电图、体感及运动诱发电位检查，进行神经功能评估。

2. 根据患者病情，行术前X线定位片检查，必要时行心、肺功能检查及脊柱CT检查。

（七）预防性抗菌药物选择与使用时机

1. 按照《抗菌药物临床应用指导原则》（卫医发〔2004〕285号）选择用药。建议使用第一、二代头孢菌素，头孢曲松等；明确感染患者，可根据药敏试验结果调整抗菌药物。

2. 预防性用抗菌药物，时间为术前30分钟。

（八）手术日为入院第4天

1. 麻醉方式　全身麻醉。

2. 手术方式　后正中入路椎管内神经纤维瘤切除术。

3. 手术置入物　脊柱及椎板固定材料，硬脊膜修复材料及脊柱膜防粘连（脊柱膜）材料。

4. 术中用药　激素、抗菌药物。

5. 输血　根据手术失血情况决定。

6. 建议术中可选用C型臂、B超以及神经导航辅助，以便精确定位；术中可行神经电生理监测，降低术中神经副损伤发生几率。

（九）术后住院恢复10天

1. 术后必须复查的检查项目　MRI、脊柱CT，肌电图、体感及运动诱发电位，血常规、尿常规，肝肾功能、电解质、血糖。

2. 术后用药　根据病情选用激素、脱水药、抗菌药物。

3. 术后应用脊柱外固定支具（1～3个月）。

（十）出院标准

1. 患者病情稳定，体温正常，手术切口愈合良好；生命体征平稳。

2. 没有需要住院处理的并发症和（或）合并症。

（十一）变异及原因分析

1. 术后继发椎管内血肿等并发症，严重者需要二次手术，导致住院时间延长、费用增加。

2. 术后切口感染、中枢神经系统感染，术后渗液和神经功能障碍等，导致住院时间延长与费用增加。

3. 术后继发其他内、外科疾病需进一步诊治，导致住院时间延长。

二、椎管内神经纤维瘤临床路径表单

适用对象：第一诊断为椎管内神经纤维瘤；行后正中入路椎管内肿瘤切除术

患者姓名：_____ 性别：_____ 年龄：_____ 门诊号：_____ 住院号：_____

住院日期：_____年___月___日 出院日期：_____年___月___日 标准住院日：≤14 天

时间	住院第 1 天	住院第 2 天	住院第 3 天
主要诊疗工作	□ 询问病史及体格检查 □ 完成病历书写 □ 上级医师查房与术前评估 □ 依据体检，进行相关的术前检查 □ 初步确定手术方式和日期	□ 完成相关科室会诊 □ 上级医师查房 □ 完成术前准备与术前评估 □ 预约术中电生理监测	□ 术前讨论 □ 完成术前准备与术前评估 □ 完成术前小结，术前讨论记录 □ 向患者和家属交代围术期注意事项，签署手术同意书、自费协议书、输血同意书、委托书 □ 完成术前定位标记
重点医嘱	**长期医嘱：** □ 一级护理 □ 饮食 □ 患者既往基础用药 **临时医嘱：** □ 血常规、血型，尿常规 □ 肝肾功能、血电解质、血糖、凝血功能、感染性疾病筛查 □ 心电图，胸部 X 线平片 □ MRI 检查 □ 肌电图 □ 体感及运动诱发电位 □ 必要时查肺功能、超声心动图、血气分析等	**长期医嘱：** □ 一级护理 □ 饮食 □ 患者既往基础用药 **临时医嘱：** □ 激素及脱水药（酌情） □ 其他特殊医嘱	**长期医嘱：** □ 一级护理 □ 饮食 □ 患者既往基础用药 **临时医嘱：** □ 备皮（颈椎病变酌情剃头） □ 抗菌药物皮试 □ 术前禁食水 □ 激素及脱水药（酌情） □ 其他特殊医嘱 □ 定位 X 线平片
主要护理工作	□ 入院评估，完成首次护理文件记录及护理安全告知书签字 □ 遵医嘱给药 □ 观察患者一般状况 □ 观察神经系统状况 □ 协助完成手术前检查 □ 完成入院宣教及特殊检查前宣教工作	□ 观察患者一般状况 □ 观察神经系统状况 □ 遵医嘱给药 □ 遵医嘱完成手术前化验标本留取 □ 协助完成手术前检查 □ 心理护理及基础护理	□ 观察患者一般状况 □ 观察神经系统状况 □ 术前宣教 □ 完成术前准备 □ 遵医嘱给药并观察用药后反应 □ 协助完成手术前检查 □ 心理护理及基础护理 □ 完成护理记录
病情变异记录	□无 □有，原因： 1. 2.	□无 □有，原因： 1. 2.	□无 □有，原因： 1. 2.
护士签名			
医师签名			

时间	住院第4天 （手术日）	住院第5天 （术后第1天）	住院第6天 （术后第2天）
主要 诊疗 工作	□ 行全麻下肿瘤切除手术 □ 术中电生理监测 □ 术者完成手术记录 □ 完成术后病程 □ 上级医师查房 □ 向患者及家属交代手术情况，嘱咐注意事项 □ 观察术后病情变化	□ 上级医师查房，注意病情变化 □ 完成病程记录 □ 根据引流情况决定是否拔除引流 □ 注意体温、血象及生化指标变化（对症处理） □ 注意有无意识障碍、呼吸、吞咽障碍、偏瘫、腹胀、大小便障碍等	□ 上级医师查房，注意病情变化 □ 完成病程记录 □ 根据引流情况决定是否拔除引流 □ 注意体温、血象及生化指标变化（对症处理） □ 注意有无意识障碍、呼吸、吞咽障碍、偏瘫、腹胀、大小便障碍等
重点 医嘱	**长期医嘱：** □ 一级护理 □ 禁食水 □ 吸氧及生命体征监测 □ 保留导尿 □ 术中用抗菌药物 □ 补液治疗 □ 激素、脱水、抑酸药（酌情） **临时医嘱：** □ 根据病情需要下达相应医嘱 □ 镇痛，止吐等 □ 血常规，肝肾功能及血电解质，凝血功能，血气等 □ 接引流（术中置放引流者）	**长期医嘱：** □ 一级护理 □ 流食 □ 激素、抗菌药物 **临时医嘱：** □ 镇痛 □ 补液（酌情） □ 拔除引流管（如术中置放）	**长期医嘱：** □ 一级护理 □ 流食/半流食 □ 激素、抗菌药物 **临时医嘱：** □ 镇痛 □ 补液（酌情） □ 拔除引流管（如术中置放）
主要 护理 工作	□ 观察患者一般状况 □ 观察患者神经系统功能恢复情况 □ 观察记录患者生命体征手术切口敷料情况 □ 有引流者观察引流性质、引流量 □ 遵医嘱给药并观察用药后反应 □ 遵医嘱完成化验检查 □ 预防并发症护理 □ 完成护理记录	□ 观察患者一般状况 □ 观察患者神经系统功能恢复情况 □ 观察记录患者生命体征手术切口敷料情况 □ 有引流者观察引流性质、引流量 □ 遵医嘱给药并观察用药后反应 □ 遵医嘱完成化验检查 □ 预防并发症护理 □ 术后心理护理及基础护理 □ 完成护理记录	□ 观察患者一般状况 □ 观察患者神经系统功能恢复情况 □ 观察记录患者生命体征手术切口敷料情况 □ 遵医嘱给药并观察用药后反应 □ 遵医嘱完成化验检查 □ 预防并发症护理 □ 术后心理护理及基础护理 □ 完成护理记录
病情 变异 记录	□无　□有，原因： 1. 2.	□无　□有，原因： 1. 2.	□无　□有，原因： 1. 2.
护士 签名			
医师 签名			

时间	住院第7天 （术后第3天）	住院第8天 （术后第4天）	住院第9天 （术后第5天）	住院第10天 （术后第6天）
主要诊疗工作	□ 上级医师查房，注意病情变化 □ 完成病程记录 □ 切口换药，注意有无皮下积液，切口渗液 □ 调整激素用量，逐渐减量 □ 根据情况停用抗菌药物	□ 注意病情变化 □ 完成病程记录 □ 激素减量或停药	□ 临床观察神经系统功能恢复情况 □ 完成病程记录 □ 停用激素	□ 上级医师查房，注意病情变化 □ 完成病程记录 □ 注意是否有发热
重点医嘱	长期医嘱： □ 一级护理 □ 半流食/普食 临时医嘱： □ 换药 □ 根据病情需要下达相应医嘱	长期医嘱： □ 一级护理 □ 普食 临时医嘱： □ 根据病情需要下达相应医嘱	长期医嘱： □ 一级护理 □ 普食 临时医嘱： □ 根据病情需要下达相应医嘱	长期医嘱： □ 一级护理 □ 普食 临时医嘱： □ 酌情行腰椎穿刺采集脑脊液并检查
主要护理工作	□ 观察患者一般状况 □ 观察患者神经系统功能恢复情况 □ 观察记录患者生命体征手术切口敷料情况 □ 遵医嘱给药并观察用药后反应 □ 预防并发症护理 □ 术后心理护理及基础护理 □ 完成术后宣教及用药指导 □ 完成护理记录 □ 指导术后功能锻炼	□ 观察患者一般状况 □ 观察患者神经系统功能恢复情况 □ 观察手术切口敷料情况 □ 遵医嘱给药并观察用药后反应 □ 预防并发症护理 □ 术后心理护理及基础护理 □ 指导术后功能锻炼	□ 观察患者一般状况 □ 观察患者神经系统功能恢复情况 □ 观察手术切口敷料情况 □ 预防并发症护理 □ 术后心理护理及基础护理 □ 指导术后功能锻炼	□ 观察患者一般状况 □ 观察患者神经系统功能恢复情况 □ 观察手术切口敷料情况 □ 预防并发症护理 □ 术后心理护理及基础护理 □ 指导术后功能锻炼
病情变异记录	□无 □有，原因： 1. 2.	□无 □有，原因： 1. 2.	□无 □有，原因： 1. 2.	□无 □有，原因： 1. 2.
护士签名				
医师签名				

时间	住院第 11 天 （术后第 7 天）	住院第 12 天 （术后第 8 天）	住院第 13 天 （术后第 9 天）	住院第 14 天 （术后第 10 天）
主要 诊疗 工作	□ 注意病情变化 □ 完成病程记录 □ 切口换药，注意有无皮下积液，切口渗液 □ 注意体温、血象及生化指标变化（对症处理）	□ 上级医师查房，注意病情变化 □ 完成病程记录 □ 复查术后 MRI	□ 临床观察神经功能恢复情况 □ 完成病程记录 □ 复查术后体感及运动诱发电位等电生理检查，并评价结果	□ 根据切口情况予以拆线或延期门诊拆线 □ 确定患者能否出院 □ 向患者交代出院注意事项、复查日期 □ 开出院诊断书 □ 完成出院记录
重点 医嘱	长期医嘱： □ 一级护理 □ 普食 临时医嘱： □ 换药 □ 血常规、肝肾功能、血电解质 □ 酌情行腰椎穿刺采集脑脊液并检查	长期医嘱： □ 二级护理 □ 普食 临时医嘱： □ MRI □ 根据病情需要下达相应医嘱	长期医嘱： □ 三级护理 □ 普食 临时医嘱： □ 可行电生理检查 □ 根据病情需要下达相应医嘱	出院医嘱： □ 出院带药 □ 康复治疗（酌情） □ 残余肿瘤放射治疗（酌情）
主要 护理 工作	□ 观察患者一般状况 □ 观察患者神经系统功能恢复情况 □ 观察手术切口敷料情况 □ 遵医嘱协助完成化验检查 □ 预防并发症护理 □ 术后心理护理及基础护理 □ 指导术后功能锻炼	□ 观察患者一般状况 □ 观察患者神经系统功能恢复情况 □ 观察手术切口敷料情况 □ 预防并发症护理 □ 术后心理护理及基础护理 □ 指导术后功能锻炼	□ 观察患者一般状况 □ 观察患者神经系统功能恢复情况 □ 观察手术切口敷料情况 □ 预防并发症护理 □ 术后心理护理及基础护理 □ 进行出院指导 □ 指导术后功能锻炼	□ 完成出院指导 □ 指导患者办理出院手续 □ 完成护理记录
病情 变异 记录	□无　□有,原因: 1. 2.	□无　□有,原因: 1. 2.	□无　□有,原因: 1. 2.	□无　□有,原因: 1. 2.
护士 签名				
医师 签名				

脊髓脊膜膨出临床路径

（2017年版）

一、脊髓脊膜膨出临床路径标准住院流程

（一）适用对象

第一诊断为脊髓脊膜膨出。

行后正中入路脊髓脊膜膨出探查修补术。

（二）诊断依据

1. 临床表现

（1）多为先天性疾病，为神经管发育不全的一种，多发生在腰骶部，常合并其他畸形，如脊髓栓系，通常出生即有，进展相对缓慢，多呈进行性加重；

（2）脊柱部位皮肤异常：后正中部位出现异常皮肤隆起，皮下脂肪堆积，腰骶部可多表现为腰骶部皮肤出现小的凹陷、皮肤窦道，局部多毛或皮毛窦，腰部中线部位血管瘤，不对称臀裂等；

（3）疼痛：为成年人最常见的症状。特点是后背痛，并向单侧或双侧下肢放射，无皮肤节段分布的特点。范围可包括直肠肛门部、臀中部、会阴区、腰背部和下肢。下肢疼痛常分布广泛，超过单一神经根支配区，也有单侧根性分布；

（4）感觉障碍：主要是皮肤麻木或感觉减退。患者少有明显的感觉障碍平面。此外，由于神经营养状况不佳，部分腰骶部脊髓脊膜膨出患者常合并难以愈合的足部或会阴部溃疡；

（5）运动功能障碍：常表现为单侧或下肢无力和步行困难。运动功能最常受累部位是踝部，而近端肌群一般不受累；

（6）膀胱和直肠功能障碍：膀胱功能障碍包括遗尿、尿频、尿急、尿失禁和尿潴留，常有频繁尿路感染。严重的可以合并肾功能损害。直肠功能障碍多表现为便秘，少数可有大便失禁；

（7）肌肉骨骼畸形：足畸形是最常见的肌肉骨骼畸形，如双足不对称、高弓内翻足、鹰爪趾等。此外，脊柱侧弯和脊柱前凸畸形也较为常见。

2. 辅助检查

（1）腰骶部 MRI；

（2）腰骶部 CT；

（3）X 线平片；

（4）膀胱功能检测。

（三）选择治疗方案的依据

1. 临床诊断为脊髓脊膜膨出，出现神经系统症状或病情进展者需手术治疗。根据病变的具体部位，行后正中入路脊髓脊膜膨出探查修补术。

2. 手术风险较大者（高危婴儿、妊娠期、合并较严重内科疾病），需向患者或家属交代病情；如不同意手术，应当充分告知风险，履行签字手续，并予严密观察。

（四）标准住院日为≤14天

（五）进入路径标准

1. 第一诊断必须符合脊髓脊膜膨出疾病编码。

2. 当患者同时具有其他疾病诊断，但在住院期间不需特殊处理、不影响第一诊断的临床路径流程实施时，可以进入路径。

（六）术前准备3天

1. 必需的检查项目

（1）血常规、尿常规，血型；

（2）凝血功能、肝肾功能、血电解质、血糖、感染性疾病筛查（乙型肝炎、丙型肝炎、艾滋病、梅毒等）；

（3）心电图、胸部X线平片；

（4）MRI检查，包括增强扫描；

（5）肌电图（含括约肌功能）、体感及运动诱发电位检查，进行神经功能评估。

2. 根据患者病情，行术前X线定位片检查，必要时行心、肺功能检查及脊柱CT检查。

（七）预防性抗菌药物选择与使用时机

1. 按照《抗菌药物临床应用指导原则》（卫医发〔2004〕285号）选择用药。建议使用第一、二代头孢菌素，头孢曲松等；明确感染患者，可根据药敏试验结果调整抗菌药物。

2. 预防性用抗菌药物，时间为术前30分钟。

（八）手术日为入院第4天

1. 麻醉方式　全身麻醉；

2. 手术方式　后正中入路脊膜脊髓膨出探查修补术。通常需行终丝切断、神经根松解及切除合并的脂肪瘤等；

3. 手术置入物　脊柱及椎板固定材料，硬脊膜修复材料及脊柱膜防粘连（脊柱膜）材料；

4. 术中用药　激素、抗菌药物；

5. 输血　根据手术失血情况决定；

6. 建议术中行神经电生理监测，降低术中神经副损伤发生几率。

（九）术后住院恢复10天

1. 术后必须复查的检查项目　MRI、脊柱CT，肌电图、体感及运动诱发电位，血常规、尿常规，肝肾功能、电解质、血糖。

2. 术后用药　根据病情选用激素、脱水药、抗菌药物。

3. 术后应用脊柱外固定支具（1～3个月）。

（十）出院标准

1. 患者病情稳定，体温正常，手术切口愈合良好；生命体征平稳。

2. 没有需要住院处理的并发症和（或）合并症。

（十一）变异及原因分析

1. 术后继发切口脑脊液漏等并发症，严重者需要二次手术，导致住院时间延长、费用增加。

2. 术后切口感染、中枢神经系统感染，术后渗液和神经功能障碍等，导致住院时间延长与费用增加。

3. 术后继发其他内、外科疾病需进一步诊治，导致住院时间延长。

二、脊髓脊膜膨出临床路径表单

适用对象：第一诊断为脊髓脊膜膨出；行后正中入路脊髓脊膜膨出探查修补术

患者姓名：_____ 性别：____ 年龄：____ 门诊号：_____ 住院号：_____

住院日期：____年___月___日 出院日期：____年___月___日 标准住院日：≤14天

时间	住院第1天	住院第2天	住院第3天
主要诊疗工作	□ 询问病史及体格检查 □ 完成病历书写 □ 上级医师查房与术前评估 □ 依据体检，进行相关的术前检查 □ 初步确定手术方式和日期	□ 完成相关科室会诊 □ 上级医师查房 □ 完成术前准备与术前评估 □ 预约术中电生理监测	□ 术前讨论 □ 完成术前准备与术前评估 □ 完成术前小结，术前讨论记录 □ 向患者和家属交代围术期注意事项，签署手术同意书、自费协议书、输血同意书、委托书 □ 完成术前定位标记
重点医嘱	**长期医嘱：** □ 一级护理 □ 饮食 □ 患者既往基础用药 **临时医嘱：** □ 血常规、血型，尿常规 □ 肝肾功能、血电解质、血糖、凝血功能、感染性疾病筛查 □ 心电图，胸部X线平片 □ MRI检查 □ 肌电图 □ 体感及运动诱发电位 □ 必要时查肺功能、超声心动图、血气分析等	**长期医嘱：** □ 一级护理 □ 饮食 □ 患者既往基础用药 **临时医嘱：** □ 激素及脱水药（酌情） □ 其他特殊医嘱	**长期医嘱：** □ 一级护理 □ 饮食 □ 患者既往基础用药 **临时医嘱：** □ 备皮（颈部病变酌情剃头） □ 抗菌药物皮试 □ 术前禁食水 □ 激素及脱水药（酌情） □ 其他特殊医嘱 □ 术前禁食水 □ 定位X线平片
主要护理工作	□ 入院评估，完成首次护理文件记录及护理安全告知书签字 □ 遵医嘱给药 □ 观察患者一般状况 □ 观察神经系统状况 □ 协助完成手术前检查 □ 完成入院宣教及特殊检查前宣教工作	□ 观察患者一般状况 □ 观察神经系统状况 □ 遵医嘱给药 □ 遵医嘱完成手术前化验标本留取 □ 协助完成手术前检查 □ 心理护理及基础护理	□ 观察患者一般状况 □ 观察神经系统状况 □ 术前宣教 □ 完成术前准备 □ 遵医嘱给药并观察用药后反应 □ 协助完成手术前检查 □ 心理护理及基础护理 □ 完成护理记录
病情变异记录	□无 □有，原因： 1. 2.	□无 □有，原因： 1. 2.	□无 □有，原因： 1. 2.
护士签名			
医师签名			

时间	住院第4天 （手术日）	住院第5天 （术后第1天）	住院第6天 （术后第2天）
主要诊疗工作	□ 行全麻下病变探查修补术及终丝切断、神经根松解、脂肪瘤切除术等 □ 术中电生理监测 □ 术者完成手术记录 □ 完成术后病程 □ 上级医师查房 □ 向患者及家属交代手术情况，嘱咐注意事项 □ 观察术后病情变化	□ 上级医师查房，注意病情变化 □ 完成病程记录 □ 根据引流情况决定是否拔除引流 □ 注意体温、血象及生化指标变化（对症处理） □ 注意有无意识障碍、呼吸、吞咽障碍、偏瘫、腹胀、大小便障碍等	□ 上级医师查房，注意病情变化 □ 完成病程记录 □ 根据引流情况决定是否拔除引流 □ 注意体温、血象及生化指标变化（对症处理） □ 注意有无意识障碍、呼吸、吞咽障碍、偏瘫、腹胀、大小便障碍等
重点医嘱	**长期医嘱：** □ 一级护理 □ 禁食水 □ 吸氧及生命体征监测 □ 保留导尿 □ 术中用抗菌药物 □ 补液治疗 □ 激素、脱水、抑酸药（酌情） **临时医嘱：** □ 根据病情需要下达相应医嘱 □ 镇痛，止吐等 □ 血常规，肝肾功能及血电解质，凝血功能，血气等 □ 接引流（术中置放引流者）	**长期医嘱：** □ 一级护理 □ 流食 □ 激素、抗菌药物 **临时医嘱：** □ 镇痛 □ 补液（酌情） □ 拔除引流管（如术中置放）	**长期医嘱：** □ 一级护理 □ 流食/半流食 □ 激素、抗菌药物 **临时医嘱：** □ 镇痛 □ 补液（酌情） □ 拔除引流管（如术中置放）
主要护理工作	□ 观察患者一般状况 □ 观察患者神经系统功能恢复情况 □ 观察记录患者生命体征手术切口敷料情况 □ 有引流者观察引流性质、引流量 □ 遵医嘱给药并观察用药后反应 □ 遵医嘱完成化验检查 □ 预防并发症护理 □ 完成护理记录	□ 观察患者一般状况 □ 观察患者神经系统功能恢复情况 □ 观察记录患者生命体征手术切口敷料情况 □ 有引流者观察引流性质、引流量 □ 遵医嘱给药并观察用药后反应 □ 遵医嘱完成化验检查 □ 预防并发症护理 □ 术后心理护理及基础护理 □ 完成护理记录	□ 观察患者一般状况 □ 观察患者神经系统功能恢复情况 □ 观察记录患者生命体征手术切口敷料情况 □ 遵医嘱给药并观察用药后反应 □ 遵医嘱完成化验检查 □ 预防并发症护理 □ 术后心理护理及基础护理 □ 完成护理记录
病情变异记录	□无 □有，原因： 1. 2.	□无 □有，原因： 1. 2.	□无 □有，原因： 1. 2.
护士签名			
医师签名			

时间	住院第 7 天 （术后第 3 天）	住院第 8 天 （术后第 4 天）	住院第 9 天 （术后第 5 天）	住院第 10 天 （术后第 6 天）
主要 诊疗 工作	□ 上级医师查房，注意 病情变化 □ 完成病程记录 □ 切口换药，注意有无 皮下积液，切口渗液 □ 调整激素用量，逐渐 减量 □ 根据情况停用抗菌药 物	□ 注意病情变化 □ 完成病程记录 □ 激素减量或停药	□ 临床观察神经系统功 能恢复情况 □ 完成病程记录 □ 停用激素	□ 上级医师查房，注意 病情变化 □ 完成病程记录 □ 注意是否有发热
重点 医嘱	长期医嘱： □ 一级护理 □ 半流食 / 普食 临时医嘱： □ 换药 □ 根据病情需要下达相 应医嘱	长期医嘱： □ 一级护理 □ 普食 临时医嘱： □ 根据病情需要下达相 应医嘱	长期医嘱： □ 一级护理 □ 普食 临时医嘱： □ 根据病情需要下达相 应医嘱	长期医嘱： □ 一级护理 □ 普食 临时医嘱： □ 酌情行腰椎穿刺采集 脑脊液并检查
主要 护理 工作	□ 观察患者一般状况 □ 观察患者神经系统功 能恢复情况 □ 观察记录患者生命体 征手术切口敷料情况 □ 遵医嘱给药并观察用 药后反应 □ 预防并发症护理 □ 术后心理护理及基础 护理 □ 完成术后宣教及用药 指导 □ 完成护理记录 □ 指导术后功能锻炼	□ 观察患者一般状况 □ 观察患者神经系统功 能恢复情况 □ 观察手术切口敷料情 况 □ 遵医嘱给药并观察用 药后反应 □ 预防并发症护理 □ 术后心理护理及基础 护理 □ 指导术后功能锻炼	□ 观察患者一般状况 □ 观察患者神经系统功 能恢复情况 □ 观察手术切口敷料情 况 □ 预防并发症护理 □ 术后心理护理及基础 护理 □ 指导术后功能锻炼	□ 观察患者一般状况 □ 观察患者神经系统功 能恢复情况 □ 观察手术切口敷料情 况 □ 预防并发症护理 □ 术后心理护理及基础 护理 □ 指导术后功能锻炼
病情 变异 记录	□无　□有，原因： 1. 2.	□无　□有，原因： 1. 2.	□无　□有，原因： 1. 2.	□无　□有，原因： 1. 2.
护士 签名				
医师 签名				

时间	住院第11天（术后第7天）	住院第12天（术后第8天）	住院第13天（术后第9天）	住院第14天（术后第10天）
主要诊疗工作	□ 注意病情变化 □ 完成病程记录 □ 切口换药，注意有无皮下积液、切口渗液 □ 注意体温、血象及生化指标变化（对症处理）	□ 上级医师查房，注意病情变化 □ 完成病程记录 □ 复查术后MRI	□ 临床观察神经功能恢复情况 □ 完成病程记录 □ 复查术后体感及运动诱发电位等电生理检查，并评价结果	□ 根据切口情况予以拆线或延期门诊拆线 □ 确定患者能否出院 □ 向患者交代出院注意事项、复查日期 □ 开出院诊断书 □ 完成出院记录
重点医嘱	长期医嘱： □ 一级护理 □ 普食 临时医嘱： □ 换药 □ 血常规、肝肾功能、血电解质 □ 酌情行腰椎穿刺采集脑脊液并检查	长期医嘱： □ 二级护理 □ 普食 临时医嘱： □ MRI □ 根据病情需要下达相应医嘱	长期医嘱： □ 三级护理 □ 普食 临时医嘱： □ 可行电生理检查 □ 根据病情需要下达相应医嘱	出院医嘱： □ 出院带药 □ 康复治疗（酌情） □ 残余肿瘤放射治疗（酌情）
主要护理工作	□ 观察患者一般状况 □ 观察患者神经系统功能恢复情况 □ 观察手术切口敷料情况 □ 遵医嘱协助完成化验检查 □ 预防并发症护理 □ 术后心理护理及基础护理 □ 指导术后功能锻炼	□ 观察患者一般状况 □ 观察患者神经系统功能恢复情况 □ 观察手术切口敷料情况 □ 预防并发症护理 □ 术后心理护理及基础护理 □ 指导术后功能锻炼	□ 观察患者一般状况 □ 观察患者神经系统功能恢复情况 □ 观察手术切口敷料情况 □ 预防并发症护理 □ 术后心理护理及基础护理 □ 进行出院指导 □ 指导术后功能锻炼	□ 完成出院指导 □ 指导患者办理出院手续 □ 完成护理记录
病情变异记录	□无 □有，原因： 1. 2.	□无 □有，原因： 1. 2.	□无 □有，原因： 1. 2.	□无 □有，原因： 1. 2.
护士签名				
医师签名				

第二篇

胸外科临床路径

胸骨骨折临床路径

（2017 年版）

一、胸骨骨折临床路径标准住院流程

（一）适用对象

第一诊断为胸骨骨折。

行胸骨骨折复位内固定术。

（二）诊断依据

根据《临床诊疗指南 胸外科分册》（中华医学会编著,人民卫生出版社）。

1. 病史及临床症状 暴力作用于胸骨区或暴力挤压；胸前区疼痛,咳嗽及深呼吸时加重；骨折部位压痛,伴有移位时有局部畸形及异常活动、骨折端摩擦感；合并多根肋骨或肋软骨骨折时有反常呼吸。

2. 辅助检查 正、侧、斜位胸片、胸部 CT。

（三）进入路径标准

1. 第一诊断必须符合胸骨骨折疾病编码。

2. 当患者存在其他合并损伤,但在住院治疗期间不需要特殊处理、不影响第一诊断临床路径实施时,可以进入临床路径。

（四）标准住院日≤15 天

（五）住院期间的检查项目

1. 必需的检查项目

（1）血常规、尿常规、便常规＋隐血试验；

（2）凝血功能、血型、肝功能测定、肾功能测定、电解质、感染性疾病筛查（乙肝、丙肝、艾滋病、梅毒等）、心肌酶（肌酸激酶及同工酶、肌钙蛋白）；

（3）动脉血气分析、心电图；

（4）影像学检查:胸部正、侧、斜位片、胸部 CT＋胸廓三维重建。

2. 根据患者病情进行的检查项目

（1）胸部 CT 增强扫描＋血管三维重建、超声心电图；

（2）头部 CT、腹部 CT 或腹部彩超；

（3）四肢长骨及关节 X 线片。

（六）治疗方案的选择

根据《临床诊疗指南 胸外科分册》（中华医学会编著,人民卫生出版社）进行治疗,拟行胸骨骨折复位内固定术。

（七）预防性抗菌药物选择与使用时机

1. 预防性抗菌药物选择主要依据《抗菌药物临床应用指导原则》（国卫办医发〔2015〕43 号）制定。

预防性用药时机为术前半小时～1 小时（万古霉素或氟喹诺酮类等由于需输注较长时间,应在术前 1～2 小时开始给药）；手术超过 3 小时或术中失血量超过 1500ml 时加用一次。根据患者的病情决定抗菌药物的选择与使用时间。如可疑感染,需做相应的微生物学检查,必要时做药敏试验。

2. 建议使用第一、二代头孢菌素,头孢曲松。预防性用抗菌药物,时间为术前 30 分钟。

（八）手术日为入院后≤6 天

1. 麻醉方式　全身麻醉,行气管插管。

2. 术中用药　抗菌药物。

3. 手术置入物　人工修复材料、止血材料。

4. 输血　视手术出血情况决定。输血前需行血型鉴定、抗体筛选和交叉合血。

（九）术后住院恢复≤15 天

1. 必须复查的检查项目

（1）血常规、肝功能测定、肾功能测定、电解质;

（2）胸部正、侧、斜位片。

2. 根据病情可选择胸部 CT 扫描。

3. 术后用药　抗菌药物使用按照《抗菌药物临床应用指导原则》（卫医发〔2004〕285 号）执行,并根据患者的病情决定抗菌药物的选择与使用时间。建议使用第一、二代头孢菌素,头孢曲松。如可疑感染,需做相应的微生物学检查,必要时做药敏试验。根据患者疼痛情况,适当给予镇痛治疗。

（十）出院标准

1. 病人病情稳定,体温正常,手术切口愈合良好,生命体征平稳。疼痛评估结果明显改善。

2. 没有需要住院处理的并发症和（或）合并症。

（十一）变异及原因分析

1. 有影响手术的合并伤,术前需要进行相关的诊断和治疗。

2. 术后出现切口感染、内置物外露、肺部感染、呼吸功能衰竭、心脏功能衰竭、肝肾功能衰竭等并发症,需要延长治疗时间。

二、胸骨骨折临床路径表单

适用对象：第一诊断胸骨骨折；行胸骨骨折复位内固定术

患者姓名：_____ 性别：_____ 年龄：_____ 门诊号：_____ 住院号：_____

住院日期：_____年___月___日 出院日期：_____年___月___日 标准住院日：≤15 天

时间	住院第 1 天	住院第 1（2）~5 天	住院第 1~6 天（手术日）
主要诊疗工作	□ 询问病史及体格检查 □ 完成病历书写 □ 开化验单及检查申请单 □ 上级医师查访与术前评估 □ 初步确定手术方式和日期	□ 上级医师查房 □ 术前准备与术前评估 □ 行术前讨论，确定手术方案（切口选择） □ 完成相关科室会诊 □ 住院医师完成术前小结、上级医师查房记录等病历书写 □ 签署手术知情同意书、自费用品协议书、输血同意书、授权同意书 □ 向患者及家属交代围术期注意事项	□ 手术 □ 术者完成手术记录 □ 住院医师完成术后病程 □ 上级医师查房 □ 向患者及家属交代病情及术后注意事项
重点医嘱	长期医嘱： □ 胸外科一级护理 □ 普食 □ 吸氧：血氧饱和度监测 □ 告知病重 □ 其他医嘱 临时医嘱： □ 血常规、尿常规、粪便常规＋隐血试验 □ 凝血功能、血型、肝肾功能、电解质、感染性疾病筛查、心肌酶（肌酸激酶及同工酶、肌钙蛋白） □ 动脉血气分析、心电图 □ 影像学检查：胸部正、侧、斜位片、胸部 CT＋胸廓三维重建 □ 其他医嘱	长期医嘱： □ 应用抗菌药物 □ 其他医嘱 临时医嘱： □ 拟明（或今日）日全麻下行胸骨骨折复位内固定术 □ 术前禁食水 □ 留置尿管 □ 备血 □ 术前麻醉用药 □ 备术中抗菌药物 □ 其他医嘱	长期医嘱： □ 胸外科术后常规护理 □ 特级护理 □ 禁饮食 □ 吸氧 □ 心电、血压、手指氧饱和度监护 □ 持续导尿，记24 小时出入量 □ 雾化 □ 静脉应用抗菌药物 □ 解痉、祛痰药物（酌情） □ 其他医嘱 临时医嘱： □ 其他医嘱
主要护理工作	□ 介绍病房环境、设施和设备 □ 入院护理评估 □ 辅助戒烟	□ 宣教、备皮等术前准备 □ 提醒患者术前禁食水 □ 咳嗽训练	□ 观察病情变化 □ 术后心理和生活护理 □ 保持呼吸道通畅
病情变异记录	□无 □有，原因： 1. 2.	□无 □有，原因： 1. 2.	□无 □有，原因： 1. 2.
护士签名			
医师签名			

时间	住院第 1（2）~ 7 天 （术后第 1 天）	住院第 2（3）~ 14 天 （术后第 2 ~ 7 天）	住院第 13 ~ 15 天 （出院日）
主要 诊疗 工作	□ 上级医师查房，注意病情变化 □ 住院医师完成常规病历书写 □ 注意生命体征及肺部呼吸音 □ 协助患者咳痰 □ 视情况拔尿管	□ 上级医师查房 □ 住院医师完成常规病历书写 □ 注意生命体征及肺部呼吸音 □ 术后视病情复查血常规、肝肾功能、电解质、血糖及胸片	□ 根据切口愈合情况拆线 □ 上级医师查房，根据症状、体温、肺部呼吸音、血常规、血生化、胸片等了解骨折复位情况 □ 住院医师完成出院小结、病历首页等 □ 向患者及家属交代出院后的注意事项
重点 医嘱	**长期医嘱：** □ 胸外科一级护理 □ 普食 □ 视病情停记尿量、停吸氧、停心电监护 □ 静脉应用抗菌药物 □ 其他医嘱 **临时医嘱：** □ 拔尿管 □ 其他医嘱	**长期医嘱：** □ 停雾化 □ 其他医嘱 □ 视病情停用抗菌药物 **临时医嘱：** □ 切口换药 □ 胸片（正、侧、斜位）、血常规、肝肾功能、电解质、血糖 □ 其他医嘱	**长期医嘱：** □ 其他医嘱 **临时医嘱：** □ 血常规 □ 血生化 □ 胸片（正、侧、斜位） □ 切口换药 □ 其他医嘱
主要 护理 工作	□ 观察患者病情 □ 术后心理与生活护理 □ 雾化 □ 协助患者咳痰和肢体功能锻炼	□ 密切观察患者病情 □ 术后心理与生活护理 □ 协助患者咳痰和肢体功能锻炼	□ 指导患者办理出院手续
病情 变异 记录	□无　□有，原因： 1. 2.	□无　□有，原因： 1. 2.	□无　□有，原因： 1. 2.
护士 签名			
医师 签名			

2 肋骨骨折合并血气胸临床路径

（2010年版）

一、肋骨骨折合并血气胸临床路径标准住院流程

（一）适用对象

第一诊断为闭合性肋骨骨折合并血气胸。

行胸腔闭式引流术。

（二）诊断依据

根据《临床诊疗指南 胸外科分册》（中华医学会编著，人民卫生出版社，2009年）。

1. 病史　可有外伤史。

2. 临床表现

（1）主诉：胸痛、咳嗽、血痰、气促、呼吸困难；

（2）体征：伤侧呼吸运动减弱，呼吸音低或消失，局部触痛和胸廓挤压征（+），典型的临床特征是骨擦音和骨擦感。多发性肋骨骨折有时可有反常呼吸。

3. X线胸片检查以及CT。

（三）选择治疗方案的依据

根据《临床诊疗指南 胸外科分册》（中华医学会编著，人民卫生出版社，2009年）。

行胸腔闭式引流术＋胸廓固定术。

（四）标准住院日为≤10天

（五）进入路径标准

1. 第一诊断必须符合闭合性肋骨骨折合并血气胸疾病编码。

2. 当患者合并其他疾病，但住院期间不需要特殊处理也不影响第一诊断的临床路径流程实施时，可以进入路径。

（六）明确诊断及入院常规检查应≤12小时

1. 必需的检查项目

（1）血常规、肝功能测定、肾功能测定、电解质；

（2）X线胸片、心电图；

（3）凝血功能、输血前检查、血型、感染性疾病筛查（乙肝、丙肝、梅毒、艾滋病等）。

2. 根据患者病情，可选择的检查项目　骨质疏松相关的骨代谢检查、骨髓瘤相关检查、胸部CT、血气分析、腹部B超等。

（七）预防性抗菌药物选择与使用时机

1. 按照《抗菌药物临床应用指导原则》（卫医发〔2004〕285号）执行，并根据患者的病情决定抗菌药物的选择与使用时间。

2. 建议使用第一、二代头孢菌素，头孢曲松。预防性用药时间为术前30分钟。

（八）手术日为入院当天

1．麻醉方式　局部麻醉。

2．手术方式　胸腔闭式引流术＋胸廓固定术。

3．术中用药　抗菌药物。

4．输血　视出血情况决定。

（九）术后住院恢复≤9 天

1．必须复查的检查项目　血常规、肝肾功能、电解质、胸部 X 线片等。

2．术后用药　抗菌药物使用按照《抗菌药物临床应用指导原则》（卫医发〔2004〕285 号）执行，并根据患者的病情决定抗菌药物的选择与使用时间。建议使用第一、二代头孢菌素，头孢曲松。

（十）出院标准

1．病人病情稳定，体温正常，手术切口愈合良好，生命体征平稳。

2．没有需要住院处理的并发症和（或）合并症。

（十一）变异及原因分析

1．需要开胸手术，接受全麻手术的张力性气胸和进行性血胸。

2．术后出现肺部感染、呼吸功能衰竭、心脏功能衰竭、肝肾衰竭等并发症，需要延长治疗时间。

二、肋骨骨折合并血气胸临床路径表单

适用对象：第一诊断肋骨骨折合并血气胸；行胸腔闭式引流术

患者姓名：_____ 性别：_____ 年龄：_____ 门诊号：_____ 住院号：_____

住院日期：_____年___月___日 出院日期：_____年___月___日 标准住院日：≤10天

时间	住院第1天 （手术日）	住院第2天
主要诊疗工作	□ 询问病史及体格检查 □ 完成病历书写 □ 开化验单及检查单 □ 上级医师查房，确定诊断 □ 向患者家属告病重或病危通知（酌情），并签署手术知情同意书 □ 局麻下行胸腔闭式引流术	□ 上级医师查房 □ 完成入院检查 □ 继续对症支持治疗 □ 完成必要的相关科室会诊 □ 完成上级医师查房记录等病历书写 □ 向患者及家属交代病情及其注意事项
重点医嘱	**长期医嘱：** □ 胸外科护理常规 □ 一级护理 □ 饮食 □ 心电监护 □ 吸氧 □ 胸带固定 □ 使用镇痛药物 □ 视病情通知病重或病危 □ 其他医嘱 **临时医嘱：** □ 血常规、肝肾功能、电解质 □ X线胸片、心电图 □ 凝血功能、输血前检查、血型 □ 血气分析（必要时） □ 呼吸机无创辅助呼吸（必要时） □ 局麻下行胸腔闭式引流术	**长期医嘱：** □ 患者既往基础用药 □ 祛痰药物的使用 □ 其他医嘱 **临时医嘱：** □ X线胸部 □ 腹部B超（必要时） □ 其他医嘱
主要护理工作	□ 介绍病房环境、设施和设备 □ 入院护理评估 □ 宣教	□ 观察患者病情变化
病情变异记录	□无　□有，原因： 1. 2.	□无　□有，原因： 1. 2.
护士签名		
医师签名		

时间	住院第 3~9 天	住院第 10 天 （出院日）
主要 诊疗 工作	□ 上级医师查房 □ 根据体检、胸片、CT 结果和既往资料确定诊断及 　 是否需要开胸手术治疗 □ 根据其他检查结果判断是否合并其他疾病 □ 并发症的防治 □ 对症支持治疗 □ 完成病程记录	□ 上级医师查房，进行评估，确定有无并发症情况， 　 明确是否出院 □ 完成出院记录、病案首页、出院证明书等 □ 向患者交代出院后的注意事项，如：返院复诊的 　 时间、地点，胸带继续固定两周，近期避免运动， 　 呼吸功能锻炼
重点 医嘱	**长期医嘱（视情况可第 2 天起开始治疗）：** □ 抗菌药物的使用（必要时） □ 其他医嘱 **临时医嘱：** □ 复查血常规、肝肾功能、电解质（出院前或必要时） □ 复查胸片（出院前或必要时）	**出院医嘱：** □ 注意休息、营养，避免运动 □ 胸带继续固定两周 □ 出院带药（必要时） □ 半月后复诊，不适随诊
主要 护理 工作	□ 观察患者病情变化，指导病人咳嗽、排痰及呼吸 　 功能锻炼	□ 指导患者办理出院手续
病情 变异 记录	□无　□有，原因： 1. 2.	□无　□有，原因： 1. 2.
护士 签名		
医师 签名		

自发性气胸临床路径

（2009 年版）

一、自发性气胸临床路径标准住院流程

（一）适用对象

第一诊断为自发性气胸。

行肺大疱切除和（或）胸膜固定术。

（二）诊断依据

根据《临床诊疗指南 胸外科分册》（中华医学会编著，人民卫生出版社）。

1. 诱发因素　剧烈咳嗽、持重物屏气、剧烈运动等，也可无明显诱发因素。

2. 临床症状　突发患侧胸痛、喘憋、呼吸困难，偶尔有干咳。严重程度从轻微不适至严重呼吸困难，甚至休克。

3. 临床体征　少量气胸时，体征不明显；气胸在 30% 以上者，可出现患侧胸部饱满，呼吸运动减弱，叩诊呈鼓音，语颤和呼吸音均减低或消失，气管向健侧移位。

4. 辅助检查　胸片或胸部 CT。

（三）治疗方案的选择

根据《临床诊疗指南 胸外科分册》（中华医学会编著，人民卫生出版社）。

1. 保守治疗。

2. 手术治疗

（1）复发性气胸；

（2）胸片或 CT 检查证实有肺大疱者；

（3）气胸合并胸腔出血者；

（4）有效胸腔闭式引流 72 小时仍有大量气体溢出者；

（5）患者从事特殊职业，如飞行员、潜水员、高空作业等。

（四）标准住院日为 10 ~ 13 天

（五）进入路径标准

1. 第一诊断符合自发性气胸疾病编码。

2. 当患者同时具有其他疾病诊断，但住院期间不需特殊处理也不影响第一诊断的临床路径流程实施时，可以进入此路径。

（六）术前准备（术前评估）1 ~ 2 天

1. 必需的检查项目

（1）血常规、尿常规、血型；

（2）凝血功能、肝肾功能、电解质、感染性疾病筛查（乙肝、丙肝、艾滋病、梅毒等）；

（3）胸片、心电图。

2．根据患者病情选择

（1）超声心动图（60 岁以上或伴有心血管疾病者）；

（2）肺功能、血气分析；

（3）胸部 CT。

（七）预防性抗菌药物选择与使用时机

应按照《抗菌药物临床应用指导原则》（卫医发〔2004〕285 号）执行。预防性用药时间为术前 30 分钟；手术超时 3 小时加用一次。

（八）手术日为入院第 2～3 天

1．麻醉方式　双腔气管插管全麻。

2．手术耗材　直线型切割缝合器、生物胶。

3．术中用药　麻醉常规用药。

4．输血　视术中情况而定。

5．病理　石蜡切片。

（九）术后住院恢复 5～10 天

必须复查的检查项目：血常规，正、侧位胸片。

（十）出院标准

1．体温正常，无呼吸困难。

2．拔除引流管，切口无感染。

3．复查化验结果无明显异常，胸片示肺复张良好等。

（十一）变异及原因分析

1．患者伴有可能影响手术的合并疾病，需要进行相关的诊断和治疗。

2．术后发生并发症需要进行相应的临床诊治，延长住院时间。

二、自发性气胸临床路径表单

适用对象：第一诊断为自发性气胸；行肺大疱切除和（或）胸膜固定术

患者姓名：＿＿＿＿＿ 性别：＿＿＿ 年龄：＿＿＿ 门诊号：＿＿＿＿＿ 住院号：＿＿＿＿＿

住院日期：＿＿＿年＿＿月＿＿日 出院日期：＿＿＿＿年＿＿月＿＿日 标准住院日：10～13天

时间	住院第1天	住院第2天	住院第3天（手术日）
主要诊疗工作	□ 询问病史及体格检查 □ 完成病历书写 □ 开化验单 □ 主管医师查房与术前评估 □ 初步确定治疗方式（保守或手术治疗）；是否需要急诊处理以及确定手术方式和日期 □ 行胸腔闭式引流术	□ 上级医师查房 □ 完成术前准备与术前评估 □ 根据体检、胸部平片或CT行术前讨论，确定手术方案 □ 住院医师完成术前小结、上级医师查房记录等病历书写 □ 签署手术知情同意书、自费用品协议书、输血同意书 □ 向患者及家属交代围术期注意事项	□ 手术 □ 术者完成手术记录 □ 完成术后病程记录 □ 主管医师观察术后病情 □ 向患者及家属交代病情及术后注意事项
重点医嘱	**长期医嘱：** □ 胸外科二级护理常规 □ 吸氧 □ 饮食 **临时医嘱：** □ 血、尿常规 □ 凝血功能、血型 □ 肝肾功能、电解质 □ 感染性疾病筛查 □ 胸片、心电图 □ 血气分析和肺功能（酌情） □ 胸部CT检查（酌情） □ 超声心动图（酌情）	**长期医嘱：** □ 胸外科二级护理常规 □ 吸氧 □ 饮食 □ 患者既往基础用药 **临时医嘱：** □ 拟明日在全麻下行肺大疱切除和（或）胸膜固定术 □ 术前禁食水 □ 预防性抗菌药物使用 □ 术前置尿管 □ 备皮 □ 备血 □ 术前镇静及抗胆碱能药物（酌情）	**长期医嘱：** □ 胸外科一级或特级护理 □ 心电监护 □ 体温、血压、脉搏、呼吸、血氧饱和度监测 □ 吸氧 □ 麻醉清醒后6小时半流质饮食 □ 胸腔闭式引流记引流量 □ 尿管接袋记量 □ 预防性抗菌药物使用 □ 镇痛药物使用 **临时医嘱：** □ 止血药物使用（必要时） □ 其他特殊医嘱
主要护理工作	□ 入院宣教（环境、设施、人员等） □ 入院护理评估	□ 术前准备（备皮等） □ 术前宣教（提醒患者夜间禁食、禁水）	□ 观察患者病情变化 □ 术后心理与生活护理
病情变异记录	□无 □有，原因： 1. 2.	□无 □有，原因： 1. 2.	□无 □有，原因： 1. 2.
护士签名			
医师签名			

时间	住院第4天 （术后第1天）	住院第5天 （术后第2天）	住院第6天至出院日 （术后第3~10天）
主要 诊疗 工作	□ 上级医师查房 □ 住院医师完成常规病历书写 □ 观察胸腔引流情况，保持胸腔引流管通畅 □ 注意观察生命体征（体温、心率、呼吸、血压等） □ 鼓励并协助患者咳嗽、行呼吸功能锻炼	□ 上级医师查房 □ 住院医师完成常规病历书写 □ 观察胸腔引流情况，保持胸腔引流管通畅 □ 鼓励并协助患者咳嗽、行呼吸功能锻炼 □ 视胸腔引流情况及胸片拔除胸腔引流管、切口换药	□ 上级医师查房 □ 视胸腔引流情况及胸片拔除胸腔引流管 □ 切口换药 □ 拔除胸腔引流管后24~48 小时复查胸片 □ 根据患者情况决定出院时间 □ 完成出院记录、病案首页、出院证明书等 □ 拆线：术后7~9 天拆线。引流口缝线于拔管后两周拆除
重点 医嘱	**长期医嘱：** □ 半流质改普食 □ 一级护理 □ 停心电监护（视病情而定） □ 拔除尿管 **临时医嘱：** □ 复查血常规及胸片 □ 根据情况酌情补液 □ 血气分析（必要时）	**长期医嘱：** □ 普食 □ 二级护理 □ 根据血常规、体温决定是否停用抗菌药物 **临时医嘱：** □ 切口换药	**长期医嘱：** □ 普食 □ 二级护理 □ 根据血常规、体温决定是否停用抗菌药物 **出院医嘱：** □ 交代返院复诊时间、地点，发生紧急情况时的处理等 □ 复查：术后1 个月门诊复查 □ 术后3 个月内禁止重体力活动，避免剧烈咳嗽，保持大便通畅 □ 门诊或当地医院拆线
主要 护理 工作	□ 观察患者情况 □ 术后心理与生活护理 □ 术后指导患者功能锻炼	□ 观察患者情况 □ 术后心理与生活护理 □ 术后指导（术后患者功能锻炼等）	□ 指导患者术后康复 □ 出院宣教 □ 协助办理出院手续
病情 变异 记录	□无　□有，原因： 1. 2.	□无　□有，原因： 1. 2.	□无　□有，原因： 1. 2.
护士 签名			
医师 签名			

4 张力性气胸临床路径

（2017年版）

一、张力性气胸临床路径标准住院流程

（一）适用对象

第一诊断为张力性气胸。

行胸腔闭式引流术。

（二）诊断依据

根据《临床诊疗指南 胸外科分册》（中华医学会编著，人民卫生出版社）。

1. 可有外伤病史或剧烈咳嗽、持重物屏气、剧烈运动等诱发因素。

2. 极度呼吸困难，明显发绀。

3. 查体可见伤侧胸部饱满，叩诊呈过清音，气管及心尖搏动向健侧移位。气体进入胸壁软组织，产生胸部、颈部及头面部皮下气肿。听诊患侧呼吸音减弱或消失。

4. 有条件者可行胸部 X 线检查，确定有无肺压缩，无条件者或病情危重者，可行诊断性穿刺。于伤侧锁骨中线第 2 肋间穿刺，有高压气体排出即可明确诊断。

（三）进入路径标准

1. 第一诊断符合张力性气胸疾病编码。

2. 当患者同时具有其他疾病诊断，但住院期间不需特殊处理也不影响第一诊断的临床路径流程实施时，可以进入此路径。

（四）标准住院日为 6 ~ 10 天

（五）住院期间的检查项目

1. 必需的检查项目

（1）血常规、尿常规、血型；

（2）凝血功能、肝肾功能、电解质、感染性疾病筛查（乙肝、丙肝、艾滋病、梅毒等）；

（3）胸片、心电图。

2. 根据患者病情进行的检查项目　怀疑有严重的肺裂伤或支气管断裂情况者应行胸部 CT 及纤支镜检查。

（六）治疗方案的选择

根据《临床诊疗指南 胸外科分册》（中华医学会编著，人民卫生出版社）。

行胸腔闭式引流术。

（七）预防性抗菌药物选择与使用时机

预防性抗菌药物选择主要依据《抗菌药物临床应用指导原则》（国卫办医发〔2015〕43 号）制定。预防性用药时机为术前 0.5~1 小时（万古霉素或氟喹诺酮类等由于需输注较长时间，应在术前 1~2 小时开始给药）；手术超过 3 小时或术中失血量超过 1500ml 时加用一次。根据患者的病情决定抗菌药物的

选择与使用时间。如可疑感染，需做相应的微生物学检查，必要时做药敏试验。

（八）手术日为入院当天

1. 麻醉方式　局部麻醉。

2. 手术方式　胸腔闭式引流术。

3. 术中用药　局部麻醉药。

4. 输血　视出血情况决定。

（九）术后恢复5~9天

1. 必需复查的检查项目　血常规，正、侧位胸片。

2. 术后用药　抗菌药物使用按照《抗菌药物临床应用指导原则》（卫医发〔2004〕285 号）执行，并根据患者的病情决定抗菌药物的选择与使用时间。

（十）出院标准

1. 体温正常，无呼吸困难。

2. 拔除引流管，切口愈合良好或门诊可处理的愈合不良切口。

3. 复查化验结果无明显异常，胸片示肺复张良好等。

（十一）变异及原因分析

1. 患者伴有可能影响治疗的合并疾病，需要进行相关的诊断和治疗。

2. 术后发生并发症需要进行相应的临床诊治，延长住院时间。

3. 患者因严重肺裂伤或支气管裂伤，需开胸或胸腔镜手术。

二、张力性气胸临床路径表单

适用对象：第一诊断为张力性气胸；行胸腔闭式引流术

患者姓名：_____ 性别：_____ 年龄：_____ 门诊号：_____ 住院号：_____

住院日期：_____年___月___日 出院日期：_____年___月___日 标准住院日：6～10天

时间	住院第1天 （手术日）	住院第2天
主要 诊疗 工作	□ 询问病史及体格检查 □ 完成病历书写 □ 开化验单 □ 主管医师查房、确定诊断 □ 向患者家属告病重或病危（酌情） □ 行胸腔闭式引流术	□ 上级医师查房 □ 完成入院检查 □ 继续对症支持治疗 □ 完成必要的相关科室会诊 □ 完成上级医师查房记录等病历书写 □ 向患者及家属交代病情及其注意事项 □ 根据病情安排胸部CT和（或）纤支镜检查
重点 医嘱	**长期医嘱：** □ 胸外科护理常规 □ 一级护理 □ 饮食 □ 心电监护 □ 吸氧 □ 使用镇痛药物 □ 视病情通知病重或病危 □ 其他医嘱 **临时医嘱：** □ 血常规、肝肾功能、电解质 □ X线胸片（如病情允许）、心电图 □ 凝血功能、血型、输血前检查 □ 血气分析 □ 局麻下行胸腔闭式引流术	**长期医嘱：** □ 胸外科护理常规 □ 一级护理 □ 吸氧 □ 饮食 □ 患者既往基础用药 □ 镇痛祛痰药物的使用 **临时医嘱：** □ 胸部CT和（或）纤支镜检查 □ 其他医嘱
主要 护理 工作	□ 入院宣教（环境、设施、人员等） □ 入院护理评估	□ 观察患者病情变化
病情 变异 记录	□无　□有，原因： 1. 2.	□无　□有，原因： 1. 2.
护士 签名		
医师 签名		

时间	住院第 3~5 天	住院第 6 天至出院日
主要诊疗工作	□ 上级医师查房 □ 根据患者恢复情况、胸部 CT 及纤支镜检查结果确定有无肺部及支气管严重损伤，确定是否需要开胸或胸腔镜手术 □ 根据其他检查结果判断是否合并其他疾病 □ 并发症治疗 □ 对症支持治疗 □ 完成病情记录	□ 上级医师查房 □ 视胸腔引流情况及胸片拔除胸腔引流管 □ 切口换药 □ 拔除胸腔引流管后 24～48 小时复查胸片 □ 根据患者情况决定出院时间 □ 完成出院记录、病案首页、出院证明书等 □ 拆线：术后 7～9 天拆线。引流口缝线于拔管后两周拆除
重点医嘱	**长期医嘱：** □ 抗菌药物的使用（必要时） □ 其他医嘱 **临时医嘱：** □ 血常规、肝肾功能、电解质 □ X 线胸片（如病情允许）、心电图	**长期医嘱：** □ 普食 □ 二级护理 □ 根据血常规、体温决定是否停用抗菌药物 **临时医嘱：** □ 交代返院复诊时间、地点，发生紧急情况时的处理等 □ 复查：术后 1 个月门诊复查 □ 术后 3 个月内禁止重体力活动，避免剧烈咳嗽，保持大便通畅 □ 门诊或当地医院拆线
主要护理工作	□ 观察患者病情变化，指导病人咳嗽、排痰及呼吸功能锻炼	□ 指导患者术后康复 □ 出院宣教 □ 协助办理出院手续
病情变异记录	□无　□有，原因： 1. 2.	□无　□有，原因： 1. 2.
护士签名		
医师签名		

5 脓胸临床路径

（2017年版）

一、脓胸临床路径标准住院流程

（一）适用对象

第一诊断为脓胸。

（二）诊断依据

根据《临床诊疗指南 胸外科分册》（中华医学会编著，人民卫生出版社）。

1. 患者常有高热、胸痛、咳嗽、咳痰、气短、食欲减退和全身不适等。

2. 合并有支气管胸膜瘘者，可因改变体位而咳嗽，咳出大量脓痰。患者多呈急性病容，可因呼吸困难而不能平卧，甚至发绀。

3. 脓胸慢性化以后，由于长期感染和消耗，患者有低热、食欲缺乏、消瘦、营养不良、乏力、贫血、低蛋白血症等。

4. 体征 患侧肋间饱满，呼吸动度减小，纵隔向健侧移位，语颤减弱，叩诊呈浊音。听诊呼吸音减弱或消失。脓气胸并存，胸廓上部叩诊呈鼓音，下部叩诊呈实音；慢性脓胸患者可见胸廓下陷，肋间隙变窄，呼吸动度降低或消失，纵隔向患侧移位，脊柱侧弯，杵状指（趾）。

5. 影像学检查 X线检查可见胸腔积液引起的致密影。少量积液时（100～300ml）肋膈角模糊、变钝；中等量以上积液（400～1000ml）时，显示弧形阴影。脓气胸并存时，可见气液平面。全脓胸可见到肺萎陷及纵隔移向健侧；局限性脓胸常表现为包裹性阴影；慢性脓胸患者胸部X线检查可见胸膜增厚，肋间隙变窄。多呈密度增强的毛玻璃状模糊阴影，纵隔向患侧移位，膈肌升高。CT扫描对多房性局限性脓胸的诊断和定位有特殊重要意义，可进一步确定脓腔的位置、大小及患侧肺内有无病变。在X线定位和B超指引下做胸腔穿刺，抽取脓汁做涂片和细菌培养及药敏试验，可确定诊断并指导选用敏感抗生素治疗。

（三）进入路径标准

1. 第一诊断符合脓胸疾病编码。

2. 当患者同时具有其他疾病诊断，但住院期间不需特殊处理也不影响第一诊断的临床路径流程实施时，可以进入此路径。

（四）标准住院日为10～14天

（五）住院期间的检查项目

1. 必需的检查项目

（1）血常规、尿常规、便常规；

（2）肝肾功能、电解质、血沉、血糖、C反应蛋白（CRP）、凝血功能、D-二聚体、结核抗体（ATA）、腺苷脱氨酶（ADA）、血气分析、血肿瘤标志物、感染性疾病筛查（乙肝、丙肝、艾滋病、梅毒等）；

（3）痰病原学检查：痰涂片查细菌×3、痰培养菌；

（4）PPD皮试；

（5）胸部正侧位片、心电图、胸部B超；

（6）胸腔积液检查：必做（常规、生化、腺苷脱氨酶（ADA）、肿瘤标志物、涂片找细菌、细菌培养+药敏、结核抗体（ATA），选作（乳糜试验、细胞学检查）。农牧区病人的寄生虫（肺包虫病等）相关检查。

（7）胸水抽完后可行胸部CT检查。

2. 根据患者病情进行的检查项目　痰找癌细胞、细胞免疫指标、风湿性疾病检查、肺功能、脏器超声波。农牧区病人的寄生虫（肺包虫病等）相关检查。

（六）治疗方案的选择

根据《临床诊疗指南　胸外科分册》（中华医学会编著，人民卫生出版社）。

1. 全身支持治疗鼓励患者进食，尤其要多进高热量、高蛋白和高维生素饮食，注意补充电解质。病情危重体质虚弱者，要静脉输入高营养、血浆、白蛋白等，并少量多次输入新鲜血，以纠正贫血，增加抵抗力。

2. 控制感染尽早胸腔穿刺抽取脓液做细菌培养及药物敏感试验，选取敏感有效的抗生素，尽快控制病情。

3. 脓液引流急性脓胸早期脓液多较稀薄，经胸腔穿刺很容易抽出脓液。遇有病情发展快，积脓多且黏稠，病情危重伴有中毒症状，特别是胸腔穿刺后脓液迅速生成时，要及时行胸腔闭式引流，合并支气管胸膜瘘或食管胸膜瘘的脓胸也应行胸腔闭式引流。

4. 慢性脓胸多需手术治疗，目的是清除异物，消灭脓腔，尽可能多地保存和恢复肺功能。术前应加强营养支持，纠正低蛋白和贫血，输血要少量多次进行，选择有效抗生素控制感染。术式选择要根据患者的情况，特别是肺内有无结核空洞、支气管扩张、严重的纤维化改变及支气管胸膜瘘等病变来决定。一般常用的术式包括胸膜纤维板剥脱术、胸廓成形（胸膜内胸廓成形）术和带蒂大网膜填充术。由于胸膜外胸廓成形术、胸膜全肺切除术损伤大、成功率低，现已很少采用。

（七）预防性抗菌药物选择与使用时机

对于急性脓胸，若无依据可根据患者临床特点经验性选择抗生素，同时积极送脓液培养及药敏实验并根据结果选择有效抗生素进行治疗。慢性脓胸术前多无需抗生素治疗。可在术前送脓液细菌培养加药敏实验，以指导术后抗生素的使用。

预防性抗菌药物选择主要依据《抗菌药物临床应用指导原则》（国卫办医发〔2015〕43号）制定。预防性用药时机为术前0.5～1小时（万古霉素或氟喹诺酮类等由于需输注较长时间，应在术前1～2小时开始给药）；手术超过3小时或术中失血量超过1500ml时加用一次。

（八）手术日

住院后第3～7天。

（九）术后恢复

术后住院恢复3～7天。

必须复查的检查项目：血常规，正、侧位胸片。

（十）出院标准

1. 无发热，切口愈合良好，无感染确切迹象。

2. 复查血常规无白细胞升高。

3. 胸部正侧位片显示患侧肺复张良好，无明显积气、积液。

（十一）变异及原因分析

1. 伴有影响本病治疗效果的合并症，需要进行相关诊断和治疗，导致住院时间延长。

2. 慢性脓胸术后出现持续漏气、胸腔引流量偏多、肺复张不良、脓胸复发、支气管胸膜瘘等情况，可能导致住院时间延长。

二、脓胸临床路径表单

适用对象：第一诊断脓胸；行_____术

患者姓名：_____ 性别：_____ 年龄：_____ 门诊号：_____ 住院号：_____

住院日期：_____年___月___日 出院日期：_____年___月___日 标准住院日：10～14 天

时间	住院第1天	住院第2～6天	住院第3～7天（手术日）
主要诊疗工作	□ 主管医师查房询问病史及体格检查 □ 完成病历书写 □ 开化验单及检查申请单 □ 初步诊断及治疗方案 □ 向患者及家属交代病情及住院期间注意事项 □ 授权委托同意书 □ 签署有创操作知情同意书并行胸腔穿刺或胸腔闭式引流（必要时） □ 术者完成胸腔穿刺或胸腔闭式引流记录（必要时） □ 向患者家属交代病情及胸腔穿刺或胸腔引流后注意事项（必要时）	□ 上级医师查房 □ 完成病程记录、上级医师查房记录等病历书写 □ 决定治疗方式（保守或手术治疗） □ 住院医师完成术前小结、上级医师查房记录等病历书写 □ 签署手术知情同意书、自费用品协议书、输血同意书 □ 向患者及家属交代围术期注意事项	□ 手术 □ 术者完成手术记录 □ 完成术后病程记录 □ 主管医师观察术后病情 □ 向患者及家属交代病情及术后注意事项
重点医嘱	长期医嘱： □ 胸外科二级护理 □ 吸氧、雾化（必要时） □ 祛痰剂（必要时） □ 胸引管护理，记录24小时引流量（必要时） □ 抗菌药物（必要时） □ 其他医嘱 临时医嘱： □ 血常规、尿常规、粪便常规＋隐血试验 □ 肝肾功能、电解质、凝血功能、血型 □ 肺功能、动脉血气分析、心电图 □ 影像学检查：胸片X线正侧位、胸部超声、胸部CT □ 纤支镜（必要时） □ 胸水常规、生化检查 □ 胸水肿瘤标记物检查 □ 胸水脱落细胞检测 □ 胸水细菌培养 □ 胸水抗酸染色 □ 其他医嘱	长期医嘱： □ 胸外科二级护理 □ 胸引管护理，记录24小时引流量 □ 吸氧、雾化（必要时） □ 祛痰剂（必要时） □ 抗菌药物（必要时） □ 其他医嘱 临时医嘱： □ 镇痛药物	长期医嘱： □ 胸外科一级或特级护理 □ 心电监护 □ 体温、血压、脉搏、呼吸、血氧饱和度监测 □ 吸氧 □ 麻醉清醒后6小时半流质饮食 □ 胸腔闭式引流记引流量 □ 尿管接袋记量 □ 预防性抗菌药物使用 □ 镇痛药物使用 临时医嘱： □ 止血药物使用（必要时） □ 其他特殊医嘱
主要护理工作	□ 介绍病房环境、设施和设备 □ 入院护理评估，护理计划 □ 辅助戒烟 □ 呼吸训练及理疗 □ 观察胸腔引流情况	□ 宣教、皮试等术前准备 □ 提醒患者术前按时禁饮食 □ 呼吸功能锻炼	□ 观察病情变化 □ 术后心理和生活护理 □ 观察胸腔引流情况 □ 术后心理与生活护理
病情变异记录	□无 □有，原因： 1. 2.	□无 □有，原因： 1. 2.	□无 □有，原因： 1. 2.
护士签名			
医师签名			

时间	住院第4~8天 （术后第1天）	住院第5~9天 （术后第2天）	住院第6~14天至出院日 （术后第3~7天）
主要诊疗工作	□ 上级医师查房 □ 住院医师完成常规病历书写 □ 观察胸腔引流情况，保持胸腔引流管通畅 □ 注意观察生命体征（体温、心率、呼吸、血压等） □ 鼓励并协助患者咳嗽、行呼吸功能锻炼	□ 上级医师查房 □ 住院医师完成常规病历书写 □ 观察胸腔引流情况，保持胸腔引流管通畅 □ 鼓励并协助患者咳嗽、行呼吸功能锻炼 □ 视胸腔引流情况及胸片拔除胸腔引流管、切口换药 □ 视情况停用或调整抗菌药物	□ 上级医师查房 □ 视胸腔引流情况及胸片拔除胸腔引流管 □ 切口换药 □ 拔除胸腔引流管后24~48小时复查胸片 □ 根据患者情况决定出院时间 □ 完成出院记录、病案首页、出院证明书等 □ 拆线：术后7~9天拆线。引流口缝线于拔管后2周拆除
重点医嘱	长期医嘱： □ 半流质改普食 □ 一级护理 □ 停心电监护（视病情而定） □ 拔除尿管 临时医嘱： □ 复查血常规及胸片 □ 根据情况酌情补液 □ 血气分析（必要时）	长期医嘱： □ 普食 □ 二级护理 □ 根据血常规、体温决定是否停用抗菌药物 临时医嘱： □ 切口换药 □ 拔胸腔闭式引流管 □ 其他特殊医嘱	长期医嘱： □ 普食 □ 二级护理 □ 根据血常规、体温决定是否停用抗菌药物 临时医嘱： □ 交代返院复诊时间、地点，发生紧急情况时的处理等 □ 复查：术后1个月门诊复查 □ 门诊或当地医院拆线
主要护理工作	□ 观察患者情况 □ 术后心理与生活护理 □ 术后指导患者功能锻炼	□ 观察患者情况 □ 术后心理与生活护理 □ 术后指导（术后患者功能锻炼等）	□ 指导患者术后康复 □ 出院宣教 □ 协助办理出院手续
病情变异记录	□无　□有，原因： 1. 2.	□无　□有，原因： 1. 2.	□无　□有，原因： 1. 2.
护士签名			
医师签名			

6 ▶ 乳糜胸临床路径

（2017年版）

一、乳糜胸临床路径标准住院流程

（一）适用对象

第一诊断为乳糜胸，保守治疗失败。

行胸导管结扎术（手术方式包括开放或腔镜）。

（二）诊断依据

根据《临床诊疗指南 胸外科分册》（中华医学会编著，人民卫生出版社）。

1. 临床表现

（1）大量的乳糜液蓄积在胸腔可以造成呼吸困难、心排出量减少和循环血量不足，临床上出现气短或呼吸困难。

（2）胸腔穿刺可抽出大量乳白色液体，如合并出血，乳糜液也可呈血性。

（3）禁食后乳糜液减少，进食奶油制品后乳糜液明显增多。

2. 辅助检查

（1）X线胸片或CT见单侧或双侧胸腔积液。

（2）苏丹Ⅲ染色呈阳性反应，胆固醇/甘油三酯比值<1。

（三）进入路径标准

1. 第一诊断必须符合乳糜胸疾病编码，且通过保守治疗失败。

2. 当患者同时具有其他疾病诊断，但在门诊、急诊治疗期间不需要特殊处理也不影响第一诊断的临床路径流程实施时，可以进入路径。

（四）标准住院日为≤10天

（五）住院期间的检查项目

术前准备≤3天。

1. 必需的检查项目

（1）血常规、尿常规、便常规+隐血试验；

（2）凝血功能、肝功能测定、肾功能测定、电解质、血型、感染性疾病筛查（乙肝，丙肝，梅毒，艾滋病等）；

（3）X线胸片、心电图、肺功能；

（4）胸腹部CT；

（5）苏丹Ⅲ染色试验。

2. 根据患者病情进行的检查项目 肿瘤标志物、头颅MRI、淋巴管造影、动脉血气分析、超声心动图等。

（六）治疗方案的选择

根据《临床诊疗指南 胸外科分册》（中华医学会编著，人民卫生出版社）。

手术治疗：胸导管结扎术。

（七）预防性抗菌药物选择与使用时机

1．预防性抗菌药物选择主要依据《抗菌药物临床应用指导原则》（国卫办医发〔2015〕43 号）制定。根据患者的病情决定抗菌药物的选择与使用时间。如可疑感染，需做相应的病原学检查，必要时做药敏试验。

2．不建议常规预防使用抗生素，如患者因营养丢失，免疫功能严重低下建议使用第一、二代头孢菌素，头孢曲松。预防性用药时机为术 0.5～1 小时（万古霉素或氟喹诺酮类等由于需输注较长时间，应在术前 1～2 小时开始给药）；手术超过 3 小时或术中失血量超过 1500ml 时加用一次。术后预防用药时间一般不超过 24 小时，个别情况可延长至 48 小时。

（八）手术日为入院第≤4 天

1．手术时间　对于保守治疗失败，营养状况恶化较快的患者，可适时减少术前等待时间，必要时急诊手术。

2．麻醉方式　气管插管全身麻醉。

3．手术方式　胸导管结扎术（胸腔镜或开胸）。

4．输血　视术中具体情况而定。

（九）术后恢复≤6 天

1．必需复查的检查项目

（1）血常规、肝肾功能、电解质；

（2）X 线胸片。

2．术后用药

（1）抗菌药物：按照《抗菌药物临床应用指导原则》（卫医发〔2004〕285 号）执行。术后预防用药时间一般不超过 24 小时，个别情况可延长至 48 小时。如可疑感染，需做相应的病原学检查，必要时做药敏试验。

（2）低脂饮食，如一般状态较差可酌情加用静脉或肠内营养。

（十）出院标准

1．恢复饮食后胸腔引流量减少，引流液乳糜试验阴性。

2．切口愈合良好，或门诊可处理的愈合不良切口。

3．体温正常。

4．胸片呈正常术后改变，无明显异常。

5．没有需要住院处理的其他并发症或合并症。

（十一）变异及原因分析

1．存在影响手术的合并症，术前需要进行相关的诊断和治疗。

2．手术失败，术后仍存在大量乳糜胸需再次手术或长时间保守治疗。

3．术后出现肺部感染、呼吸功能衰竭、心脏功能衰竭、消化道穿孔、胃肠功能障碍等并发症，需要延长治疗时间。

二、乳糜胸临床路径表单

适用对象：第一诊断乳糜胸；行胸导管结扎术

患者姓名：_____ 性别：_____ 年龄：_____ 门诊号：_____ 住院号：_____

住院日期：_____年____月___日 出院日期：_____年____月___日 标准住院日：≤10天

时间	住院第1天	住院第2天	住院第3天
主要诊疗工作	□ 询问病史及体格检查 □ 完成病历书写 □ 开化验单及检查申请单 □ 主管医师查房 □ 初步确定治疗方案	□ 上级医师查房 □ 汇总辅助检查结果，明确诊断 □ 初步确定手术方式和时间	□ 上级医师查房 □ 术前评估及讨论，确定手术方案 □ 术前准备 □ 完成病程记录、上级医师查房记录、术前小结等病历书写 □ 向患者及家属交代病情及围术期注意事项 □ 签署手术知情同意书、自费用品协议书、输血同意书、授权委托同意书
重点医嘱	**长期医嘱：** □ 胸外科二级护理 □ 低脂饮食 □ 其他医嘱 **临时医嘱：** □ 血常规、尿常规、粪便常规＋隐血试验 □ 凝血功能、血电解质、肝肾功能、血型、感染性疾病筛查 □ 胸片、心电图、肺功能、胸部CT □ 静脉营养（酌情） □ 淋巴管造影（酌情） □ 超声心动图（酌情）	**长期医嘱：** □ 胸外科二级护理 □ 低脂饮食 □ 其他医嘱 **临时医嘱：** □ 静脉营养（酌情）	**长期医嘱：** □ 胸外科二级护理 □ 禁食、禁饮 □ 其他医嘱 **临时医嘱：** □ 明日在全麻下行胸导管结扎术 □ 禁饮食，备血 □ 术前8小时口服高脂肪食物如奶油、橄榄油等 □ 术前镇静药物及胆碱酯酶抑制剂（酌情） □ 术前下胃管 □ 抗生素皮试、抗菌药带入手术室（酌情） □ 其他医嘱
主要护理工作	□ 介绍病房环境和设备 □ 入院护理评估 □ 辅助戒烟	□ 观察患者病情变化	□ 宣教、合血、皮试等术前准备 □ 提醒患者术前禁食水 □ 呼吸功能锻炼
病情变异记录	□无 □有，原因： 1. 2.	□无 □有，原因： 1. 2.	□无 □有，原因： 1. 2.
护士签名			
医师签名			

时间	住院第2~4天 （手术日）	住院第3~9天 （手术后第1~5天）	住院第5~10天 （出院日）
主要 诊疗 工作	□ 核对患者 □ 留置尿管 □ 手术 □ 术者完成手术记录 □ 住院医师完成术后病程 □ 主管医师观察术后病情 □ 向家属交代病情及术后注意事项	□ 上级医师查房，观察病情变化 □ 住院医师完成病程书写 □ 注意生命体征及肺部呼吸音 □ 观察胸腔引流及切口情况 □ 鼓励并协助患者排痰 □ 拔尿管 □ 必要时纤支镜吸痰	□ 上级医师查房，明确是否出院 □ 住院医师完成常规病历书写 □ 住院医师完成出院小结、病情证明单、病历首页等 □ 向患者及家属交代出院后的注意事项，如饮食、复诊时间、后续治疗等
重点 医嘱	**长期医嘱：** □ 胸外科特级或一级护理 □ 体温、心电、呼吸、血压、血氧饱和度监测 □ 吸氧 □ 禁食水 □ 胸管引流记量 □ 尿管引流记量 □ 抗菌药物（酌情） □ 静脉营养（酌情） □ 其他医嘱 **临时医嘱：** □ 镇痛药物 □ 其他医嘱	**长期医嘱：** □ 胸外科一级护理 □ 低脂饮食 □ 抗菌药物（必要时） □ 静脉营养（必要时） □ 其他医嘱 **临时医嘱：** □ 止吐，止痛等对症处理 □ 拔除尿管 □ 其他医嘱 □ 复查胸片	**长期医嘱：** □ 胸外科一级护理 □ 普食 □ 其他医嘱 **临时医嘱：** □ 切口换药 □ 切口拆线 □ 通知出院 □ 出院带药 □ 其他医嘱
主要 护理 工作	□ 观察、记录引流量及形状 □ 观察病情变化 □ 心理和生活护理 □ 保持呼吸道通畅	□ 观察病情变化 □ 心理与生活护理 □ 协助患者咳痰	□ 密切观察患者病情变化 □ 指导术后呼吸训练 □ 术后心理与生活护理 □ 指导恢复饮食 □ 帮助患者办理出院手续 □ 康复宣教
病情 变异 记录	□无　□有，原因： 1. 2.	□无　□有，原因： 1. 2.	□无　□有，原因： 1. 2.
护士 签名			
医师 签名			

7 创伤性膈疝(无穿孔或绞窄)临床路径

（2016 年版）

一、创伤性膈疝(无穿孔或绞窄)临床路径标准住院流程

（一）适用对象

第一诊断为创伤性膈疝(无穿孔或绞窄)。

行膈疝修补术(包括经胸入路和经腹入路,手术方式包括开放和腔镜)。

（二）诊断依据

根据《临床诊疗指南 胸外科分册》(中华医学会编著,人民卫生出版社)。

1. 临床表现

（1）外伤病史;

（2）胸腹部疼痛不适,胸闷、气促;

（3）下胸部闻及肠鸣;

（4）消化道梗阻症状。

2. 辅助检查

（1）上消化道造影:膈上方见胃肠影,推荐使用碘油造影;

（2）胸腹部 CT:可见异常的胸内胃肠异位表现;

（3）胃镜。

（三）选择治疗方案的依据

根据《临床诊疗指南 胸外科分册》(中华医学会编著,人民卫生出版社)。

手术治疗:膈疝修补术。

（四）标准住院日为≤12 天

（五）进入路径标准

1. 第一诊断必须符合膈疝(无穿孔或绞窄)疾病编码。

2. 当患者同时具有其他疾病诊断,但在门诊治疗期间不需要特殊处理也不影响第一诊断的临床路径流程实施时,可以进入路径。

（六）术前准备≤4 天

1. 必需的检查项目

（1）血常规、尿常规、便常规;

（2）凝血功能、肝功能测定、肾功能测定、电解质、血型、感染性疾病筛查(乙肝,丙肝,梅毒,艾滋病等);

（3）X 线胸片、心电图;

（4）胸腹部 CT;

（5）上消化道造影;

（6）腹部超声检查。

2．根据患者病情，可选择的检查项目　动脉血气分析、超声心动图、冠脉 CTA、肺功能等。

（七）预防性抗菌药物选择与使用时机

按照《抗菌药物临床应用指导原则（2015年版）》（国卫办医发〔2015〕43号）执行。

（八）手术日为入院第≤5天

1．手术时间　对于有穿孔、绞窄潜在风险的情况，可适时减少术前等待时间，必要时急诊手术。

2．麻醉方式　全身麻醉。

3．手术方式　膈疝修补术。

4．输血　视术中具体情况而定。

（九）术后住院恢复≤7天

1．必须复查的检查项目

（1）血常规、肝肾功能、电解质；

（2）X线胸片。

2．术后用药

（1）抗菌药物：按照《抗菌药物临床应用指导原则（2015年版）》（国卫办医发〔2015〕43号）执行。

（2）静脉或肠内营养。

（十）出院标准

1．恢复饮食。

2．切口愈合良好，或门诊可处理的愈合不良切口。

3．体温正常。

4．胸片示术后改变。

5．没有需要住院处理的其他并发症。

（十一）变异及原因分析

1．存在影响手术的合并症，术前需要进行相关的诊断和治疗。

2．术后出现肺部感染、呼吸功能衰竭、心脏功能衰竭、消化道穿孔、胃肠功能障碍等并发症，需要延长治疗时间。

二、膈疝(无穿孔或绞窄)临床路径表单

适用对象：第一诊断为膈疝(无穿孔或绞窄)；行膈疝修补术膈疝修补术

患者姓名：_____ 性别：_____ 年龄：_____ 门诊号：_____ 住院号：_____

住院日期：_____年___月___日 出院日期：_____年___月___日 标准住院日：≤12天

时间	住院第1天	住院第2天	住院第1~4天 (术前日)
主要诊疗工作	□ 询问病史及体格检查 □ 完成病历书写 □ 开化验单及检查申请单 □ 主管医师查房 □ 初步确定治疗方案 □ 如怀疑疝内容物绞窄，需行急诊手术	□ 上级医师查房 □ 根据病情需要，完成相关科室会诊 □ 住院医师完成病程日志、上级医师查房记录等病历书写 □ 术前心肺功能准备，血糖血压调整等	□ 上级医生查房 □ 完成术前准备 □ 术前病例讨论，确定手术方案 □ 完成术前小结、签署手术知情同意书、输血同意书、授权同意书
重点医嘱	长期医嘱： □ 胸外科二级护理 □ 饮食：软食或禁食禁水 □ 其他医嘱 临时医嘱： □ 血常规、尿常规、便常规 □ 凝血功能、血电解质、肝肾功能、血型、感染性疾病筛查 □ 胸片、心电图、胸腹部CT、上消化道造影 □ 超声心动图、冠脉CT(可选)	长期医嘱： □ 胸外科二级护理 □ 饮食：软食或禁食禁水 □ 其他医嘱 临时医嘱：	长期医嘱： □ 胸外科二级护理 □ 饮食：软食或禁食禁水 □ 其他医嘱 临时医嘱： □ 明日在全麻下行膈疝修补术 □ 禁饮食，备血 □ 术前置胃管(可选) □ 其他医嘱
主要护理工作	□ 介绍病房环境、设施和设备 □ 入院护理评估 □ 宣教	□ 观察患者病情变化 □ 呼吸功能锻炼	□ 宣教等术前准备 □ 提醒患者禁食水
病情变异记录	□无 □有，原因： 1. 2.	□无 □有，原因： 1. 2.	□无 □有，原因： 1. 2.
护士签名			
医师签名			

时间	住院第 2~5 天（手术日）	住院第 3~11 天（术后第 1~6 天）	住院第 5~12 天（出院日）
主要诊疗工作	□ 留置胃管或加留置十二指肠营养管 □ 留置尿管 □ 手术 □ 术者完成手术记录 □ 住院医生完成术后病程 □ 主管医生查房 □ 观察生命体征 □ 向患者及家属交代病情、手术情况及术后注意事项 □ 呼吸道管理	□ 上级医师查房 □ 住院医师完成病程书写 □ 观察胸腔引流及胃肠减压情况 □ 观测生命体征 □ 注意生命体征及肺部呼吸音 □ 鼓励并协助患者排痰 □ 必要时纤支镜吸痰 □ 静脉或（和）肠内营养 □ 呼吸道管理	□ 上级医生查房 □ 住院医生完成病程书写 □ 视病情复查血常规、血生化及胸片 □ 应用静脉或（和）肠内营养 □ 视胸腔引流情况拔除胸腔引流管并切口换药 □ 必要时纤支镜吸痰 □ 视情况停用或调整抗菌药物 □ 视情况拔除胃管及十二指肠营养管 □ 呼吸道管理
重点医嘱	**长期医嘱：** □ 特级或一级护理 □ 禁食水 □ 吸氧 □ 清醒后半卧位 □ 持续胃肠减压，心电监护 □ 体温、血压、呼吸、脉搏、血氧饱和度监测 □ 胸管引流记量 □ 持续导尿，记 24 小时出入量 □ 气道管理相应用药 □ 预防性应用抗菌药物 □ 镇痛药物 □ 抑酸药物 **临时医嘱：** □ 其他特殊医嘱	**长期医嘱：** □ 胸外科一级护理 □ 静脉或肠内营养支持 □ 抗凝药物（依据血栓风险可选） **临时医嘱：** □ 复查血常规、肝肾功能、电解质 □ 胸片 □ 其他特殊医嘱	**长期医嘱：** □ 胸外科二级护理 □ 停胸腔闭式引流记量 □ 停胃肠减压 □ 进流食 □ 停记尿量、停吸氧、停心电监护 **临时医嘱：** □ 拔胸腔闭式引流管 □ 拔除尿管 □ 拔除胃管 □ 切口换药 □ 胸片、血常规、肝肾功能、电解质 □ 必要时上消化道造影
主要护理工作	□ 术晨留置胃管、尿管 □ 密切观察患者病情变化 □ 心理和生活护理 □ 保持呼吸道通畅	□ 密切观察患者病情变化 □ 指导术后呼吸训练 □ 术后心理与生活护理 □ 鼓励患者咳嗽、下床活动	□ 指导患者办理出院手续 □ 交代出院后的注意事项 □ 出院后饮食指导
病情变异记录	□无　□有，原因： 1. 2.	□无　□有，原因： 1. 2.	□无　□有，原因： 1. 2.
护士签名			
医师签名			

8 ▶ 胸壁良性肿瘤外科治疗临床路径

（2016 年版）

一、胸壁良性肿瘤外科治疗临床路径标准住院流程

（一）适用对象

第一诊断为胸壁良性肿瘤。

行胸壁肿瘤切除术。

（二）诊断依据

根据《临床诊疗指南　胸外科分册》（中华医学会编著，人民卫生出版社）。

1. 临床症状　可无症状，也可有不同程度局部压迫症状。

2. 体征　位于浅表的可触及肿块，局部可有压痛。

3. 辅助检查　胸部影像学检查，经皮穿刺活检等。

（三）选择治疗方案的依据

根据《临床诊疗指南　胸外科分册》（中华医学会编著，人民卫生出版社）。

胸壁肿瘤切除术或者胸壁肿瘤切除＋重建术。

（四）标准住院日为≤10 天

（五）进入路径标准

1. 第一诊断符合胸壁良性肿瘤疾病编码，无手术禁忌。

2. 当患者同时具有其他疾病诊断，但在门诊治疗期间不需要特殊处理也不影响第一诊断的临床路径流程实施时，可以进入路径。

（六）术前准备≤5 天

1. 常规检查项目

（1）血常规、尿常规、便常规；

（2）凝血功能、血型、肝功能、肾功能、电解质、感染性疾病筛查（乙肝、丙肝、艾滋病、梅毒等）；

（3）心电图；

（4）影像学检查：胸片正侧位、胸部 CT（平扫＋增强扫描）。

2. 根据患者病情，可选择以下项目　肺功能、血气分析骨扫描、穿刺活检、24 小时动态心电图、超声心动图、胸部 MRI。

（七）预防性抗菌药物选择与使用时机

按照《抗菌药物临床应用指导原则》（国卫办医发〔2015〕43 号）执行。

（八）手术日为入院第≤6 天

1. 麻醉方式　全身麻醉或局部麻醉。

2. 手术耗材　根据患者病情使用。

3. 术中用药　根据患者病情使用。

4．病理　术中冰冻切片，术后石蜡切片＋免疫组化。

（九）术后住院恢复≤8 天

1．复查项目　血常规、肝功能、肾功能、电解质、胸片等。

2．根据患者病情，可选择以下项目　血气分析、胸部 CT、纤维支气管镜等。

3．术后用药　抗菌药物使用按照《抗菌药物临床应用指导原则》（国卫办医发〔2015〕43 号）执行。

（十）出院标准

1．病人病情稳定，体温正常。

2．没有需要住院处理的并发症。

（十一）变异及原因分析

1．有影响手术的合并症，需要进行相关的诊断和治疗。

2．术后出现肺部感染、呼吸功能衰竭、心脏功能衰竭等需要延长治疗时间。

二、胸壁良性肿瘤外科治疗临床路径表单

适用对象：第一诊断为胸壁良性肿瘤；行胸壁肿瘤切除术

患者姓名：_____ 性别：____ 年龄：____ 门诊号：_____ 住院号：_____

住院日期：____年___月___日 出院日期：____年___月___日 标准住院日：≤10 天

时间	住院第 1 天	住院第 2~5 天 （术前日）	住院第 2~6 天 （手术日）
主要诊疗工作	□ 询问病史及体格检查 □ 完成病历书写 □ 开化验单及检查申请单 □ 主管医师查房 □ 初步确定治疗方案	□ 上级医师查房 □ 术前准备与术前评估 □ 术前讨论，确定手术方案 □ 根据病情需要，完成相关科室会诊 □ 住院医师完成病程日志及术前小结、上级医师查房记录等病历书写 □ 签署手术知情同意书、自费用品协议书、输血同意书、授权委托同意书 □ 向患者及家属交代围术期注意事项	□ 手术 □ 术者完成手术记录 □ 住院医师完成术后病程 □ 上级医师查房 □ 观察生命体征 □ 向患者及家属交代病情及术后注意事项
重点医嘱	**长期医嘱：** □ 胸外科二级护理 □ 普食 □ 患者既往基础用药 **临时医嘱：** □ 血常规、尿常规、便常规 □ 凝血功能、血型、肝肾功能、电解质、感染性疾病筛查、 □ 动脉血气分析、心电图 □ 影像学检查：胸片正侧位、胸部 CT □ 必要时：24 小时动态心电图、全身骨扫描、超声心动图、穿刺活检等	**长期医嘱：** □ 胸外科二级护理 □ 饮食 □ 患者既往基础用药 **临时医嘱：** □ 明日全麻下拟行肿瘤切除术 □ 术前禁食水 □ 术前备皮 □ 备血（酌情） □ 术前镇静药物（酌情） □ 其他特殊医嘱	**长期医嘱：** □ 胸外科特级或一级护理 □ 清醒后 6 小时进流食 □ 吸氧（酌情） □ 体温、心电、血压、呼吸、脉搏、血氧饱和度监测 □ 记引流量 □ 雾化吸入 □ 镇痛药物 **临时医嘱：** □ 止血药物使用（必要时） □ 其他特殊医嘱
主要护理工作	□ 介绍病房环境、设施和设备 □ 入院护理评估 □ 宣教及辅助戒烟	□ 宣教、备皮等术前准备 □ 提醒患者术前禁食水 □ 呼吸功能锻炼	□ 观察病情变化 □ 术后心理和生活护理 □ 保持呼吸道通畅
病情变异记录	□无 □有，原因： 1. 2.	□无 □有，原因： 1. 2.	□无 □有，原因： 1. 2.
护士签名			
医师签名			

时间	住院第 3~7 天 （术后第 1 天）	住院第 4~9 天 （术后第 2~7 天）	住院第 ≤10 天 （出院日）
主要 诊疗 工作	□ 上级医师查房 □ 住院医师完成病程书写 □ 观察胸腔引流情况 □ 注意生命体征、血氧饱和 　度及肺部呼吸音 □ 鼓励并协助患者排痰 □ 必要时纤支镜吸痰	□ 上级医师查房 □ 住院医师完成病程书写 □ 视病情复查血常规、血生化及胸片 □ 视情况拔除引流管并切口换药 □ 必要时纤支镜吸痰	□ 上级医师查房，明确是否出院 □ 住院医师完成出院小结、病历首 　页等 □ 向患者及家属交代出院后注意事项 □ 根据术后病理确定术后治疗方案
重点 医嘱	长期医嘱： □ 胸外科一级护理 □ 普食 □ 吸氧 □ 心电监护 □ 雾化吸入 □ 记引流量 临时医嘱： □ 根据情况酌情补液 □ 血气分析（必要时） □ 其他特殊医嘱	长期医嘱： □ 胸外科二级护理 □ 拔除引流管 □ 停吸氧、停心电监护 □ 停雾化 临时医嘱： □ 拔除引流管 □ 切口换药、拆线 □ 复查胸片、血常规、肝肾功能、电 　解质 □ 其他特殊医嘱	临时医嘱： □ 切口换药 □ 通知出院 □ 出院带药 □ 定期复诊
主要 护理 工作	□ 观察患者病情 □ 心理与生活护理 □ 协助患者咳痰	□ 观察患者病情 □ 心理与生活护理 □ 协助患者咳痰	□ 观察病情变化 □ 心理和生活护理 □ 术后康复指导
病情 变异 记录	□无　□有，原因： 1. 2.	□无　□有，原因： 1. 2.	□无　□有，原因： 1. 2.
护士 签名			
医师 签名			

肺大疱外科治疗临床路径

（2016年版）

一、肺大疱外科治疗临床路径标准住院流程

（一）适用对象

第一诊断为肺大疱。发生气胸者按自发性气胸临床路径实施。

行肺大疱切除和（或）胸膜固定术。

（二）诊断依据

根据《临床诊疗指南 胸外科分册》（中华医学会编著，人民卫生出版社）。

1. 临床症状　不同程度的胸痛、喘憋、呼吸困难咳嗽。

2. 临床体征　少量气胸时，体征不明显；气胸在30%以上者，可出现患侧胸部饱满，呼吸运动减弱，叩诊呈鼓音，语颤和呼吸音均减低或消失，气管向健侧移位。

3. 辅助检查　胸片或胸部CT。

（三）治疗方案的选择

根据《临床诊疗指南 胸外科分册》（中华医学会编著，人民卫生出版社）。

手术治疗：

（1）胸片或CT检查证实有肺大疱者；

（2）患者从事特殊职业，如飞行员、潜水员、高空作业等。

（四）标准住院日为≤12天

（五）进入路径标准

1. 第一诊断符合肺大疱或大疱性肺气肿疾病编码。

2. 当患者同时具有其他疾病诊断，但住院期间不需特殊处理也不影响第一诊断的临床路径流程实施时，可以进入此路径。

（六）术前准备（术前评估）≤4天

检查项目：

（1）血常规、尿常规、血型；

（2）凝血功能、肝肾功能、电解质、感染性疾病筛查（乙肝、丙肝、艾滋病、梅毒等）；

（3）胸部CT、心电图。

（4）超声心动图（60岁以上或伴有心血管疾病者）；

（5）肺功能、血气分析、肺通气灌注扫描（酌情）。

（七）预防性抗菌药物选择与使用时机

应按照《抗菌药物临床应用指导原则》（国卫办医发〔2015〕43号）执行。预防性用药选用第一、二代头孢，如出现术后感染，则按治疗用药治疗（根据情况，非必需）。

（八）手术日为入院≤5天

1. 麻醉方式　全麻。

2．手术耗材　切割缝合器、生物胶、止血材料等。

3．术中用药　麻醉常规用药。

4．输血　视术中情况而定。

5．病理　石蜡切片。

（九）术后住院恢复≤10 天

复查的检查项目：血常规，胸片，胸部 CT 平扫（酌情）。

（十）出院标准

1．体温正常，切口无感染。

2．复查化验结果无明显异常，胸片示肺复张良好等。

（十一）变异及原因分析

1．患者伴有可能影响手术的合并疾病，需要进行相关的诊断和治疗。

2．术后发生并发症需要进行相应的临床诊治，延长住院时间。

二、肺大疱外科治疗临床路径表单

适用对象：第一诊断为自发性气胸或大疱性肺气肿；行肺大疱切除和（或）胸膜固定术

患者姓名：_____ 性别：_____ 年龄：_____ 门诊号：_____ 住院号：_____

住院日期：_____年___月___日 出院日期：_____年___月___日 标准住院日：≤12天

时间	住院第1天	住院第2~4天 （术前日）	住院第2~5天 （手术日）
主要诊疗工作	□ 询问病史及体格检查 □ 完成病历书写 □ 开化验单 □ 主管医师查房与术前评估 □ 初步确定治疗方式（保守或手术治疗）；是否需要急诊处理以及确定手术方式和日期 □ 行胸腔闭式引流术	□ 上级医师查房 □ 完成术前准备与术前评估 □ 根据体检、胸部平片或CT行术前讨论，确定手术方案 □ 住院医师完成术前小结、上级医师查房记录等病历书写 □ 签署手术知情同意书、自费用品协议书、输血同意书 □ 向患者及家属交代围术期注意事项	□ 手术 □ 术者完成手术记录 □ 完成术后病程记录 □ 主管医师观察术后病情 □ 向患者及家属交代病情及术后注意事项
重点医嘱	长期医嘱： □ 胸外科二级护理常规 □ 饮食 临时医嘱： □ 血、尿常规 □ 凝血功能、血型 □ 肝肾功能、电解质 □ 感染性疾病筛查 □ 胸部CT检查、心电图 □ 血气分析和肺功能 □ 超声心动图（酌情）	长期医嘱： □ 胸外科二级护理常规 □ 饮食 □ 患者既往基础用药 临时医嘱： □ 拟明日在全麻下行肺大疱切除和（或）胸膜固定术 □ 术前禁食水 □ 预防性抗菌药物使用 □ 术前置尿管 □ 备皮 □ 备血 □ 术前镇静及抗胆碱能药物（酌情）	长期医嘱： □ 胸外科一级或特级护理 □ 心电监护 □ 体温、血压、脉搏、呼吸、血氧饱和度监测 □ 吸氧 □ 麻醉清醒后6小时半流质饮食 □ 胸腔闭式引流记引流量 □ 尿管接袋记量 □ 预防性抗菌药物使用 □ 镇痛药物使用 临时医嘱： □ 止血药物使用（必要时） □ 其他特殊医嘱
主要护理工作	□ 入院宣教（环境、设施、人员等） □ 入院护理评估及宣教 □ 观察并记录生命体征 □ 给予心理与生活护理	□ 术前准备（备皮等） □ 术前宣教（提醒患者夜间禁食、禁水） □ 观察并记录生命体征 □ 给予心理与生活护理	□ 观察并记录患者生命体征及病情变化 □ 给予术后康复指导 □ 给予术后心理与生活护理 □ 术后引流管护理
病情变异记录	□无 □有，原因： 1. 2.	□无 □有，原因： 1. 2.	□无 □有，原因： 1. 2.
护士签名			
医师签名			

时间	住院第 3 ~ 6 天 （术后第 1 天）	住院第 4 ~ 7 天 （术后第 2 天）	住院第 5 ~ 12 天 （术后第 3 ~ 10 天）
主要 诊疗 工作	□ 上级医师查房 □ 住院医师完成常规病历书写 □ 观察胸腔引流情况，保持胸腔 　引流管通畅 □ 注意观察生命体征 □ 鼓励并协助患者咳嗽、行呼吸 　功能锻炼	□ 上级医师查房 □ 住院医师完成常规病历书写 □ 观察胸腔引流情况，保持胸腔 　引流管通畅 □ 鼓励并协助患者咳嗽、行呼吸 　功能锻炼 □ 视胸腔引流情况及胸片拔除胸 　腔引流管、切口换药	□ 上级医师查房 □ 视胸腔引流情况及胸片拔除胸 　腔引流管 □ 切口换药 □ 根据患者情况决定出院时间 □ 完成出院记录、病案首页、出院 　证明书等 □ 拆线：术后 7 ~ 9 天拆线。引流 　口缝线于拔管后两周拆除
重点 医嘱	**长期医嘱：** □ 半流质改普食 □ 一级护理 □ 停心电监护（视病情而定） □ 拔除尿管 **临时医嘱：** □ 复查血常规及胸片 □ 根据情况酌情补液 □ 血气分析（必要时）	**长期医嘱：** □ 普食 □ 二级护理 □ 根据血常规、体温决定是否停 　用抗菌药物 **临时医嘱：** □ 切口换药	**长期医嘱：** □ 普食 □ 二级护理 □ 根据血常规、体温决定是否停 　用抗菌药物 **出院医嘱：** □ 交代返院复诊时间、地点，发生 　紧急情况时的处理等 □ 复查：术后 1 个月门诊复查 □ 术后 3 个月内禁止重体力活动， 　避免剧烈咳嗽，保持大便通畅 □ 门诊或当地医院拆线
主要 护理 工作	□ 观察并记录患者生命体征 □ 给予术后心理与生活护理 □ 术后指导患者功能锻炼 □ 保持患者胸腔闭式引流管通畅	□ 观察并记录患者生命体征 □ 给予术后心理与生活护理 □ 指导患者术后功能康复锻炼	□ 给予出院前饮食及生活指导 □ 出院宣教 □ 复查注意事项宣教 □ 协助办理出院手续
病情 变异 记录	□无　□有，原因： 1. 2.	□无　□有，原因： 1. 2.	□无　□有，原因： 1. 2.
护士 签名			
医师 签名			

支气管扩张症外科治疗临床路径

（2010 年版）

一、支气管扩张症外科治疗临床路径标准住院流程

（一）适用对象

第一诊断为支气管扩张症。

行肺段切除术 / 肺叶切除术 / 复合肺叶切除术 / 全肺切除术。

（二）诊断依据

根据《临床诊疗指南 胸外科分册》（中华医学会编著，人民卫生出版社）。

1. 临床症状 反复咳嗽、咳脓痰、咯血，慢性感染或中毒症状。

2. 体征 肺部感染较重者或咯血时，可闻及哮鸣音或湿啰音。病变累及双肺时可有呼吸困难、发绀，病程较长者可见杵状指（趾）等慢性缺氧改变。

3. 辅助检查 影像学检查显示支气管扩张的异常改变。

（三）选择治疗方案的依据

根据《临床诊疗指南 胸外科分册》（中华医学会编著，人民卫生出版社）。

行肺段切除术、肺叶切除术、复合肺叶切除术、全肺切除术。

（四）标准住院日为≤18 天

（五）进入路径标准

1. 第一诊断必须符合支气管扩张症疾病编码。

2. 当患者同时具有其他疾病诊断，但在门诊治疗期间不需要特殊处理也不影响第一诊断的临床路径流程实施时，可以进入路径。

（六）术前准备≤5 天

1. 必需的检查项目

（1）血常规、尿常规、粪便常规 + 潜血试验、痰培养 + 药敏、24 小时痰量；

（2）凝血功能、血型、肝功能测定、肾功能测定、电解质、感染性疾病筛查（乙肝、丙肝、艾滋病、梅毒等）；

（3）心电图、肺功能；

（4）影像学检查：胸部 X 线片、胸部 CT。

2. 根据患者病情可选择的项目 葡萄糖测定、结核病相关检查、纤维支气管镜、超声心动图、CTPA、心肌核素扫描、Holter、24 小时动态血压监测、心脏彩超、动脉血气分析等。

3. 术前呼吸道准备。

（七）预防性抗菌药物选择与使用时机

1. 按照《抗菌药物临床应用指导原则》（卫医发〔2004〕285 号）执行，并根据患者的病情决定抗菌药物的选择与使用时间。如可疑感染，需做相应的微生物学检查，必要时做药敏试验。

2. 参考痰培养和药敏试验结果应用抗菌药物控制感染。

（八）手术日为入院≤6 天

1. 麻醉方式　全身麻醉，双腔气管插管。

2. 术中用药　抗菌药物。

3. 输血　视术中情况而定。输血前需行血型鉴定、抗体筛选和交叉合血。

（九）术后住院恢复≤12 天

1. 必须复查的检查项目　血常规、肝功能测定、肾功能测定、电解质、胸部 X 线片等。

2. 术后应用抗菌药物按照《抗菌药物临床应用指导原则》（卫医发〔2004〕285 号）执行。视病情变化可延长抗菌药物用药时间及更换药物种类。如可疑感染，需做相应的微生物学检查，必要时做药敏试验。

（十）出院标准

1. 病人病情稳定，体温正常，手术切口愈合良好，生命体征平稳。

2. 没有需要住院处理的并发症和（或）合并症。

（十一）变异及原因分析

1. 存在影响手术的合并症，需进行相关的诊断和治疗。

2. 术后出现肺部感染、呼吸功能衰竭、心脏功能衰竭、肝肾衰竭、支气管胸膜瘘等并发症，需要延长治疗时间。

二、支气管扩张症外科治疗临床路径表单

适用对象：第一诊断为支气管扩张症；行肺楔形切除／肺叶部分切除术／肺叶切除／全肺切除

患者姓名：_____ 性别：____ 年龄：____ 门诊号：_____ 住院号：_____

住院日期：____年___月___日 出院日期：____年___月___日 标准住院日：≤18天

时间	住院第1天	住院第2~5天	住院第3~6天（手术日）
主要诊疗工作	□ 询问病史及体格检查 □ 完成病历书写 □ 开化验单及检查申请单 □ 主管医师查房 □ 初步确定治疗方案，进行经验性抗感染治疗	□ 上级医师查房 □ 术前评估及讨论，确定手术方案 □ 术前准备 □ 完成病程记录、上级医师查房记录、术前小结等病历书写 □ 向患者及家属交代病情及围术期注意事项 □ 签署手术知情同意书、自费用品协议书、输血同意书、授权委托同意书	□ 手术 □ 术者完成手术记录 □ 住院医师完成术后病程 □ 上级医师查房 □ 向患者家属交代病情及手术情况术后注意事项
重点医嘱	**长期医嘱：** □ 胸外科二级护理 □ 记24小时痰量 □ 抗菌药物 □ 祛痰剂，支气管舒张剂（必要时） □ 止血药（必要时） □ 其他医嘱 **临时医嘱：** □ 血常规、尿常规、粪便常规+潜血试验 □ 肝肾功能、电解质、凝血功能、血型、感染性疾病筛查 □ 肺功能、动脉血气分析、心电图 □ 痰病原学检查及药敏 □ 影像学检查：胸片X线正侧位、胸部CT □ 超声心动图（必要时） □ 纤支镜（必要时） □ 其他医嘱	**长期医嘱：** □ 胸外科二级护理 □ 记24小时痰量 □ 抗菌药物 □ 祛痰剂，支气管舒张剂（必要时） □ 止血药（必要时） □ 其他医嘱 **临时医嘱：** □ 拟明日全麻下行 ◎肺局部切除术 ◎肺叶切除术 ◎全肺切除术 ◎开胸探查术 □ 术前禁饮食 □ 术前晚灌肠 □ 术前留置胃管、尿管 □ 备皮 □ 术前镇静药（酌情） □ 备血 □ 抗菌药带入手术室 □ 其他医嘱	**长期医嘱：** □ 胸外科特级或一级护理 □ 禁饮食，清醒后6小时进流食 □ 体温、心电、呼吸、血压、血氧饱和度监测 □ 吸氧 □ 胸管引流，记量 □ 持续导尿，记24小时出入量 □ 雾化吸入 □ 应用抗菌药物 □ 其他医嘱 **临时医嘱：** □ 镇痛药物 □ 其他医嘱
主要护理工作	□ 介绍病房环境、设施和设备 □ 入院护理评估，护理计划 □ 辅助戒烟 □ 呼吸训练及理疗，体位引流	□ 宣教、备皮等术前准备 □ 提醒患者术前按时禁饮食 □ 呼吸功能锻炼	□ 观察病情变化 □ 术后心理和生活护理 □ 保持呼吸道通畅
病情变异记录	□无 □有，原因： 1. 2.	□无 □有，原因： 1. 2.	□无 □有，原因： 1. 2.
护士签名			
医师签名			

时间	住院第 4~7 天 （术后第 1 天）	住院第 5~17 天 （术后第 2~11 天）	住院第 12~18 天 （出院日）
主要 诊疗 工作	□ 上级医师查房 □ 住院医师完成病程书写 □ 注意生命体征及肺部呼吸音 □ 观察胸腔引流及切口情况 □ 鼓励并协助患者排痰 □ 拔除尿管 □ 必要时纤支镜吸痰	□ 上级医师查房 □ 住院医师完成病程书写 □ 复查血常规、血生化及胸片 □ 拔除胸腔引流管（视引流及肺 　复张情况）并切口换药 □ 必要时纤支镜吸痰 □ 视情况停用或调整抗菌药物	□ 切口拆线（视切口愈合情况） □ 上级医师查房，明确可以出院 □ 向患者及家属交代出院后注意 　事项 □ 完成出院小结、出院诊断书等
重点 医嘱	**长期医嘱：** □ 胸外科一级护理 □ 普食 □ 雾化吸入 □ 应用抗菌药物 □ 记 24 小时尿量 □ 胸管引流记量 □ 其他医嘱 **临时医嘱：** □ 血常规、肝肾功能、电解质 □ 其他医嘱	**长期医嘱：** □ 胸外科二级护理 □ 停记胸管引流量 □ 停雾化 □ 停用或调整抗菌药物 □ 停记尿量 □ 停吸氧 □ 停心电监护 □ 其他医嘱 **临时医嘱：** □ 拔胸腔引流管 □ 切口换药 □ 复查胸片、血常规、肝肾功能、 　电解质（酌情） □ 其他医嘱	**临时医嘱：** □ 切口拆线 □ 通知出院 □ 出院带药 □ 其他医嘱
主要 护理 工作	□ 观察患者病情 □ 心理与生活护理 □ 协助患者咳痰 □ 术后康复指导	□ 观察患者病情 □ 心理与生活护理 □ 协助患者咳痰 □ 术后康复指导	□ 帮助病人办理出院手续 □ 康复宣教
病情 变异 记录	□无　□有，原因： 1. 2.	□无　□有，原因： 1. 2.	□无　□有，原因： 1. 2.
护士 签名			
医师 签名			

11 支气管肺癌临床路径

（2009年版）

一、支气管肺癌临床路径标准住院流程

（一）适用对象

第一诊断为支气管肺癌。

行肺局部切除/肺叶切除/全肺切除/开胸探查术。

（二）诊断依据

根据《美国国家癌症综合网非小细胞肺癌治疗指南2009年第1版（中国版）》、《临床诊疗指南 胸外科分册》（中华医学会编著，人民卫生出版社）。

1. 高危因素　吸烟指数>400，年龄>45岁，环境与职业因素。

2. 临床症状　刺激性咳嗽、血痰或咯血、胸痛。

3. 临床体征　早期不显著。

4. 辅助检查　胸部影像学检查，纤维支气管镜，肺穿刺活检等提示。

（三）治疗方案的选择

根据《美国国家癌症综合网非小细胞肺癌治疗指南2009年第1版（中国版）》、《临床诊疗指南 胸外科分册》（中华医学会编著，人民卫生出版社）。

1. 肺部分切除术（包括肺楔形切除和肺段切除）。

2. 肺叶切除术（包括复合肺叶切除和支气管、肺动脉袖式成型）。

3. 全肺切除术。

4. 上述术式均应行系统性淋巴结清扫。

（四）标准住院日为12~21天

（五）进入路径标准

1. 第一诊断符合支气管肺癌疾病编码。

2. 临床分期（UICC 2009）为Ⅰ期、Ⅱ期、和ⅢA期及孤立性脑或肾上腺转移的非小细胞肺癌。

3. 临床分期（UICC 2009）为$T_{1\sim2}$，N_0的小细胞肺癌。

4. 心、肺、肝、肾等器官功能可以耐受全麻开胸手术。

5. 当患者同时具有其他疾病诊断，但住院期间不需要特殊处理也不影响第一诊断的临床路径流程实施时，可进入此路径。

（六）术前准备（术前评估）3~6天

1. 必需的检查项目

（1）血常规、尿常规、大便常规；

（2）凝血功能、血型、肝肾功能、电解质、感染性疾病筛查（乙肝、丙肝、艾滋病、梅毒等）、肿瘤标志物检查；

（3）肺功能、动脉血气分析、心电图、超声心动图；

（4）痰细胞学检查、纤维支气管镜检查＋活检；

（5）影像学检查：胸片正侧位、胸部 CT（平扫＋增强扫描）、腹部超声或 CT、全身骨扫描、头颅 MRI 或 CT。

2．根据患者病情，可选择以下项目

（1）纵隔镜；

（2）经皮肺穿刺活检；

（3）PET-CT（正电子发射计算机断层成像术）或 SPECT（单光子发射计算机断层成像术）；

（4）24 小时动态心电图；

（5）心脑血管疾病相关检查。

（七）预防性抗菌药物选择与使用时机

抗菌药物使用应按照《抗菌药物临床应用指导原则》（卫医发〔2004〕285 号）执行。术前 30 分预防性使用抗菌药物。

（八）手术日为入院第 4～7 天

1．麻醉方式　双腔气管插管全麻。

2．手术耗材　根据患者病情使用（闭合器、切割缝合器、血管夹等）。

3．术中用药　抗菌药物、抗肿瘤药。

4．输血　视术中出血情况而定。

5．病理　冰冻＋石蜡切片＋免疫组化＋基因检测。

（九）术后住院恢复 7～14 天

1．必须复查的项目

（1）血常规、肝肾功能、电解质；

（2）胸片（拔胸腔闭式引流管之前和出院前各 1 次）。

2．术后预防性使用抗菌药物　按照《抗菌药物临床应用指导原则》（卫医发〔2004〕285 号）执行。

3．视病情可延长抗菌药物用药时间及更换药物种类。

（十）出院标准

1．切口愈合良好，或门诊可处理的愈合不良切口。

2．体温正常，胸片提示无明显感染征象。

（十一）变异及原因分析

1．有影响手术的合并症，术前需要进行相关的诊断和治疗。

2．术后出现肺部感染、呼吸功能衰竭、心脏功能衰竭、支气管胸膜瘘等并发症，需要延长治疗时间。

二、支气管肺癌临床路径表单

适用对象：第一诊断为支气管肺癌；行肺局部切除 / 肺叶切除 / 全肺切除 + 系统性淋巴结清扫、开胸探查术

患者姓名：_____ 性别：____ 年龄：____ 门诊号：_____ 住院号：_____

住院日期：____年___月___日 出院日期：____年___月___日 标准住院日：12～21 天

时间	住院第 1 天	住院第 2～6 天（术前日）	住院第 4～7 天（手术日）
主要诊疗工作	□ 询问病史及体格检查 □ 完成病历书写 □ 开化验单及检查申请单 □ 主管医师查房 □ 初步确定治疗方案	□ 上级医师查房 □ 术前准备 □ 临床分期与术前评估 □ 术前讨论，确定手术方案 □ 根据病情需要，完成相关科室会诊 □ 住院医师完成病程日志及术前小结、上级医师查房记录等病历书写 □ 签署手术知情同意书、自费用品协议书、输血同意书、授权委托同意书	□ 术前留置尿管 □ 手术 □ 术者完成手术记录 □ 住院医师完成术后病程 □ 上级医师查房 □ 观察生命体征 □ 向患者及家属交代病情及术后注意事项
重点医嘱	长期医嘱： □ 胸外科二级护理 □ 普食 临时医嘱： □ 血常规、尿常规、大便常规 □ 凝血功能、血型、肝肾功能、电解质、感染性疾病筛查、肿瘤标志物检查 □ 肺功能、动脉血气分析、心电图、超声心动图 □ 痰细胞学检查、纤维支气管镜检查 + 活检 □ 影像学检查：胸片正侧位、胸部 CT、腹部超声或 CT、全身骨扫描、头颅 MRI 或 CT □ 必要时：PET-CT 或 SPECT、纵隔镜、24 小时动态心电图、经皮肺穿刺活检等	长期医嘱： □ 雾化吸入 临时医嘱： □ 明日全麻下拟行 ◎ 肺局部切除术 ◎ 肺叶切除术 ◎ 全肺切除术 ◎ 开胸探查术 □ 术前 6 小时禁食水 □ 术前晚灌肠 □ 术前备皮 □ 备血 □ 术前镇静药物（酌情） □ 备术中抗菌药物 □ 其他特殊医嘱	长期医嘱： □ 胸外科术后护理常规 □ 特级或一级护理 □ 清醒后 6 小时进流食 □ 吸氧 □ 体温、心电、血压、呼吸、脉搏、血氧饱和度监测 □ 胸管引流记量 □ 持续导尿，记 24 小时出入量 □ 雾化吸入 □ 预防性应用抗菌药物 □ 镇痛药物 临时医嘱： □ 其他特殊医嘱
主要护理工作	□ 介绍病房环境、设施和设备 □ 入院护理评估 □ 辅助戒烟	□ 宣教、备皮等术前准备 □ 提醒患者术前禁食水 □ 呼吸功能锻炼	□ 观察病情变化 □ 术后心理和生活护理 □ 保持呼吸道通畅
病情变异记录	□无 □有，原因： 1. 2.	□无 □有，原因： 1. 2.	□无 □有，原因： 1. 2.
护士签名			
医师签名			

时间	住院5~8天 （术后第1天）	住院6~11天 （术后第2~7天）	住院12~21天 （术后第8~14天，出院日）
主要 诊疗 工作	□ 上级医师查房 □ 住院医师完成病程书写 □ 观察胸腔引流情况 □ 注意生命体征及肺部呼吸音 □ 鼓励并协助患者排痰 □ 必要时纤支镜吸痰	□ 上级医师查房 □ 住院医师完成病程书写 □ 视病情复查血常规、血生化及胸片 □ 视胸腔引流及肺复胀情况拔除胸腔引流管并切口换药 □ 必要时纤支镜吸痰 □ 视情况停用或调整抗菌药物	□ 切口拆线 □ 上级医师查房，明确是否出院 □ 住院医师完成出院小结、病历首页等 □ 向患者及家属交代出院后注意事项 □ 根据术后病理确定术后治疗方案
重点 医嘱	**长期医嘱：** □ 胸外科一级护理 □ 普食 **临时医嘱：** □ 血常规、肝肾功能、电解质 □ 胸片 □ 其他特殊医嘱	**长期医嘱：** □ 胸外科二级护理 □ 停胸腔闭式引流记量 □ 停记尿量、停吸氧、停心电监护 □ 停雾化 □ 停抗菌药物 **临时医嘱：** □ 拔胸腔闭式引流管 □ 拔除尿管 □ 切口换药 □ 复查胸片、血常规、肝肾功能、电解质（酌情） □ 其他特殊医嘱	**临时医嘱：** □ 切口拆线 □ 切口换药 □ 通知出院 □ 出院带药 □ 定期复诊
主要 护理 工作	□ 观察患者病情 □ 心理与生活护理 □ 协助患者咳痰	□ 观察患者病情 □ 心理与生活护理 □ 协助患者咳痰	□ 观察病情变化 □ 心理和生活护理 □ 术后康复指导
病情 变异 记录	□无　□有，原因： 1. 2.	□无　□有，原因： 1. 2.	□无　□有，原因： 1. 2.
护士 签名			
医师 签名			

12 支气管肺癌介入治疗临床路径

（2016年版）

一、支气管肺癌介入治疗临床路径标准住院流程

（一）适用对象

第一诊断为原发性支气管肺癌：

1. 患者不愿接受外科治疗及不能耐受外科治疗的 I～IIIa 期非小细胞肺癌患者。

2. 无手术指征的 IIIb、IV 期非小细胞肺癌患者。

3. 伴大咯血的肺癌患者。

（二）诊断依据

根据国家卫生计生委《中国原发性肺癌诊疗规范（2015年版）》、《临床诊疗指南 胸外科分册》（中华医学会编著，人民卫生出版社）。

1. 高危因素　吸烟指数 >400 年支，年龄 >45 岁，环境与职业因素。

2. 临床症状　刺激性咳嗽、血痰或咯血、胸痛。

3. 临床体征　早期不显著。

4. 辅助检查　胸部影像学检查，纤维支气管镜，肺穿刺活检等。

（三）治疗方案的选择

根据国家卫生计生委《中国原发性肺癌诊疗规范（2015年版）》、《临床诊疗指南 放射介入科分册》（中华医学会编著，人民卫生出版社）。

1. 支气管动脉造影化疗栓塞术。

2. 肺癌射频或微波消融术。

3. 放射性粒子植入术。

4. 消融术和粒子植入术可与支气管动脉造影化疗栓塞术相结合。

（四）标准住院日为≤12天

（五）进入路径标准

1. 第一诊断符合支气管肺癌疾病编码。

2. 临床分期（UICC 2009）为 I 期、II 期、和III 期及部分 IV 期非小细胞肺癌。

3. 心、肺、肝、肾等器官功能可以耐受介入治疗。

4. 当患者同时具有其他疾病诊断，但住院期间不需要特殊处理也不影响第一诊断的临床路径流程实施时，可进入此路径。

（六）术前准备（术前评估）≤4天

1. 常规检查项目

（1）血常规、尿常规、大便常规；

（2）凝血功能、血型、肝肾功能、电解质、感染性疾病筛查（乙肝、丙肝、艾滋病、梅毒等）、肿瘤标志

物检查；

(3) 肺功能、心电图；

(4) 痰细胞学检查、纤维支气管镜检查＋活检；

(5) 影像学检查：胸片正侧位、胸部 CT（平扫＋增强扫描）、腹部超声或 CT、全身骨扫描、头颅 MRI 或 CT。

2. 根据患者病情，可选择以下项目

(1) 纵隔镜和（或）超声支气管镜（EBUS）

(2) 经皮肺穿刺活检；

(3) PET-CT（正电子发射计算机断层成像术）或 SPECT（单光子发射计算机断层成像术）；

(4) 24 小时动态心电图；

(5) 心脑血管疾病相关检查；

(6) 超声心动图；

(7) 动脉血气分析。

（七）手术日为入院第≤5 天

1. 麻醉方式　选择局麻或静脉镇静麻醉。

2. 手术耗材　根据患者病情使用（射频或微波消融针、碘 131 粒子等）。

3. 术中用药　抗肿瘤药。

4. 输血　视术中出血情况而定。

5. 病理　冰冻＋石蜡切片。

（八）术后住院恢复≤10 天

1. 必须复查的项目

(1) 血常规；

(2) CT 或胸片（治疗前和出院前各 1 次）。

2. 视病情需要可应用抗菌药物。

（九）出院标准

生命体征平稳，无须住院治疗的并发症。

（十）变异及原因分析

1. 有影响治疗的合并症，治疗前需要进行相关的诊断和治疗。

2. 治疗后出现肺部感染、呼吸功能衰竭、心脏功能衰竭等并发症，需要延长治疗时间。

3. 化疗后出现骨髓抑制，需要对症处理，导致治疗时间延长、费用增加。

4. 其他患者方面的原因等。

二、支气管肺癌介入治疗临床路径表单

适用对象：第一诊断为支气管肺癌；行支气管动脉造影化疗栓塞术/肺癌射频或微波消融术/^{131}I 放射性粒子植入术

患者姓名：_____ 性别：____ 年龄：____ 门诊号：_____ 住院号：_____

住院日期：____年___月___日 出院日期：____年___月___日 标准住院日：≤12 天

时间	住院第1天	住院第1~4天（术前日）	住院第2~5天（手术日）
主要诊疗工作	□ 询问病史及体格检查 □ 完成病历书写 □ 开化验单及检查申请单 □ 主管医师查房 □ 初步确定治疗方案	□ 上级医师查房 □ 术前准备 □ 临床分期与术前评估 □ 术前讨论，确定手术方案 □ 根据病情需要，完成相关科室会诊 □ 住院医师完成病程日志及术前小结、上级医师查房记录等病历书写 □ 签署手术知情同意书、自费用品协议书、输血同意书、授权委托同意书	□ 术前留置尿管（酌情） □ 手术 □ 术者完成手术记录 □ 住院医师完成术后病程 □ 上级医师查房 □ 观察生命体征 □ 向患者及家属交代病情及术后注意事项
重点医嘱	长期医嘱： □ 二级护理 □ 普食 临时医嘱： □ 血常规、尿常规、大便常规 □ 凝血功能、血型、肝肾功能、电解质、感染性疾病筛查、肿瘤标志物检查 □ 心电图 □ 痰细胞学检查、纤维支气管镜检查+活检 □ 影像学检查：胸片正侧位、胸部CT、腹部超声或CT、全身骨扫描、头颅MRI或CT □ 必要时：PET-CT或SPECT、纵隔镜、24小时动态心电图、经皮肺穿刺活检、超声心动图等	长期医嘱： □ 雾化吸入 临时医嘱： □ 明日拟行 ◎ 支气管动脉造影化疗栓塞术 ◎ 射频/微波消融术 ◎ ^{131}I放射性粒子植入术 □ 术前禁食水 □ 术前备皮 □ 术前镇静药物（酌情） □ 其他特殊医嘱	长期医嘱： □ 治疗后护理常规 □ 一级护理 □ 吸氧 □ 体温、心电、血压、呼吸、脉搏、血氧饱和度监测 □ 雾化吸入 □ 镇痛药物 临时医嘱： □ 其他特殊医嘱
主要护理工作	□ 介绍病房环境、设施和设备 □ 入院护理评估 □ 宣教辅助戒烟	□ 宣教、备皮等术前准备 □ 提醒患者术前禁食水 □ 呼吸功能锻炼	□ 观察病情变化 □ 术后心理和生活护理 □ 保持呼吸道通畅
病情变异记录	□无 □有，原因： 1. 2.	□无 □有，原因： 1. 2.	□无 □有，原因： 1. 2.
护士签名			
医师签名			

时间	住院第 3~6 天 （术后第 1 天）	住院第 4~11 天 （术后第 2~6 天）	住院第≤12 天 （出院日）
主要 诊疗 工作	□ 上级医师查房 □ 住院医师完成病程书写 □ 观察咯血情况 □ 观察脊髓损伤情况 □ 注意生命体征及肺部呼吸音 □ 鼓励并协助患者排痰 □ 必要时给予止血治疗	□ 上级医师查房 □ 住院医师完成病程书写 □ 视病情复查血常规、血生化及胸片 □ 视情况应用抗菌药物	□ 上级医师查房，明确是否出院 □ 住院医师完成出院小结、病历首页等 □ 向患者及家属交代出院后注意事项 □ 根据术后病理确定术后治疗方案
重点 医嘱	长期医嘱： □ 一级护理 □ 普食 □ 既往基础用药 　■ 抗菌药物（必要时） 　■ 补液治疗（水化、碱化） 临时医嘱： □ 血常规、肝肾功能、电解质 □ 胸片 □ 其他特殊医嘱	长期医嘱： □ 二级护理 □ 停吸氧、停心电监护 □ 减少液体量，停止水化和碱化治疗 临时医嘱： □ 复查胸片、血常规、肝肾功能、电解质（酌情） □ 其他特殊医嘱	临时医嘱： □ 通知出院 □ 出院带药 □ 定期复诊
主要 护理 工作	□ 观察患者病情 □ 心理与生活护理 □ 协助患者咳痰	□ 观察患者病情 □ 心理与生活护理 □ 协助患者咳痰	□ 观察病情变化 □ 心理和生活护理 □ 术后康复指导
病情 变异 记录	□无　□有，原因： 1. 2.	□无　□有，原因： 1. 2.	□无　□有，原因： 1. 2.
护士 签名			
医师 签名			

原发性肺癌手术临床路径

（2012 年版）

一、原发性肺癌手术临床路径标准住院流程

（一）适用对象

1. 第一诊断为原发性肺癌。

2. 临床分期（UICC 2009）为 I 期、II 期和可完全性切除的 IIIA 期非小细胞肺癌。

3. 临床分期（UICC 2009）为 $T_{1\sim2}N_0M_0$ 的小细胞肺癌。

4. 行肺局部切除／肺叶切除／全肺切除／开胸探查术。

（二）诊断依据

根据卫生部（现国家卫生计生委）《原发性肺癌诊疗规范（2011 年版）》，卫生部（现国家卫生计生委）《原发性肺癌诊断标准（2010 年版）》等。

1. 高危因素　吸烟指数>400 年支，年龄>45 岁，肺癌家族史等。

2. 临床症状　早期可无明显症状。常见的症状有：刺激性咳嗽、血痰或咯血、胸痛、气促、发热等。

3. 辅助检查　胸部影像学检查，血肿瘤标记物，痰细胞学检查，纤维支气管镜等。

4. 细胞、组织学等病理学诊断阳性为确诊标准。

（三）治疗方案的选择

按照卫生部（现国家卫生计生委）《原发性肺癌诊疗规范（2011 年版）》：

1. 肺部分切除术（包括肺楔形切除和肺段切除）。

2. 肺叶切除术（包括复合肺叶切除和支气管、肺动脉袖式切除成型）。

3. 全肺切除术。

4. 上述术式应行系统性淋巴结清扫或采样。

非急诊手术治疗前，应当完成全面的治疗计划和必要的影像学检查（临床分期检查），充分评估决定手术切除的可能性并制订手术方案。

手术治疗应当尽可能做到肿瘤和区域淋巴结的完全性切除；同时尽量保留有功能的健康肺组织。视频辅助胸腔镜手术（VATS）主要适用于 I～II 期肺癌患者。

（四）标准住院日为 12～21 天

（五）进入路径标准

1. 第一诊断符合肺癌疾病编码。

2. 心、肺、肝、肾等器官功能可以耐受全麻开胸手术。

3. 当患者合并其他疾病，但住院期间不需要特殊处理也不影响第一诊断的临床路径流程实施时，可以进入路径。

（六）术前准备≤6 天

1. 必需的检查项目

（1）血常规、尿常规、大便常规；

（2）凝血功能、血型、肝功能、肾功能、电解质、感染性疾病筛查（乙肝、丙肝、艾滋病、梅毒等）；

（3）肺功能、心电图、动脉血气分析；

（4）痰细胞学检查、纤维支气管镜检查；

（5）影像学检查：X 线胸片、胸部 CT（平扫 + 增强扫描）、腹部超声或腹部 CT、全身骨扫描、头颅 MRI 或增强 CT。

2．根据患者病情，可选择以下项目

（1）纵隔镜或 EBUS；

（2）经皮肺穿刺活检；

（3）超声心动图，24 小时动态心电图；

（4）肿瘤标志物；

（5）心脑血管疾病相关检查。

3．术前风险评估。

（七）预防性抗菌药物选择与使用时机

抗菌药物使用应按照《抗菌药物临床应用指导原则》（卫医发〔2004〕285 号）执行。术前 30 分预防性使用抗菌药物。

（八）手术日为入院≤7 天

1．麻醉方式　气管插管静脉复合全身麻醉。

2．手术耗材　根据患者病情，可能使用吻合器和闭合器。

3．术中用药　抗菌药物。

4．输血　视术中出血情况而定。

5．病理　冰冻切片。

（九）术后住院恢复≤14 天

1．必需复查的项目

（1）血常规、肝功能、肾功能、电解质；

（2）胸片（术后第 1 天和拔胸腔闭式引流管之前各 1 次），必要时可行胸部 CT。

（3）病理检查参照卫生部（现国家卫生计生委）《原发性肺癌诊疗规范（2011 年版）》。

2．术后预防性使用抗菌药物　按照《抗菌药物临床应用指导原则》（卫医发〔2004〕285 号）执行。根据患者病情变化，调整抗菌药物用药时间及种类。

（十）出院标准

1．切口愈合良好，或门诊可处理的愈合不良切口。

2．生命体征平稳。

（十一）变异及原因分析

1．有影响手术的合并疾病，术前需要进行相关的诊断和治疗。

2．术后出现肺部感染、呼吸功能衰竭、心脏功能衰竭、支气管胸膜瘘等并发症，需要延长治疗时间或费用超出参考费用标准。

3．高级职称医师认可的变异原因。

4．患者以及其他方面的原因。

二、原发性肺癌手术临床路径表单

适用对象：第一诊断为原发性肺癌；行肺局部切除 / 肺叶切除 / 全肺切除 + 系统性淋巴结清扫、开胸探查术

患者姓名：_____ 性别：_____ 年龄：_____ 门诊号：_____ 住院号：_____

住院日期：_____年___月___日 出院日期：_____年___月___日 标准住院日：12～21 天

时间	住院第1天	住院第2～6天 （术前日）	住院第4～7天 （手术日）
主要 诊疗 工作	□ 询问病史及体格检查 □ 完成病历书写 □ 开化验单及检查申请单 □ 主管医师查房 □ 初步诊断	□ 上级医师查房 □ 术前准备 □ 临床分期与术前评估 □ 术前讨论，确定手术方案 □ 根据病情需要，完成相关科室会诊 □ 住院医师完成病程日志及术前小结、上级医师查房记录等病历书写 □ 签署手术知情同意书、自费用品协议书、输血同意书、授权委托同意书	□ 术前留置尿管 □ 手术 □ 术者完成手术记录 □ 住院医师完成术后病程 □ 上级医师查房 □ 观察生命体征 □ 向患者及家属交代病情及术后注意事项
重点 医嘱	**长期医嘱：** □ 胸外科二级护理 □ 普食 **临时医嘱：** □ 血常规、尿常规、大便常规 □ 凝血功能、血型、肝功能、肾功能、电解质、感染性疾病筛查 □ 肺功能、动脉血气分析 □ 心电图 □ 痰细胞学检查、纤维支气管镜检查 □ 影像学检查：胸片、胸部CT，腹部超声或CT、全身骨扫描、头颅MRI或CT	**长期医嘱：** □ 雾化吸入 **临时医嘱：** □ 明日全麻下拟行 ◎肺局部切除术◎肺叶切除术 ◎全肺切除术◎开胸探查术 □ 术前6小时禁食水 □ 术前晚灌肠 □ 术前备皮 □ 备血 □ 术前镇静药物（酌情） □ 备术中抗菌药物 □ 其他特殊医嘱 □ 必要时：纵隔镜、24小时动态心电图、超声心动图、经皮肺穿刺活检等	**长期医嘱：** □ 胸外科术后护理常规 □ 特级或一级护理 □ 清醒后6小时进流食 □ 吸氧 □ 体温、心电、血压、呼吸、脉搏、血氧饱和度监测 □ 胸管引流记量 □ 持续导尿，记24小时出入量 □ 雾化吸入 □ 预防性应用抗菌药物 □ 镇痛药物（酌情） **临时医嘱：** □ 其他特殊医嘱
主要 护理 工作	□ 介绍病房环境、设施和设备 □ 入院护理评估 □ 辅助戒烟	□ 宣教、备皮等术前准备 □ 提醒患者术前禁食水 □ 呼吸功能锻炼	□ 观察病情变化 □ 术后心理和生活护理 □ 保持呼吸道通畅
病情 变异 记录	□无 □有，原因： 1. 2.	□无 □有，原因： 1. 2.	□无 □有，原因： 1. 2.
护士 签名			
医师 签名			

时间	住院 5~8 天 （术后第 1 天）	住院 6~11 天 （术后第 2~7 天）	住院 12~21 天 （术后第 8~14 天，出院日）
主要 诊疗 工作	□ 上级医师查房 □ 住院医师完成病历书写 □ 观察胸腔引流情况 □ 注意生命体征及肺部呼吸音 □ 鼓励并协助患者排痰 □ 必要时纤支镜吸痰	□ 上级医师查房 □ 住院医师完成病历书写 □ 视病情复查血常规、血生化及胸片 □ 视胸腔引流及肺复张情况拔除胸腔引流管并切口换药 □ 必要时纤支镜吸痰 □ 视情况停用或调整抗菌药物	□ 切口拆线 □ 上级医师查房，明确是否出院 □ 住院医师完成出院小结、病历首页等 □ 向患者及家属交代出院后注意事项 □ 根据术后病理确定术后治疗方案
重点 医嘱	长期医嘱： □ 胸外科一级护理 □ 普食 临时医嘱： □ 血常规、肝肾功能、电解质 □ 胸片 □ 其他特殊医嘱	长期医嘱： □ 胸外科二级护理 □ 停胸腔闭式引流记量 □ 停记尿量、停吸氧、停心电监护 □ 停雾化 □ 停抗菌药物 临时医嘱： □ 拔胸腔闭式引流管 □ 拔除尿管 □ 切口换药 □ 复查胸片或胸 CT、血常规、肝肾功能、电解质（酌情） □ 其他特殊医嘱	临时医嘱： □ 切口拆线 □ 切口换药 □ 通知出院 □ 出院带药 □ 定期复诊
主要 护理 工作	□ 观察患者病情 □ 心理与生活护理 □ 协助患者咳痰	□ 观察患者病情 □ 心理与生活护理 □ 协助患者咳痰	□ 观察病情变化 □ 心理和生活护理 □ 术后康复指导
病情 变异 记录	□无　□有，原因： 1. 2.	□无　□有，原因： 1. 2.	□无　□有，原因： 1. 2.
护士 签名			
医师 签名			

14 原发性肺癌放射治疗临床路径

（2012年版）

一、原发性肺癌放射治疗临床路径标准住院流程

（一）适用对象

1. 第一诊断为原发性肺癌。

2. 符合根治性放疗指征。

3. 符合术前/术后放化综合治疗指征。

4. 符合姑息性放疗指征。

（二）诊断依据

根据卫生部（现国家卫生计生委）《原发性肺癌诊疗规范（2011年版）》，卫生部（现国家卫生计生委）《原发性肺癌诊断标准（2010年版）》等。

1. **高危因素** 吸烟指数>400年支，年龄>45岁，肺癌家族史等。

2. **临床症状** 早期可无明显症状。常见的症状有：刺激性咳嗽、血痰或咯血、胸痛、气促、发热等。

3. **辅助检查** 胸部影像学检查，血肿瘤标记物，痰细胞学检查，纤维支气管镜等。

4. **细胞、组织学等病理学诊断阳性为确诊标准。**

（三）放射治疗方案的选择

根据卫生部（现国家卫生计生委）《原发性肺癌诊治规范（2011年）》实施规范化放射治疗：

1. 因医学原因或其他原因不能接受手术治疗时，I期病例可选择根治性放疗；对于II期III期的病例，优先选择同步放化疗，也可选择序贯放化疗，不能耐受时行单纯根治性放疗。

2. 对于T_3/T_4，N_0/N_1，M_0的肺上沟肿瘤，应行术前同步放化疗，而后行手术切除+化疗；若判定肿瘤不能切除，则行根治性同步放化疗。

3. IV期病例以全身治疗为主，放射治疗可以作为原发或转移病灶的局部治疗手段；脑转移病例，颅内病变的处理，首选放射治疗，采用全脑照射或单发及少发病灶的立体定向放射治疗，或两者的联合应用。

4. 手术后达到R_0切除，纵隔淋巴结阳性（N_2）的病例，术后可选择辅助化疗或放化疗。肿瘤残留（R_1或R_2切除），可选同步放化疗、序贯放化疗或放疗。切缘阳性的病例，应尽早开始放疗。

5. II～III期（局限期）小细胞肺癌优先行同步放化疗，完全缓解者行预防性全脑照射；IV期（广泛期）化疗有效者行预防性全脑照射。

6. **姑息性放疗** 如有指征，针对原发或转移病灶以及疼痛、压迫等症状，可以酌情选择姑息性外照射治疗，提高生存质量。

（四）标准住院日为≤54 天

（五）进入路径标准

1. 第一诊断符合原发性肺癌疾病编码。

2. 无放疗禁忌证。

3. 当患者合并其他疾病，但住院期间不需要特殊处理也不影响第一诊断的临床路径流程实施时，可以进入路径。

（六）放射治疗前准备

1. 必需的检查项目

（1）血常规、尿常规、大便常规；

（2）肝功能、肾功能、电解质；

（3）肺功能、心电图、动脉血气分析；

（4）痰细胞学检查、纤维支气管镜检查；

（5）影像学检查：X 线胸片、胸部 CT（平扫 + 增强扫描）、腹部超声或腹部 CT、全身骨扫描、头颅 MRI 或增强 CT。

2. 根据患者病情，可选择以下项目

（1）纵隔镜或 EBUS；

（2）经皮肺穿刺活检；

（3）超声心动图，24 小时动态心电图；

（4）心脑血管疾病相关检查；

（5）肿瘤标志物检查。

3. 放疗风险评估。

（七）放射治疗方案

1. 靶区确定　放疗计划应基于相同体位的 CT 模拟图像，推荐使用静脉造影剂以增加准确性。靶区应包括 GTV（CT 可见病灶）、微小病灶边缘（CTV）、靶区运动范围以及定位误差，得到最终 PTV。

2. 治疗方式　根治性治疗和术前或术后放疗应采取适形或适形调强放射治疗技术。

3. 剂量选择　术前放疗剂量 45～50Gy，1.8～2Gy 常规分割；根治性放疗一般需要 60～74Gy，体部立体定向放疗（SBRT）剂量 5～12.5Gy/ 次，4～12 次；同步化疗时为 60～70Gy，2Gy 常规分割；术后放疗 R_0 病例 50～54Gy，R_1 病例 54～60Gy，R_2 病例 60～70Gy，1.8～2Gy 常规分割。姑息治疗旨在减轻症状，总剂量可以适当减低。

4. 脏器保护　应常规评估危及器官的剂量体积直方图，限制其受照剂量。常规分割三维适形放疗或调强放疗技术，推荐的正常组织剂量限制为：脊髓<50Gy，全肺 V20<37%，全肺平均剂量<20Gy，心脏 V40<100%、V45<67%、V60<33%，食管平均剂量<34Gy，臂丛神经总剂量<66Gy。对于肺切除术后患者，其肺组织放射耐受性可能显著降低，应该考虑更严格的正常肺组织剂量限制，尽量降低放射剂量。肺叶切除后的病例，剩余全肺 V20<25%；全肺切除后的病例，健肺 V20<10%。

5. 同步放化疗的化疗方案按照《原发性肺癌诊治规范（2011 年）》实施。

（八）治疗中的检查和其他治疗

1. 每周体格检查至少 1 次。

2. 每周复查血常规。

3. 密切观察病情，针对急性毒性反应，给予有力的支持治疗，避免可治疗的毒性反应造成治疗中断和剂量缩减。

4. 治疗中根据病情复查影像学检查，酌情对治疗计划进行调整或重新定位。

（九）治疗后复查

1. 血常规、肝功能、肾功能、肿瘤标记物。

2. 根据患者病情，可考虑复查胸部 CT，腹部超声或 CT，头颅 MRI，全身骨扫描。

（十）出院标准

1. 完成全部放射治疗计划，或因客观原因不能继续放射治疗。

2. 无严重毒性反应需要住院处理。

3. 无需住院处理的其他合并症／并发症。

二、非小细胞肺癌放射治疗临床路径表单

适用对象：第一诊断为原发性肺癌

患者姓名：_____ 性别：_____ 年龄：_____ 门诊号：_____ 住院号：_____

住院日期：_____年___月___日 出院日期：_____年___月___日 标准住院日：≤54 天

时间	住院第 1 天	住院第 2~3 天	住院第 3~7 天
主要诊疗工作	□ 询问病史及体格检查 □ 交代病情 □ 书写病历 □ 开具检查化验申请 □ 初步诊断	□ 上级医师查房和评估 □ 完成放疗前检查、准备 □ 根据病理结果影像资料等，结合患者的基础疾病和综合治疗方案，行放疗前讨论，确定放疗方案 □ 完成必要的相关科室会诊 □ 住院医师完成上级医师查房记录等病历书写 □ 签署放疗知情同意书、自费用品协议书（酌情）、向患者及家属交代放疗注意事项	□ 放疗定位，定位后 CT 扫描或直接行模拟定位 CT，或模拟机定位 □ 医师勾画靶区 □ 物理师初步制订计划 □ 医师评估、确认计划 □ 模拟机及加速器计划确认和核对 □ 住院医师完成必要病程记录 □ 上级医师查房 □ 向患者及家属交代病情及放疗注意事项
重点医嘱	**长期医嘱：** □ 放疗科 1~3 级护理常规 □ 饮食：◎普食◎糖尿病饮食◎其他 **临时医嘱：** □ 血常规、尿常规、大便常规 □ 肝功能、肾功能、电解质 □ 胸部增强 CT □ 肺功能、心电图 □ 根据病情：骨 ECT、腹部 CT、头 MRI、超声心动图 □ 其他	**长期医嘱：** □ 患者既往基础用药 □ 抗菌药物（必要时） □ 其他医嘱 **临时医嘱：** □ 其他特殊医嘱	
主要护理工作	□ 入院介绍 □ 入院评估 □ 指导患者进行相关辅助检查	□ 放疗前准备 □ 放疗前宣教（正常组织保护等） □ 心理护理	□ 观察患者病情变化 □ 定时巡视病房
病情变异记录	□无 □有，原因： 1. 2.	□无 □有，原因： 1. 2.	□无 □有，原因： 1. 2.
护士签名			
医师签名			

时间	住院第 4 ~ 53 天 （放疗过程）	住院第 53 ~ 54 天 （出院日）
主要 诊疗 工作	□ 放疗开始 □ 上级医师查房，注意病情变化 □ 住院医师完成常规病历书写 □ 注意记录患者放疗后正常组织的不良反应的发生 　日期和程度	□ 上级医师查房，对放疗区域不良反应等进行评估， 　明确是否能出院 □ 住院医师完成常规病历书写及完成出院记录、病 　案首页、出院证明书等，向患者交代出院后的注意 　事项，如返院复诊的时间、地点，后续治疗方案及 　用药方案 □ 完善出院前检查
重点 医嘱	**长期医嘱：** □ 患者既往基础用药 □ 抗菌药物（必要时） □ 其他医嘱 **临时医嘱：** □ 同期化疗 □ 正常组织放疗保护剂 □ 针对放疗急性反应的对症处理药物 □ 复查影像学检查 □ 调整治疗计划 / 重新定位 □ 其他特殊医嘱	**长期医嘱：** □ 患者既往基础用药 □ 抗菌药物（必要时） □ 其他医嘱 **临时医嘱：** □ 血常规、肝肾功能 □ 胸部 CT 检查 □ 出院医嘱 □ 出院带药
主要 护理 工作	□ 观察患者病情变化 □ 定时巡视病房	□ 指导患者放疗结束后注意事项 □ 出院指导 □ 协助办理出院手续
病情 变异 记录	□无　□有，原因： 1. 2.	□无　□有，原因： 1. 2.
护士 签名		
医师 签名		

15 肺癌放疗临床路径

（2016年版）

一、肺癌放疗临床路径标准住院流程

（一）适用对象

第一诊断为支气管肺癌。

1. 临床 I、II 期 NSCLC 因合并内科疾病（心肺功能不全，糖尿病）、病人高龄等不适合手术或拒绝手术者。

2. 临床 I、II 期接受手术的病例中，手术切缘阳性、术后病理报告纵隔淋巴结转移或术后复发。

3. 临床 III 期 NSCLC。

4. 临床 IV 期 NSCLC 的姑息放疗。

5. 小细胞肺癌的综合治疗和姑息性放疗。

（二）诊断依据

根据《美国国家癌症综合网非小细胞肺癌治疗指南 2009 年第 1 版（中国版）》、《临床诊疗指南》（中华医学会编著，人民卫生出版社）。

1. 高危因素 吸烟指数 >400，年龄 >45 岁，环境与职业因素。

2. 临床症状 咳嗽、咯血、胸痛、声音嘶哑、胸闷气短、呼吸困难、肺外症状。

3. 临床体征 锁骨上区淋巴结肿大、上腔静脉综合征、膈肌麻痹、食管受压、胸腔积液、心包积液。

4. 辅助检查 胸部影像学检查，纤维支气管镜，病理学检查（肺穿刺活检等提示、肺外转移淋巴结穿刺病理、痰脱落细胞学检查、胸腔积液细胞学检测），肺癌标记物检测分子生物学方法。

（三）进入路径标准

1. 第一诊断符合支气管肺癌疾病编码。

2. 临床分期（UICC 2009）为 I 期、II 期和 III 期及需要姑息性放疗的 IV 期肺癌患者。

3. 临床分期（UICC 2009）各临床分期的小细胞肺癌。

4. 心、肺、肝、肾等器官功能临床状态可以耐受放疗。

5. 当患者同时具有其他疾病诊断，但住院期间不需要特殊处理也不影响第一诊断的临床路径流程实施时，可进入此路径。

（四）标准住院日为 37 ~ 52 天

1. 必需的检查项目

（1）血常规、尿常规、大便常规；

（2）凝血功能、血型、肝肾功能、电解质、感染性疾病筛查（乙肝、丙肝、艾滋病、梅毒等）、肿瘤标志物检查；

（3）肺功能、心电图；

（4）影像学检查：胸部 CT（平扫＋增强扫描）、腹部超声或 CT、全身骨扫描、头颅 MRI 或 CT。

2.根据患者病情,可选择以下项目

(1)纵隔镜;

(2)超声内镜纵隔淋巴结活检;

(3)PET-CT(正电子发射计算机断层成像术)或 SPECT(单光子发射计算机断层成像术);

(4)24 小时动态心电图、超声心动图;血气分析;

(5)心脑血管疾病相关检查。

3.体位固定、CT 模拟定位、图像重建。

4.治疗靶区勾画、确认。

5.治疗计划设计、评估、确认、验证。

(五)治疗方案的选择

参考《肿瘤放射治疗学》(第 4 版)(殷蔚伯、余子豪等编著,中国协和医科大学出版社)、《NCCN 肺癌临床实践指南中国版》。

1.放疗方式　常规放疗、三维适型放疗或者调强放疗、SBRT。

2.放疗中用药　生血药、放疗保护剂,放疗增敏剂、抗生素、抗肿瘤药。

3.激素和支持治疗　视放疗中患者情况而定。

4.治疗中检查的项目

(1)血常规、肝肾功能、电解质;

(2)胸部 CT(含定位 CT)、腹部超声。

(六)出院标准

1.放射治疗计划完成。

2.一般状态平稳。

(七)变异及原因分析

1.病理不明确。放疗前需要进行相关的诊断。

2.放疗中出现并发症、合并症。

二、肺癌放疗临床路径表单

适用对象：第一诊断为支气管肺癌

患者姓名：_____ 性别：_____ 年龄：_____ 门诊号：_____ 住院号：_____

住院日期：_____年___月___日 出院日期：_____年___月___日 标准住院日：37～52 天

时间	住院第 1 天	住院第 2~7 天 （放疗前准备）	住院第 3~7 天 （放疗第 1 天）
主要 诊疗 工作	□ 询问病史及体格检查 □ 完成病历书写 □ 开化验单及检查申请单 □ 主管医师查房 □ 初步确定治疗方式	□ 上级医师查房 □ 临床分期与放疗前评估 □ 放疗前准备 □ 根据病情需要，完成相关科室 　会诊 □ 住院医师完成病程日志、上级 　医师查房记录等病历书写 □ 签署放疗知情同意书	□ 第一次治疗医师摆位 □ 上级医师查房 □ 观察病情变化
重点 医嘱	**长期医嘱：** □ 二级护理 □ 普食 **临时医嘱：** □ 血常规、尿常规、大便常规 □ 凝血功能、血型、肝肾功能、电解质、感 　染性疾病筛查、肿瘤标志物检查 □ 肺功能、心电图、超声心动图 □ 影像学检查：胸部 CT、腹部超声或 　CT、全身骨扫描、头颅 MRI 或 CT □ 必要时：PET-CT 或 SPECT、纵隔镜、 　24 小时动态心电图、超声内镜纵隔淋 　巴结活检等	**长期医嘱：**同前 □ 二级护理 □ 普食 **临时医嘱：** □ 模拟定位 □ 放射治疗计划制订（复杂） □ 其他特殊医嘱	**长期医嘱：** □ 开始放疗 **临时医嘱：** □ 放疗验证 □ 其他特殊医嘱
主要 护理 工作	□ 介绍病房环境、设施和设备 □ 入院护理评估 □ 辅助戒烟	□ 观察病情变化	□ 观察病情变化 □ 放疗心理和生活护理
病情 变异 记录	□无　□有，原因： 1. 2.	□无　□有，原因： 1. 2.	□无　□有，原因： 1. 2.
护士 签名			
医师 签名			

时间	住院 7~35 天 （放疗 1~28 天）	住院 36 天 （放疗后第 28 天）	住院 37~52 天 （放疗后第 29~42 天，至出院日）
主要诊疗工作	□ 上级医师查房 □ 住院医师完成病程书写 □ 注意生命体征及肺部呼吸音 □ 每周复查血常规 □ 视情况应用抗菌药物或（和）激素	□ 上级医师查房 □ 住院医师完成病程书写 □ 视病情复查血常规、血生化及胸CT、超声 □ 评价疗效，观察有无并发症 □ 必要时修改计划	□ 上级医师查房，明确是否出院 □ 住院医师完成出院小结、病历首页等 □ 向患者及家属交代出院后注意事项
重点医嘱	长期医嘱： □ 二级护理 □ 普食 临时医嘱： □ 血常规 □ 其他特殊医嘱	长期医嘱： □ 二级护理 □ 普食 临时医嘱： □ 复查胸片、血常规、肝肾功能、电解质 □ 胸 CT、超声 □ 其他特殊医嘱	临时医嘱： □ 通知出院 □ 出院带药 □ 定期复诊、随访
主要护理工作	□ 观察患者病情 □ 心理与生活护理	□ 观察患者病情 □ 心理与生活护理	□ 指导患者办理出院手续 □ 交代出院后的注意事项 □ 出院后饮食指导
病情变异记录	□无　□有，原因： 1. 2.	□无　□有，原因： 1. 2.	□无　□有，原因： 1. 2.
护士签名			
医师签名			

（有条件的单位，患者也可以在门诊治疗）

16 非小细胞肺癌化疗临床路径

（2016年版）

一、非小细胞肺癌化疗标准住院流程

（一）适用对象

无化疗禁忌的患者第一诊断为非小细胞肺癌，需行新辅助、根治性化疗、姑息性化疗及同步放化疗。

（二）诊断依据

1. 临床症状　咳嗽、咯血、呼吸困难、上腔静脉压迫综合征、远处转移引起的症状及肺外非特异性表现等。

2. 体征　浅表淋巴结肿大，呼吸音改变及远处转移所致的体征。

3. 辅助检查　胸部CT；纤维支气管镜、腹部CT或超声，头颅CT或MRI，骨扫描等。

4. 病理学诊断明确　包括胸水脱落细胞学、痰脱落细胞学、纤支镜活检、经皮肺穿刺活检、淋巴结穿刺活检或术后病理。

（三）进入路径标准

建议先行EGFR或ALK敏感突变检测。无化疗禁忌的患者第一诊断为非小细胞肺癌，需行新辅助、根治性化疗、姑息性化疗及同步放化疗。当患者合并其他疾病，但住院期间不需要特殊处理也不影响第一诊断的临床路径流程实施时，可以进入路径。

（四）标准住院日为7~10天

（五）住院期间的检查项目

1. 必需的检查项目

（1）血常规、尿常规、便常规；

（2）肝肾功、电解质、凝血功能、肿瘤标志物；

（3）心电图；

（4）胸部CT，腹部CT或B超，头颅CT或MRI；ECT全身骨扫描。

2. 根据患者病情进行的检查项目

（1）PET-CT；

（2）提示肿瘤有转移时，相关部位CT、MRI；

（3）肺功能和心功能测定；

（4）合并其他疾病需进行相关检查：如心肌酶谱、24小时动态心电图、心肺功能检查、BNP、痰培养等；

（5）基因检测。

（六）化疗前准备

1. 体格检查、体能状况评分。

2. 排除化疗禁忌。

3．患者、监护人或被授权人签署相关同意书。

（七）治疗方案的选择

非鳞癌：

AP 方案：培美曲塞＋顺铂（75mg/m²），一线化疗无进展患者建议培美曲塞维持治疗。

贝伐单抗（7.5mg/kg 或 15mg/kg）＋TC 方案。

鳞癌或非鳞癌：

1．TP 方案　紫杉醇＋顺铂或卡铂。

2．DP 方案　多西他赛＋顺铂或卡铂或多西他赛＋耐达铂（鳞癌）。

3．GP 方案　吉西他滨＋顺铂或卡铂。

4．NP 方案　长春瑞滨＋顺铂或卡铂（AUC＝5）。

5．血管内皮抑制素（7.5mg/m²）＋含铂两药方案。

一线化疗用 4～6 周期，辅助化疗用一线化疗方案。

如果 PS＝2 可以用培美曲塞（非鳞癌），紫杉醇，多西他赛，吉西他滨，长春瑞滨单药化疗。

二线单药化疗：多西他赛／培美曲塞单药化疗。

（八）化疗后必须复查的检查项目

1．血常规　建议每周复查 1～2 次。根据具体化疗方案及血象变化，复查时间间隔可酌情增减。

2．肝肾功能　每化疗周期复查 1 次。根据具体化疗方案及血象变化，复查时间间隔可酌情增减。

（九）化疗中及化疗后治疗

化疗期间脏器功能损伤的相应防治：止吐、保肝、水化、抑酸剂、止泻药、预防过敏、升白细胞及血小板、贫血治疗。

（十）出院标准

1．完成既定化疗流程。

2．无发热等感染表现。

3．无Ⅲ度及以上的恶心、呕吐及腹泻（NCI 分级）。

4．无未控制的癌痛。

5．若行化验，无需干预的异常结果。

6．无需干预的其他并发症。

（十一）变异及原因分析

1．治疗前、中、后有骨髓抑制、感染、贫血、出血及其他合并症者，需进行相关的诊断和治疗，可能延长住院时间并导致费用增加。

2．化疗后出现骨髓抑制，需要对症处理，导致治疗时间延长、费用增加。

3．需要结合放疗。

4．80 岁以上的肺癌患者根据个体化情况具体实施。

5．医师认可的变异原因分析。

6．因出现严重咯血或气道阻塞导致治疗时间延长、费用增加。

7．其他患者方面的原因等。

二、非小细胞肺癌化疗临床路径表单

适用对象：第一诊断为肺恶性肿瘤

患者姓名：_____ 性别：_____ 年龄：_____ 门诊号：_____ 住院号：_____

住院日期：_____年___月___日 出院日期：_____年___月___日 标准住院日：7～10 天

时间	住院第 1 天	住院第 2~3 天	住院第 4~6 天	住院第 7~10 天
主要诊疗工作	□ 询问病史 □ 体格检查 □ 开出各项检验检查项目 □ 完善医患沟通和病历书写 □ 上级医师查房	□ 查看检查 / 检验报告，看有无化疗禁忌 □ 上级医师查房，并制订化疗方案，交代化疗不良反应及注意事项 □ 签署化疗同意书 □ 完善病历书写	□ 给予化疗及对症治疗 □ 观察患者化疗过程中的病情变化及不良反应 □ 上级医师查房，完善病历书写	□ 复查血常规及肝肾功 □ 根据患者检查结果及病情是否决定出院 □ 若出院，则交代出院随访事宜，并开具出院证明 □ 若病情不允许出院，根据病情制订下一步治疗方案 □ 完善病历书写
重点医嘱	长期医嘱： □ 肿瘤科护理常规 □ 二级护理 □ 饮食 □ 根据患者一般情况给予相应治疗 临时医嘱： □ 血常规 □ 生化 2 □ 肿瘤标志物 □ 心电图 □ 尿液分析 □ 粪便常规 ± 潜血 □ 根据病情选择：颈部 CT 或 MRI/ 胸片或胸部 CT/ 腹部 CT 或彩超 / 骨扫描 / 纤维支气管镜等 □ 其他	长期医嘱： □ 肿瘤科护理常规 □ 二级护理 □ 饮食 □ 根据患者一般情况给予相应治疗 临时医嘱： □ 紫杉醇预处理治疗包 □ 其他	长期医嘱： □ 肿瘤科护理常规 □ 一级护理 □ 饮食 □ 根据患者一般情况给予相应治疗 □ 化疗药物 □ 止吐药物 □ 水化、利尿药物 □ 其他对症治疗药物 临时医嘱： □ 化疗药物 □ 紫杉醇预处理 □ 其他对症治疗药物	长期医嘱： □ 肿瘤科护理常规 □ 一级护理 □ 饮食 □ 根据患者一般情况给予相应治疗 临时医嘱： □ 血常规 □ 生化 2 □ 出院 （若不能出院）根据病情制订相应治疗方案
主要护理工作	□ 按入院流程做入院介绍 □ 入院评估 □ 进行入院健康教育	□ 抽血，大小便常规检查 □ 指导患者到相关科室进行检查并讲明各种检查的目的 □ 进行化疗期间饮食、防护及心理宣教	□ 进行化疗期间饮食、防护及心理宣教 □ 药物配制、输液及抽血 □ 观察化疗期间患者反应及血管	□ 协助患者办理出院手续 □ 进行出院后饮食、防护等健康宣教
病情变异记录	□无 □有，原因： 1. 2.	□无 □有，原因： 1. 2.	□无 □有，原因： 1. 2.	□无 □有，原因： 1. 2.
护士签名				
医师签名				

17 小细胞肺癌化疗临床路径

（2016年版）

一、小细胞肺癌化疗临床路径标准住院流程

（一）适用对象

第一诊断为小细胞肺癌，需术后化疗、根治性化疗、姑息性化疗及同步放化疗，但无化疗禁忌的患者。

（二）诊断依据

1. 临床症状　咳嗽、咯血、呼吸困难、上腔静脉压迫综合征、远处转移引起的症状及肺外非特异性表现等。

2. 体征　浅表淋巴结肿大，呼吸音改变及远处转移所致的体征。

3. 辅助检查　胸部 CT；纤维支气管镜、腹部 CT 或超声，头颅 CT 或 MRI，骨扫描等。

4. 病理学诊断明确　包括胸水脱落细胞学、痰脱落细胞学、纤支镜活检、经皮肺穿刺活检、淋巴结穿刺活检或术后病理。

（三）进入路径标准

无化疗禁忌的患者，第一诊断为小细胞肺癌，需术后化疗、根治性化疗、姑息性化疗及同步放化疗。当患者合并其他疾病，但住院期间不需要特殊处理也不影响第一诊断的临床路径流程实施时，可以进入路径。

（四）标准住院日为≤10 天

（五）住院期间的检查项目

1. 必需的检查项目

（1）血常规、尿常规、便常规；

（2）肝肾功、电解质、凝血功能、肿瘤标志物；

（3）心电图；

（4）胸部 CT，腹部 CT 或 B 超，头颅 CT 或 MRI；

（5）ECT 全身骨扫描。

2. 根据患者病情进行的检查项目

（1）提示肿瘤有转移时，相关部位 CT、MRI；

（2）肿瘤标志物如 NSE，CEA 等；

（3）肺功能和心功能测定；

（4）合并其他疾病需进行相关检查：如心肌酶谱、24 小时动态心电图、心肺功能检查、BNP、痰培养等；

（5）骨髓活检。

（六）化疗前准备

1. 体格检查、体能状况评分。

2．排除化疗禁忌。

3．患者、监护人或被授权人签署相关同意书。

（七）治疗方案的选择

化疗方案　　　时间及周期

EP：

依托泊苷

顺铂　　q21d×（4～6）

EC：

依托泊苷

卡铂　　q21d×（4～6）

IP：

伊立替康

顺铂　　q28d×（4～6）

IP：

伊立替康

顺铂　　q21d×（4～6）

IC：

伊立替康

卡铂　　q28d×（4～6）

EL：

依托泊苷

洛铂　　q21d×（4～6）

二线化疗：

拓扑替康

静点　　　q21d

口服　　　q21d

一线化疗建议 4～6 周期。一线化疗 3 个月以上复发可以用原方案，3 个月内复发者可选用拓普替康或伊立替康，或紫杉醇，PS 评分 2 分者可以考虑依托泊苷，伊立替康单药化疗。

（八）化疗后必须复查的检查项目

1．血常规　　建议每周复查 1～2 次。根据具体化疗方案及血象变化，复查时间间隔可酌情增减。

2．肝肾功能　　每化疗周期复查 1 次。根据具体化疗方案及血象变化，复查时间间隔可酌情增减。

（九）化疗中及化疗后治疗

化疗期间脏器功能损伤的相应防治：止吐、保肝、水化、抑酸剂、止泻药、预防过敏、升白细胞及血小板、贫血治疗。

（十）出院标准

1．完成既定化疗流程。

2．无发热等感染表现。

3．无Ⅲ度及以上的恶心、呕吐及腹泻（NCI 分级）。

4．无未控制的癌痛。

5．若行化验，无需干预的异常结果。

6．无需干预的其他并发症。

（十一）变异及原因分析

1．治疗前、中、后有骨髓抑制、感染、贫血、出血及其他合并症者，需进行相关的诊断和治疗，可能延长住院时间并导致费用增加。

　　2. 化疗后出现骨髓抑制，需要对症处理，导致治疗时间延长、费用增加。

　　3. 需要结合放疗。

　　4. 80 岁以上的肺癌患者根据个体化情况具体实施。

　　5. 医师认可的变异原因分析。

　　6. 因出现严重咯血或气道阻塞导致治疗时间延长、费用增加。

　　7. 其他患者方面的原因等。

二、小细胞肺癌化疗临床路径表单

适用对象：第一诊断为小细胞肺恶性肿瘤

患者姓名：_____ 性别：_____ 年龄：_____ 门诊号：_____ 住院号：_____

住院日期：_____年___月___日 出院日期：_____年___月___日 标准住院日：≤10 天

时间	住院第 1 天	住院第 2~3 天	住院第 4~6 天	住院第 7~10 天
主要诊疗工作	□ 询问病史 □ 体格检查 □ 开出各项检验检查项目 □ 完善医患沟通和病历书写 □ 上级医师查房	□ 查看检查/检验报告，看有无化疗禁忌 □ 上级医师查房，并制订化疗方案，交代化疗不良反应及注意事项 □ 签署化疗同意书 □ 完善病历书写	□ 给予化疗及对症治疗 □ 观察患者化疗过程中的病情变化及不良反应 □ 上级医师查房，完善病历书写	□ 复查血常规及肝肾功 □ 根据患者检查结果及病情是否决定出院 □ 若出院，则交代出院随访事宜，并开具出院证明 □ 若病情不允许出院，根据病情制订下一步治疗方案 □ 完善病历书写
重点医嘱	长期医嘱： □ 肿瘤科护理常规 □ 二级护理 □ 饮食 □ 根据患者一般情况给予相应治疗 临时医嘱： □ 血常规 □ 生化 2 □ 肿瘤标志物 □ 心电图 □ 尿液分析 □ 粪便常规±潜血 □ 根据病情选择：胸部 CT/腹部 CT/腹部彩超/骨扫描/颅脑 MRI 或 CT/骨髓穿刺 □ 其他	长期医嘱： □ 肿瘤科护理常规 □ 二级护理 □ 饮食 □ 根据患者一般情况给予相应治疗 临时医嘱： □ 紫杉醇预处理治疗 □ 其他	长期医嘱： □ 肿瘤科护理常规 □ 一级护理 □ 饮食 □ 根据患者一般情况给予相应治疗 □ 化疗药物 □ 止吐药物 □ 水化、利尿药物 □ 其他对症治疗药物 临时医嘱： □ 化疗药物 □ 紫杉醇预处理 □ 其他对症治疗药物	长期医嘱： □ 肿瘤科护理常规 □ 一级护理 □ 饮食 □ 根据患者一般情况给予相应治疗 临时医嘱： □ 血常规 □ 生化 2 □ 出院 □（若不能出院）根据病情制订相应治疗方案
主要护理工作	□ 按入院流程做入院介绍 □ 入院评估 □ 进行入院健康教育	□ 抽血，大小便常规检查 □ 指导患者到相关科室进行检查并讲明各种检查的目的 □ 进行化疗期间饮食、防护及心理宣教	□ 进行化疗期间饮食、防护及心理宣教 □ 药物配制、输液及抽血 □ 观察化疗期间患者反应及血管	□ 协助患者办理出院手续 □ 进行出院后饮食、防护等健康宣教
病情变异记录	□无 □有，原因： 1. 2.	□无 □有，原因： 1. 2.	□无 □有，原因： 1. 2.	□无 □有，原因： 1. 2.
护士签名				
医师签名				

18 肺良性肿瘤临床路径

（2010 年版）

一、肺良性肿瘤临床路径标准住院流程

（一）适用对象

第一诊断为肺良性肿瘤。

行肿瘤摘除术、肺局部切除术或肺叶切除术。

（二）诊断依据

根据《临床诊疗指南 胸外科分册》（中华医学会编著，人民卫生出版社）。

1. 临床症状 发病年龄广泛，青中年居多，症状较轻或无，部分患者有咳嗽、咯血和轻度胸痛，咯血多为少量和痰中带血，病情可长期无变化，少数患者因肿瘤阻塞支气管而继发感染症状。

2. 体征 早期不显著。

3. 辅助检查 胸部影像学检查，纤维支气管镜，经皮肺穿刺活检等。

（三）选择治疗方案的依据

根据《临床诊疗指南 胸外科分册》（中华医学会编著，人民卫生出版社）。

1. 肿瘤摘除术。

2. 肺局部切除术（包括肺楔形切除和肺段切除）。

3. 肺叶切除术（包括复合肺叶切除和支气管袖式成型）。

（四）标准住院日为≤17 天

（五）进入路径标准

1. 第一诊断符合肺良性肿瘤疾病编码。

2. 当患者同时具有其他疾病诊断，但在门诊治疗期间不需要特殊处理也不影响第一诊断的临床路径流程实施时，可以进入路径。

（六）术前准备≤5 天

1. 必需的检查项目

（1）血常规、尿常规、便常规＋潜血试验；

（2）凝血功能、血型、肝功能测定、肾功能测定、电解质、感染性疾病筛查（乙肝、丙肝、艾滋病、梅毒等）、肿瘤标记物检查；

（3）肺功能、动脉血气分析、心电图；

（4）痰细胞学检查、纤维支气管镜检查＋活检；

（5）影像学检查：胸片正侧位、胸部 CT（平扫＋增强扫描）、腹部超声或 CT。

2. 根据患者病情，可选择以下项目血气分析、葡萄糖测定、骨扫描、头颅 MRI、经皮肺穿刺活检、24 小时动态心电图、超声心动图、CTPA、心肌核素扫描、Holter、24 小时动态血压监测等。

（七）预防性抗菌药物选择与使用时机

1. 按照《抗菌药物临床应用指导原则》（卫医发〔2004〕285 号）执行，并根据患者的病情决定抗菌药

物的选择与使用时间。如可疑感染，需做相应的微生物学检查，必要时做药敏试验。

2. 建议使用第一、二代头孢菌素，头孢曲松。预防性用药时间为术前 30 分钟。

（八）手术日为入院第≤6 天

1. 麻醉方式　气管插管全身麻醉。

2. 手术耗材　根据患者病情使用（闭合器、切割缝合器、血管夹、肺修补材料等）。

3. 术中用药　抗菌药物等。

4. 手术置入物　止血材料。

5. 输血　视术中出血情况而定。输血前需行血型鉴定、抗体筛选和交叉合血。

6. 病理　术中冰冻切片，术后石蜡切片 + 免疫组化。

（九）术后住院恢复≤11 天

1. 必需复查的检查项目　血常规、肝功能测定、肾功能测定、电解质、胸部 X 线片等。

2. 根据患者病情，可选择以下项目　血气分析、气管镜、床旁超声、痰培养 + 药敏等。

3. 术后用药　抗菌药物使用按照《抗菌药物临床应用指导原则》（卫医发〔2004〕285 号）执行，并根据患者的病情决定抗菌药物的选择与使用时间。建议使用第一、二代头孢菌素，头孢曲松。如可疑感染，需做相应的微生物学检查，必要时做药敏试验。

（十）出院标准

1. 病人病情稳定，体温正常，手术切口愈合良好，生命体征平稳。

2. 没有需要住院处理的并发症和（或）合并症。

（十一）变异及原因分析

1. 有影响手术的合并症，需要进行相关的诊断和治疗。

2. 术后出现肺部感染、呼吸功能衰竭、心脏功能衰竭、支气管胸膜瘘等并发症，需要延长治疗时间。

二、肺良性肿瘤临床路径表单

适用对象：第一诊断为肺良性肿瘤；行肿瘤摘除术 / 肺局部切除术 / 肺叶切除术

患者姓名：_____ 性别：_____ 年龄：_____ 门诊号：_____ 住院号：_____

住院日期：_____年___月___日 出院日期：_____年___月___日 标准住院日：≤17 天

时间	住院第 1 天	住院第 2~5 天（术前日）	住院第 3~6 天（手术日）
主要诊疗工作	□ 询问病史及体格检查 □ 完成病历书写 □ 开化验单及检查申请单 □ 主管医师查房 □ 初步确定治疗方案	□ 上级医师查房 □ 术前准备与术前评估 □ 术前讨论，确定手术方案 □ 根据病情需要，完成相关科室会诊 □ 住院医师完成病程日志及术前小结、上级医师查房记录等病历书写 □ 签署手术知情同意书、自费用品协议书、输血同意书、授权委托同意书 □ 向患者及家属交代围术期注意事项	□ 术前留置尿管 □ 手术 □ 术者完成手术记录 □ 住院医师完成术后病程 □ 上级医师查房 □ 观察生命体征 □ 向患者及家属交代病情及术后注意事项
重点医嘱	长期医嘱： □ 胸外科二级护理常规 □ 普食 □ 患者既往基础用药 临时医嘱： □ 血常规、尿常规、粪便常规＋潜血试验 □ 凝血功能、血型、肝肾功能、电解质、感染性疾病筛查、肿瘤标记物检查 □ 肺功能、动脉血气分析、心电图 □ 痰细胞学检查、纤维支气管镜检查＋活检 □ 影像学检查：胸片正侧位、胸部 CT、腹部超声或 CT □ 必要时：纵隔镜、24 小时动态心电图、全身骨扫描、头颅 MRI 或 CT、超声心动图、经皮肺穿刺活检等	长期医嘱： □ 胸外科二级护理常规 □ 饮食 □ 患者既往基础用药 临时医嘱： □ 明日全麻下拟行 　◎肿瘤摘除术 ◎肺局部切除术 　◎肺叶切除术 ◎全肺切除术 　◎开胸探查术 □ 术前禁食水 □ 术前晚灌肠 □ 术前备皮 □ 备血 □ 术前镇静药物（酌情） □ 备术中抗菌药物 □ 其他特殊医嘱	长期医嘱： □ 胸外科术后护理常规 □ 特级或一级护理 □ 清醒后 6 小时进流食 □ 吸氧 □ 体温、心电、血压、呼吸、脉搏、血氧饱和度监测 □ 胸管引流记量 □ 持续导尿，记 24 小时出入量 □ 雾化吸入 □ 预防性应用抗菌药物 □ 镇痛药物 临时医嘱： □ 止血药物使用（必要时） □ 其他特殊医嘱
主要护理工作	□ 介绍病房环境、设施和设备 □ 入院护理评估 □ 辅助戒烟	□ 宣教、备皮等术前准备 □ 提醒患者术前禁食水 □ 呼吸功能锻炼	□ 观察病情变化 □ 术后心理和生活护理 □ 保持呼吸道通畅
病情变异记录	□无 □有，原因： 1. 2.	□无 □有，原因： 1. 2.	□无 □有，原因： 1. 2.
护士签名			
医师签名			

时间	住院4~7天 （术后第1天）	住院5~16天 （术后第2~10天）	住院10~17天 （出院日）
主要 诊疗 工作	□ 上级医师查房 □ 住院医师完成病程书写 □ 观察胸腔引流情况 □ 注意生命体征、血氧饱和度及肺部呼吸音 □ 鼓励并协助患者排痰 □ 必要时纤支镜吸痰	□ 上级医师查房 □ 住院医师完成病程书写 □ 视病情复查血常规、血生化及胸片 □ 视胸腔引流及肺复张情况拔除胸腔引流管并切口换药 □ 必要时纤支镜吸痰 □ 视情况停用或调整抗菌药物 □ 切口拆线	□ 上级医师查房，明确是否出院 □ 住院医师完成出院小结、病历首页等 □ 向患者及家属交代出院后注意事项 □ 根据术后病理确定术后治疗方案
重点 医嘱	**长期医嘱：** □ 胸外科一级护理 □ 普食 □ 吸氧 □ 心电监护 □ 雾化吸入 □ 胸管引流记量 □ 持续导尿，记24小时出入量 **临时医嘱：** □ 根据情况酌情补液 □ 血气分析（必要时） □ 其他特殊医嘱	**长期医嘱：** □ 胸外科二级护理 □ 停胸腔闭式引流记量 □ 停记尿量、停吸氧、停心电监护 □ 停雾化 □ 停抗菌药物 **临时医嘱：** □ 拔胸腔闭式引流管 □ 拔除尿管 □ 切口换药、拆线 □ 复查胸片、血常规、肝肾功能、电解质 □ 其他特殊医嘱	**临时医嘱：** □ 切口换药 □ 通知出院 □ 出院带药 □ 定期复诊
主要 护理 工作	□ 观察患者病情 □ 心理与生活护理 □ 协助患者咳痰	□ 观察患者病情 □ 心理与生活护理 □ 协助患者咳痰	□ 观察病情变化 □ 心理和生活护理 □ 术后康复指导
病情 变异 记录	□无　□有，原因： 1. 2.	□无　□有，原因： 1. 2.	□无　□有，原因： 1. 2.
护士 签名			
医师 签名			

19 ▷ 非侵袭性胸腺瘤临床路径

（2010 年版）

一、非侵袭性胸腺瘤临床路径标准住院流程

（一）适用对象

第一诊断为非侵袭性胸腺瘤。

行胸腔镜胸腺瘤切除术。

（二）诊断依据

根据《临床诊疗指南 胸外科分册》（中华医学会编著，人民卫生出版社）。

1. 病史。

2. 经体检 CT 或者 X 线检查发现有前上纵隔占位性病变。

3. 鉴别诊断 生殖细胞肿瘤、淋巴瘤、胸骨后甲状腺肿、侵袭性胸腺瘤等。

（三）选择治疗方案的依据

根据《临床诊疗指南 胸外科分册》（中华医学会编著，人民卫生出版社）。

手术治疗：胸腔镜胸腺瘤切除术。适用于诊断明确的非侵袭性胸腺瘤。

（四）标准住院日≤12 天

（五）进入路径标准

1. 第一诊断必须符合非侵袭性胸腺瘤疾病编码。

2. 有适应证，无手术禁忌证。

3. 当患者同时具有其他疾病诊断，但在门诊治疗期间不需要特殊处理也不影响第一诊断的临床路径流程实施时，可以进入路径。

（六）术前准备≤3 天（指工作日）

1. 必需的检查项目

（1）血常规、尿常规、便常规＋潜血试验；

（2）肝功能测定、肾功能测定、电解质、凝血功能、输血前检查、血型；

（3）X 线胸片、胸部增强 CT、心电图、肺功能。

2. 根据患者病情选择 葡萄糖测定、超声心动图、CTPA、心肌核素扫描、Holter、24 小时动态血压监测、淋巴细胞亚群分析等细胞免疫功能检查、相关肿瘤标志物等。

（七）预防性抗菌药物选择与使用时机

1. 按照《抗菌药物临床应用指导原则》（卫医发〔2004〕285 号）执行，并根据患者的病情决定抗菌药物的选择与使用时间。

2. 建议使用第一、二代头孢菌素，头孢曲松。预防性用药时间为术前 30 分钟。

（八）手术日为入院第≤4 天

1. 麻醉方式 气管插管全身麻醉。

2．手术方式　胸腔镜胸腺瘤和（或）胸腺切除术。

3．手术置入物　止血材料。

4．术中用药　抗菌药物。

5．输血　视手术出血情况决定。

（九）术后住院恢复≤8天

1．必需复查的检查项目　血常规、肝肾功能、电解质、胸部 X 线片等。

2．术后用药　抗菌药物使用按照《抗菌药物临床应用指导原则》（卫医发〔2004〕285 号）执行，并根据患者的病情决定抗菌药物的选择与使用时间。建议使用第一、二代头孢菌素，头孢曲松。

（十）出院标准

1．病人病情稳定，体温正常，手术切口愈合良好；生命体征平稳。

2．没有需要住院处理的并发症和（或）合并症。

（十一）变异及原因分析

1．有影响手术的合并症，术前需要进行相关的诊断和治疗。

2．术后出现肺部感染、呼吸功能衰竭、心脏功能衰竭、肝肾衰竭等并发症，需要延长治疗时间。

二、非侵袭性胸腺瘤临床路径表单

适用对象：第一诊断胸腺瘤；行胸腔镜胸腺瘤切除术

患者姓名：_____ 性别：____ 年龄：____ 门诊号：_____ 住院号：_____

住院日期：____年___月___日 出院日期：____年___月___日 标准住院日：≤12天

时间	住院第1天	住院第2~3天 （术前日）	住院第2~4天 （手术日）
主要诊疗工作	□ 询问病史及体格检查 □ 完成病历书写 □ 开化验单 □ 上级医师查房，初步确定诊断 □ 对症支持治疗 □ 向患者家属告病重或病危通知，并签署病重或病危通知书（必要时）	□ 上级医师查房 □ 完成入院检查 □ 影像学检查 □ 继续对症支持治疗 □ 完成必要的相关科室会诊 □ 完成上级医师查房记录等病历书写 □ 向患者及家属交代病情及其注意事项	□ 术前留置尿管 □ 手术 □ 术者完成手术记录 □ 住院医师完成术后病程 □ 上级医师查房 □ 观察生命体征 □ 向患者及家属交代病情及术后注意事项
重点医嘱	**长期医嘱：** □ 胸外科疾病护理常规 □ 一级护理 □ 饮食 □ 视病情通知病重或病危 □ 其他医嘱 **临时医嘱：** □ 血常规、尿常规、便常规＋潜血试验 □ 肝肾功能、电解质、血糖、凝血功能、血型、输血前检查、X线胸片、心电图、肺功能 □ 胸部增强CT □ 肝胆胰脾B超（酌情） □ 术前准备治疗 □ 其他医嘱 □ 相关对症支持治疗等	**长期医嘱：** □ 患者既往基础用药 □ 其他医嘱 **临时医嘱：** □ 血常规 □ 其他医嘱 □ 相关特殊检查 □ 对症支持治疗 □ 请相关科室会诊治疗 □ 术前相关准备	**长期医嘱：** □ 胸外科术后护理常规 □ 特级或一级护理 □ 清醒后6小时进流食 □ 吸氧 □ 体温、心电、血压、呼吸、脉搏、血氧饱和度监测 □ 胸管引流记量 □ 持续导尿 □ 记24小时出入量 □ 雾化吸入 □ 预防性应用抗菌药物 □ 镇痛药物 **临时医嘱：** □ 止血药物使用（必要时） □ 其他特殊医嘱
主要护理工作	□ 介绍病房环境、设施和设备 □ 入院护理评估 □ 辅助戒烟	□ 宣教、备皮等术前准备 □ 提醒患者术前禁食水 □ 呼吸功能锻炼	□ 观察病情变化 □ 术后心理和生活护理 □ 保持呼吸道通畅
病情变异记录	□无 □有，原因： 1. 2.	□无 □有，原因： 1. 2.	□无 □有，原因： 1. 2.
护士签名			
医师签名			

时间	住院第 3~5 天 （术后第 1 天）	住院第 4~11 天 （术后第 2~7 天）	住院第 12 天 （出院日）
主要 诊疗 工作	□ 上级医师查房 □ 复查相关检查 □ 保护重要脏器功能 □ 注意对症处理 □ 完成病程记录 □ 围术期管理 □ 术后合并症预防与治疗	□ 上级医师查房 □ 住院医师完成病程记录 □ 视病情复查血常规、血生化及 胸片 □ 视胸腔引流及肺复张情况拔除 胸腔引流管并切口换药 □ 必要时纤支镜吸痰 □ 视情况停用或调整抗菌药物	□ 切口拆线 □ 上级医师查房，明确是否出院 □ 住院医师完成出院小结、病案 首页等 □ 向患者及家属交代出院后注意 事项 □ 根据术后病理确定术后治疗方案
重点 医嘱	**长期医嘱：** □ 抗炎、化痰、止血、抑酸、改善 肺功能、抗肿瘤等治疗（酌情） □ 营养对症，保护重要脏器：护 肝、保护心肌、补充电解质等 （酌情） □ 其他医嘱 □ 胸瓶或纵隔引流瓶护理 **临时医嘱：** □ 复查血常规 □ 复查血生化、电解质 □ 输血（有指征时） □ 对症支持 □ 其他医嘱 □ 伤口换药等 □ 复查影像学检查 □ 相关合并症治疗	**长期医嘱：** □ 胸外科二级护理 □ 停胸腔闭式引流记量 □ 停记尿量、停吸氧、停心电监护 □ 停雾化 □ 停抗菌药物 **临时医嘱：** □ 拔胸腔闭式引流管 □ 拔除尿管 □ 切口换药 □ 复查胸片、血常规、肝肾功能、 电解质 □ 其他特殊医嘱	**临时医嘱：** □ 切口拆线 □ 切口换药 □ 通知出院 □ 出院带药 □ 定期复诊
主要 护理 工作	□ 观察患者病情 □ 心理与生活护理 □ 协助患者咳痰	□ 观察患者病情 □ 心理与生活护理 □ 协助患者咳痰	□ 观察病情变化 □ 心理和生活护理 □ 术后康复指导
病情 变异 记录	□无　□有，原因： 1. 2.	□无　□有，原因： 1. 2.	□无　□有，原因： 1. 2.
护士 签名			
医师 签名			

20 气管恶性肿瘤临床路径

（2010 年版）

一、气管恶性肿瘤临床路径标准住院流程

（一）适用对象

第一诊断为气管恶性肿瘤。

行气管肿瘤切除术。

（二）诊断依据

根据《临床诊疗指南 胸外科分册》（中华医学会编著，人民卫生出版社）。

1. 临床症状 常见症状包括刺激性咳嗽，痰中带血或咯血，气短和呼吸困难，声音嘶哑，以及呼吸道感染症状等。其他症状包括气管肿瘤压迫食管引起吞咽困难、颈部肿块等。

2. 辅助检查 胸部平片，胸部增强 CT、纤支镜检查及活检。

（三）选择治疗方案的依据

根据《临床诊疗指南 胸外科分册》（中华医学会编著，人民卫生出版社）。

行气管肿瘤切除＋气管重建术。

（四）标准住院日为≤21 天

（五）进入路径标准

1. 第一诊断必须符合气管恶性肿瘤疾病编码。

2. 当患者同时具有其他疾病诊断，但在门诊治疗期间不需要特殊处理也不影响第一诊断的临床路径流程实施时，可以进入路径。

（六）术前准备≤5 天

1. 必需的检查项目

（1）血常规、尿常规、便常规＋潜血试验；

（2）凝血功能、血型、肝功能测定、肾功能测定、电解质、感染性疾病筛查（乙肝、丙肝、艾滋病、梅毒等）、相关肿瘤标志物检查；

（3）动脉血气分析、心电图；

（4）纤维支气管镜＋活检（视患者耐受情况）；

（5）影像学检查：胸部 X 线片、胸部 CT 增强扫描、腹部超声或 CT。

2. 根据患者病情，可选择的项目 超声心动图、CTPA、心肌核素扫描、Holter、24 小时动态血压监测、纤维喉镜、头颈部 CT 扫描、食管镜（钡餐）等。

3. 请麻醉科会诊决定气管插管方式，是否需要行体外循环。

（七）预防性抗菌药物选择与使用时机

1. 按照《抗菌药物临床应用指导原则》（卫医发〔2004〕285 号）执行，并根据患者的病情决定抗菌药物的选择与使用时间。如可疑感染，需做相应的微生物学检查，必要时做药敏试验。

2．建议使用第一、二代头孢菌素，头孢曲松。预防性用抗菌药物，时间为术前30分钟。

（八）手术日为入院第≤6天

1．麻醉方式　全身麻醉，行气管插管或行体外循环。

2．术中用药　抗菌药物。

3．手术置入物　人工修复材料、止血材料。

4．输血　视手术出血情况决定。输血前需行血型鉴定、抗体筛选和交叉合血。

（九）术后住院恢复应≤15天

1．必需复查的检查项目

（1）血常规、肝功能测定、肾功能测定、电解质；

（2）纤维支气管镜、胸部X线。

2．根据病情可选择胸部CT扫描。

3．术后用药　抗菌药物使用按照《抗菌药物临床应用指导原则》（卫医发〔2004〕285号）执行，并根据患者的病情决定抗菌药物的选择与使用时间。建议使用第一、二代头孢菌素，头孢曲松。如可疑感染，需做相应的微生物学检查，必要时做药敏试验。

（十）出院标准

1．病人病情稳定，体温正常，手术切口愈合良好，生命体征平稳。

2．没有需要住院处理的并发症和（或）合并症。

（十一）变异及原因分析

1．有影响手术的合并症，术前需要进行相关的诊断和治疗。

2．术后出现肺部感染、呼吸功能衰竭、心脏功能衰竭、肝肾衰竭、吻合口瘘等并发症，需要延长治疗时间。

二、气管恶性肿瘤临床路径表单

适用对象：第一诊断为气管恶性肿瘤；行气管肿瘤切除术

患者姓名：＿＿＿＿＿ 性别：＿＿＿ 年龄：＿＿＿ 门诊号：＿＿＿＿＿ 住院号：＿＿＿＿＿

住院日期：＿＿＿年＿＿月＿＿日 出院日期：＿＿＿年＿＿月＿＿日 标准住院日：≤21天

时间	住院第1天	住院第2~5天	住院第1~6天 （手术日）
主要 诊疗 工作	□ 询问病史及体格检查 □ 完成病历书写 □ 开化验单及检查申请单 □ 上级医师查访与术前评估 □ 初步确定手术方式和日期	□ 上级医师查房 □ 术前准备与术前评估 □ 行术前讨论，确定手术方案（切口选择） □ 完成相关科室会诊（麻醉） □ 住院医师完成术前小结、上级医师查房记录等病历书写 □ 签署手术知情同意书、自费用品协议书、输血同意书、授权同意书 □ 向患者及家属交代围术期注意事项	□ 手术 □ 术者完成手术记录 □ 住院医师完成术后病程 □ 上级医师查房 □ 向患者及家属交代病情及术后注意事项
重点 医嘱	长期医嘱： □ 胸外科一级护理 □ 普食 □ 吸氧：血氧饱和度监测 □ 告病重 □ 其他医嘱 临时医嘱： □ 血常规、尿常规、粪便常规＋潜血试验 □ 凝血功能、血型、肝肾功能、电解质、感染性疾病筛查 □ 动脉血气分析、心电图 □ 胸部正侧位平片、胸部CT扫描、腹部超声（肝，胆，脾，胰，肾上腺）或CT □ 可选择：纤支镜检查＋活检（视患者情况能否耐受）、纤维喉镜、头颈部CT扫描，食管镜（钡餐） □ 其他医嘱	长期医嘱： □ 应用抗菌药物 □ 其他医嘱 临时医嘱： □ 拟明日全麻下行气管肿瘤切除术 □ 术前禁食水 □ 术前晚普通灌肠 □ 术前备皮（胸、腹、腹股沟），留置尿管，胃管 □ 备血 □ 术前麻醉用药 □ 备术中抗菌药物 □ 其他医嘱	长期医嘱： □ 胸外科术后常规护理 □ 特级护理 □ 禁饮食 □ 半卧位，颈部屈曲位 □ 吸氧 □ 心电、血压、手指氧饱和度监护 □ 胸管或纵隔引流记量 □ 持续导尿，记24小时出入量 □ 雾化 □ 静脉应用抗菌药物 □ 解痉、祛痰药物（酌情） □ 其他医嘱 临时医嘱： □ 其他医嘱
主要 护理 工作	□ 介绍病房环境、设施和设备 □ 入院护理评估 □ 辅助戒烟	□ 宣教、备皮等术前准备 □ 提醒患者术前禁食水 □ 咳嗽训练	□ 观察病情变化 □ 术后心理和生活护理 □ 保持呼吸道通畅
病情 变异 记录	□无 □有，原因： 1. 2.	□无 □有，原因： 1. 2.	□无 □有，原因： 1. 2.
护士 签名			
医师 签名			

时间	住院第 2~7 天 术后第 1 天	住院第 3~20 天 （术后第 2~14 天）	住院第 12~21 天 （出院日）
主要 诊疗 工作	□ 上级医师查房，注意病情变化 □ 住院医师完成常规病历书写 □ 注意引流量及颜色，酌情处理 □ 注意生命体征及肺部呼吸音，皮下气肿 □ 协助患者咳痰 □ 必要时床边纤支镜吸痰 □ 视情况拔尿管	□ 上级医师查房 □ 住院医师完成常规病历书写 □ 注意生命体征及肺部呼吸音 □ 必要时床边纤支镜吸痰 □ 术后视病情复查血常规、肝肾功能、电解质、血糖及胸片 □ 视情况拔除引流管（胸腔，纵隔） □ 根据术后病检确定术后治疗方案	□ 根据切口愈合情况拆线 □ 上级医师查房，根据症状、体温、肺部呼吸音、血常规、血生化、胸片等了解余肺复张情况 □ 复查胸部 CT，纤支镜检查，确定有无手术并发症，明确是否出院 □ 住院医师完成出院小结、病历首页等 □ 向患者及家属交代出院后的注意事项（近期避免颈部过度仰伸）
重点 医嘱	**长期医嘱：** □ 胸外科一级护理 □ 普食 □ 半卧位，颈部屈曲位 □ 视病情停记尿量、停吸氧、停心电监护 □ 静脉应用抗菌药物 □ 其他医嘱 **临时医嘱：** □ 拔尿管 □ 其他医嘱	**长期医嘱：** □ 半卧位，颈部屈曲位 □ 停胸腔（纵隔）闭式引流记量 □ 停雾化 □ 其他医嘱 □ 视病情抗菌药物减量 **临时医嘱：** □ 拔胸腔（纵隔）闭式引流管 □ 切口换药 □ 胸片、血常规、肝肾功能、电解质、血糖 □ 其他医嘱	**长期医嘱：** □ 其他医嘱 **临时医嘱：** □ 血常规 □ 血生化 □ 胸片 □ 切口拆线 □ 切口换药 □ 其他医嘱
主要 护理 工作	□ 观察患者病情 □ 术后心理与生活护理 □ 雾化 □ 协助患者咳痰和肢体功能锻炼	□ 密切观察患者病情 □ 术后心理与生活护理 □ 协助患者咳痰和肢体功能锻炼	□ 指导患者办理出院手续
病情 变异 记录	□无　□有，原因： 1. 2.	□无　□有，原因： 1. 2.	□无　□有，原因： 1. 2.
护士 签名			
医师 签名			

肺隔离症外科治疗临床路径

（2016年版）

一、肺隔离症外科治疗临床路径标准住院流程

（一）适用对象

第一诊断为肺隔离症。

拟行肺叶切除术或局部切除术（入路包括开放性、胸腔镜）。

（二）诊断依据

根据《临床诊疗指南 胸外科分册》（中华医学会编著，人民卫生出版社）。

1. 临床症状　可有咳嗽、咳脓痰、咯血、慢性感染等症状。

2. 体征　肺部感染较重者或咯血时，可闻及哮鸣音或湿啰音。

3. 辅助检查　主要影像学表现肺部肿块、肺部阴影，肺部感染病灶，胸部增强 CT 发现异常体动脉供血血管进入隔离肺有助于诊断。

（三）选择治疗方案的依据

根据《临床诊疗指南 胸外科分册》（中华医学会编著，人民卫生出版社）。

肺叶切除术或肺局部切除术。

（四）标准住院日为≤12 天

（五）进入路径标准

1. 第一诊断必须符合肺隔离症疾病编码。

2. 当患者同时具有其他疾病诊断，但在门诊治疗期间不需要特殊处理也不影响第一诊断的临床路径流程实施时，可以进入路径。

（六）术前准备≤5 天

1. 常规检查项目

（1）血常规、尿常规、便常规；

（2）凝血功能、血型、肝功能、肾功能、电解质、感染性疾病筛查（乙肝、丙肝、艾滋病、梅毒等）；

（3）心电图、肺功能；

（4）影像学检查：胸部增强 CT。

2. 根据患者病情可选择的项目　结核病相关检查、纤维支气管镜、超声心动图、CTPA、Holter、动脉血气分析等。

3. 术前呼吸道准备。

（七）预防性抗菌药物选择与使用时机

按照《抗菌药物临床应用指导原则（2015 年版）》（国卫办医发〔2015〕43 号）执行。

（八）手术日为入院≤6 天

1. 麻醉方式　全身麻醉。

2．术中用药　抗菌药物（酌情）。

3．输血　视术中情况而定。

（九）术后住院恢复≤6天

1．必须复查的检查项目　血常规、肝功能、肾功能、电解质、胸片等。

2．术后应用抗菌药物　按照《抗菌药物临床应用指导原则（2015年版）》（国卫办医发〔2015〕43号）执行。视病情变化可延长抗菌药物用药时间及更换药物种类。

（十）出院标准

1．病人病情稳定，体温正常

2．没有需要住院处理的并发症。

（十一）变异及原因分析

1．存在影响手术的合并症，需进行相关的诊断和治疗。

2．术后出现肺部感染、呼吸功能衰竭、心脏功能衰竭、肝肾衰竭、支气管胸膜瘘等并发症，需要延长治疗时间。

二、肺隔离症外科治疗临床路径表单

适用对象：第一诊断为肺隔离症；行肺叶切除或肺局部切除

患者姓名：_____ 性别：____ 年龄：____ 门诊号：_____ 住院号：_____

住院日期：____年__月__日 出院日期：____年__月__日 标准住院日：≤12天

时间	住院第1天	住院第2~5天	住院第2~6天（手术日）
主要诊疗工作	□ 询问病史及体格检查 □ 完成病历书写 □ 开化验单及检查申请单 □ 主管医师查房 □ 初步确定治疗方案	□ 上级医师查房 □ 术前评估及讨论，确定手术方案 □ 术前准备 □ 完成病程记录、上级医师查房记录、术前小结等病历书写 □ 向患者及家属交代病情及围术期注意事项 □ 签署手术知情同意书、自费用品协议书、输血同意书、授权委托同意书	□ 手术 □ 术者完成手术记录 □ 住院医师完成术后病程 □ 上级医师查房 □ 向患者家属交代病情及手术情况术后注意事项
重点医嘱	长期医嘱： □ 胸外科二级护理 □ 呼吸道准备 □ 止血药（必要时） □ 其他医嘱 临时医嘱： □ 血常规、尿常规、便常规 □ 肝肾功能、电解质、凝血功能、血型、感染性疾病筛查 □ 肺功能、动脉血气分析、心电图 □ 影像学检查：胸片X线正侧位、胸部CT □ 超声心动图（必要时） □ 纤支镜（必要时） □ 其他医嘱	长期医嘱： □ 胸外科二级护理 □ 呼吸道准备 □ 止血药（必要时） □ 其他医嘱 临时医嘱： □ 拟明日全麻下行 ◎肺局部切除术◎肺叶切除术 □ 术前禁饮食 □ 术前镇静药（酌情） □ 备血 □ 抗菌药带入手术室 □ 其他医嘱	长期医嘱： □ 胸外科特级或一级护理 □ 禁饮食，清醒后6小时进流食 □ 体温、心电、呼吸、血压、血氧饱和度监测 □ 吸氧 □ 胸管引流，记量 □ 持续导尿，记24小时出入量 □ 雾化吸入 □ 其他医嘱 临时医嘱： □ 镇痛药物 □ 其他医嘱
主要护理工作	□ 介绍病房环境、设施和设备 □ 入院护理评估，护理计划 □ 宣教及辅助戒烟 □ 呼吸训练及理疗，体位引流	□ 宣教、备皮等术前准备 □ 提醒患者术前按时禁饮食 □ 呼吸功能锻炼	□ 观察病情变化 □ 术后心理和生活护理 □ 保持呼吸道通畅
病情变异记录	□无 □有，原因： 1. 2.	□无 □有，原因： 1. 2.	□无 □有，原因： 1. 2.
护士签名			
医师签名			

时间	住院第 3~7 天 （术后第 1 天）	住院第 4~11 天 （术后第 2~5 天）	住院第≤12 天 （出院日）
主要 诊疗 工作	□ 上级医师查房 □ 住院医师完成病程书写 □ 注意生命体征及肺部呼吸音 □ 观察胸腔引流及切口情况 □ 鼓励并协助患者排痰 □ 拔除尿管 □ 必要时纤支镜吸痰	□ 上级医师查房 □ 住院医师完成病程书写 □ 复查血常规、血生化及胸片 □ 拔除胸腔引流管（视引流及肺 复张情况）并切口换药 □ 必要时纤支镜吸痰 □ 视情况停用或调整抗菌药物	□ 切口拆线（视切口愈合情况） □ 上级医师查房，明确可以出院 □ 向患者及家属交代出院后注意 事项 □ 完成出院小结、出院诊断书等
重点 医嘱	**长期医嘱：** □ 胸外科一级护理 □ 普食 □ 雾化吸入 □ 胸管引流记量 □ 其他医嘱 **临时医嘱：** □ 血常规、肝肾功能、电解质 □ 其他医嘱	**长期医嘱：** □ 胸外科二级护理 □ 停记胸管引流量 □ 停雾化 □ 停吸氧 □ 停心电监护 □ 其他医嘱 **临时医嘱：** □ 拔胸腔引流管 □ 切口换药 □ 复查胸片、血常规、肝肾功能、 电解质（酌情） □ 其他医嘱	**临时医嘱：** □ 通知出院 □ 出院带药 □ 其他医嘱
主要 护理 工作	□ 观察患者病情 □ 心理与生活护理 □ 协助患者咳痰 □ 术后康复指导	□ 观察患者病情 □ 心理与生活护理 □ 协助患者咳痰 □ 术后康复指导	□ 帮助病人办理出院手续 □ 康复宣教
病情 变异 记录	□无　□有，原因： 1. 2.	□无　□有，原因： 1. 2.	□无　□有，原因： 1. 2.
护士 签名			
医师 签名			

食管癌临床路径

（2009 年版）

一、食管癌临床路径标准住院流程

（一）适用对象

第一诊断为食管癌。

行食管癌根治术（食管癌切除＋食管 - 胃吻合术）。

（二）诊断依据

根据《临床诊疗指南　胸外科分册》（中华医学会编著，人民卫生出版社）。

1. 临床症状　进行性吞咽困难。

2. 辅助检查　上消化道钡餐、内镜检查及活检提示。

（三）治疗方案的选择

根据《临床诊疗指南　胸外科分册》（中华医学会编著，人民卫生出版社）。

1. 经左胸食管癌切除，胸腔内食管胃吻合术或颈部食管胃吻合术。

2. 经右胸食管癌切除，胸腔内食管胃吻合术（胸腹二切口）或颈部吻合术（颈胸腹三切口）。

（四）标准住院日为 13 ~ 21 天

（五）进入路径标准

1. 第一诊断必须符合食管癌疾病编码。

2. 当患者同时具有其他疾病诊断，但住院期间不需要特殊处理也不影响第一诊断的临床路径流程实施时，可进入此路径。

（六）术前准备（术前评估）3 ~ 5 天

1. 必需的检查项目

（1）血常规、尿常规、便常规；

（2）凝血功能、血型、肝肾功能、电解质、感染性疾病筛查（乙肝、丙肝、艾滋病、梅毒等）；

（3）肺功能、血气分析、心电图；

（4）内镜检查＋活检；

（5）影像学检查：胸片正侧位、上消化道造影、胸部 CT（平扫＋增强扫描）、腹部超声或 CT。

2. 根据患者情况可选择

（1）超声心动图；

（2）食管内镜超声等。

（七）预防性抗菌药物选择与使用时机

1. 抗菌药物　应按照《抗菌药物临床应用指导原则》（卫医发〔2004〕285 号）执行，根据患者病情合理使用抗菌药物。

2. 术前 30 分预防性应用抗菌药物。

（八）手术日为入院第3~7天

1. 麻醉方式　双腔气管插管全麻。

2. 手术耗材　根据患者病情使用（圆形吻合器、闭合器、切割缝合器等）。

3. 术中用药　预防性应用抗菌药物。

4. 输血　视术中情况而定。

（九）术后住院恢复10~14天

1. 必须复查的检查项目　胸片，血常规、肝肾功能、电解质。

2. 术后用药　抗菌药物使用，应按照《抗菌药物临床应用指导原则》（卫医发〔2004〕285号）执行，可选用二代头孢类或联合应用甲硝唑类。

（十）出院标准

1. 进半流食顺利。

2. 切口愈合良好，或门诊可处理的愈合不良切口。

3. 体温正常，胸片提示无明显感染征象。

（十一）变异及原因分析

1. 有影响手术的合并症，需要进行相关的诊断和治疗。

2. 术后出现肺部感染、呼吸功能衰竭、心脏功能衰竭、吻合口瘘等并发症，需要延长治疗时间。

二、食管癌临床路径表单

适用对象：第一诊断为食管癌；行食管癌根治术（食管癌切除 + 食管 - 胃吻合术）

患者姓名：＿＿＿＿　性别：＿＿＿　年龄：＿＿＿　门诊号：＿＿＿＿＿　住院号：＿＿＿＿＿

住院日期：＿＿＿年＿＿月＿＿日　出院日期：＿＿＿年＿＿月＿＿日　标准住院日：13～21 天

时间	住院第 1 天	住院第 2～3 天	住院第 4 天（手术前 1 天）
主要诊疗工作	□ 询问病史及体格检查 □ 完成病历书写 □ 开化验单及检查申请单 □ 主管医师查房 □ 初步确定治疗方案	□ 上级医师查房 □ 临床分期与术前评估 □ 根据病情需要，完成相关科室会诊 □ 住院医师完成病程日志、上级医师查房记录等病历书写	□ 上级医生查房 □ 完成术前准备 □ 术前病例讨论，确定手术方案 □ 完成术前小结、签署手术知情同意书、输血同意书、授权同意书
重点医嘱	长期医嘱： □ 胸外科二级护理常规 □ 饮食：◎半流质饮食◎流质饮食 临时医嘱： □ 血常规、尿常规、大便常规 □ 凝血功能、血型、肝肾功能、电解质 □ 感染性疾病筛查 □ 肺功能、动脉血气分析、心电图 □ 内镜检查 + 活检 □ 影像学检查：胸片正侧位、胸部 CT（平扫 + 增强扫描）、上消化道造影、腹部超声或 CT □ 超声心动图、食管内镜超声（酌情）	长期医嘱： □ 雾化吸入	临时医嘱： □ 拟明日全麻下行食管癌切除 + 食管 - 胃吻合术 □ 术前禁食水 □ 术前肠道准备 □ 术前留置胃管 □ 备皮 □ 备血 □ 其他特殊医嘱
主要护理工作	□ 介绍病房环境、设施和设备 □ 入院护理评估	□ 呼吸功能锻炼	□ 宣教、备皮等术前准备 □ 提醒患者禁食水
病情变异记录	□无　□有，原因： 1. 2.	□无　□有，原因： 1. 2.	□无　□有，原因： 1. 2.
护士签名			
医师签名			

时间	住院第 5 天 （手术日）	住院第 6 天 （术后第 1 天）	住院第 7～14 天 （术后第 2～9 天）
主要诊疗工作	□ 留置胃管或加留置十二指肠营养管 □ 留置尿管 □ 手术 □ 术者完成手术记录 □ 住院医生完成术后病程 □ 主管医生查房 □ 观察生命体征 □ 向患者及家属交代病情、手术情况及术后注意事项	□ 上级医师查房 □ 住院医师完成病程书写 □ 观察胸腔引流及胃肠减压情况 □ 观测生命体征 □ 注意生命体征及肺部呼吸音 □ 鼓励并协助患者排痰 □ 必要时纤支镜吸痰	□ 上级医师查房 □ 住院医师完成病程书写 □ 视病情复查血常规、血生化及胸片 □ 应用肠内营养 □ 视胸腔引流情况拔除胸腔引流管并切口换药 □ 必要时纤支镜吸痰 □ 视情况停用或调整抗菌药物 □ 视情况拔除胃管及十二指肠营养管
重点医嘱	**长期医嘱：** □ 特级或一级护理 □ 禁食水 □ 吸氧 □ 清醒后半卧位 □ 持续胃肠减压，记量 □ 心电监护 □ 体温、血压、呼吸、脉搏、血氧饱和度监测 □ 胸管引流记量 □ 持续导尿，记 24 小时出入量 □ 雾化吸入 □ 预防性应用抗菌药物 □ 镇痛药物 **临时医嘱：** □ 其他特殊医嘱	**长期医嘱：** □ 胸外科一级护理 □ 静脉营养支持 **临时医嘱：** □ 复查血常规、肝肾功能、电解质 □ 胸片 □ 其他特殊医嘱	**长期医嘱：** □ 胸外科二级护理 □ 停胸腔闭式引流记量 □ 停胃肠减压 □ 术后 5～6 天进流食 □ 停记尿量、停吸氧、停心电监护 □ 停雾化 **临时医嘱：** □ 拔胸腔闭式引流管 □ 拔除尿管 □ 拔除胃管 □ 切口换药 □ 复查胸片、血常规、肝肾功能、电解质 □ 必要时泛影葡胺上消化道造影
主要护理工作	□ 术晨留置胃管、尿管 □ 密切观察患者病情变化 □ 心理和生活护理	□ 密切观察患者病情变化 □ 指导术后呼吸训练 □ 术后心理与生活护理	□ 观察患者病情变化 □ 呼吸功能训练 □ 心理与生活护理
病情变异记录	□ 无　□ 有，原因： 1. 2.	□ 无　□ 有，原因： 1. 2.	□ 无　□ 有，原因： 1. 2.
护士签名			
医师签名			

时间	住院第 15～20 天 （术后第 10～15 天）	出院日
主要 诊疗 工作	□ 上级医师查房 □ 住院医师完成病程书写 □ 视情况拔除十二指肠营养管，逐步恢复饮食 □ 视伤口愈合情况拆线	□ 上级医师查房，明确是否出院 □ 住院医师完成出院小结、出院证明、病历首页等 □ 向患者及家属交代出院后的注意事项，如饮食、复 　诊时间、后续治疗等
重点 医嘱	**长期医嘱：** □ 胸外科二级护理常规 □ 半流食 **临时医嘱：** □ 切口拆线换药	**出院医嘱：** □ 术后 3 周普食 □ 睡眠时床头垫高 □ 出院带药胃肠动力药、抗酸药
主要 护理 工作	□ 观察患者病情变化 □ 指导术后呼吸训练 □ 心理与生活护理 □ 指导恢复饮食	□ 指导患者办理出院手续 □ 交代出院后的注意事项 □ 出院后饮食指导
病情 变异 记录	□无　□有，原因： 1. 2.	□无　□有，原因： 1. 2.
护士 签名		
医师 签名		

23 食管癌手术治疗临床路径

（2012 年版）

一、食管癌手术治疗临床路径标准住院流程

（一）适用对象

第一诊断为食管癌行食管癌切除消化道重建术。

（二）诊断依据

根据《临床诊疗指南 胸外科分册》（中华医学会编著，人民卫生出版社）等。

1. 临床症状 进食哽咽、异物感；进行性吞咽困难；逐渐消瘦、脱水、乏力。

2. 辅助检查 上消化道造影、内镜检查、颈胸腹 CT 或胸部 CT 并颈部及腹部 B 超。

3. 病理学诊断明确（组织病理学、细胞病理学）。

（三）治疗方案的选择

根据《临床诊疗指南 胸外科分册》（中华医学会编著，人民卫生出版社）等。

行食管癌切除消化道重建术：

1. 经左胸手术，食管癌切除＋食管 - 胃胸内或颈部吻合，胸腹部淋巴结清扫术。

2. 经右胸手术，食管癌切除＋食管 - 胃胸内或颈部吻合，胸腹两野淋巴结清扫术；

3. 经裂孔手术，食管癌切除＋食管 - 胃颈部吻合。

（四）标准住院日≤28 天

（五）进入路径标准

1. 第一诊断必须符合食管癌疾病编码。

2. 符合手术适应证，无手术禁忌证。

3. 当患者合并其他疾病，但住院期间不需要特殊处理也不影响第一诊断的临床路径流程实施时，可以进入路径。

（六）术前准备≤7 天

1. 必需的检查项目

（1）血常规、尿常规＋镜检、便常规＋潜血；

（2）凝血功能、血型、肝功能、肾功能、电解质、感染性疾病筛查（乙肝、丙肝、艾滋病、梅毒等）、血气分析等；

（3）肺功能、心电图、胸片正侧位、上消化道造影、内镜＋组织活检、颈部超声或 CT、胸部 CT（平扫＋增强扫描）、腹部超声或 CT（平扫＋增强扫描）。

2. 根据患者情况可选择

（1）食管内镜超声；

（2）超声心动、24 小时动态心电图等心脑血管疾病检查项目，肿瘤标志物检测；

（3）全身骨显像，相关部位 MRI；

（4）胸上段及邻近主支气管的胸中段食管癌，行支气管镜检查。

3. 营养状况评估　根据住院患者营养风险筛查 NRS—2002 评估标准进行营养评估，对营养不良患者酌情进行围术期营养支持。

（七）手术日为入院≤8 天

1. 麻醉方式　全身麻醉。

2. 手术耗材　根据患者病情，可能使用吻合器和闭合器。

3. 术中用药　抗菌药物等。

4. 输血　视术中情况而定。

（八）术后住院恢复≤20 天

1. 必须复查的检查项目　胸片、血常规、血生化、电解质、血气分析等。

2. 术后用药

（1）抗菌药物使用：按照《抗菌药物临床应用指导原则》（卫医发〔2004〕285 号）执行，进行预防及治疗性抗菌药物应用。

（2）根据患者情况选择抑酸、化痰、镇痛、解痉、抗气道炎症、抗凝等药物。

3. 营养支持　根据住院患者营养风险筛查 NRS-2002 评估标准进行营养评估，在围术期注重肠内外营养支持。

（九）出院标准

1. 病人一般情况良好，体温正常，胸片、血象提示无感染征象。

2. 可进流食。

3. 切口愈合良好，或门诊可处理的愈合不良切口。

4. 没有需要住院处理的与本手术有关并发症。

（十）变异及原因分析

1. 有影响手术的合并疾病，需要进行相关的诊断和治疗。

2. 围术期并发症，可能造成住院日延长或费用超出参考费用标准。

3. 高级职称医师认可的变异原因。

4. 患者及其他方面的原因等。

二、食管癌手术治疗临床路径表单

适用对象：第一诊断为食管癌；行手术治疗

患者姓名：_____ 性别：_____ 年龄：_____ 门诊号：_____ 住院号：_____

住院日期：_____年___月___日 出院日期：_____年___月___日 标准住院日：≤28 天

时间	住院第 1 天	住院第 2~6 天	住院第 5~7 天（手术前 1 天）
主要诊疗工作	□ 询问病史及体格检查 □ 完成病历书写 □ 开化验单及检查申请单 □ 医师查房 □ 初步确定治疗方案	□ 上级医师查房 □ 临床分期与术前评估 □ 根据病情需要，完成相关科室会诊 □ 住院医师完成病程日志、上级医师查房记录等病历书写 □ 入院病历签字	□ 上级医师查房 □ 完成术前准备 □ 术前病例讨论，确定手术方案 □ 完成术前小结，签署手术知情同意书、输血同意书、授权同意书
重点医嘱	**长期医嘱：** □ 胸外科护理常规 □ 一级／二级护理 □ 饮食 **临时医嘱：** □ 血常规、尿常规＋镜检、大便常规＋潜血 □ 凝血功能、肝肾功能、电解质、感染性疾病筛查 □ 肿瘤标志物（可选） □ 肺功能、动脉血气分析（◎吸氧前◎吸氧后）、心电图 □ 食管内镜＋活检 □ 影像学检查：胸片正侧位、胸部 CT、上消化道造影、腹部超声或 CT、颈部超声或 CT	**长期医嘱：** □ 雾化吸入 □ 营养支持	**临时医嘱：** □ 拟明日全麻下行◎胸腹两切口◎左胸切口◎颈胸腹三切口，食管癌切除＋食管‐胃吻合，淋巴结清扫术 □ 今晚流质饮食 □ 明晨禁食水 □ 今晚镇静药物（安定） □ 明晨留置胃管 □ 明晨留置尿管 □ 备皮 □ 血型 □ 备血 □ 抗菌药物皮试 □ 带入手术室用物 □ 其他特殊医嘱
主要护理工作	□ 介绍病房环境、设施和设备 □ 入院护理评估 □ 提醒患者转日空腹取血	□ 呼吸功能锻炼 □ 卧位咳痰锻炼	□ 宣教、备皮、洗肠等术前准备 □ 术后相关病房环境、情况介绍 □ 提醒患者禁食水
病情变异记录	□无　□有，原因： 1. 2.	□无　□有，原因： 1. 2.	□无　□有，原因： 1. 2.
护士签名			
医师签名			

时间	住院第6~8天 （手术日）	住院第7~9天 （术后第1天）	住院第8~22天 （术后第2~14天）
主要 诊疗 工作	□ 留置胃管、留置十二指肠营养管 □ 留置导尿管 □ 手术 □ 术者完成手术记录 □ 住院医师完成术后病程记录、术后医嘱 □ 上级医师查房 □ 观察生命体征 □ 向患者及家属交代病情、手术情况及术后注意事项 □ 置放深静脉导管	□ 上级医师查房 □ 住院医师完成病程书写 □ 观察胸腔引流及胃肠减压情况 □ 观测生命体征 □ 注意肺部呼吸音 □ 鼓励并协助患者排痰 □ 监测相关化验结果 □ 切口换药 □ 胸片检查，确定十二指肠营养管位置	□ 上级医师查房 □ 住院医师完成病程书写 □ 视病情复查血常规、血生化及胸片 □ 营养支持（◎肠内◎肠外） □ 视胸腔引流情况拔除胸腔引流管并切口换药 □ 视情况停用或调整抗菌药物 □ 视情况停用或调整抑酸药、止疼药、止血药等 □ 视情况拔除胃管及十二指肠营养管
重点 医嘱	**长期医嘱：** □ 食管癌术后护理常规 □ 特级或一级护理 □ 禁食水 □ 全麻术后护理 □ 气管插管护理常规 □ 氧气吸入 □ 清醒后半卧位 □ 保留胃管 □ 保留十二指肠营养管 □ 持续胃肠减压 □ 记出入量 □ 心电监护、血压监护、呼吸监护、血氧饱和度监护 □ 保留导尿接无菌袋 □ 会阴擦洗、会阴冲洗 □ 保留胸腔引流管（负压◎有◎无） □ 雾化吸入 □ 血气分析监测、血糖监测 □ 预防性应用抗菌药物 □ 镇痛、抑酸、化痰药物 □ 其他特殊医嘱 □ 中心静脉穿刺护理 □ CVP 监测 **临时医嘱：** □ 中心静脉穿刺置管 □ 明晨血常规、肝肾功能 □ 胸片 □ 其他特殊医嘱	**长期医嘱：** □ 半卧位 □ 鼻饲流质 **临时医嘱：** □ 静脉营养支持 □ 换药 □ 其他特殊医嘱 □ 纤支镜吸痰（酌情）	**长期医嘱：** □ 胸外科二级护理 □ 停胸腔闭式引流及负压吸引 □ 停胃肠减压 □ 停保留胃管 □ 停保留尿管 □ 术后5~6天进流食 □ 术后7~9天进半流食 □ 停记尿量、停吸氧、停心电监护 □ 停雾化 **临时医嘱：** □ 切口换药 □ 复查胸片、血常规、肝肾功能、电解质 □ 纤支镜吸痰（可选） □ 泛影葡胺上消化道造影（可选）
主要 护理 工作	□ 密切观察患者病情变化 □ 心理和生活护理	□ 密切观察患者病情变化 □ 指导术后咳嗽、呼吸训练 □ 术后心理与生活护理	□ 观察患者病情变化 □ 呼吸功能训练 □ 心理与生活护理
病情 变异 记录	□无 □有，原因： 1. 2.	□无 □有，原因： 1. 2.	□无 □有，原因： 1. 2.
护士 签名			
医师 签名			

时间	住院第 18～27 天 （术后第 10～19 天）	出院日
主要 诊疗 工作	□ 上级医师查房 □ 住院医师完成病程书写 □ 视情况拔除十二指肠营养管，逐步恢复饮食 □ 视伤口愈合情况拆线 □ 病历及影像学资料留存	□ 上级医师查房，明确是否出院 □ 住院医师完成出院当日病程记录、出院小结、出院卡片、诊断证明、病历首页等，相关文件交予患者或家属 □ 向患者及家属交代出院后的注意事项，如饮食、复诊时间、后续治疗等 □ 各级医师完成相关病历签字
重点 医嘱	**长期医嘱：** □ 胸外科二级护理常规 □ 饮食◎半流食◎普通饮食 □ 停保留十二指肠营养管 **临时医嘱：** □ 切口拆线换药 □ 明日出院、出院诊断及出院带药（出院日前一天）	出院医嘱：
主要 护理 工作	□ 观察患者病情变化 □ 指导术后呼吸训练 □ 心理与生活护理 □ 指导恢复饮食 □ 指导患者及家属做好出院准备	□ 指导患者办理出院手续 □ 交代出院后的注意事项 □ 出院后饮食指导 □ 病历排序及督促医师签字，尽快归档
病情 变异 记录	□无　□有，原因： 1. 2.	□无　□有，原因： 1. 2.
护士 签名		
医师 签名		

24 食管癌化疗临床路径

（2016 年版）

一、食管癌化疗临床路径标准住院流程

（一）适用对象

第一诊断为食管癌术后化疗的患者。需术前化疗、术后化疗、姑息性化疗及同步放化疗者，但无化疗禁忌的患者。

（二）诊断依据

根据《食管癌规范化诊治指南（2011 年版，原卫生部）》、《临床诊疗指南 胸外科分册》（中华医学会编著，人民卫生出版社）等。

1. 临床症状　食管癌可表现为胸骨后不适、疼痛或烧灼感、吞咽疼痛或吞咽不畅，呈间歇性，逐渐加重呈持续性，晚期可有背痛、声音嘶哑，进食呛咳或大呕血，体重减轻，有时可有黑便及贫血。

2. 临床体征　大多数食管癌患者无明显阳性体征，少数患者锁骨上淋巴结肿大、贫血、消瘦或恶病质。

3. 辅助检查　上消化道造影、胸部 CT 平扫 + 增强、磁共振成像（MRI）、胃镜检查及活检、内镜下超声检查。

4. 病理学诊断明确。

（三）进入路径标准

1. 第一诊断符合食管癌术后化疗。

2. 符合化疗适应证，无化疗禁忌证。

3. 当患者合并其他疾病，但住院期间不需要特殊处理也不影响第一诊断的临床路径流程实施时，可以进入路径。

（四）标准住院日为 5～10 天

（五）住院期间的检查项目

1. 必需的检查项目

（1）血常规、尿常规、便常规 + 潜血；

（2）肝肾功能、电解质、血糖、血脂、消化道肿瘤标志物（CEA，CA19-9，CA724，CA242，SCC 等）；

（3）腹部及盆腔超声或（腹部及盆腔 CT）自选；

（4）胸部 CT、心电图。

2. 根据患者病情选择

（1）超声心动图、肺功能检查等；

（2）其他病理检测包括相关的免疫组化等；

（3）骨扫描；

（4）PET-CT；

（5）胃镜。

（六）化疗前准备

1. 体格检查、体能状况评分。

2. 排除化疗禁忌。

3. 患者、监护人或被授权人签署相关同意书。

（七）治疗方案的选择

根据《食管癌规范化诊治指南（2011年版，原卫生部）》等，结合患者的病理分型、分期和身体状况选择方案和剂量。食管癌化疗方案包括：

铂类（顺铂或卡铂或奈达伯）加氟尿嘧啶类（5-FU或卡培他宾或替吉奥）方案或

铂类（顺铂或卡铂或奈达伯）加紫杉类（紫杉醇或多西紫杉醇）方案。

（八）化疗后必须复查的检查项目

1. 血常规　建议每周复查1～2次。根据具体化疗方案及血象变化，复查时间间隔可酌情增减。

2. 肝肾功能　每化疗周期复查1次。根据具体化疗方案及血象变化，复查时间间隔可酌情增减。

（九）化疗中及化疗后治疗

化疗期间脏器功能损伤的相应防治：止吐、保肝、水化、抑酸剂、止泻药、预防过敏、升白细胞及血小板、贫血治疗。

（十）出院标准

1. 完成既定化疗流程。

2. 无发热等感染表现。

3. 无Ⅲ度及以上的恶心、呕吐及腹泻（NCI分级）。

4. 无未控制的癌痛。

5. 若行化验，无需干预的异常结果。

6. 无需干预的其他并发症。

（十一）变异及原因分析

1. 治疗前、中、后有感染、贫血、出血、梗阻、穿孔（瘘）及其他合并症者，需进行相关的诊断和治疗，可能延长住院时间并导致费用增加。

2. 化疗后出现严重骨髓抑制，需要对症处理，导致治疗时间延长、费用增加。

3. 药物不良反应需要特殊处理，如过敏反应、神经毒性、心脏毒性等。

4. 高龄患者根据个体化情况具体实施。

5. 医师认可的变异原因分析，如药物减量使用。

6. 其他患者方面的出血、梗阻、吻合口瘘等。

二、食管癌化疗临床路径表单

适用对象：第一诊断为食管癌

患者姓名：_____ 性别：_____ 年龄：_____ 门诊号：_____ 住院号：_____

住院日期：_____年___月___日 出院日期：_____年___月___日 标准住院日：5~10天

时间	住院第1天	住院第2天	住院第3~4天（化疗日）	住院第5~10天
主要诊疗工作	□ 询问病史及体格检查 □ 完成病历书写 □ 开化验单 □ 主管医师查房	□ 上级医师查房 □ 住院医师完成常规病历书写 □ 签署化疗知情同意书、自费用品协议书 □ 根据化验结果，确定化疗方案	□ 上级医师查房 □ 住院医师完成常规病历书写	□ 复查血常规及肝肾功 □ 根据患者检查结果及病情是否决定出院
重点医嘱	长期医嘱： □ 肿瘤内科二级护理常规 □ 饮食 临时医嘱： □ 胸部 CT 平扫＋增强（酌情） □ 常规心电图（酌情） □ 腹部 B 超（肝胆胰脾）（酌情） □ 血、尿、便常规 □ 凝血功能、血型 □ 生化全套B □ 肿瘤标志物（酌情）	长期医嘱： □ 肿瘤内科二级护理常规 □ 饮食 □ 护胃（酌情） □ 升白细胞（酌情） □ 止吐（酌情） 临时医嘱：	长期医嘱： □ 营养支持（酌情） □ 止吐（酌情） □ 补液（酌情） □ 护胃（酌情） 临时医嘱： □ 氟尿嘧啶针 □ 亚叶酸钙针 □ 奥沙利铂针 □ 氨磷汀针（酌情）	出院医嘱： □ 出院带药
主要护理工作	□ 入院宣教（环境、设施、人员等） □ 入院护理评估	□ 观察患者病情变化	□ 观察患者病情变化	□ 协助患者办理出院手续 □ 进行出院后饮食、防护等健康宣教
病情变异记录	□无 □有，原因： 1. 2.	□无 □有，原因： 1. 2.	□无 □有，原因： 1. 2.	□无 □有，原因： 1. 2.
护士签名				
医师签名				

25 ▶ 食管癌化疗临床路径

（2012 年版）

一、食管癌化疗临床路径标准住院流程

（一）适用对象

第一诊断为食管鳞癌，需行新辅助、术后辅助、根治性化疗或姑息性化疗的患者。

（二）诊断依据

根据《临床诊疗指南 胸外科分册》（中华医学会编著，人民卫生出版社）等。

1. 临床症状 进食哽咽、异物感；进行性吞咽困难；逐渐消瘦、脱水、乏力。

2. 体征 大多数食管癌患者无明显阳性体征。

3. 辅助检查 上消化道钡餐、内镜检查、颈胸腹 CT 或胸部 CT 并颈部及腹部 B 超。

4. 病理学诊断明确（组织病理学）。

（三）治疗方案的选择

1. 新辅助化疗 适用于 $T_3N_{1\sim3}M_0$ 和部分 $T_4N_{0\sim3}M_0$（侵及心包、膈肌和胸膜）食管癌患者。

2. 术后辅助化疗 适用于ⅡB 期、Ⅲ期食管腺癌患者，及所有术后切缘阳性或肿瘤残留的食管癌患者。

3. 同步化疗 结合放疗治疗无法手术的Ⅱ、Ⅲ期食管癌患者。

4. 姑息性化疗 适用于Ⅳ期食管癌患者或治疗后复发患者。

5. 食管腺癌的化疗方案，可参考胃癌的化疗。

（四）临床路径标准住院日为≤15 天

（五）进入路径标准

1. 第一诊断必须符合食管鳞癌疾病编码。

2. 符合化疗适应证、无化疗禁忌证。

3. 当患者合并其他疾病，但住院期间不需要特殊处理也不影响第一诊断的临床路径流程实施时，可以进入路径。

（六）明确诊断及入院常规检查需 3～5 天

1. 必需的检查项目

（1）血常规、尿常规、大便常规；

（2）肝功能、肾功能、电解质、凝血功能；

（3）胃镜、食管造影、心电图；

（4）胸部 CT，颈、腹部 B 超、

2. 根据情况可选择的检查项目

（1）ECT 全身骨扫描；

（2）必需检查的项目提示肿瘤有转移时，可进行相关部位 CT、MRI；

（3）合并其他疾病需进行相关检查：如心肌酶谱、24 小时动态心电图、心肺功能检查等；

（4）病理检查，明确肿瘤 HER2 状况（仅针对腺癌）。

（七）化疗前准备

1. 进行体力状况评分。

2. 评估心脏、肝肾功能、骨髓储备。

3. 无化疗禁忌。

4. 患者、监护人或被授权人签署相关同意书。

（八）化疗方案

根据《临床诊疗指南 胸外科分册》（中华医学会编著，人民卫生出版社）等，结合患者的病理分型、分期和身体状况选择方案和剂量。

食管鳞癌化疗方案：

1. DF 方案

药物	剂量（mg/m²）及途径	时间（天）及周期
顺铂	60～80mg Ⅳ	1 q21d
5-Fu	600～1000mg Ⅳ infusion≥24 小时	1～4 q21d

2. TP 方案

药物	剂量（mg/m²）及途径	时间（天）及周期
紫杉醇	135～175mg Ⅳ	1 q21d
顺铂	60～75mg Ⅳ	2 q21d

3. IP 方案

	药物	剂量（mg/m²）及途径	时间（天）及周期
方案 1	伊立替康	65mg Ⅳ	1, 8 q21d
	顺铂	30mg Ⅳ	1, 8 q21d
方案 2	伊立替康	120mg Ⅳ	1 q21d
	顺铂	60～75mg Ⅳ	1 q21d

4. DP 方案

药物	剂量（mg/m²）及途径	时间（天）及周期
多西他赛	60～75mg Ⅳ	1 q21d
顺铂	60～75mg Ⅳ	1 q21d

药物	剂量（mg/m²）及途径	时间（天）及周期
吉西他滨	800～1000mg Ⅳ	1, 8 q21d
顺铂	60～75mg Ⅳ	1, 8 q21d

（九）化疗后必须复查的检查项目

1. 化疗期间定期复查血常规，建议每周复查 1～2 次。根据具体化疗方案及血象变化，复查时间间隔可酌情增减。

2. 脏器功能评估。

（十）化疗中及化疗后治疗

化疗期间脏器功能损伤的相应防治：止吐、保肝、水化、碱化、防治尿酸肾病（别嘌呤醇）、抑酸剂、止泻剂等。

（十一）出院标准

1. 病人一般情况良好，体温正常，完成复查项目。

2. 没有需要住院处理的并发症。

（十二）变异及原因分析

1. 治疗前、中、后有感染、贫血、出血及其他合并症者，需进行相关的诊断和治疗，可能延长住院时间并导致费用增加。

2. 化疗后出现骨髓抑制，需要对症处理，导致治疗时间延长、费用增加。

3. 根据腺癌患者 HER2 表达情况，可选用针对 HER2 受体的靶向治疗药物联合化疗方案。

4. 70 岁以上的食管癌患者根据个体化情况具体实施。

5. 医师认可的变异原因分析。

6. 其他患者方面的原因等。

二、食管癌化疗临床路径表单

适用对象：第一诊断为食管癌

患者姓名：_____ 性别：_____ 年龄：_____ 门诊号：_____ 住院号：_____

住院日期：_____年____月___日 出院日期：_____年____月___日 标准住院日：≤15天

时间	住院第1~2天	住院第2~4天	住院第3~6天（化疗日）
主要诊疗工作	□ 询问病史及体格检查 □ 交代病情 □ 书写病历 □ 开具化验单	□ 上级医师查房 □ 完成化疗前准备 □ 根据体检、彩超、胸部CT、病理结果等，行病例讨论，确定化疗方案 □ 完成必要的相关科室会诊 □ 住院医师完成上级医师查房记录等病历书写 □ 签署化疗知情同意书、自费用品协议书、输血同意书 □ 向患者及家属交代化疗注意事项 □ 上级医师查房与评估 □ 初步确定化疗方案	□ 化疗 □ 住院医师完成病程记录 □ 上级医师查房 □ 向患者及家属交代病情及化疗后注意事项

重点医嘱	**长期医嘱：**
	□ 内科二级护理常规
	□ 饮食：◎普食◎糖尿病饮食◎其他
	临时医嘱：
	□ 血常规、尿常规、便常规
	□ 肝功能、肾功能、电解质、凝血功能
	□ 胃镜、食管造影、心电图
	□ 胸部CT
	□ 颈、腹部B超
		长期医嘱：
		□ 患者既往基础用药
		  ■ 防治尿酸肾病（别嘌呤醇）
		  ■ 抗菌药物（必要时）
		  ■ 补液治疗（水化、碱化）
		  ■ 其他医嘱（化疗期间一级护理）
		临时医嘱：
		□ 化疗
		□ 重要脏器保护
		□ 止吐
		□ 其他特殊医嘱	

主要护理工作	□ 入院介绍 □ 入院评估 □ 指导患者进行相关辅助检查	□ 化疗前准备 □ 宣教 □ 心理护理	□ 观察患者病情变化 □ 定时巡视病房
病情变异记录	□无 □有，原因： 1. 2.	□无 □有，原因： 1. 2.	□无 □有，原因： 1. 2.
护士签名			
医师签名			

时间	住院第 7 ~ 15 天 （出院日）
主要 诊疗 工作	□ 完成出院记录、病案首页、出院证明等书写 □ 向患者交代出院后的注意事项，重点交代复诊时间及发生紧急情况时处理方法
重点 医嘱	**出院医嘱：** □ 出院带药
主要 护理 工作	□ 协助患者办理出院手续 □ 出院指导，重点出院后用药方法
病情 变异 记录	□无　□有，原因： 1. 2.
护士 签名	
医师 签名	

26 食管癌放射治疗临床路径

（2012 年版）

一、食管癌放射治疗临床路径标准住院流程

（一）适用对象

1. 第一诊断为食管癌。

2. 不适合手术治疗或患者不愿接受手术治疗的 I～III 期病例。

3. 不可切除的 T4 期肿瘤。

4. 需要术前 / 术后放射治疗。

5. 姑息性放疗。

（二）诊断依据

根据《临床诊疗指南 胸外科分册》（中华医学会编著，人民卫生出版社）等。

1. 临床症状 进食哽咽、异物感；进行性吞咽困难；逐渐消瘦、脱水、乏力。

2. 辅助检查 食管造影、内镜检查、颈胸腹 CT 或胸部 CT 并颈部及腹部 B 超。

3. 病理学诊断明确（组织病理学、细胞病理学）。

（三）放射治疗方案的选择

根据《临床诊疗指南 胸外科分册》（中华医学会编著，人民卫生出版社）等，实施规范化放射治疗：

1. 对于不适合外科手术或拒绝手术的病例，根据患者的身体条件，可以选择放化同步治疗或单纯放疗 ± 化疗。

2. 颈部食管癌，T_{1b} 分期及以上，可选放化综合治疗。

3. 对于 T_2 期以上可手术的食管癌，可选择术前放化同步治疗。

4. T_3 期以上或淋巴结阳性的，可选择术后放疗、化疗。

5. 对于切缘阳性的病例，应接受术后放疗。

6. IV 期病例，可考虑局部姑息性放疗。

（四）标准住院日为≤55 天

（五）进入路径标准

1. 第一诊断符合食管癌疾病编码。

2. 无放疗禁忌证。

3. 当患者合并其他疾病，但住院期间不需要特殊处理也不影响第一诊断的临床路径流程实施时，可以进入路径。

（六）放射治疗前准备

1. 必需的检查项目

（1）血常规、尿常规、便常规；

（2）感染性疾病筛查、肝功能、肾功能；

（3）食管造影；

（4）胸部增强CT扫描。

2．根据患者情况，可选检查项目

（1）心电图、肺功能、超声心动图；

（2）凝血功能、肿瘤标志物；

（3）食管腔内超声检查；

（4）颅脑MRI检查；

（5）全身骨显像。

（七）放射治疗方案

1．靶区的确定　CT扫描、吞钡造影、食管内超声检查，均可以为靶体积及其边界的确定提供参考。

2．放射治疗计划　推荐使用CT模拟定位和三维计划系统，应该使用静脉或口服对比剂以增进显像。

3．放射治疗剂量　术前放疗，总剂量40Gy、常规分割；同期放化疗，总剂量50.4～60Gy、常规分割；单纯放疗剂量60～64Gy、常规分割。

4．脏器保护　为了减少术后肺并发症（比如有症状的肺炎），术前放疗推荐的剂量限制是全肺V20<20%并且V10<40%。根治性放射治疗推荐的剂量限制是全肺V20<37%。一般情况下，肝脏应保证60%体积受照低于30Gy，肾脏单侧应保证2/3体积受照低于20Gy，脊髓剂量应低于45Gy，心脏应保证1/3体积低于50Gy，并且尽量降低左心室剂量。

5．同步放化疗的化疗方案按相应的指南、诊疗规范执行。

（八）治疗中的检查和其他治疗

1．至少每周1次体格检查。

2．每周复查血常规。

3．密切观察病情，针对急性毒性反应，给予必要的治疗，避免可治疗的毒性反应造成治疗中断和剂量缩减。

4．监测体重及能量摄入，如果热量摄入不足（<1500千卡/日），则应考虑给予肠内（首选）或肠外营养支持治疗，可以考虑留置十二指肠营养管或胃造瘘进行肠内营养支持。

5．治疗中根据病情复查影像学检查，酌情对治疗计划进行调整或重新定位。

（九）治疗后复查

1．血常规、肝功能、肾功能。

2．胸部及上腹CT。

3．食管造影，必要时可行内镜检查。

（十）出院标准

1．完成全部放射治疗计划。

2．无严重毒性反应需要住院处理。

3．无需要住院处理的其他合并症/并发症。

二、食管癌放射治疗临床路径表单

适用对象：第一诊断为食管癌的患者

患者姓名：_____ 性别：_____ 年龄：_____ 门诊号：_____ 住院号：_____

住院日期：_____年___月___日 出院日期：_____年___月___日 标准住院日：≤55天

时间	住院第1天	住院第2~3天	住院第3~7天
主要诊疗工作	□ 询问病史及体格检查 □ 交代病情 □ 书写病历 □ 开具检查化验申请 □ 初步诊断	□ 上级医师查房和评估 □ 完成放疗前检查、准备 □ 根据病理结果影像资料等，结合患者的基础疾病和综合治疗方案，行放疗前讨论，确定放疗方案 □ 完成必要的相关科室会诊 □ 住院医师完成上级医师查房记录等病历书写 □ 签署放疗知情同意书、自费用品协议书（如有必要）、向患者及家属交代放疗注意事项	□ 放疗定位，定位后CT扫描或直接行模拟定位CT，或模拟机定位 □ 医师勾画靶区 □ 物理师初步制订计划 □ 医师评估并确认计划 □ 模拟机及加速器计划确认和核对 □ 住院医师完成必要程记录 □ 上级医师查房 □ 向患者及家属交代病情及放疗注意事项
重点医嘱	**长期医嘱：** □ 放疗科 □ 1~3级护理常规 □ 饮食：◎普食 ◎糖尿病饮食 ◎其他 **临时医嘱：** □ 血、尿、便常规 □ 肝肾功能 □ 食管钡餐造影 □ 胸部增强CT □ 根据病情：骨ECT、头MRI、肺功能、心电图、超声心动图、腹部增强CT扫描 □ 其他	**长期医嘱：** □ 患者既往基础用药 □ 抗菌药物（必要时） □ 其他医嘱 **临时医嘱：** □ 其他特殊医嘱	
主要护理工作	□ 入院介绍 □ 入院评估 □ 指导患者进行相关辅助检查	□ 放疗前准备 □ 放疗前宣教（正常组织保护等） □ 心理护理	□ 观察患者病情变化 □ 定时巡视病房
病情变异记录	□无 □有，原因： 1. 2.	□无 □有，原因： 1. 2.	□无 □有，原因： 1. 2.
护士签名			
医师签名			

时间	住院第 4~53 天 （放疗过程）	住院第 53~55 天 （出院日）
主要 诊疗 工作	□ 放疗开始 □ 上级医师查房，注意病情变化 □ 住院医师完成常规病历书写 □ 注意记录患者放疗后正常组织的不良反应的发生日期和程度	□ 上级医师查房，对放疗区域不良反应等进行评估，明确是否能出院 □ 住院医师完成常规病历书写及完成出院记录、病案首页、出院证明书等，向患者交代出院后的注意事项，如返院复诊的时间、地点，后续治疗方案及用药方案 □ 完善出院前检查
重点 医嘱	**长期医嘱：** □ 患者既往基础用药 □ 抗菌药物（必要时） □ 其他医嘱 **临时医嘱：** □ 同期化疗 □ 正常组织放疗保护剂 □ 针对放疗急性反应的对症处理药物 □ 复查影像学检查 □ 调整治疗计划 / 重新定位 □ 其他特殊医嘱	**长期医嘱：** □ 患者既往基础用药 □ 抗菌药物（必要时） □ 其他医嘱 **临时医嘱：** □ 血常规、肝肾功能 □ 胸部 CT 检查 □ 出院医嘱 □ 出院带药
主要 护理 工作	□ 观察患者病情变化 □ 定时巡视病房	□ 指导患者放疗结束后注意事项 □ 出院指导 □ 协助办理出院手续
病情 变异 记录	□无　□有，原因： 1. 2.	□无　□有，原因： 1. 2.
护士 签名		
医师 签名		

27 ▶ 贲门癌（食管-胃交界部癌）外科治疗临床路径

（2016年版）

一、贲门癌（食管-胃交界部癌）外科治疗临床路径标准住院流程

（一）适用对象

第一诊断为贲门癌。

行贲门癌根治术。

（二）诊断依据

根据《临床诊疗指南 胸外科分册》（中华医学会编著，人民卫生出版社）。

1. 临床症状 早期可无症状，随病情进展可出现上腹部不适或进行性吞咽困难、呕血或黑便。

2. 辅助检查 上消化道造影、胃镜检查、胸腹部CT。

（三）治疗方案的选择

根据《临床诊疗指南 胸外科分册》（中华医学会编著，人民卫生出版社）。

1. 经左胸或胸腹联合切口贲门癌切除，消化道重建，胸腔内吻合术（含腔镜）。

2. 经右胸-上腹两切口贲门癌切除，消化道重建，胸腔内吻合术（含腔镜）。

3. 经腹贲门癌切除，经食管裂孔消化道重建术（含腔镜）。

（四）标准住院日为≤18天

（五）进入路径标准

1. 第一诊断必须符合贲门癌疾病编码。

2. 当患者同时具有其他疾病诊断，但住院期间不需要特殊处理也不影响第一诊断的临床路径流程实施时，可进入此路径。

（六）术前准备（术前评估）≤7天

1. 常规检查项目

（1）血常规、尿常规、大便常规＋潜血；

（2）凝血功能、血型、肝肾功能、电解质、感染性疾病筛查（乙肝、丙肝、艾滋病、梅毒等）；

（3）肺功能、心电图；

（4）内镜检查＋活检；

（5）影像学检查：胸片正侧位、上消化道造影、胸腹部CT（平扫＋增强扫描）。

2. 根据患者情况可选择超声心动图、冠脉CTA、动脉血气分析、颈部超声、腹部超声、食管内镜超声等。

（七）预防性抗菌药物选择与使用时机

抗菌药物按照《抗菌药物临床应用指导原则（2015年版）》（国卫办医发〔2015〕43号）执行。

（八）手术日为入院第≤8天

1. 麻醉方式 全麻。

2．手术耗材　根据患者病情使用（圆形吻合器、闭合器、切割缝合器、止血材料、血管夹、超声刀等能量器械等）。

3．术中用药　预防性应用抗菌药物。

4．输血　视术中情况而定。

（九）术后住院恢复≤16天

1．必须复查的检查项目　胸片，血常规、肝肾功能、电解质等。

2．根据病情可选择的项目　胸腹部CT、上消化道造影、纤维支气管镜、胃镜、超声等。

3．术后用药

（1）抗菌药物使用，应按照《抗菌药物临床应用指导原则（2015年版）》（国卫办医发〔2015〕43号）执行。

（2）静脉和（或）肠内营养。

（十）出院标准

1．进流食顺利。

2．切口愈合良好，或门诊可处理的愈合不良切口。

3．体温正常，胸片提示术后改变。

（十一）变异及原因分析

1．有影响手术的合并症，需要进行相关的诊断和治疗。

2．术后出现肺部感染、呼吸功能衰竭、心脏功能衰竭、吻合口瘘等并发症，需要延长治疗时间。

二、贲门癌(食管 - 胃交界部癌)外科治疗临床路径表单

适用对象:第一诊断为贲门癌;行贲门癌切除术

患者姓名:_____ 性别:_____ 年龄:_____ 门诊号:_____ 住院号:_____

住院日期:_____年___月___日 出院日期:_____年___月___日 标准住院日:≤18 天

时间	住院第 1 天	住院第 2~7 天	住院第 2~8 天 (手术前 1 天)
主要 诊疗 工作	□ 询问病史及体格检查 □ 完成病历书写 □ 开化验单及检查申请单 □ 主管医师查房 □ 初步确定治疗方案	□ 上级医师查房 □ 临床分期与术前评估 □ 根据病情需要,完成相关科室 　会诊 □ 住院医师完成病程日志、上级 　医师查房记录等病历书写 □ 术前心肺功能准备,血糖血压 　调整等	□ 上级医师查房 □ 完成术前准备 □ 术前病例讨论,确定手术 　方案 □ 完成术前小结、签署手术 　知情同意书、输血同意书、 　授权同意书
重点 医嘱	长期医嘱: □ 胸外科二级护理常规 □ 饮食:◎半流质饮食◎流质饮食 临时医嘱: □ 血常规、尿常规、大便常规+潜血 □ 凝血功能、血型、肝肾功能、电解质 □ 感染性疾病筛查 □ 肺功能、动脉血气分析、心电图 □ 内镜检查+活检 □ 影像学检查:胸片正侧位、胸腹部 　CT(平扫+增强扫描) □ 上消化道造影超声心动图、食管内 　镜超声、颈部超声(可选)	长期医嘱: □ 呼吸道准备 □ 相关科室会诊	临时医嘱: □ 拟明日全麻下行贲门癌切 　除术 □ 术前禁食水 □ 术前肠道准备 □ 术前留置胃管 □ 备血 □ 抗生素皮试 □ 其他特殊医嘱
主要 护理 工作	□ 介绍病房环境、设施和设备 □ 入院护理评估 □ 宣教及辅助戒烟	□ 观察患者病情变化 □ 呼吸功能锻炼	□ 宣教等术前准备 □ 提醒患者禁食水
病情 变异 记录	□无　□有,原因: 1. 2.	□无　□有,原因: 1. 2.	□无　□有,原因: 1. 2.
护士 签名			
医师 签名			

时间	住院第 2~8 天 （手术日）	住院第 3~9 天 （术后第 1 天）	住院第 4~17 天 （术后第 2~15 天）
主要诊疗工作	□ 留置胃管或加留置十二指肠营养管 □ 留置尿管 □ 手术 □ 术者完成手术记录 □ 住院医生完成术后病程 □ 主管医生查房 □ 观察生命体征 □ 向患者及家属交代病情、手术情况及术后注意事项 □ 呼吸道管理	□ 上级医师查房 □ 住院医师完成病程书写 □ 观察胸腔引流及胃肠减压情况 □ 观测生命体征 □ 注意生命体征及肺部呼吸音 □ 鼓励并协助患者排痰 □ 必要时纤支镜吸痰 □ 静脉或（和）肠内营养 □ 呼吸道管理	□ 上级医师查房 □ 住院医师完成病程书写 □ 视病情复查血常规、血生化及胸片 □ 应用静脉或（和）肠内营养 □ 视胸腔引流情况拔除胸腔引流管并切口换药 □ 必要时纤支镜吸痰 □ 视情况停用或调整抗菌药物 □ 视情况拔除胃管及十二指肠营养管 □ 呼吸道管理
重点医嘱	长期医嘱： □ 特级或一级护理 □ 禁食水 □ 吸氧 □ 清醒后半卧位 □ 持续胃肠减压，心电监护 □ 体温、血压、呼吸、脉搏、血氧饱和度监测 □ 胸管引流记量 □ 持续导尿，记 24 小时出入量 □ 气道管理相应用药 □ 预防性应用抗菌药物 □ 镇痛药物 □ 抑酸药物 临时医嘱： □ 其他特殊医嘱	长期医嘱： □ 胸外科一级护理 □ 静脉或肠内营养支持 □ 抗凝药物（依据血栓风险可选） 临时医嘱： □ 复查血常规、肝肾功能、电解质 □ 胸片 □ 其他特殊医嘱	长期医嘱： □ 胸外科二级护理 □ 停胸腔闭式引流记量 □ 停胃肠减压 □ 进流食 □ 停记尿量、停吸氧、停心电监护 临时医嘱： □ 拔胸腔闭式引流管 □ 拔除尿管 □ 拔除胃管 □ 切口换药 □ 胸片、血常规、肝肾功能、电解质 □ 必要时上消化道造影
主要护理工作	□ 术晨留置胃管、尿管 □ 密切观察患者病情变化 □ 心理和生活护理 □ 保持呼吸道通畅	□ 密切观察患者病情变化 □ 指导术后呼吸训练 □ 术后心理与生活护理 □ 鼓励患者咳嗽、下床活动	□ 观察患者病情变化 □ 呼吸功能训练 □ 心理与生活护理
病情变异记录	□无　□有，原因： 1. 2.	□无　□有，原因： 1. 2.	□无　□有，原因： 1. 2.
护士签名			
医师签名			

时间	住院第≤18天 （出院日）
主要 诊疗 工作	□ 上级医师查房，明确是否出院 □ 住院医师完成出院小结、出院证明、病历首页等 □ 向患者及家属交代出院后的注意事项，如饮食、复诊时间、后续治疗等
重点 医嘱	**出院医嘱：** □ 注意饮食 □ 睡眠时头高位 □ 出院带药胃肠动力药、抗酸药、镇痛药等
主要 护理 工作	□ 指导患者办理出院手续 □ 交代出院后的注意事项 □ 出院后饮食指导
病情 变异 记录	□无　□有，原因： 1. 2.
护士 签名	
医师 签名	

28 食管平滑肌瘤临床路径

（2010年版）

一、食管平滑肌瘤临床路径标准住院流程

（一）适用对象

第一诊断为食管平滑肌瘤。

行食管平滑肌瘤摘除术。

（二）诊断依据

根据《临床诊疗指南 胸外科分册》（中华医学会编著，人民卫生出版社）和《胸心外科疾病诊疗指南》（第2版）（同济医学院编著，科学出版社）。

1. 临床表现 多无明显症状，部分病例可有吞咽梗阻感等。

2. 辅助检查

（1）上消化道钡剂造影：食管腔内充盈缺损，黏膜光滑；

（2）胃镜可见表面光滑、黏膜完整的食管隆起性病变；

（3）胸部CT及增强可见食管壁局部增厚；

（4）食管超声内镜提示肿瘤来源食管肌层。

（三）选择治疗方案的依据

根据《胸心外科疾病诊疗指南》（第2版）（同济医学院编著，科学出版社）。

手术治疗：经左胸入路或右胸入路行食管肿瘤摘除术。

（四）标准住院日为≤14天

（五）进入路径标准

1. 第一诊断必须符合食管平滑肌瘤疾病编码。

2. 当患者同时具有其他疾病诊断，但在门诊治疗期间不需要特殊处理也不影响第一诊断的临床路径流程实施时，可以进入路径。

（六）术前准备≤4天

1. 必需的检查项目

（1）血常规、尿常规、便常规+潜血试验；

（2）血型、凝血功能、肝功能测定、肾功能测定、电解质、感染性疾病筛查（乙肝、丙肝、梅毒、艾滋病等）；

（3）X线胸片、心电图、肺功能；

（4）胃镜、腹部超声检查；

（5）上消化道钡餐、胸部CT。

2. 根据患者病情，可选择的检查项目 血气分析、相关肿瘤标志物检查、超声胃镜、超声心动图、胸部MRI等。

（七）预防性抗菌药物的选择与使用时机

1. 按照《抗菌药物临床应用指导原则》（卫医发〔2004〕285 号）执行，并根据患者的病情决定抗菌药物的选择与使用时间。如可疑感染，需做相应的微生物学检查，必要时做药敏试验。

2. 建议使用第一、二代头孢菌素，头孢曲松。术前 30 分钟预防性用抗菌药物；手术超过 3 小时加用 1 次抗菌药物；术后预防用药时间一般不超过 24 小时，个别情况可延长至 48 小时。

（八）手术日为入院第≤5 天

1. 麻醉方式　气管插管全身麻醉。

2. 手术方式　经左胸入路或右胸入路食管肿瘤摘除术。

3. 输血　视术中具体情况而定。输血前需行血型鉴定、抗体筛选和交叉合血。

（九）术后住院恢复≤9 天

1. 必需复查的检查项目

（1）血常规、肝功能测定、肾功能测定、电解质；

（2）X 线胸片、食管造影；

（3）病理检查。

2. 术后用药

（1）抗菌药物：按照《抗菌药物临床应用指导原则》（卫医发〔2004〕285 号）执行。术后预防用药时间一般不超过 24 小时，个别情况可延长至 48 小时。如可疑感染，需做相应的微生物学检查，必要时做药敏试验。

（2）静脉或肠内营养。

（十）出院标准

1. 恢复饮食。

2. 切口愈合良好，或门诊可处理的愈合不良切口。

3. 体温正常。

4. 胸片呈正常术后改变，无明显异常。

5. 没有需要住院处理的其他并发症或合并症。

（十一）变异及原因分析

1. 存在影响手术的合并症，术前需要进行相关的诊断和治疗。

2. 术后出现肺部感染、呼吸功能衰竭、心脏功能衰竭、食管胸膜瘘、胃肠功能障碍等并发症，需要延长治疗时间。

二、食管平滑肌瘤临床路径表单

适用对象：第一诊断为食管平滑肌瘤；行食管肿瘤摘除术

患者姓名：_____ 性别：_____ 年龄：_____ 门诊号：_____ 住院号：_____

住院日期：_____年___月___日 出院日期：_____年___月___日 标准住院日：≤14 天

时间	住院第 1 天	住院第 2~4 天	住院第 3~5 天（手术日）
主要诊疗工作	□ 询问病史及体格检查 □ 完成病历书写 □ 开化验单及检查申请单 □ 主管医师查房与术前评估 □ 初步确定手术方式和日期	□ 上级医师查房 □ 术前评估及讨论,确定手术方案 □ 术前准备 □ 完成病程记录、上级医师查房记录、术前小结等病历书写 □ 向患者及家属交代病情及围术期注意事项 □ 签署手术知情同意书、自费用品协议书、输血同意书、授权同意书	□ 手术 □ 术者完成手术记录 □ 住院医师完成术后流程 □ 上级医师查房 □ 向患者及家属交代病情、手术情况及术后注意事项
重点医嘱	**长期医嘱：** □ 胸外科二级护理 □ 饮食 □ 其他医嘱 **临时医嘱：** □ 血常规、尿常规、便常规＋潜血试验 □ 血型、凝血功能、肝肾功能、电解质 □ 感染性疾病筛查 □ 胃镜、腹部 B 超（肝胆脾胰肾、腹膜后） □ 胸部 CT、上消化道钡餐 □ 胸片、心电图、肺功能 □ 超声胃镜、血气分析（酌情） □ 其他医嘱	**长期医嘱：** □ 患者既往基础用药 □ 其他医嘱 **临时医嘱：** □ 拟明日全麻下行食管平滑肌瘤摘除术 □ 术前禁食水 □ 术前留置胃管、尿管 □ 备皮 □ 备血 □ 术中用药 □ 必要时术前肠道准备 □ 其他医嘱	**长期医嘱：** □ 胸外科特级或一级护理 □ 禁食水 □ 吸氧 □ 心电监护 □ 持续胃肠减压,记量 □ 胸管引流,记量 □ 持续导尿,记 24 小时尿量 □ 静脉应用抗菌药物 □ 静脉营养 □ 其他医嘱 **临时医嘱：** □ 镇痛药物 □ 其他医嘱
主要护理工作	□ 介绍病房环境、设施和设备 □ 入院护理评估,护理计划 □ 辅助戒烟 □ 呼吸训练	□ 宣教、备皮等术前准备 □ 提醒患者禁饮食 □ 呼吸功能锻炼	□ 术晨留置胃管、尿管 □ 术后密切观察患者病情变化 □ 记录 24 小时出入水量 □ 术后心理和生活护理
病情变异记录	□无 □有,原因： 1. 2.	□无 □有,原因： 1. 2.	□无 □有,原因： 1. 2.
护士签名			
医师签名			

时间	住院第4~8天 （术后第1~3天）	住院第5~13天 （术后第2~10天）	住院第8~14天 （出院日）
主要 诊疗 工作	□ 上级医师查房 □ 住院医师完成上级医师查房记录等病历书写 □ 观察生命征、引流量、呼吸音 □ 帮助患者咳嗽、咳痰，必要时床边纤支镜吸痰 □ 视情况拔尿管	□ 上级医师查房 □ 住院医师完成常规病历书写 □ 视病情复查胸片、血常规、肝肾功能、电解质及血糖 □ 视情况术后3~5天拔除胸腔引流管 □ 术后第3~5天行食管造影 □ 视情况拔胃管，逐步恢复饮食 □ 视情况停抗菌药物和静脉营养	□ 上级医师查房，明确是否出院 □ 住院医师完成常规病历书写 □ 住院医师完成出院小结、病情证明单、病案首页等 □ 向患者及家属交代出院后的注意事项，如饮食、复诊时间、后续治疗等 □ 视切口愈合情况拆线
重点 医嘱	**长期医嘱：** □ 胸外科一级护理 □ 停记尿量 □ 停吸氧 □ 停心电监护 □ 其他医嘱 **临时医嘱：** □ 拔尿管 □ 其他医嘱	**长期医嘱：** □ 胸外科二级护理 □ 停引胸腔流记量 □ 停胃肠减压、记量 □ 肠道排气后予肠内营养 □ 饮食： 　◎普食◎半流质饮食 　◎流质饮食◎禁食 □ 其他医嘱 **临时医嘱：** □ 拔胸腔引流管 □ 换药 □ 胸片 □ 血常规、肝肾功能、电解质、血糖 □ 碘过敏试验 □ 食管造影 □ 拔胃管 □ 其他医嘱	**长期医嘱：** □ 胸外科二级护理 □ 饮食： 　◎普食◎半流质饮食 　◎流质饮食 □ 其他医嘱 **临时医嘱：** □ 切口换药 □ 切口拆线 □ 通知出院 □ 出院带药 □ 其他医嘱
主要 护理 工作	□ 密切观察患者病情变化 □ 指导术后呼吸训练 □ 术后心理与生活护理	□ 密切观察患者病情变化 □ 指导术后呼吸训练 □ 术后心理与生活护理 □ 指导恢复饮食	□ 密切观察患者病情变化 □ 指导术后呼吸训练 □ 术后心理与生活护理 □ 指导恢复饮食 □ 帮助患者办理出院手续 □ 康复宣教
病情 变异 记录	□无　□有，原因： 1. 2.	□无　□有，原因： 1. 2.	□无　□有，原因： 1. 2.
护士 签名			
医师 签名			

29 食管裂孔疝临床路径

（2010 年版）

一、食管裂孔疝临床路径标准住院流程

（一）适用对象

第一诊断为食管裂孔疝。

行食管裂孔疝修补术或加胃底折叠术。

（二）诊断依据

根据《临床诊疗指南 胸外科分册》（中华医学会编著，人民卫生出版社）。

1. 临床表现

（1）胃食管反流症状，如胸骨下后方及上腹部灼热性疼痛，可有程度不等的吞咽困难；

（2）胃内容物误吸，可伴有呼吸道症状；

（3）上消化道出血、贫血。

2. 辅助检查

（1）上消化道钡剂造影：膈上方见含钡剂胃影；

（2）胃镜：可见食管及胃腔有异常表现，如胃食管交界上移。

（三）选择治疗方案的依据

根据《临床诊疗指南 胸外科分册》（中华医学会编著，人民卫生出版社）。

手术治疗：食管裂孔疝修补术或加胃底折叠术。

（四）标准住院日为≤12 天

（五）进入路径标准

1. 第一诊断必须符合食管裂孔疝疾病编码。

2. 当患者同时具有其他疾病诊断，但在门诊治疗期间不需要特殊处理也不影响第一诊断的临床路径流程实施时，可以进入路径。

（六）术前准备≤3 天

1. 必需的检查项目

（1）血常规、尿常规、便常规＋潜血试验；

（2）凝血功能、肝功能测定、肾功能测定、电解质、血型、感染性疾病筛查（乙肝、丙肝、梅毒、艾滋病等）；

（3）X 线胸片、心电图、肺功能；

（4）胃镜；

（5）胸部 CT；

（6）上消化道钡餐；

（7）腹部超声检查。

2. 根据患者病情,可选择的检查项目　葡萄糖测定、食管测压、食管 pH 值监测、血气分析、超声心动图等。

(七) 预防性抗菌药物选择与使用时机

1. 按照《抗菌药物临床应用指导原则》(卫医发〔2004〕285 号)执行,并根据患者的病情决定抗菌药物的选择与使用时间。如可疑感染,需做相应的微生物学检查,必要时做药敏试验。

2. 建议使用第一、二代头孢菌素,头孢曲松。术前 30 分钟预防性用抗菌药物;手术超过 3 小时加用 1 次抗菌药物;术后预防用药时间一般不超过 24 小时,个别情况可延长至 48 小时。

(八) 手术日为入院第≤4 天

1. 麻醉方式　气管插管全身麻醉。

2. 手术方式　食管裂孔疝修补术或加胃底折叠术。

3. 输血　视术中具体情况而定。

(九) 术后住院恢复≤8 天

1. 必须复查的检查项目

(1) 血常规、肝肾功能、电解质;

(2) X 线胸片;

(3) 食管造影。

2. 术后用药

(1) 抗菌药物:按照《抗菌药物临床应用指导原则》(卫医发〔2004〕285 号)执行。术后预防用药时间一般不超过 24 小时,个别情况可延长至 48 小时。如可疑感染,需做相应的微生物学检查,必要时做药敏试验。

(2) 静脉或肠内营养。

(十) 出院标准

1. 恢复饮食。

2. 切口愈合良好,或门诊可处理的愈合不良切口。

3. 体温正常。

4. 胸片呈正常术后改变,无明显异常。

5. 没有需要住院处理的其他并发症或合并症。

(十一) 变异及原因分析

1. 存在影响手术的合并症,术前需要进行相关的诊断和治疗。

2. 术后出现肺部感染、呼吸功能衰竭、心脏功能衰竭、胃肠功能障碍等并发症,需要延长治疗时间。

二、食管裂孔疝临床路径表单

适用对象：第一诊断为食管裂孔疝；行食管裂孔疝修补术或＋胃底折叠术（经胸或经腹）

患者姓名：_____ 性别：____ 年龄：____ 门诊号：_____ 住院号：_____

住院日期：____年__月__日 出院日期：____年__月__日 标准住院日：≤12 天

时间	住院第 1 天	住院第 2 天	住院第 2～3 天（术前日）
主要诊疗工作	□ 询问病史及体格检查 □ 完成病历书写 □ 开化验单及检查申请单 □ 主管医师查房 □ 初步确定治疗方案 □ 如疝内容物嵌顿，则需急诊手术	□ 上级医师查房 □ 汇总辅助检查结果，明确诊断 □ 初步确定手术方式和时间	□ 上级医师查房 □ 术前评估及讨论，确定手术方案 □ 术前准备 □ 完成病程记录、上级医师查房记录、术前小结等病历书写 □ 向患者及家属交代病情及围术期注意事项 □ 签署手术知情同意书、自费用品协议书、输血同意书、授权委托同意书
重点医嘱	长期医嘱： □ 胸外科二级护理 □ 饮食： 　◎普食 　◎半流质饮食 　◎流质饮食 □ 抑酸药物 □ 其他医嘱 临时医嘱： □ 血常规、尿常规、粪便常规＋潜血试验 □ 凝血功能、血电解质、肝肾功能、血型、感染性疾病筛查 □ 胸片、心电图、肺功能、胸部 CT、上消化道钡剂造影和胃镜 □ 食管测压，食管 pH 值监测，超声心动图（酌情）	长期医嘱： □ 胸外科二级护理 □ 饮食： 　◎普食 　◎半流质饮食 　◎流质饮食 □ 抑酸药物 □ 其他医嘱 临时医嘱：	长期医嘱： □ 胸外科二级护理 □ 饮食： 　◎普食 　◎半流质饮食 　◎流质饮食 □ 其他医嘱 临时医嘱： □ 明日在全麻下行食管裂孔疝修补术或加胃底折叠术 □ 禁饮食，备皮，备血 □ 肠道准备 □ 术前置胃管 □ 术前镇静药物及胆碱酯酶抑制剂（酌情） □ 抗菌药带入手术室 □ 其他医嘱
主要护理工作	□ 介绍病房环境和设备 □ 入院护理评估 □ 辅助戒烟	□ 观察患者病情变化	□ 宣教、备皮等术前准备 □ 提醒患者术前禁食水 □ 呼吸功能锻炼
病情变异记录	□无 □有，原因： 1. 2.	□无 □有，原因： 1. 2.	□无 □有，原因： 1. 2.
护士签名			
医师签名			

时间	住院第 2~4 天 （手术日）	住院第 4~11 天 （术后第 1~7 天）	住院第 7~12 天 （出院日）
主要 诊疗 工作	□ 留置尿管 □ 手术 □ 术者完成手术记录 □ 住院医师完成术后病程 □ 主管医师观察术后病情 □ 向家属交代病情及术后注意 　事项	□ 上级医师查房，观察病情变化 □ 住院医师完成病程书写 □ 注意生命体征及肺部呼吸音 □ 观察胸腔 / 胃管引流及切口情况 □ 鼓励并协助患者排痰 □ 拔尿管 □ 必要时纤支镜吸痰	□ 上级医师查房，明确是否出院 □ 住院医师完成常规病历书写 □ 住院医师完成出院小结、病情 　证明单、病历首页等 □ 向患者及家属交代出院后的注 　意事项，如饮食、复诊时间、后 　续治疗等 □ 视切口愈合情况拆线
重点 医嘱	**长期医嘱：** □ 胸外科特级或一级护理 □ 体温、心电、呼吸、血压、血氧 　饱和度监测 □ 吸氧 □ 禁食水 □ 胸管引流记量 □ 尿管引流记量 □ 胃管引流记量 □ 抗菌药物 □ 静脉营养 □ 抑酸药物 □ 其他医嘱 **临时医嘱：** □ 镇痛药物 □ 其他医嘱	**长期医嘱：** □ 胸外科一级护理 □ 禁食水 □ 抗菌药物 □ 静脉营养 □ 抑制胃酸药物 □ 其他医嘱 **临时医嘱：** □ 止吐、止痛等对症处理 □ 拔除尿管 □ 其他医嘱 □ 复查胸片	**长期医嘱：** □ 胸外科二级护理 □ 饮食： 　◎普食 　◎半流质饮食 □ 其他医嘱 **临时医嘱：** □ 切口换药 □ 切口拆线 □ 通知出院 □ 出院带药 □ 其他医嘱
主要 护理 工作	□ 手术当日置胃管行食管冲洗， 　至冲洗液清亮 □ 观察病情变化 □ 心理和生活护理 □ 保持呼吸道通畅	□ 观察病情变化 □ 心理与生活护理 □ 协助患者咳痰	□ 密切观察患者病情变化 □ 指导术后呼吸训练 □ 术后心理与生活护理 □ 指导恢复饮食 □ 帮助患者办理出院手续 □ 康复宣教
病情 变异 记录	□无　□有，原因： 1. 2.	□无　□有，原因： 1. 2.	□无　□有，原因： 1. 2.
护士 签名			
医师 签名			

30 贲门失弛缓症临床路径

（2009 年版）

一、贲门失弛缓症临床路径标准住院流程

（一）适用对象

第一诊断为贲门失弛缓症。

行食管下段贲门肌层切开或＋胃底折叠术（经胸或经腹）。

（二）诊断依据

根据《临床诊疗指南 胸外科分册》（中华医学会编著，人民卫生出版社）。

1. 病史 有吞咽哽噎感，可伴有反胃或呕吐；病程长，症状时轻时重。

2. 辅助检查 上消化道钡剂造影可见贲门部鸟嘴样狭窄，贲门上段食管扩张、钡剂存留；胃镜可见贲门上段食管食物潴留，黏膜充血水肿，贲门关闭，但镜体仍可顺利通过；食管测压显示食管下段高压带，吞咽时压力无下降。

3. 鉴别诊断 贲门癌、弥漫性食管痉挛以及结缔组织病导致的食管硬化症等。

（三）治疗方案的选择

根据《临床诊疗指南 胸外科分册》（中华医学会编著，人民卫生出版社）。

1. 非手术治疗

（1）口服药物：钙通道拮抗剂、硝酸盐制剂等。适用于不能耐受扩张及手术治疗的患者，也可作为进一步治疗的准备治疗。

（2）局部注射肉毒碱：适用于高龄或不适于做扩张及手术治疗的患者，也可作为扩张后的辅助治疗。

（3）球囊扩张：适用于药物治疗不满意、病情较重的病人，但不适于小儿及高龄患者。

2. 手术治疗 食管下段贲门肌层切开术或加胃底折叠术。适用于诊断明确，症状明显的患者。

（四）标准住院日为 10~13 天

（五）进入路径标准

1. 第一诊断必须符合贲门失弛缓症疾病编码。

2. 有适应证，无手术禁忌证。

3. 当患者同时具有其他疾病诊断，但住院期间不需特殊处理也不影响第一诊断的临床路径流程实施时，可以进入路径。

（六）术前准备（术前评估）3~5 天

1. 必需的检查项目

（1）血常规、尿常规，血型；

（2）凝血功能、血电解质、肝肾功能、感染性疾病筛查（乙肝、丙肝、艾滋病、梅毒等）；

（3）胸片、心电图、肺功能；

（4）上消化道钡剂造影和（或）胃镜。

2. 根据患者病情选择 食管测压, 超声心动图(高龄或既往有相关病史者)。

3. 术前准备

(1)术前3日开始进流食,并在餐后口服庆大霉素生理盐水和甲硝唑冲洗食管,术前1日禁食;

(2)手术日置胃管,以高渗盐水冲洗食管,保留胃管;如食管内残留物多,可将禁食及食管冲洗时间延长1天。

(七)预防性抗菌药物选择与使用时机

应按照《抗菌药物临床应用指导原则》(卫医发〔2004〕285号)执行。术前30分钟预防性使用抗菌药物;手术超时3小时加用1次抗菌药物。

(八)手术日为入院第4~6天

1. 麻醉方式 气管插管全身麻醉。

2. 手术方式 食管下段贲门肌层切开术或加胃底折叠术。

3. 输血 视术中具体情况而定。

(九)术后住院恢复6~9天

1. 术后心电监护。

2. 补液抗感染治疗(抗菌药物+抑制胃酸药物)。

3. 术后1天复查胸片、血常规。

4. 术后1天可下床活动,肠功能恢复后即可拔除胃管。

5. 如术中无黏膜破损,术后2天可饮水(经胸者可在饮水前口服亚甲蓝证实无消化道瘘),术后3天可进流食;如术中黏膜破损,则在术后5天行上消化道泛影葡胺造影确认无消化道瘘后开始进流食。

6. 经胸手术者术后48~72小时视情况拔除胸腔引流管。

(十)出院标准

1. 一般情况良好,体温正常。

2. 血常规、肝肾功能、电解质化验无明显异常。

3. 切口无感染征象或可门诊处理的伤口情况。

(十一)变异及原因分析

1. 既往有胸腔或腹腔手术史,可影响手术方式的选择。

2. 因手术后发生消化道瘘或其他并发症,导致术后住院时间延长。

3. 因患者伴发其他疾病,导致术前、术后住院时间延长。

二、贲门失弛缓症临床路径表单

适用对象：第一诊断为贲门失弛缓症；行食管下段贲门肌层切开或＋胃底折叠术（经胸或经腹）

患者姓名：_____ 性别：_____ 年龄：_____ 门诊号：_____ 住院号：_____

住院日期：_____年___月___日 出院日期：_____年___月___日 标准住院日：10～13 天

时间	住院第 1 天	住院第 2 天	住院第 3～5 天 （术前日）
主要诊疗工作	□ 一般病史询问，体格检查，完成病历 □ 开化验及检查单 □ 主管医师查房与术前评估 □ 初步确定治疗方式（经胸或经腹）	□ 上级医师查房 □ 汇总辅助检查结果，明确诊断 □ 初步确定手术方式和时间	□ 完成病程记录书写 □ 术前讨论，确定手术方案 □ 签署手术知情同意书、输血同意书、授权委托书、自费用品协议书 □ 向患者及家属交代围术期注意事项
重点医嘱	长期医嘱： □ 胸外科二级护理常规 □ 流质饮食 □ 生理盐水 500ml＋庆大霉素 24 万单位（30ml 餐后口服）；甲硝唑注射液（30ml 餐后口服） 临时医嘱： □ 血常规、尿常规 □ 肝肾功能、电解质、凝血功能、血型 □ 感染性疾病筛查 □ 胸片、心电图、肺功能 □ 上消化道造影、胃镜 □ 食管测压、超声心动图（酌情）	长期医嘱： □ 胸外科二级护理常规 □ 流质饮食 □ 生理盐水 500ml＋庆大霉素 24 万单位（30ml 餐后口服）；甲硝唑注射液（30ml 餐后口服） 临时医嘱：	长期医嘱： □ 胸外科二级护理常规 □ 流质饮食 临时医嘱： □ 术前医嘱： □ 明日在全麻下行食管下段贲门肌层切开术或加胃底折叠术 □ 禁食水 □ 备皮 □ 备血 □ 术前晚灌肠 □ 术前置胃管 □ 术前 30 分钟肌注镇静及抗胆碱能药物（阿托品或东莨菪碱） □ 抗菌药带入手术室
主要护理工作	□ 介绍病房环境和设备 □ 入院护理评估	□ 观察患者病情变化	□ 备皮等术前准备 □ 嘱患者禁饮食 □ 术前宣教
病情变异记录	□无　□有，原因： 1. 2.	□无　□有，原因： 1. 2.	□无　□有，原因： 1. 2.
护士签名			
医师签名			

时间	住院第4~6天 （手术日）	住院第5~7天 （术后第1天）	住院第6~8天 （术后第2天）
主要 诊疗 工作	□ 麻醉后留置尿管 □ 手术 □ 术者完成手术记录 □ 住院医生完成术后病程 □ 主管医师观察术后病情 □ 向家属交代病情及术后注意事项	□ 上级医师查房,观察病情变化 □ 观察胃管引流情况 □ 观察胸管引流情况	□ 观察切口情况,有无感染 □ 检查及分析化验结果 □ 观察胃肠功能恢复情况 □ 观察胸管引流情况
重点 医嘱	长期医嘱: □ 胸外科特级或一级护理常规 □ 体温、心电、呼吸、血压、血氧饱和度监测 □ 吸氧 □ 胸管引流记量 □ 尿管引流记量 □ 胃管引流记量 □ 抗菌药物 □ 镇痛药物 □ 静脉营养 □ 抑制胃酸药物 临时医嘱: □ 根据病人全身状况决定检查项目	长期医嘱: □ 胸外科一级护理 □ 禁食 □ 抗菌药物 □ 静脉营养 □ 抑制胃酸药物 □ 拔除尿管 临时医嘱: □ 止吐、止痛等对症处理	长期医嘱: □ 胸外科二级护理 □ 流质饮食（视胃肠功能恢复情况而定） □ 抗菌药物及静脉营养 临时医嘱: □ 复查血常规、肝肾功能、电解质 □ 换药
主要 护理 工作	□ 手术当日置胃管行食管冲洗,至冲洗液清亮 □ 术后患者生命体征变化	□ 观察患者一般状况,切口情况及手术部位情况 □ 鼓励患者下床活动,利于肠功能恢复 □ 术后心理及生活护理	□ 观察患者一般状况及切口情况 □ 鼓励患者下床活动,利于肠功能恢复
病情 变异 记录	□无　□有,原因: 1. 2.	□无　□有,原因: 1. 2.	□无　□有,原因: 1. 2.
护士 签名			
医师 签名			

时间	住院第7~10天 （术后第3~5天）	住院第8~11天 （术后第4~6天，出院前日）	住院第10~13天 （术后第5~7天，出院日）
主要 诊疗 工作	□ 观察切口情况，有无感染 □ 检查及分析化验结果 □ 观察胃肠功能恢复情况 □ 观察胸管引流情况，根据引流 　　情况决定拔除胸腔引流管	□ 观察切口情况，有无感染 □ 检查及分析化验结果 □ 观察胃肠功能恢复情况	□ 检查切口愈合情况与换药 □ 确定患者可以出院 □ 向患者交代出院注意事项，复 　　查日期和拆线日期 □ 通知出院处 □ 开出院诊断书 □ 完成出院记录
重点 医嘱	**长期医嘱：** □ 外科二级护理 □ 流质饮食（视胃肠功能恢复情 　　况而定） □ 抗菌药物 □ 静脉营养 **临时医嘱：** □ 复查胸片及上消化道造影 □ 换药	**长期医嘱：** □ 外科二级护理 □ 流质饮食（视胃肠功能恢复情况 　　而定） **临时医嘱：** □ 换药	**临时医嘱：** □ 通知出院 □ 出院带药 □ 定期复诊
主要 护理 工作	□ 病人一般状况，切口情况及手 　　术部位情况 □ 鼓励患者下床活动有利于肠功 　　能恢复 □ 术后心理及生活护理	□ 病人一般状况及切口情况 □ 患者下床活动有利于肠功能恢复	□ 指导患者办理出院手续
病情 变异 记录	□无　　□有，原因： 1. 2.	□无　　□有，原因： 1. 2.	□无　　□有，原因： 1. 2.
护士 签名			
医师 签名			

31 ▶ 纵隔良性肿瘤临床路径

（2010 年版）

一、纵隔良性肿瘤临床路径标准住院流程

（一）适用对象

第一诊断为纵隔良性肿瘤（包括纵隔囊肿）。

行纵隔良性肿瘤切除术。

（二）诊断依据

根据《临床诊疗指南 胸外科分册》（中华医学会编著，人民卫生出版社）。

1. 病史。

2. 胸部 X 线、胸部增强 CT。

3. 鉴别诊断 生殖细胞肿瘤、淋巴瘤、胸骨后甲状腺肿、侵袭性胸腺瘤等。

（三）选择治疗方案的依据

根据《临床诊疗指南 胸外科分册》（中华医学会编著，人民卫生出版社）。

行纵隔良性肿瘤切除术。

（四）标准住院日≤12 天

（五）进入路径标准

1. 第一诊断必须符合纵隔良性肿瘤疾病编码。

2. 有适应证，无手术禁忌证。

3. 当患者同时具有其他疾病诊断，但在门诊治疗期间不需要特殊处理也不影响第一诊断的临床路径流程实施时，可以进入路径。

（六）术前准备≤3 天（指工作日）

1. 必需的检查项目

（1）血常规、尿常规、便常规＋潜血试验；

（2）肝功能测定、肾功能测定、电解质、凝血功能、输血前检查、血型；

（3）X 线胸片、胸部增强 CT、心电图、肺功能、腹部 B 超。

2. 根据患者病情选择 葡萄糖测定、超声心动图、CTPA、心肌核素扫描、Holter、24 小时动态血压监测等。

（七）预防性抗菌药物选择与使用时机

1. 按照《抗菌药物临床应用指导原则》（卫医发〔2004〕285 号）执行，并根据患者的病情决定抗菌药物的选择与使用时间。

2. 建议使用第一、二代头孢菌素，头孢曲松。预防性用药时间为术前 30 分钟。

（八）手术日为入院第≤4 天

1. 麻醉方式 气管插管全身麻醉。

2．手术方式　行纵隔良性肿瘤术。

3．手术置入物　止血材料。

4．术中用药　抗菌药物等。

5．输血　视手术出血情况决定。

（九）术后住院恢复≤8 天

1．必须复查的检查项目　血常规、肝功能测定、肾功能测定、电解质、胸部 X 线等。

2．术后用药　抗菌药物使用按照《抗菌药物临床应用指导原则》（卫医发〔2004〕285 号）执行，并根据患者的病情决定抗菌药物的选择与使用时间。建议使用第一、二代头孢菌素，头孢曲松。

（十）出院标准

1．病人病情稳定，体温正常，手术切口愈合良好，生命体征平稳。

2．没有需要住院处理的并发症和（或）合并症。

（十一）变异及原因分析

1．有影响手术的合并症，术前需要进行相关的诊断和治疗。

2．术后出现肺部感染、呼吸功能衰竭、心脏功能衰竭、肝肾衰竭等并发症，需要延长治疗时间。

二、纵隔良性肿瘤临床路径表单

适用对象：第一诊断为纵隔良性肿瘤；行纵隔良性肿瘤切除术

患者姓名：＿＿＿＿ 性别：＿＿ 年龄：＿＿ 门诊号：＿＿＿＿ 住院号：＿＿＿＿

住院日期：＿＿年＿＿月＿＿日 出院日期：＿＿年＿＿月＿＿日 标准住院日：≤12天

时间	住院第1天	住院第2~3天 （术前日）	住院第2~4天 （手术日）
主要 诊疗 工作	□ 询问病史及体格检查 □ 完成病历书写 □ 开化验单 □ 上级医师查房，初步确定诊断 □ 对症支持治疗 □ 向患者家属告病重或病危通知，并签署病重或病危通知书（必要时）	□ 上级医师查房 □ 完成入院检查 □ 影像学检查 □ 继续对症支持治疗 □ 完成必要的相关科室会诊 □ 完成上级医师查房记录等病历书写 □ 向患者及家属交代病情及其注意事项	□ 术前留置尿管 □ 手术 □ 术者完成手术记录 □ 住院医师完成术后病程 □ 上级医师查房 □ 观察生命体征 □ 向患者及家属交代病情及术后注意事项
重点 医嘱	长期医嘱： □ 胸外科疾病护理常规 □ 一级护理 □ 饮食 □ 视病情通知病重或病危 □ 其他医嘱 临时医嘱： □ 血常规、尿常规、粪便常规＋潜血试验 □ 肝肾功能、电解质、血糖、凝血功能、血型、输血前检查 □ 胸部CT、X线胸片、心电图、腹部B超、肺功能 □ 术前准备治疗 □ 其他医嘱 □ 相关对症支持治疗等	长期医嘱： □ 患者既往基础用药 □ 其他医嘱 临时医嘱： □ 其他医嘱 □ 相关特殊检查 □ 对症支持治疗 □ 请相关科室会诊治疗 □ 术前相关准备	长期医嘱： □ 胸外科术后护理常规 □ 特级或一级护理 □ 清醒后6小时进流食 □ 吸氧 □ 体温、心电、血压、呼吸、脉搏、血氧饱和度监测 □ 胸管引流记量 □ 持续导尿，记24小时出入量 □ 雾化吸入 □ 镇痛药物 临时医嘱： □ 止血药物使用（必要时）
主要 护理 工作	□ 介绍病房环境、设施和设备 □ 入院护理评估 □ 辅助戒烟	□ 宣教、备皮等术前准备 □ 提醒患者术前禁食水 □ 呼吸功能锻炼	□ 观察病情变化 □ 术后心理和生活护理 □ 保持呼吸道通畅
病情 变异 记录	□无 □有，原因： 1. 2.	□无 □有，原因： 1. 2.	□无 □有，原因： 1. 2.
护士 签名			
医师 签名			

时间	住院第3~5天 （术后第1天）	住院第4~11天 （术后第2~7天）	住院第10~12天 （出院日）
主要 诊疗 工作	□ 上级医师查房 □ 复查相关检查 □ 保护重要脏器功能 □ 注意对症处理 □ 完成病程记录 □ 围术期管理 □ 术后合并症预防与治疗	□ 上级医师查房 □ 住院医师完成病程书写 □ 视病情复查血常规、血生化及胸片 □ 视胸腔引流及肺复张情况拔除胸腔引流管并切口换药 □ 必要时纤支镜吸痰 □ 视情况停用或调整抗菌药物	□ 切口拆线 □ 上级医师查房，明确是否出院 □ 住院医师完成出院小结、病历首页等 □ 向患者及家属交代出院后注意事项 □ 根据术后病理确定术后治疗方案
重点 医嘱	**长期医嘱：** □ 抗炎、化痰、止血、抑酸、改善肺功能、抗肿瘤等治疗 □ 营养对症，保护重要脏器：护肝、保护心肌、补充电解质等 □ 其他医嘱 □ 胸瓶或纵隔引流瓶护理 **临时医嘱：** □ 复查血常规 □ 复查血生化、电解质 □ 输血（有指征时） □ 对症支持 □ 其他医嘱 □ 伤口换药拆线等 □ 复查影像学资料 □ 相关合并症治疗	**长期医嘱：** □ 胸外科二级护理 □ 停胸腔闭式引流记量 □ 停记尿量、停吸氧、停心电监护 □ 停雾化 □ 停抗菌药物 **临时医嘱：** □ 拔胸腔闭式引流管 □ 拔除尿管 □ 切口换药 □ 复查胸片、血常规、肝肾功能、电解质 □ 其他特殊医嘱	**临时医嘱：** □ 切口拆线 □ 切口换药 □ 通知出院 □ 出院带药 □ 定期复诊
主要 护理 工作	□ 观察患者病情 □ 心理与生活护理 □ 协助患者咳痰	□ 观察患者病情 □ 心理与生活护理 □ 协助患者咳痰	□ 观察病情变化 □ 心理和生活护理 □ 术后康复指导
病情 变异 记录	□无　□有，原因： 1. 2.	□无　□有，原因： 1. 2.	□无　□有，原因： 1. 2.
护士 签名			
医师 签名			

纵隔恶性畸胎瘤临床路径

（2010 年版）

一、纵隔恶性畸胎瘤临床路径标准住院流程

（一）适用对象

第一诊断为纵隔恶性畸胎瘤。

行纵隔肿瘤切除。

（二）诊断依据

根据《临床诊疗指南 胸外科分册》（中华医学会编著，人民卫生出版社）。

1. 临床症状 胸痛、胸闷、咳嗽、发热、上腔静脉综合征等症状。

2. 辅助检查 胸部 X 线、CT/MRI、穿刺活检、DSA。

3. 鉴别诊断 生殖细胞肿瘤、淋巴瘤、胸骨后甲状腺肿、侵袭性胸腺瘤、纵隔型肺癌、淋巴结核等。

（三）选择治疗方案的依据

根据《临床诊疗指南 胸外科分册》（中华医学会编著，人民卫生出版社）。

行纵隔肿瘤切除术。

（四）标准住院日为≤18 天

（五）进入路径标准

1. 第一诊断必须符合纵隔恶性畸胎瘤疾病编码。

2. 当患者同时具有其他疾病诊断，但在门诊治疗期间不需要特殊处理也不影响第一诊断的临床路径流程实施时，可以进入路径。

（六）术前准备≤5 天

1. 必需的检查项目

（1）血常规、尿常规、便常规＋潜血试验；

（2）肝功能测定、肾功能测定、电解质、凝血功能、血型、感染性疾病筛查（乙肝、丙肝、艾滋病、梅毒等）；

（3）心电图、肺功能；

（4）影像学检查：胸部 X 线片、胸部 CT/MRI、心脏彩超、腹部超声。

2. 根据患者病情，可选择的项目 动脉血气分析、纤维支气管镜、食管镜；脑 CT 或 MRI；DSA；骨扫描；纵隔肿瘤穿刺活检；血清甲胎蛋白（AFP）、绒毛膜促性腺激素（HCG）、乳酸脱氢酶（LDH）；生殖系统检查。

（七）预防性抗菌药物选择与使用时机

1. 按照《抗菌药物临床应用指导原则》（卫医发〔2004〕285 号）执行，并根据患者的病情决定抗菌药物的选择与使用时间。如可疑感染，需做相应的微生物学检查，必要时做药敏试验。

2. 建议使用第一、二代头孢菌素，头孢曲松。术前 30 分钟预防性用抗菌药物；手术超过 3 小时加

用1次抗菌药物；术后预防用药时间一般不超过24小时，个别情况可延长至48小时。

（八）手术日为入院第≤6天

1. 麻醉方式　气管插管全身麻醉。

2. 手术方式　行纵隔恶性畸胎瘤切除术（视病变侵袭范围行联合脏器扩大切除术）。

3. 手术置入物　人工血管、胸壁修复等人工修复材料，止血材料。

4. 术中用药　抗菌药物。

5. 输血　视手术出血情况决定。输血前需行血型鉴定、抗体筛选和交叉合血。

（九）术后住院恢复≤12天

1. 必须复查的检查项目　血常规、肝肾功能、电解质、胸部X线等。

2. 根据病情可选择检查项目　胸部CT、DSA等检查。

3. 术后用药　抗菌药物使用按照《抗菌药物临床应用指导原则》（卫医发〔2004〕285号）执行。术后预防用药时间一般不超过24小时，个别情况可延长至48小时。如可疑感染，需做相应的微生物学检查，必要时做药敏试验。

（十）出院标准

1. 病人病情稳定，体温正常，手术切口愈合良好。

2. 没有需要住院处理的并发症和（或）合并症。

（十一）变异及原因分析

1. 有影响手术的合并症，术前需要进行相关的诊断和治疗。

2. 术后出现肺部感染、呼吸功能衰竭、心脏功能衰竭、肝肾衰竭等并发症，需要延长治疗时间。

二、纵隔恶性畸胎瘤临床路径表单

适用对象：第一诊断纵隔恶性畸胎瘤；行纵隔肿瘤切除术

患者姓名：_____ 性别：_____ 年龄：_____ 门诊号：_____ 住院号：_____

住院日期：_____年___月___日 出院日期：_____年___月___日 标准住院日：≤18 天

时间	住院第 1 天	住院第 2~5 天	住院第 3~6 天（手术日）
主要诊疗工作	□ 询问病史及体格检查 □ 完成病历书写 □ 开化验单及检查申请单 □ 主管医师查房 □ 初步确定治疗方案	□ 上级医师查房 □ 术前评估及讨论，确定手术方案 □ 术前准备 □ 完成病程记录、上级医师查房记录、术前小结等病历书写 □ 向患者及家属交代病情及围术期注意事项 □ 签署手术知情同意书、自费用品协议书、输血同意书、授权委托同意书	□ 手术 □ 术者完成手术记录 □ 住院医师完成术后病程 □ 上级医师查房 □ 向患者家属交代病情及手术情况术后注意事项
重点医嘱	**长期医嘱：** □ 胸外科二级护理 □ 其他医嘱 **临时医嘱：** □ 血常规、尿常规、粪便常规 + 潜血试验 □ 肝肾功能、电解质、凝血功能、血型、感染性疾病筛查 □ 心电图、胸片、肺功能 □ 胸部 CT/MRI、心脏彩超、腹部超声 □ 根据病情可选作：动脉血气分析、脑 CT/MRI；全身骨扫描；纵隔肿瘤穿刺活检；血清甲胎蛋白（AFP）、绒毛膜促性腺激素（HCG）、乳酸脱氢酶（LDH）；生殖系统检查 □ 其他医嘱	**长期医嘱：** □ 胸外科二级护理 □ 其他医嘱 **临时医嘱：** □ 拟明日全麻下行纵隔肿瘤切除术 □ 术前 6 小时禁食水 □ 术前晚灌肠 □ 术前备皮 □ 留置尿管 □ 留置胃管 □ 备血 □ 术前镇静药物及胆碱酯酶抑制剂（视病情） □ 备术中抗菌药物 □ 其他医嘱	**长期医嘱：** □ 胸外科特级或一级护理 □ 禁饮食，清醒后 6 小时进流食 □ 体温、心电、呼吸、血压、血氧饱和度监测 □ 吸氧 □ 胸管/纵隔引流，记量 □ 持续导尿，记 24 小时出入量 □ 雾化吸入 □ 应用抗菌药物 **临时医嘱：** □ 镇痛药物 □ 其他医嘱
主要护理工作	□ 介绍病房环境和设备 □ 入院护理评估 □ 辅助戒烟	□ 宣教、备皮等术前准备 □ 提醒患者术前禁食水 □ 呼吸功能锻炼	□ 观察病情变化 □ 心理和生活护理 □ 保持呼吸道通畅
病情变异记录	□无 □有，原因： 1. 2.	□无 □有，原因： 1. 2.	□无 □有，原因： 1. 2.
护士签名			
医师签名			

时间	住院第 4～7 天 （术后第 1 天）	住院第 5～17 天 （术后第 2～11 天）	住院第 12～18 天 （出院日）
主要 诊疗 工作	□ 上级医师查房 □ 住院医师完成病程书写 □ 注意生命体征及肺部呼吸音 □ 观察胸腔/纵隔引流及切口情况 □ 鼓励并协助患者排痰 □ 拔尿管 □ 必要时纤支镜吸痰	□ 上级医师查房 □ 住院医师完成常规病历书写 □ 注意生命体征及肺部呼吸音 □ 必要时纤支镜吸痰 □ 视病情复查血常规、肝肾功能、 　电解质、血糖及胸片 □ 切口换药，视情况拔胸腔/纵 　隔引流管 □ 视情况停用或调整抗菌药物	□ 切口拆线（视切口愈合情况） □ 上级医师查房，明确可以出院 □ 向患者及家属交代出院后注意 　事项 □ 完成出院小结、出院诊断书等
重点 医嘱	**长期医嘱：** □ 胸外科一级护理 □ 普食 □ 雾化吸入 □ 应用抗菌药物 □ 胸管引流记量 □ 停记尿量 □ 停吸氧 □ 停心电监护 □ 其他医嘱 **临时医嘱：** □ 止痛 □ 拔尿管 □ 切口换药 □ 复查胸片、血常规、肝肾功能、 　电解质 □ 其他医嘱	**长期医嘱：** □ 胸外科二级护理 □ 停胸腔/纵隔引流记量 □ 停雾化 □ 停用或调整抗菌药物 □ 其他医嘱 **临时医嘱：** □ 拔胸腔/纵隔引流管 □ 切口换药 □ 复查胸片、血常规、肝肾功能、 　电解质 □ 其他医嘱	**临时医嘱：** □ 切口拆线 □ 切口换药 □ 通知出院 □ 出院带药
主要 护理 工作	□ 观察病情变化 □ 心理与生活护理 □ 协助患者咳痰	□ 观察病情变化 □ 心理与生活护理 □ 协助患者咳痰和肢体功能锻炼	□ 指导办理出院手续 □ 术后康复指导
病情 变异 记录	□无　□有，原因： 1. 2.	□无　□有，原因： 1. 2.	□无　□有，原因： 1. 2.
护士 签名			
医师 签名			

33 手汗症外科治疗临床路径

（2016 年版）

一、手汗症外科治疗临床路径标准住院流程

（一）适用对象

1. 第一诊断为手汗症。

2. 拟行胸腔镜双侧胸交感神经链切断术。

（二）诊断依据

1. 临床症状　手部、腋部、脚部和头面部多汗。

2. 临床体征　局部大量汗液分泌、出汗部位对称。

（三）进入路径标准

1. 第一诊断符合手汗症疾病编码。

2. 无胸膜炎病史，无其他影响手术的合并症，排除其他如甲亢之类引起的继发性出汗。

3. 无胸腔手术史。

（四）标准住院日≤7 天

（五）住院期间的检查项目

1. 常规检查项目　胸部 CT、心电图检查、血常规＋血型、尿常规、便常规、肝肾功能、凝血检查、感染筛查（乙肝、丙肝、梅毒、艾滋病等）。

2. 根据患者病情进行的检查项目　超声心动图、动脉血气分析等。

（六）治疗方案的选择

手术适应证：中、重度手汗症。

（七）预防性抗菌药物选择与使用时机

按照《抗菌药物临床应用指导原则》（国卫办医发〔2015〕43 号）执行。

（八）手术日为住院第≤4 天

1. 麻醉方式　全麻。

2. 术中用药　麻醉常规用药。

3. 输血　视术中情况而定。

（九）术后恢复≤5 天

（十）出院标准

1. 体温正常，无呼吸困难。

2. 酌情胸片检查无明显异常。

（十一）变异及原因分析

1. 患者伴有可能影响手术的合并疾病，需要进行相关的诊断和治疗。

2. 术后发生并发症需要进行相应的临床诊治，延长住院时间。

二、手汗症外科治疗临床路径表单

适用对象：第一诊断为手汗症；行胸腔镜双侧胸交感神经链切断术

患者姓名：_____ 性别：_____ 年龄：_____ 门诊号：_____ 住院号：_____

住院日期：_____年___月___日 出院日期：_____年___月___日 标准住院日：≤7 天

时间	住院第 1 天	住院第 2~4 天 （手术日）	住院第 3~7 天 （手术后第 1~5 天）

主要
诊疗
工作
	□ 询问病史及体格检查
	□ 完成病历书写
	□ 开化验单
	□ 主管医师查房与术前评估
	□ 住院医师完成术前小结、上级
	  医师查房记录等病历书写
	□ 签署手术知情同意书、自费用
	  品协议书、输血同意书
	□ 向患者及家属交代围术期注意
	  事项
		□ 手术
		□ 术者完成手术记录
		□ 完成术后病程记录
		□ 主管医师观察术后病情
		□ 向患者及家属交代病情及术后
		  注意事项
			□ 上级医师查房
			□ 切口换药
			□ 根据患者情况决定出院时间
			□ 完成出院记录、病案首页、出院
			  证明书等

重点 医嘱	**长期医嘱：** □ 胸外科三级护理常规 □ 饮食 **临时医嘱：** □ 术前常规检查 □ 术前备血（酌情）	**长期医嘱：** □ 胸外科一级护理 □ 禁食 6 小时后改普食 □ 胸腔闭式引流（酌情） □ 吸氧（酌情） □ 心电监护 □ 血氧饱和度监测 **临时医嘱：** □ 补液（酌情） □ 止痛（酌情）	**长期医嘱：** □ 普食 □ 二级护理 **临时医嘱：** □ 出院医嘱（换药、拆线、复查）
主要 护理 工作	□ 术前准备（备皮等） □ 术前宣教（提醒患者夜间禁食、 禁水）	□ 观察患者病情变化 □ 术后心理与生活护理 □ 胸片	□ 指导患者术后康复 □ 出院宣教 □ 协助办理出院手续
病情 变异 记录	□无　□有，原因： 1. 2.	□无　□有，原因： 1. 2.	□无　□有，原因： 1. 2.
护士 签名			
医师 签名			

第三篇

心脏血管外科临床路径

缩窄性心包炎临床路径

（2017 年版）

一、缩窄性心包炎临床路径标准住院流程

（一）适用对象

第一诊断为缩窄性心包炎行心包剥脱术。

（二）诊断依据

根据《临床诊疗指南 心脏外科学分册》（中华医学会编著，人民卫生出版社），《外科学》（8 年制和 7 年制教材临床医学专用，人民卫生出版社）。

1. 病史 可有结核病史。

2. 有明显症状体征 呼吸困难、尿少、肝大、腹胀、水肿，肝淤血和腹水体征。

3. 辅助检查 心电图、胸部 X 线检查，超声心动图，心脏 CT，心脏磁共振，冠状动脉造影（年龄大于 50 岁）。

（三）选择治疗方案的依据

根据《临床诊疗指南 心脏外科学分册》（中华医学会编著，人民卫生出版社），《外科学》（8 年制和 7 年制教材临床医学专用，人民卫生出版社）。

心包剥脱术。

（四）标准住院日≤18 天

（五）进入路径标准

1. 第一诊断必须符合缩窄性心包炎疾病编码。

2. 有明确手术指征，无手术禁忌。

3. 当患者同时具有其他疾病诊断，但在住院期间不需要特殊处理也不影响第一诊断的临床路径流程实施时，可以进入路径。

4. 无其他心脏手术病史的患者。

5. 年龄≤70 岁。

6. 心功能≤Ⅲ级或 EF≥45%。

7. 导致缩窄性心包炎的病因不是放射治疗的患者。

8. 非结核活动期的患者。

9. 不合并冠状动脉病变的患者。

10. 不合并需要手术矫治的二尖瓣或三尖瓣关闭不全的患者。

11. 不合并肺动脉高压（肺动脉收缩压≤50mmHg）。

12. 不合并胸膜钙化的患者。

（六）术前准备 7~10 天

1. 必需完成的检查项目

（1）血尿便常规、肝肾功能、电解质、凝血功能、术前感染疾病筛查、血型＋术前配血；

（2）胸片、心电图、超声心动图、心脏 CT 或 MRI。

2. 根据患者病情可选择的检查项目

（1）结核活动指标（PPD 试验、结核抗体等）、红细胞沉降率（ESR）、腹部超声、血气分析和肺功能（高龄或既往有肺部病史者）、冠状动脉造影（年龄≥50 岁）；

（2）有其他专业疾病者及时请相关科室会诊。

（七）选择用药

抗菌药物使用：按照《抗菌药物临床应用指导原则》（卫医发〔2004〕285 号）执行，并根据患者的病情决定抗菌药物的选择与使用时间。

（八）手术日为入院 10 天以内

1. 麻醉方式　全身麻醉。

2. 术中根据情况决定是否使用体外循环辅助；是否使用超声刀。

3. 手术植入物　无。

4. 术中用药　麻醉及体外循环常规用药、切皮前使用抗生素。

5. 输血　视术中病情需要决定。

（九）术后住院恢复≤14 天

1. 必需复查的检查项目

（1）血常规、电解质、肝肾功能；

（2）心电图、胸部 X 线片、超声心动图。

2. 术后用药

（1）抗菌药物使用：按照《抗菌药物临床应用指导原则》（卫医发〔2004〕285 号）执行，并根据患者的病情决定抗菌药物的选择与使用时间；

（2）根据病情需要进行强心、利尿治疗。

（十）出院标准

1. 体温正常，血常规、肝肾功能、电解质无明显异常。

2. 伤口愈合好　引流管拔除、伤口无感染。

3. 没有需要住院处理的并发症和（或）其他合并症。

4. X 线、超声心动图证实心功能良好，无相关并发症。

（十一）变异及原因分析

1. 围术期并发症　心功能不全、出血、胸膜腔积液、腹水、术后伤口感染等造成住院日延长和费用增加。

2. 合并有其他系统疾病，可能导致这些疾病加重而需要治疗，从而延长治疗时间和增加住院费用。

3. 术前心功能及其他重要脏器功能不全需调整。

4. 医师认可的变异原因分析。

5. 其他患者方面的原因等。

二、缩窄性心包炎临床路径表单

适用对象：第一诊断为缩窄性心包炎行心包剥脱术

患者姓名：_____ 性别：_____ 年龄：_____ 门诊号：_____ 住院号：_____

住院日期：_____年___月___日 出院日期：_____年___月___日 标准住院日：≤18天

时间	住院第1天	住院第2~9天 （完成术前准备日）	住院第7~10天 （术前日）
主要诊疗工作	□ 询问病史及体格检查 □ 上级医师查房 □ 初步的诊断和治疗方案 □ 住院医师完成住院志、首次病程、上级医师查房等病历书写 □ 开检查、化验单	□ 上级医师查房 □ 继续完成术前化验检查 □ 完成必要的相关科室会诊 □ 调整心脏及重要脏器功能	□ 上级医师查房，术前评估和决定手术方案 □ 住院医师完成上级医师查房记录等 □ 向患者和（或）家属交待围术期注意事项并签署手术知情同意书、自费用品协议书、输血同意书、委托书（患者本人不能签字时） □ 麻醉医师查房并与患者及/或家属交待麻醉注意事项并签署麻醉知情同意书 □ 完成各项术前准备
重点医嘱	**长期医嘱：** □ 心外科二级护理常规 □ 饮食 □ 每日测体重 □ 强心、利尿药 **临时医嘱：** □ 血尿便常规检查、凝血功能、术前感染疾病筛查、肝肾功能、电解质 □ X线心脏像、心电图、超声心动图、心脏CT或MRI □ 根据患者情况选择血沉、血气分析、肺功能、腹部超声、冠状动脉造影	**长期医嘱：** □ 患者基础用药 □ 既往用药 **临时医嘱：** □ 根据会诊科室要求开检查和化验单 □ 对症处理	**长期医嘱：**同前 **术前医嘱：** □ 准备明日在全麻下行心包剥脱术 □ 术前禁食水 □ 术前用抗生素皮试 □ 术区备皮 □ 术前灌肠 □ 配血 □ 术中特殊用药 □ 其他特殊医嘱
主要护理工作	□ 介绍病房环境、设施设备 □ 入院护理评估 □ 防止皮肤压疮护理	□ 观察患者病情变化 □ 防止皮肤压疮护理 □ 心理和生活护理	□ 做好备皮等术前准备 □ 提醒患者术前禁食水 □ 术前心理护理
病情变异记录	□无 □有，原因： 1. 2.	□无 □有，原因： 1. 2.	□无 □有，原因： 1. 2.
护士签名			
医师签名			

时间	住院第 8~11 天 （手术日）	住院第 9~12 天 （术后第 1 天）	住院第 10~13 天 （术后第 2 天）
主要诊疗工作	□ 手术 □ 向家属交代病情、手术过程及术后注意事项 □ 术者完成手术记录 □ 完成术后病程 □ 上级医师查房 □ 麻醉医师查房 □ 观察生命体征及有无术后并发症并做相应处理	□ 上级医师查房 □ 住院医师完成常规病程记录 □ 根据病情变化及时完成病程记录 □ 观察伤口、引流量、体温、生命体征情况、有无并发症等并作出相应处理	□ 上级医师查房 □ 住院医师完成病程记录 □ 根据引流量拔除引流管，伤口换药 □ 观察生命体征情况、有无并发症等并作出相应处理
重点医嘱	**长期医嘱：** □ 特级护理常规 □ 饮食 □ 留置引流管并计引流量 □ 生命体征 / 血流动力学监测 □ 强心利尿药 □ 抗生素 □ 呼吸机辅助呼吸 □ 保留尿管并记录尿量 □ 胃黏膜保护剂 □ 其他特殊医嘱 **临时医嘱：** □ 今日在全麻下行心包剥脱术 □ 补液 □ 血管活性药 □ 血常规、生化全套、X 线床旁像、血气分析、凝血功能检查 □ 输血及或补晶体、胶体液（必要时） □ 其他特殊医嘱	**长期医嘱：** □ 特级或一级护理，余同前 **临时医嘱：** □ 复查血常规 □ 输血及（或）补晶体、胶体液（必要时） □ 换药 □ 止痛等对症处理 □ 补液 □ 血管活性药 □ 强心利尿药	**长期医嘱：**同前 **临时医嘱：** □ 复查血常规、生化全套（必要时） □ 输血及（或）补晶体、胶体液（必要时） □ 换药，拔引流管 □ 止痛等对症处理
主要护理工作	□ 观察患者病情变化并及时报告医生 □ 记 24 小时出入量 □ 术后心理与生活护理 □ 防止皮肤压疮处理	□ 观察患者病情并做好引流量等相关记录 □ 记 24 小时出入量 □ 术后心理与生活护理 □ 防止皮肤压疮处理	□ 观察患者病情变化 □ 术后心理与生活护理 □ 防止皮肤压疮处理
病情变异记录	□无　□有，原因： 1. 2.	□无　□有，原因： 1. 2.	□无　□有，原因： 1. 2.
护士签名			
医师签名			

动脉导管未闭临床路径

2 ▶

（2011 年版）

一、动脉导管未闭临床路径标准住院流程

（一）适用对象

第一诊断为动脉导管未闭。

行体外循环下动脉导管直视闭合术。

（二）诊断依据

根据《临床诊疗指南 心血管外科学分册》（中华医学会编著，人民卫生出版社）。

1. 病史 可有反复呼吸道感染、乏力、发育迟缓、发现心脏杂音等，轻者可无症状。病程早期常有上呼吸道感染病史，中期可有心悸、气短，晚期可有发绀、杵状指（趾）等表现。

2. 体征 听诊可有胸骨左缘第 1～2 肋间连续性机械性杂音，粗糙、传导广、伴震颤，婴幼儿期或晚期病例常仅有收缩期杂音。可伴有周围血管征。

3. 辅助检查 心电图、胸部 X 线平片、超声心动图等。

（1）心电图：正常或左室肥厚表现，大分流量时双心室肥厚表现，晚期右室肥厚心电图表现。

（2）胸部 X 线平片：肺血增多，左室或左、右室增大，肺动脉段突出，主动脉结增宽。

（3）超声心动图：主肺动脉分叉与降主动脉之间异常通道分流即可确诊。

4. 鉴别诊断 注意与主 - 肺动脉间隔缺损、冠状动静脉瘘、主动脉窦瘤破裂进行鉴别。

（三）治疗方案的选择

根据《临床技术操作规范 心血管外科学分册》（中华医学会编著，人民军医出版社）。

行体外循环下动脉导管直视闭合术：

（1）合并重度肺动脉高压，或合并感染性心内膜炎；

（2）预计在非体外循环下的手术中可能发生意外大出血，或急性心力衰竭；

（3）同时合并其他心内畸形拟在一次心脏手术中同时处理的动脉导管未闭。

（四）标准住院日通常≤18 天

（五）进入路径标准

1. 第一诊断必须符合动脉导管未闭疾病编码。

2. 年龄大于 3 岁或体重大于 15kg。

3. 有适应证，无禁忌证。

4. 当患儿同时具有其他疾病诊断，只要住院期间不需要特殊处理也不影响第一诊断的临床路径流程实施时，可以进入路径。

（六）术前准备（术前评估）≤6 天

（1）血常规、尿常规。

（2）肝肾功能、血型、凝血功能、感染性疾病筛查（乙肝、丙肝、梅毒、艾滋病等）。

（3）心电图、胸部 X 线平片、超声心电图。

（4）血压、经皮氧饱和度。

根据情况可选择的检查项目　如大便常规、心肌酶、24 小时动态心电图、肺功能检查、血气分析、心脏增强 CT 等。

（七）预防性抗菌药物选择与使用时机

1．抗菌药物　按照《抗菌药物临床应用指导原则》（卫医发〔2004〕285 号）选择用药。可以考虑使用第一、二代头孢菌素。

2．预防性用抗菌药物，时间为术前 0.5 小时，手术超过 3 小时加用 1 次抗菌药物；总预防性用药时间一般不超过 24 小时，个别情况可延长至 48 小时。

（八）手术日一般在入院 7 天内

1．麻醉方式　全身麻醉。

2．体外循环辅助。

3．手术植入物　缺损补片材料、胸骨固定钢丝等。

4．术中用药　麻醉和体外循环常规用药。

5．输血及血液制品　视术中情况而定。

（九）术后住院恢复≤11 天

1．术后早期持续监测治疗，观察生命体征。

2．必须复查的项目　血常规、血电解质、心电图、胸部 X 线平片、超声心动图。

3．抗菌药物使用　按照《抗菌药物临床应用指导原则》（卫医发〔2004〕285 号）执行，并根据患者的病情决定抗菌药物的选择与使用时间。

4．根据病情需要进行强心、利尿、扩血管等治疗。

（十）出院标准

1．患者一般情况良好，完成复查项目。

2．引流管拔除，切口愈合无感染。

3．没有需要住院处理的并发症。

（十一）变异及原因分析

1．围术期并发症等造成住院日延长或费用超出最高限价。

2．手术耗材的选择　由于病情不同，使用不同的内植物和耗材，导致住院费用存在差异。

3．患儿入院时已发生严重的肺部感染、心功能不良，需进行积极对症治疗和检查，导致住院时间延长，增加住院费用等。

4．其他患者方面的原因等。

二、动脉导管未闭临床路径表单

适用对象：第一诊断为动脉导管未闭；行体外循环下动脉导管直视闭合术

患者姓名：_____ 性别：____ 年龄：____ 门诊号：_____ 住院号：_____

住院日期：____年___月___日 出院日期：____年___月___日 标准住院日：≤18天

时间	住院第1~2天	住院第1~6天	住院第2~7天（手术日）
主要诊疗工作	□ 病史询问,体格检查 □ 完成入院病历书写 □ 安排相关检查 □ 上级医师查房	□ 汇总检查结果 □ 完成术前准备与术前评估 □ 术前讨论,确定手术方案 □ 完成术前小结、上级医师查房记录等病历书写 □ 向患者及家属交代病情及围术期注意事项 □ 签署手术知情同意书、自费用品协议书、输血同意书	□ 气管插管,建立深静脉通路 □ 手术 □ 术后转入监护病房 □ 术者完成手术记录 □ 完成术后病程记录 □ 向患者家属交代手术情况及术后注意事项
重点医嘱	长期医嘱： □ 先心病护理常规 □ 二级护理 □ 饮食 □ 患者既往基础用药 临时医嘱： □ 血、尿常规 □ 血型，凝血功能，血电解质，肝肾功能，感染性疾病筛查 □ 心电图、胸部X线平片、超声心动图 □ 经皮血氧饱和度检测 □ 测四肢血压	长期医嘱： □ 强心、利尿、补钾治疗 临时医嘱： □ 拟于明日在全麻体外循环下行动脉导管直视闭合术 □ 备皮 □ 备血 □ 血型 □ 术前晚灌肠 □ 术前禁食水 □ 术前镇静药(酌情) □ 其他特殊医嘱	长期医嘱： □ 按心脏体外循环直视术后护理 □ 禁食 □ 持续血压、心电及血氧饱和度监测 □ 呼吸机辅助呼吸 □ 预防用抗菌药物 临时医嘱： □ 床旁胸部X线平片 □ 扩血管降血压治疗：硝普钠、卡托普利 □ 补液 □ 对症治疗 □ 必要时复查血气分析 □ 复查胸片、心电图 □ 复查血常规 □ 其他特殊医嘱
主要护理工作	□ 入院宣教(环境、设施、人员等) □ 入院护理评估(营养状况、性格变化等)	□ 术前准备(备皮等) □ 术前宣教(提醒患者按时禁水等)	□ 观察患者病情变化 □ 定期记录重要监测指标
病情变异记录	□无 □有，原因： 1. 2.	□无 □有，原因： 1. 2.	□无 □有，原因： 1. 2.
护士签名			
医师签名			

时间	住院第 3~8 天 （术后第 1 天）	住院第 4~17 天 （术后第 2 天至出院前）	住院第 6~18 天 （术后第 5~11 天）
主要诊疗工作	□ 医师查房 □ 观察切口有无血肿，渗血 □ 拔除胸管（根据引流量） □ 拔除尿管	□ 医师查房 □ 安排相关复查并分析检查结果 □ 观察切口情况	□ 检查切口愈合情况 □ 确定患者可以出院 □ 向患者交代出院注意事项复查日期 □ 通知出院处 □ 开出院诊断书 □ 完成出院记录
重点医嘱	长期医嘱： □ 一级护理 □ 半流饮食 □ 氧气吸入 □ 心电、无创血压及血氧饱和度监测 □ 预防用抗菌药物 □ 强心、利尿、补钾治疗 □ 扩血管降血压治疗：硝普钠、卡托普利 临时医嘱： □ 心电图 □ 大换药 □ 复查血常规及相关指标 □ 其他特殊医嘱	长期医嘱： □ 二级护理（酌情） □ 饮食 □ 停监测（酌情） □ 停抗菌药物（酌情） 临时医嘱： □ 拔除深静脉置管并行留置针穿刺（酌情） □ 复查心电图、胸部 X 线平片、超声心动图以及血常规，血电解质 □ 大换药 □ 其他特殊医嘱	临时医嘱： □ 通知出院 □ 出院带药 □ 切口换药
主要护理工作	□ 观察患者情况 □ 记录生命体征 □ 记录 24 小时出入量 □ 术后康复指导	□ 患者一般状况及切口情况 □ 鼓励患者下床活动，利于恢复 □ 术后康复指导	□ 帮助患者办理出院手续 □ 康复宣教
病情变异记录	□无　□有，原因： 1. 2.	□无　□有，原因： 1. 2.	□无　□有，原因： 1. 2.
护士签名			
医师签名			

3 ▶ 动脉导管未闭临床路径

（2009年版）

一、动脉导管未闭临床路径标准住院流程

（一）适用对象

第一诊断为动脉导管未闭。

行动脉导管介入封堵术。

（二）诊断依据

根据《临床诊疗指南 心血管外科学分册》（中华医学会编著，人民卫生出版社）。

1. 病史 可有反复呼吸道感染、乏力、发育迟缓、发现心脏杂音等。

2. 体征 可有胸骨左缘第1～2肋间连续性机械样杂音等。

3. 辅助检查 心电图，胸部X线平片，超声心动图等。

（三）选择治疗方案的依据

根据《临床技术操作规范 心血管外科学分册》（中华医学会编著，人民军医出版社）。

动脉导管介入封堵术。

（四）标准住院日为2～5天

（五）进入路径标准

1. 第一诊断必须符合动脉导管未闭疾病编码。

2. 有适应证，无禁忌证。

3. 年龄大于3岁或体重大于1kg；未合并重度肺动脉高压；未闭动脉导管呈管型且直径小于1cm的患者进入该路径。

4. 当患者同时具有其他疾病诊断，但在住院期间不需要特殊处理也不影响第一诊断的临床路径流程实施时，可以进入路径。

（六）术前准备（术前评估）1天

1. 所必需的检查项目

（1）实验室检查 血常规＋血型，尿常规，肝肾功能，血电解质，凝血功能，感染性疾病筛查（乙肝、丙肝、梅毒、艾滋病等）；

（2）胸片、心电图、超声心动图。

2. 根据患者具体情况可选择的检查项目 如心肌酶、肺功能检查等。

（七）预防性抗菌药物选择与使用时机

抗菌药物使用：按照《抗菌药物临床应用指导原则》（卫医发〔2004〕285号）执行，并根据患者的病情决定抗菌药物的选择与使用时间。

（八）手术日为入院第1～2天

1. 麻醉方式 局部麻醉（成人和大龄儿童）或全麻（儿童患者）。

2．手术植入物　动脉导管封堵器。

3．术中用药　麻醉常规用药。

4．输血及血液制品　视术中情况而定。

（九）术后住院恢复1~3天

1．术后回病房。

2．观察生命体征。

3．必需复查的项目　胸片、心电图、超声心动图。

（十）出院标准

1．病人一般情况良好，完成复查项目。

2．穿刺部位无出血、感染。

3．没有需要住院处理的并发症。

（十一）变异及原因分析

1．围术期并发症等造成住院日延长和费用增加。

2．手术耗材的选择　由于病情不同，使用不同的内植物和耗材，导致住院费用存在差异。

3．医师认可的变异原因分析。

4．其他患者方面的原因等。

二、动脉导管未闭临床路径表单

适用对象：第一诊断为动脉导管未闭
行动脉导管未闭介入封堵术

患者姓名：_____ 性别：_____ 年龄：_____ 门诊号：_____ 住院号：_____
住院日期：_____年___月___日 出院日期：_____年___月___日 标准住院日：2～5天

时间	住院第1天	住院第2~3天 （手术日）	住院第3~5天 （出院日）
主要诊疗工作	□ 询问病史，体格检查 □ 完成入院病历 □ 完善相关检查 □ 上级医师查房 □ 术前讨论，确定治疗方案 □ 向患者及家属交代病情及围术期注意事项 □ 签署手术知情同意书、自费用品协议书、输血同意书	□ 局麻或全麻下穿刺右股动、静脉 □ 行左、右心导管检查 □ 降主动脉造影 □ 动脉导管封堵 □ 术者完成手术记录 □ 完成病程记录 □ 向患者及家属交代病情及术中基本情况	□ 医师查房 □ 拆除穿刺点弹力绷带，检查穿刺伤口 □ 复查心电图、超声心动图及胸片 □ 安排出院
重点医嘱	**长期医嘱：** □ 二级护理 □ 饮食 □ 患者既往基础用药 **临时医嘱：** □ 血、尿常规，血型，凝血功能，血电解质＋肝肾功能，感染性疾病筛查 □ 胸片、心电图、超声心动图 □ 留置针穿刺，建立静脉通路 □ 拟于明日行动脉导管介入封堵术 □ 备皮 □ 预防用抗生素	**长期医嘱：** □ 二级护理 □ 饮食 □ 心电监测 □ 平卧24小时 **临时医嘱：** □ 预防用抗生素 □ 穿刺点弹力绷带包扎 □ 其他特殊医嘱	**临时医嘱：** □ 穿刺部位换药 □ 通知出院
主要护理工作	□ 入院宣教 □ 术前准备（备皮等）	□ 观察患者病情变化 □ 观察穿刺点及下肢血运情况 □ 术后康复指导	□ 帮助病人办理出院手续 □ 康复宣教
病情变异记录	□无 □有，原因： 1. 2.	□无 □有，原因： 1. 2.	□无 □有，原因： 1. 2.
护士签名			
医师签名			

4 先天性主动脉缩窄临床路径

（2017年版）

一、先天性主动脉缩窄临床路径标准住院流程

（一）适用对象

先天性心脏病主动脉缩窄；

非体外循环下行主动脉部分切除伴吻合术。

（二）诊断依据

根据《临床诊疗指南 心脏外科学分册》（中华医学会编著，人民卫生出版社，2009年）。

1. 症状 可有面色苍白、全身组织低灌注、代谢性酸中毒等症状。甚至出现腹腔脏器缺血坏死。婴幼儿期的患者可有呼吸急促、易激惹、多汗、喂养困难、恶病质等心功能衰竭的表现。儿童和成年患者可仅有运动受限和下肢易疲劳。也可没有症状。

2. 体征 出生后正常的股动脉搏动在1周后消失。可出现或不出现差异性发绀。在婴儿期可有心力衰竭、心脏扩大。可有上半身高血压、股动脉搏动减弱和心脏杂音。

3. 辅助检查 心电图、胸部X线片、超声心动图等。

（1）心电图：儿童患者心电图可正常，左心室肥厚、右心室肥厚或双心室肥厚。成人主动脉缩窄的心电图表现为左心室肥厚。

（2）胸部X线平片主动脉缩窄的特征性表现有两个。一是第3～5后肋下缘受扩张的肋间动脉压迫形成的切迹，但在3岁以前不出现，后肋无切迹。二是左上纵隔的"3"字征，其上、下两半部分分别由左锁骨下动脉和主动脉峡部、缩窄后扩张的降主动脉的影像组成。几乎所有的新生儿主动脉缩窄患者都有非常显著的心脏扩大，同时伴有充血性心力衰竭的肺部表现。成年患者几乎均有这两个特征性表现。

（3）超声心动图在新生儿和小婴儿，二维超声心动图可以显示主动脉缩窄，故可作为确诊的方法。超过婴儿期，超声心动图对诊断仍有帮助，但一般不能作为确诊的手段。

（4）心脏、主动脉导管及造影检查 对于非婴儿期的患者，主动脉内跨缩窄的心导管连续测压和主动脉造影是传统上的标准诊断方法。同时，主动脉造影还可以显示侧支循环的发育程度。需要注意的是，当合并大的未闭动脉导管和肺动脉高压时，心导管连续测压不能准确显示血流的跨缩窄压差。

（5）磁共振（MRI）和CT扫描对于非婴儿期的患者，这两种方法对畸形和侧支循环细节的显示甚至超过了造影。对于年龄大于20岁的患者，必须除外可能合并主动脉缩窄的主动脉瘤。

4. 鉴别诊断 注意与主动脉弓中断、大动脉炎、B型主动脉夹层进行鉴别。

（三）进入路径标准

1. 第一诊断必须符合先天性心脏病（主动脉缩窄）。

2. 有适应证，无禁忌证。

3. 主动脉缩窄处的主动脉管腔横截面积小于正常的 50%，或压力阶差≥50mmHg（1kPa=7.5mmHg）。

4. 年龄 >2 个月。

5. 患儿能够行主动脉部分切除伴吻合术。

6. 当患儿同时具有其他疾病诊断，但在住院期间不需要特殊处理也不影响第一诊断的临床路径实施时，可入路径。

（四）标准住院日为 14～18 天

（五）住院期间的检查项目

1. 必需的检查项目

（1）血常规、尿常规、便常规；

（2）肝功能测定、肾功能测定、葡萄糖测定、血电解质、血型、凝血功能、感染性疾病筛查（乙肝、丙肝、梅毒、艾滋病等）；

（3）心电图、胸部 X 线平片、超声心动图、主动脉增强 CT；

（4）四肢血压。

2. 根据患者病情进行的检查项目

如果患儿<1 周岁，需做呼吸道病毒抗原筛查；心肌酶、心功能测定［如 B 型钠尿肽（BNP）测定、B 型钠尿肽前体（PRO-BNP）测定等］、红细胞沉降率（ESR）、动脉血气分析。

其他检查项目：如 CT、心脏、主动脉导管及造影检查等。

（六）治疗方案的选择

根据《临床技术操作规范 心血管外科学分册》（中华医学会编著，人民军医出版社，2009 年）。

（七）预防性抗菌药物选择与使用时机

按照《抗菌药物临床应用指导原则》（卫医发〔2004〕285 号）执行，并根据患儿的病情决定抗菌药物的选择与使用时间。建议使用第一、第二代头孢菌素。如可疑感染，需做相应的微生物学检查，必要时做药敏试验。

（八）手术日

一般在入院 7 天内。

1. 麻醉方式　全身麻醉。

2. 手术植入物　可吸收胸骨线等。

3. 术中用药　麻醉及体外循环常规用药。

4. 输血及血液制品　视术中情况而定。输血前需行血型鉴定、抗体筛选和交叉合血。

（九）术后恢复

1. 术后早期持续监测，观察生命体征。

2. 必需复查的检查项目　血常规、血电解质、肝肾功能、心电图、胸部 X 线平片、超声心动图、主动脉增强 CT。

3. 抗菌药物　按照《抗菌药物临床应用指导原则》（卫医发〔2004〕285 号），并根据患者的病情决定抗菌药物的选择与使用时间。如可疑感染，需做相应的微生物学检查，必要时做药敏试验。

4. 根据病情需要进行强心、利尿、补钾等治疗。

（十）出院标准

1. 病人一般情况良好，体温正常，完成复查项目。

2. 引流管拔除、切口愈合无感染。

3. 没有需要住院处理的并发症和（或）其他合并症。

（十一）变异及原因分析

1. 存在除主动脉缩窄的其他并发症，需要处理干预。

2. 患儿呼吸道病毒抗原筛查阳性。

3. 围术期并发症　术中大出血、心功能不全、溶血、感染性心内膜炎、术后伤口感染、重要脏器功能不全、术后呼吸系统感染等造成住院日延长和费用增加。

4. 合并有其他系统疾病加重而需要治疗，从而延长治疗时间和增加住院费用。

5. 其他因素　患儿术前年龄小、体重轻、营养状况不良、反复呼吸系统感染，术前心功能及其他重要脏器功能不全需调整，特殊原因（如稀有血型短缺等）造成的住院时间延长费用增加。

二、先天性主动脉缩窄临床路径表单

适用对象：第一诊断为先天性心脏病（主动脉缩窄）；行非体外循环下主动脉部分切除伴吻合术

患者姓名：＿＿＿＿　性别：＿＿＿　年龄：＿＿＿　门诊号：＿＿＿＿＿　住院号：＿＿＿＿＿

住院日期：＿＿＿年＿＿月＿＿日　出院日期：＿＿＿年＿＿月＿＿日　标准住院日：14～18天

时间	住院第1天	住院第2~5天 （完成术前准备）	住院第5~7天 （术前日）
主要诊疗工作	□ 询问病史及体格检查 □ 病情告知 □ 如患儿病情重，应当及时通知上级医师 □ 上级医师查房 □ 初步诊断和初步治疗方案 □ 住院医师完成住院志、首次病程、上级医师查房等病历书写 □ 开检查化验单	□ 上级医师查房 □ 完善术前准备 □ 询问送检项目报告，有异常者应当及时向上级医师汇报，并予以相应处置 □ 注意预防并发症 □ 与家长沟通，讲解手术风险及可能并发症 □ 对症治疗 □ 签署手术知情同意书、输血同意书	□ 上级医师查房，术前评估和决定手术方案 □ 住院医师完成上级医师查房记录等 □ 向患者和（或）家属交代围术期注意事项并签署手术知情同意书、自费用品协议书、输血同意书、委托书（患者本人不能签字时） □ 麻醉医师查房并与患者及（或）家属交代麻醉注意事项并签署麻醉知情同意书 □ 完成各项术前准备
重点医嘱	**长期医嘱：** □ 心外科护理常规 □ 二级护理 □ 饮食 □ 健康宣教 □ 术前调整心功能 **临时医嘱：** □ 血常规、尿常规、粪便常规 □ 凝血功能、血电解质、血型、肝肾功能、感染性疾病筛查、 □ 心电图、胸部X线平片、超声心动图 □ 呼吸道病毒抗原筛查（小于1周岁） □ 根据患者情况选择心肌酶、B型钠尿肽（BNP）测定、B型钠尿肽前体（PRO-BNP）测定、红细胞沉降率（ESR）、动脉血气分析	**长期医嘱：** □ 患儿基础用药 □ 既往用药 **临时医嘱：** □ 根据会诊科室要求开检查和化验单 □ 对症处理	**长期医嘱：**同前 **临时医嘱：** □ 术前医嘱： □ 准备明日在全麻体外循环下行主动脉瓣成形术 □ 术前禁食水 □ 术前用抗菌药物皮试 □ 术区备皮 □ 术前灌肠 □ 配血 □ 术中特殊用药 □ 其他特殊医嘱
主要护理工作	□ 介绍病房环境、设施设备 □ 入院护理评估 □ 防止皮肤压疮和呼吸系统感染护理	□ 观察患者病情变化 □ 防止皮肤压疮和呼吸系统感染护理 □ 患儿生活护理和患儿家属心理护理	□ 做好备皮等术前准备 □ 提醒患儿家属患儿需术前禁食水 □ 术前患儿家属心理护理
病情变异记录	□无　□有，原因： 1. 2.	□无　□有，原因： 1. 2.	□无　□有，原因： 1 2.
护士签名			
医师签名			

时间	住院第2~7天（手术日）术前术后		住院第3~8天（手术后第1天）
主要诊疗工作	□ 完善各项术前准备	□ 手术 □ 向家属交代病情、手术过程及术后注意事项 □ 术者完成手术记录 □ 完成术后病程 □ 上级医师查房 □ 麻醉医师查房 □ 观察生命体征及有无术后并发症并相应处理	□ 上级医师查房 □ 住院医师完成常规病程记录 □ 根据病情变化及时完成病程记录 □ 观察伤口、引流量、体温、生命体征情况、有无并发症等并作出相应处理 □ 根据患儿自主呼吸情况拔除气管插管
重点医嘱	长期医嘱： □ 停术前用药 临时医嘱： □ 术前禁食水 □ 转小儿重症监护室 □ 明日在全麻下行弓缩窄矫治术	长期医嘱： □ 特级护理常规 □ 留置引流管并记录引流量 □ 生命体征/血流动力学监测 □ 强心利尿药 □ 抗菌药物 □ 呼吸机辅助呼吸 □ 保留尿管并记录尿量 □ 胃黏膜保护剂 □ 其他特殊医嘱 临时医嘱： □ 补液 □ 血管活性药 □ 血常规、生化全套、X线床旁像、血气分析、凝血功能检查 □ 输血及或补晶体、胶体液（必要时） □ 其他特殊医嘱	长期医嘱： □ 一级护理 □ 半流饮食 □ 氧气吸入 □ 心电、无创血压及经皮血氧饱和度监测 □ 预防用抗生素 □ 强心、利尿、补钾治疗 临时医嘱： □ 复查血常规 □ 输血及（或）补晶体、胶体液（必要时） □ 换药 □ 止痛等对症处理 □ 补液 □ 血管活性药 □ 强心利尿药 □ 拔除气管插管后开始常规雾化、祛痰治疗和理疗
主要护理工作	□ 完善术前准备 □ 提醒患儿家属患儿术前禁食水 □ 术前患儿和家属心理及生活护理	□ 观察患者病情变化并及时报告医生 □ 术后心理生活护理 □ 防止皮肤压疮处理	□ 观察患者病情并做好引流量等相关记录 □ 术后心理与生活护理 □ 防止皮肤压疮处理
病情变异记录	□无 □有，原因： 1. 2.	□无 □有，原因： 1. 2.	□无 □有，原因： 1. 2.
护士签名			
医师签名			

时间	住院第 4~9 天 （术后第 2 天）	住院第 5~10 天 （术后第 3 天至出院前）	住院第 9~18 天 （出院日）
主要 诊疗 工作	□ 上级医师查房 □ 住院医师完成病程记录 □ 根据引流量拔除引流管，伤口换药 □ 观察生命体征情况、有无并发症等并作出相应处理	□ 上级医师查房 □ 住院医师完成病程记录 □ 伤口换药或拆线（必要时） □ 常规抗感染治疗 □ 调整各重要脏器功能	□ 上级医师查房，评估患者是否达到出院标准，明确是否出院 □ 完成出院志、病案首页、出院诊断证明书等所有病历 □ 向患儿家属交代出院后的后续治疗及相关注意事项，如理疗、心功能调整等
重点 医嘱	长期医嘱： □ 饮食 □ 改二级护理（视病情恢复定） □ 停监测（视病情恢复定） 临时医嘱： □ 复查血常规、生化全套（必要时） □ 输血及（或）补晶体、胶体液（必要时） □ 换药，拔引流管（视病情恢复定） □ 止痛等对症处理 □ 常规雾化、祛痰治疗和理疗	长期医嘱： □ 根据病情变化调整抗菌药物等长期医嘱 临时医嘱： □ 复查血常规、生化全套（必要时） □ 输血及（或）补晶体、胶体液（必要时） □ 换药（必要时） □ 止痛等对症处理 □ 常规雾化、祛痰治疗和理疗 □ 复查心电图、胸部 X 线平片、超声心动图、主动脉增强 CT（必要时）	长期医嘱： □ 停止所有长期医嘱 出院医嘱： □ 出院带药 □ 定期复查 □ 如有不适，随诊
主要 护理 工作	□ 观察患儿病情变化 □ 术后心理与生活护理 □ 防止皮肤压疮处理	□ 观察患者病情变化 □ 指导患儿功能锻炼 □ 心理和生活护理	□ 指导患者办理出院手续 □ 出院宣教
病情 变异 记录	□无　□有，原因： 1. 2.	□无　□有，原因： 1. 2.	□无　□有，原因： 1. 2.
护士 签名			
医师 签名			

5 房间隔缺损临床路径

（2011 年版）

一、房间隔缺损临床路径标准住院流程

（一）适用对象

第一诊断为房间隔缺损（继发孔型）。

行经皮房间隔缺损封堵术。

（二）诊断依据

根据《临床诊疗指南 心血管外科学分册》（中华医学会编著，人民卫生出版社）。

1. 病史 可无症状，也可有活动后心悸、气促等。

2. 体征 可出现胸骨左缘 2～3 肋间收缩期柔和杂音，第二心音固定分裂等。

3. 辅助检查 心电图、胸部 X 线平片、超声心动图等。

（三）选择治疗方案的依据

根据《临床技术操作规范 心血管外科学分册》（中华医学会编著，人民军医出版社）。

经皮房间隔缺损（继发孔型）封堵术。

（四）标准住院日为≤5 天

（五）进入路径标准

1. 第一诊断必须符合房间隔缺损（继发孔型）疾病编码。

2. 有介入治疗适应证，无禁忌证。

3. 年龄大于 3 岁或体重大于 15kg，不合并中度以上肺动脉高压的患者。

4. 当患者同时具有其他疾病诊断，但在住院期间不需要特殊处理也不影响第一诊断的临床路径流程实施时，可以进入路径。

（六）术前准备（术前评估）≤2 天

1. 必需的检查项目

（1）血常规、尿常规；

（2）肝肾功能，电解质，血型、凝血功能，感染性疾病筛查（乙肝、丙肝、梅毒、艾滋病等）；

（3）心电图、胸部 X 线平片、超声心动图。

2. 根据情况可选择的检查项目 如心肌酶、大便常规、冠状动脉造影检查、肺功能检查等。

（七）预防性抗菌药物选择与使用时机

1. 抗菌药物 按照《抗菌药物临床应用指导原则》（卫医发〔2004〕285 号）选择用药。可以考虑使用第一、二代头孢菌素。

2. 预防性用抗菌药物，时间为术前 0.5 小时，手术超过 3 小时加用 1 次抗菌药物；总预防性用药时间一般不超过 24 小时，个别情况可延长至 48 小时。

（八）手术日一般在入院 3 天内

1. 麻醉方式 局部麻醉（成人和能配合的儿童）或全身麻醉（不能配合的儿童）。

2. 手术植入物　房间隔缺损封堵器。

3. 术中用药　麻醉常规用药。

4. 术中所有其他辅助器械　动脉鞘，右心导管，输送鞘管，导丝等。

5. 术中影像学监测　透视和超声心动图（包括经食管超声心动图）。

（九）术后住院恢复≤2 天

1. 术后 24 小时持续监测，并使用低分子肝素抗凝治疗。

2. 术后第 2 日起口服阿司匹林（3～5mg/kg），持续治疗 6 个月。

3. 必须复查的检查项目　血常规、血电解质、肝肾功能、心电图、胸部 X 线平片、超声心动图。

4. 抗菌药物的使用　按照《抗菌药物临床应用指导原则》（卫医发〔2004〕285 号）执行。

（十）出院标准

1. 患者一般情况良好，体温正常，完成复查项目。

2. 穿刺部位无出血、感染。

3. 没有需要住院处理的并发症。

（十一）变异及原因分析

1. 围术期并发症等造成住院日延长和费用增加。

2. 由于病情不同，使用不同的封堵器和耗材，导致住院费用存在差异。

3. 医师认可的变异原因分析。

4. 其他患者方面的原因等。

二、房间隔缺损临床路径表单

适用对象：第一诊断为房间隔缺损继发孔型；行经皮房间隔缺损封堵术

患者姓名：_____ 性别：_____ 年龄：_____ 门诊号：_____ 住院号：_____

住院日期：_____年___月___日 出院日期：_____年___月___日 标准住院日：≤5 天

时间	住院第1~2天	住院第2~3天 （手术日）	住院第3~5天
主要诊疗工作	□ 病史询问，体格检查 □ 完成入院病历书写 □ 完善相关检查，汇总检查结果 □ 上级医师查房 □ 完成术前准备与术前评估 □ 向患者及家属交代病情及围术期注意事项 □ 签署手术知情同意书、自费用品协议书、麻醉同意书等	□ 建立静脉通路 □ 术中超声心动图检测 □ 局麻或全麻下穿刺右股静脉 □ 行右心导管检查 □ 经皮房间隔缺损封堵术 □ 术者完成手术记录 □ 完成术后病程记录 □ 向患者家属交代手术情况及术后注意事项	□ 医师查房 □ 拆除穿刺点弹力绷带，检查穿刺伤口 □ 安排相关复查并分析检查结果 □ 向患者交代出院后的后续治疗及相关注意事项，如阿司匹林治疗等 □ 安排出院
重点医嘱	**长期医嘱：** □ 按先心病护理常规 □ 二级护理 □ 饮食 □ 患者既往基础用药 **临时医嘱：** □ 血、尿常规 □ 血型，凝血功能，血电解质，肝肾功能，感染性疾病筛查 □ 心电图、胸部 X 线平片、超声心动图 □ 拟于明日在全 / 局麻下行经皮房间隔缺损封堵术 □ 备皮 □ 留置针穿刺，建立静脉通路 □ 需全身麻醉者术前禁食水 □ 术前镇静药（酌情） □ 其他特殊医嘱	**长期医嘱：** □ 一级护理 □ 饮食 □ 持续血压、心电监测 □ 全身麻醉者同时行经皮血氧饱和度 **临时医嘱：** □ 穿刺点弹力绷带包扎 □ 预防用抗菌药物 □ 低分子肝素抗凝治疗 □ 其他特殊医嘱	**长期医嘱：** □ 二级护理 □ 饮食 □ 阿司匹林治疗（3～5mg/kg 体重） **临时医嘱：** □ 穿刺部位换药 □ 复查血、尿常规、电解质 □ 复查心电图、胸部 X 线平片、超声心动图 □ 通知出院 □ 其他特殊医嘱 □ 不适随诊
主要护理工作	□ 入院宣教（环境、设施、人员等） □ 备皮等	□ 观察患者病情变化 □ 观察穿刺点及下肢血运情况 □ 术后康复指导	□ 帮助患者办理出院手续 □ 康复宣教
病情变异记录	□无　□有，原因： 1. 2.	□无　□有，原因： 1. 2.	□无　□有，原因： 1. 2.
护士签名			
医师签名			

6 房间隔缺损临床路径

一、房间隔缺损临床路径标准住院流程

（一）适用对象

第一诊断为房间隔缺损（继发孔型）。

行房间隔缺损直视修补术。

（二）诊断依据

根据《临床诊疗指南 心血管外科学分册》（中华医学会编著，人民卫生出版社）。

1. 病史 可有心脏杂音，活动后心悸、气促等。

2. 体征 可以出现胸骨左缘 2～3 肋间收缩期柔和杂音，第二心音固定分裂等。

3. 辅助检查 心电图、胸部 X 线平片、超声心动图等。

（三）选择治疗方案的依据

根据《临床技术操作规范 心血管外科学分册》（中华医学会编著，人民军医出版社）。

房间隔缺损（继发孔型）直视修补术。

（四）标准住院日为 11～15 天

（五）进入路径标准

1. 第一诊断必须符合房间隔缺损（继发孔型）疾病编码。

2. 有适应证，无禁忌证。

3. 年龄大于 3 岁或体重大于 15kg，不合并中度以上肺动脉高压的患者。

4. 当患者同时具有其他疾病诊断，但在住院期间不需要特殊处理也不影响第一诊断的临床路径流程实施时，可以进入路径。

（六）术前准备（术前评估）2～3 天

1. 所必需的检查项目

（1）实验室检查：血常规＋血型，尿常规，血生化（肝肾功能＋血电解质），凝血功能，感染性疾病筛查（乙肝、丙肝、梅毒、艾滋病等）；

（2）胸片、心电图、超声心动图。

2. 根据患者具体情况可选择的检查项目 如心肌酶、冠状动脉造影检查、肺功能检查等。

（七）预防性抗菌药物选择与使用时机

抗菌药物使用：按照《抗菌药物临床应用指导原则》（卫医发〔2004〕285 号）执行，并根据患者的病情决定抗菌药物的选择与使用时间。

（八）手术日为入院第 3～4 天

1. 麻醉方式 全身麻醉。

2. 体外循环辅助。

3．手术植入物　缺损补片材料、胸骨固定钢丝等。

4．术中用药　麻醉和体外循环常规用药。

5．输血及血液制品　视术中情况而定。

（九）术后住院恢复 8～11 天

1．术后转监护病房，持续监测治疗。

2．病情平稳后转回普通病房。

3．必需复查的检查项目　血常规、血电解质、肝肾功能，胸片、心电图、超声心动图。

4．抗菌药物使用　按照《抗菌药物临床应用指导原则》（卫医发〔2004〕285 号）执行，并根据患者的病情决定抗菌药物的选择与使用时间。

（十）出院标准

1．病人一般情况良好，体温正常，完成复查项目。

2．切口愈合好　引流管拔除，伤口无感染。

3．没有需要住院处理的并发症。

（十一）变异及原因分析

1．围术期并发症等造成住院日延长和费用增加。

2．手术耗材的选择　由于病情不同，使用不同的内植物和耗材，导致住院费用存在差异。

3．医师认可的变异原因分析。

4．其他患者方面的原因等。

二、房间隔缺损临床路径表单

适用对象:第一诊断为房间隔缺损继发孔型

行房间隔缺损直视修补术

患者姓名:_____ 性别:_____ 年龄:_____ 门诊号:_____ 住院号:_____

住院日期:_____年___月___日 出院日期:_____年___月___日 标准住院日:11~15 天

时间	住院第 1~2 天	住院第 2~3 天	住院第 3~4 天(手术日)
主要诊疗工作	□ 病史询问,体格检查 □ 完成入院病历书写 □ 安排相关检查 □ 上级医师查房	□ 汇总检查结果 □ 完成术前准备与术前评估 □ 术前讨论,确定手术方案 □ 完成术前小结、上级医师查房记录等病历书写 □ 向患者及家属交代病情及围术期注意事项 □ 签署手术知情同意书、自费用品协议书、输血同意书	□ 气管插管,建立深静脉通路 □ 手术 □ 术后转入监护病房 □ 术者完成手术记录 □ 完成术后病程记录 □ 向患者家属交代手术情况及术后注意事项
重点医嘱	长期医嘱: □ 按先心病护理常规 □ 二级护理 □ 饮食 □ 患者既往基础用药 临时医嘱: □ 血尿便常规,血型,凝血功能,血电解质,肝肾功能,感染性疾病筛查 □ 胸片、心电图、超声心动图	长期医嘱: □ 强心、利尿、补钾治疗 临时医嘱: □ 拟于明日在全麻体外循环下行房间隔缺损修补术 □ 备皮 □ 备血 □ 血型 □ 术前晚灌肠 □ 术前禁食水 □ 术前镇静药(酌情) □ 其他特殊医嘱	长期医嘱: □ 按心脏体外循环直视术后护理 □ 禁食 □ 持续血压、心电及经皮血氧饱和度监测 □ 呼吸机辅助呼吸 □ 预防用抗生素 临时医嘱: □ 床旁胸片 □ 其他特殊医嘱
主要护理工作	□ 入院宣教(环境、设施、人员等) □ 入院护理评估(营养状况、性格变化等)	□ 术前准备(备皮等) □ 术前宣教(提醒患者按时禁水等)	□ 观察患者病情变化 □ 定期记录重要监测指标
病情变异记录	□无 □有,原因: 1. 2.	□无 □有,原因: 1. 2.	□无 □有,原因: 1. 2.
护士签名			
医师签名			

时间	住院第 4~5 天 （术后第 1 天）	住院第 5~10 天 （术后第 2~6 天）	住院第 11~15 天 （术后第 7~11 天）
主要 诊疗 工作	□ 医师查房 □ 观察切口有无血肿，渗血 □ 拔除胸管（根据引流量） □ 拔除尿管	□ 医师查房 □ 安排相关复查并分析检查结果 □ 观察切口情况	□ 检查切口愈合情况并拆线 □ 确定患者可以出院 □ 向患者交代出院注意事项复查 　日期 □ 通知出院处 □ 开出院诊断书 □ 完成出院记录
重点 医嘱	长期医嘱： □ 一级护理 □ 半流饮食 □ 氧气吸入 □ 心电、无创血压及经皮血氧饱 　和度监测 □ 预防用抗生素 □ 强心、利尿、补钾治疗 临时医嘱： □ 心电图 □ 大换药 □ 复查血常规及相关指标 □ 其他特殊医嘱	长期医嘱： □ 饮食 □ 改二级护理（视病情恢复定） □ 停监测（视病情恢复定） □ 停抗生素（视病情恢复定） 临时医嘱： □ 拔除深静脉置管并行留置针穿 　刺（视病情恢复定） □ 复查胸片、心电图、超声心动图 　以及血常规，血生化全套 □ 大换药	临时医嘱： □ 通知出院 □ 出院带药 □ 拆线换药
主要 护理 工作	□ 观察患者情况 □ 记录生命体征 □ 记录 24 小时出入量 □ 术后康复指导	□ 病人一般状况及切口情况 □ 鼓励患者下床活动，利于恢复 □ 术后康复指导	□ 帮助病人办理出院手续 □ 康复宣教
病情 变异 记录	□无　□有，原因： 1. 2.	□无　□有，原因： 1. 2.	□无　□有，原因： 1. 2.
护士 签名			
医师 签名			

7 室间隔缺损临床路径

（2009年版）

一、室间隔缺损临床路径标准住院流程

（一）适用对象

第一诊断为室间隔缺损。

行室间隔缺损直视修补术。

（二）诊断依据

根据《临床诊疗指南 心血管外科学分册》（中华医学会编著，人民卫生出版社）。

1. 病史　可有反复呼吸道感染，生长发育迟缓，发现心脏杂音等。

2. 体征　可有胸骨左缘3～4肋间全收缩期粗糙杂音等。

3. 辅助检查　心电图，胸部X线平片，超声心动图等。

（三）选择治疗方案的依据

根据《临床技术操作规范 心血管外科学分册》（中华医学会编著，人民军医出版社）。

室间隔缺损直视修补术。

（四）标准住院日为11～15天

（五）进入路径标准

1. 第一诊断必须符合室间隔缺损疾病编码。

2. 有适应证，无禁忌证。

3. 年龄大于3岁或体重大于15kg，不合并重度肺动脉高压的患者。

4. 当患者同时具有其他疾病诊断，但在住院期间不需要特殊处理也不影响第一诊断的临床路径流程实施时，可以进入路径。

（六）术前准备（术前评估）2～3天

1. 所必需的检查项目

（1）实验室检查：血常规＋血型，尿常规，血生化（肝肾功能＋血电解质），凝血功能，感染性疾病筛查（乙肝、丙肝、梅毒、艾滋病等）；

（2）胸片、心电图、超声心动图。

2. 根据患者具体情况可选择的检查项目　如心肌酶、冠状动脉造影检查、肺功能检查等。

（七）预防性抗菌药物选择与使用时机

抗菌药物使用：按照《抗菌药物临床应用指导原则》（卫医发〔2004〕285号）执行，并根据患者的病情决定抗菌药物的选择与使用时间。

（八）手术日为入院第3～4天

1. 麻醉方式　全身麻醉。

2. 体外循环辅助。

3. 手术植入物　缺损补片材料、胸骨固定钢丝等。

4. 术中用药　麻醉和体外循环常规用药。

5. 输血及血液制品　视术中情况而定。

（九）术后住院恢复8～11天

1. 术后转监护病房，持续监测治疗。

2. 病情平稳后转回普通病房。

3. 必须复查的检查项目　血常规、血电解质、肝肾功能，胸片、心电图、超声心动图。

4. 抗菌药物的使用按照《抗菌药物临床应用指导原则》（卫医发〔2004〕285号）执行，并根据患者的病情决定抗菌药物的选择与使用时间。

（十）出院标准

1. 病人一般情况良好，体温正常，完成复查项目。

2. 切口愈合好引流管拔除，伤口无感染。

3. 没有需要住院处理的并发症。

（十一）变异及原因分析

1. 围术期并发症等造成住院日延长和费用增加。

2. 手术耗材的选择　由于病情不同，使用不同的内植物和耗材，导致住院费用存在差异。

3. 医师认可的变异原因分析。

4. 其他患者方面的原因等。

二、室间隔缺损临床路径表单

适用对象：第一诊断为室间隔缺损；行室间隔缺损直视修补术

患者姓名：_____ 性别：_____ 年龄：_____ 门诊号：_____ 住院号：_____

住院日期：_____年____月____日 出院日期：_____年____月____日 标准住院日：11~15 天

时间	住院第 1 天	住院第 2 天	住院第 2~3 天 （手术日）
主要诊疗工作	□ 病史询问，体格检查 □ 完成入院病历书写 □ 安排相关检查 □ 上级医师查房	□ 汇总检查结果 □ 完成术前准备与术前评估 □ 术前讨论，确定手术方案 □ 完成术前小结、上级医师查房记录等病历书写 □ 向患者及家属交代病情及围术期注意事项 □ 签署手术知情同意书、自费用品协议书、输血同意书	□ 气管插管，建立深静脉通路 □ 手术 □ 术后转入重症监护病房 □ 术者完成手术记录 □ 完成术后病程记录 □ 向患者家属交代手术情况及术后注意事项
重点医嘱	**长期医嘱：** □ 按先心病护理常规 □ 二级护理 □ 饮食 □ 患者既往基础用药 **临时医嘱：** □ 血尿便常规，血型，凝血功能，血生化全套，感染性疾病筛查 □ 胸片、心电图、超声心动图 □ 肺功能（视患者情况而定） □ 必要时行冠状动脉造影检查	**长期医嘱：** □ 强心、利尿、补钾治疗 **临时医嘱：** □ 拟于明日在全麻体外循环下行室间隔缺损修补术 □ 备皮 □ 备血 □ 血型 □ 术前晚灌肠 □ 术前禁食水 □ 术前镇静药（酌情） □ 其他特殊医嘱	**长期医嘱：** □ 按心脏体外循环直视术后护理 □ 禁食 □ 持续血压、心电及经皮血氧饱和度监测 □ 呼吸机辅助呼吸 □ 预防用抗生素 **临时医嘱：** □ 床旁心电图、胸片 □ 其他特殊医嘱
主要护理工作	□ 入院宣教（环境、设施、人员等） □ 入院护理评估（营养状况、性格变化等）	□ 术前准备（备皮等） □ 术前宣教（提醒患者按时禁水等）	□ 随时观察患者病情变化 □ 记录生命体征 □ 记录 24 小时出入量 □ 定期记录重要监测指标
病情变异记录	□无 □有，原因： 1. 2.	□无 □有，原因： 1. 2.	□无 □有，原因： 1. 2.
护士签名			
医师签名			

时间	住院第 3~4 天 （术后第 1 天）	住院第 4~10 天 （术后第 2~6 天）	住院第 11~15 天 （术后第 7~11 天）
主要 诊疗 工作	□ 医师查房 □ 清醒后拔除气管插管 □ 转回普通病房 □ 观察切口有无血肿，渗血 □ 拔除胸管（根据引流量） □ 拔除尿管	□ 医师查房 □ 安排相关复查并分析检查结果 □ 观察切口情况	□ 检查切口愈合情况并拆线 □ 确定患者可以出院 □ 向患者交代出院注意事项复查 　 日期 □ 通知出院处 □ 开出院诊断书 □ 完成出院记录
重点 医嘱	长期医嘱： □ 一级护理 □ 半流饮食 □ 氧气吸入 □ 心电、无创血压及经皮血氧饱 　 和度监测 □ 预防用抗生素 □ 强心、利尿、补钾治疗 临时医嘱： □ 心电图 □ 大换药 □ 复查血常规及相关指标 □ 其他特殊医嘱	长期医嘱： □ 饮食 □ 改二级护理（视病情恢复定） □ 停监测（视病情恢复定） □ 停抗生素（视病情恢复定） 临时医嘱： □ 拔除深静脉置管并行留置针穿 　 刺（视病情恢复定） □ 复查胸片、心电图、超声心动图 　 以及血常规，血生化全套 □ 大换药	临时医嘱： □ 通知出院 □ 出院带药 □ 拆线换药
主要 护理 工作	□ 随时观察患者情况 □ 记录生命体征 □ 记录 24 小时出入量 □ 术后康复指导	□ 病人一般状况及切口情况 □ 鼓励患者下床活动，利于恢复 □ 术后康复指导	□ 帮助病人办理出院手续 □ 康复宣教
病情 变异 记录	□无　□有，原因： 1. 2.	□无　□有，原因： 1. 2.	□无　□有，原因： 1. 2.
护士 签名			
医师 签名			

8 ▶ 法洛四联症临床路径

一、法洛四联症临床路径标准住院流程

（一）适用对象

第一诊断为法洛四联症。

行法洛四联症根治术。

（二）诊断依据

根据《临床诊疗指南 心血管外科学分册》（中华医学会编著，人民卫生出版社，2009 年）。

1. 病史 可有不同程度发绀、呼吸困难、行动受限、喜蹲踞、晕厥等。

2. 体征 可有唇、甲发绀、杵状指（趾），肺动脉听诊区第二心音减弱甚至消失，可闻及胸骨左缘收缩期喷射性杂音等。

3. 辅助检查 血常规、心电图、胸部 X 线片、超声心动图、心导管和心血管造影等。

（三）选择治疗方案的依据

根据《临床技术操作规范 心血管外科学分册》（中华医学会编著，人民军医出版社，2009 年）。

行法洛四联症根治术。

（四）标准住院日≤21 天

（五）进入路径标准

1. 第一诊断必须符合法洛四联症疾病编码。

2. 有适应证，无禁忌证。

3. 无肺动脉闭锁及严重的左、右肺动脉发育不良；无重要冠状动脉分支横跨，影响右心室流出道补片扩大；无异常粗大的体肺侧支。

4. 年龄大于 6 个月或体重大于 6kg。

5. 当患者同时具有其他疾病诊断，但在住院期间不需要特殊处理也不影响第一诊断的临床路径实施时，可以进入路径。

（六）术前准备（术前评估）≤7 天

1. 必需的检查项目

（1）血常规、尿常规；

（2）肝功能测定、肾功能测定、血电解质、血型、凝血功能、感染性疾病（乙肝、丙肝、梅毒、艾滋病等）筛查；

（3）心电图、胸部 X 线片、超声心动图。

2. 根据患者病情可选择的检查项目 如便常规、心肌酶、心功能测定（如 B 型脑钠肽（BNP）测定、B 型钠尿肽前体（PRO-BNP）测定等）、24 小时动态心电图、肺功能检查、血气分析、心脏 CT、心脏 MR、心导管及造影检查等。

（七）预防性抗菌药物选择与使用时机

抗菌药物：按照《抗菌药物临床应用指导原则》（卫医发〔2004〕285 号）执行，并根据患者的病情决定抗菌药物的选择与使用时间。建议使用第一、第二代头孢菌素。如可疑感染，需做相应的微生物学检查，必要时做药敏试验。

（八）手术日

手术日一般在入院 7 天内。

1. 麻醉方式　全身麻醉。

2. 体外循环辅助。

3. 手术植入物　补片材料、带瓣补片材料、胸骨固定钢丝等。

4. 术中用药　麻醉和体外循环常规用药。

5. 输血及血液制品　视术中情况而定。输血前需行血型鉴定、抗体筛选和交叉合血。

（九）术后住院恢复时间

术后住院恢复≤14 天。

1. 术后早期持续监测治疗，观察生命体征。

2. 必须复查的检查项目　血常规、电解质、肝功能、肾功能，心电图、胸部 X 线片、超声心动图。

3. 抗菌药物　按照《抗菌药物临床应用指导原则（2015 年版）》（国卫办医发〔2015〕43 号）执行，并根据患者的病情决定抗菌药物的选择与使用时间。如可疑感染，需做相应的微生物学检查，必要时做药敏试验。

4. 根据病情需要进行支持治疗及可能出现的重要脏器并发症的防治。

（十）出院标准

1. 患者一般情况良好，完成复查项目。

2. 引流管拔除，切口愈合无感染。

3. 没有需要住院处理的并发症。

（十一）变异及原因分析

1. 围术期并发症等造成住院日延长或费用增加。

2. 手术耗材的选择　由于病情不同，使用不同的内植物和耗材，导致住院费用存在差异。

3. 医师认可的变异原因分析。

4. 其他患者方面的原因等。

二、法洛四联症临床路径表单

适用对象：第一诊断为法洛四联症；行法洛四联症根治术

患者姓名：_____ 性别：_____ 年龄：_____ 门诊号：_____ 住院号：_____

住院日期：_____年___月___日 出院日期：_____年___月___日 标准住院日：≤21 天

时间	住院第1~2天	住院第2~6天	住院第3~7天（手术日）
主要诊疗工作	□ 询问病史 □ 体格检查 □ 完成入院病历书写 □ 安排相关检查 □ 上级医师查房	□ 汇总检查结果 □ 完成术前准备与术前评估 □ 术前讨论，确定手术方案 □ 完成术前小结、上级医师查房记录等病历书写 □ 向患者及家属交代病情及围术期注意事项 □ 签署手术知情同意书、自费用品协议书、输血同意书	□ 气管插管，建立深静脉通路 □ 手术、术后转入监护病房 □ 术者完成手术记录 □ 完成术后病程记录 □ 向患者家属交代手术情况及术后注意事项 □ 上级医师查房 □ 麻醉医师查房 □ 观察生命体征及有无术后并发症并作相应处理
重点医嘱	**长期医嘱：** □ 先心病护理常规 □ 二级护理 □ 普通饮食 □ 吸氧1小时，每天3次 **临时医嘱：** □ 血常规、尿常规 □ 肝功能、肾功能、血电解质、血型、凝血功能、感染性疾病筛查 □ 心电图、胸部X线片、超声心动图 □ 经皮血氧饱和度检测 □ 测四肢血压	**临时医嘱：** □ 拟于明日在全麻体外循环下行法洛四联症根治术 □ 备皮 □ 备血 □ 血型 □ 术前晚灌肠（酌情） □ 术前禁食、禁水 □ 5%葡萄糖溶液静脉滴注（酌情） □ 术前镇静药（酌情） □ 其他特殊医嘱	**长期医嘱：** □ 心脏体外循环直视术后护理 □ 禁食 □ 持续血压、心电及血氧饱和度监测 □ 呼吸机辅助呼吸 □ 预防用抗菌药物 □ 留置引流管并计引流量 □ 保留尿管并记录尿量 **临时医嘱：** □ 血常规、血气分析 □ 床旁胸部X线片 □ 补液，给予血管活性药 □ 输血及（或）补晶体、胶体液（必要时） □ 其他特殊医嘱
主要护理工作	□ 入院宣教（环境、设施、人员等） □ 入院护理评估（营养状况、性格变化等）	□ 术前准备（备皮等） □ 术前宣教（提醒患者按时禁水等）	□ 观察患者病情变化 □ 定期记录重要监测指标
病情变异记录	□无 □有，原因： 1. 2.	□无 □有，原因： 1. 2.	□无 □有，原因： 1. 2.
护士签名			
医师签名			

时间	住院第3~8天 （术后第1天）	住院第4~20天 （术后第2天至出院前）	住院第9~21天 （术后第7~14天）
主要 诊疗 工作	□ 上级医师查房 □ 住院医师完成病程记录 □ 观察体温、生命体征情况、有无 　并发症等并作出相应处理 □ 观察切口有无血肿，渗血 □ 拔除胸腔引流管（根据引流量） □ 拔除尿管（酌情）	□ 医师查房 □ 安排相关复查并分析检查结果 □ 观察切口情况	□ 检查切口愈合情况 □ 确定患者可以出院 □ 向患者交代出院注意事项复查 　日期 □ 通知出院处 □ 开出院诊断书 □ 完成出院记录
重点 医嘱	**长期医嘱：** □ 特级或一级护理 □ 半流饮食 □ 氧气吸入 □ 心电、血压及血氧饱和度监测 □ 预防用抗菌药物 □ 强心、利尿、补钾治疗 **临时医嘱：** □ 心电图 □ 输血及（或）补晶体、胶体液（必 　要时） □ 止痛等对症处理 □ 血管活性药 □ 换药 □ 复查血常规及相关指标 □ 其他特殊医嘱	**长期医嘱：** □ 二级护理（酌情） □ 普通饮食 □ 停监测（酌情） □ 停抗菌药物（酌情） **临时医嘱：** □ 拔除深静脉置管并行留置针穿 　刺（酌情） □ 复查心电图、胸部X线片、超声 　心动图以及血常规、血电解质 □ 换药 □ 其他特殊医嘱	**临时医嘱：** □ 通知出院 □ 出院带药 □ 切口换药
主要 护理 工作	□ 观察患者情况 □ 记录生命体征 □ 记录24小时出入量 □ 术后康复指导	□ 患者一般状况及切口情况 □ 鼓励患者下床活动，促进恢复 □ 术后康复指导	□ 帮助患者办理出院手续 □ 康复宣教
病情 变异 记录	□无　□有，原因： 1. 2.	□无　□有，原因： 1. 2.	□无　□有，原因： 1. 2.
护士 签名			
医师 签名			

法洛四联症临床路径

9

（2010 年版）

一、法洛四联症临床路径标准住院流程

（一）适用对象

第一诊断为法洛四联症。

行法洛四联症根治术。

（二）诊断依据

根据《临床诊疗指南 心血管外科学分册》（中华医学会编著，人民卫生出版社）。

1. 病史 可有不同程度青紫、呼吸困难、行动受限、喜蹲踞、晕厥等。

2. 体征 可有唇甲发绀、杵状指（趾），肺动脉听诊区第二心音减弱甚至消失，可闻及胸骨左缘收缩期喷射性杂音等。

3. 辅助检查 血常规、心电图、胸部 X 线平片、超声心动图、心导管和心血管造影等。

（三）选择治疗方案的依据

根据《临床技术操作规范 心血管外科学分册》（中华医学会编著，人民军医出版社）。

行法洛四联症根治术。

（四）标准住院日≤21 天

（五）进入路径标准

1. 第一诊断必须符合法洛四联症疾病编码。

2. 有适应证，无禁忌证。

3. 无肺动脉闭锁及严重的左、右肺动脉发育不良；无重要冠状动脉分支横跨，影响右心室流出道补片扩大；无异常粗大的体肺侧支。

4. 年龄大于 3 岁或体重大于 15kg。

5. 当患者同时具有其他疾病诊断，但在住院期间不需要特殊处理也不影响第一诊断的临床路径实施时，可以进入路径。

（六）术前准备（术前评估）≤6 天

1. 必需的检查项目

（1）血常规、尿常规；

（2）肝功能测定、肾功能测定、血电解质、血型、凝血功能、感染性疾病筛查（乙肝、丙肝、梅毒、艾滋病等）；

（3）心电图、胸部 X 线平片、超声心动图。

2. 根据患者病情可选择的检查项目 如便常规、心肌酶、心功能测定 [如 B 型钠尿肽（BNP）测定、B 型钠尿肽前体（PRO-BNP）测定等]、24 小时动态心电图、肺功能检查、血气分析、心脏 CT、心脏 MR、心导管及造影检查等。

（七）预防性抗菌药物选择与使用时机

抗菌药物：按照《抗菌药物临床应用指导原则》（卫医发〔2004〕285 号）执行，并根据患者的病情决定抗菌药物的选择与使用时间。建议使用第一、第二代头孢菌素。如可疑感染，需做相应的微生物学检查，必要时做药敏试验。

（八）手术日一般在入院 7 天内

1. 麻醉方式　全身麻醉。

2. 体外循环辅助。

3. 手术植入物　补片材料、带瓣补片材料、胸骨固定钢丝等。

4. 术中用药　麻醉和体外循环常规用药。

5. 输血及血液制品　视术中情况而定。输血前需行血型鉴定、抗体筛选和交叉合血。

（九）术后住院恢复≤14 天

1. 术后早期持续监测治疗，观察生命体征。

2. 必需复查的检查项目　血常规、血电解质、肝肾功能，心电图、胸部 X 线平片、超声心动图。

3. 抗菌药物　按照《抗菌药物临床应用指导原则》（卫医发〔2004〕285 号）执行，并根据患者的病情决定抗菌药物的选择与使用时间。如可疑感染，需做相应的微生物学检查，必要时做药敏试验。

4. 根据病情需要进行支持治疗及可能出现的重要脏器并发症的防治。

（十）出院标准

1. 患者一般情况良好，完成复查项目。

2. 引流管拔除，切口愈合无感染。

3. 没有需要住院处理的并发症。

（十一）变异及原因分析

1. 围术期并发症等造成住院日延长或费用增加。

2. 手术耗材的选择　由于病情不同，使用不同的内植物和耗材，导致住院费用存在差异。

3. 医师认可的变异原因分析。

4. 其他患者方面的原因等。

二、法洛四联症临床路径表单

适用对象：第一诊断为法洛四联症

行法洛四联症根治术。

患者姓名：_____ 性别：____ 年龄：____ 门诊号：_____ 住院号：_____

住院日期：____年___月___日 出院日期：____年___月___日 标准住院日：≤21天

时间	住院第1~2天	住院第1~6天	住院第2~7天（手术日）
主要诊疗工作	□ 询问病史 □ 体格检查 □ 完成入院病历书写 □ 安排相关检查 □ 上级医师查房	□ 汇总检查结果 □ 完成术前准备与术前评估 □ 术前讨论，确定手术方案 □ 完成术前小结、上级医师查房记录等病历书写 □ 向患者及家属交代病情及围术期注意事项 □ 签署手术知情同意书、自费用品协议书、输血同意书	□ 气管插管，建立深静脉通路 □ 手术 □ 术后转入监护病房 □ 术者完成手术记录 □ 完成术后病程记录 □ 向患者家属交代手术情况及术后注意事项 □ 上级医师查房 □ 麻醉医师查房 □ 观察生命体征及有无术后并发症并作相应处理
重点医嘱	**长期医嘱：** □ 先心病护理常规 □ 二级护理 □ 饮食 □ 吸氧1小时　Tid **临时医嘱：** □ 血常规、尿常规 □ 肝肾功能、血电解质、血型、凝血功能、感染性疾病筛查 □ 心电图、胸部X线平片、超声心动图 □ 经皮血氧饱和度检测 □ 测四肢血压	**临时医嘱：** □ 拟于明日在全麻体外循环下行法洛四联症根治术 □ 备皮 □ 备血 □ 血型 □ 术前晚灌肠（酌情） □ 术前禁食水 □ 5%葡萄糖水静脉滴注（酌情） □ 术前镇静药（酌情） □ 其他特殊医嘱	**长期医嘱：** □ 心脏体外循环直视术后护理 □ 禁食 □ 持续血压、心电及血氧饱和度监测 □ 呼吸机辅助呼吸 □ 预防用抗菌药物 □ 留置引流管并计引流量 □ 保留尿管并记录尿量 **临时医嘱：** □ 血常规、血气分析 □ 床旁胸部X线平片 □ 补液 □ 血管活性药 □ 输血及或补晶体、胶体液（必要时） □ 其他特殊医嘱
主要护理工作	□ 入院宣教（环境、设施、人员等） □ 入院护理评估（营养状况、性格变化等）	□ 术前准备（备皮等） □ 术前宣教（提醒患者按时禁水等）	□ 观察患者病情变化 □ 定期记录重要监测指标
病情变异记录	□无　□有，原因： 1. 2.	□无　□有，原因： 1. 2.	□无　□有，原因： 1. 2.
护士签名			
医师签名			

时间	住院第 3~8 天 （术后第 1 天）	住院第 4~20 天 （术后第 2 天至出院前）	住院第 9~21 天 （术后第 7~14 天）
主要 诊疗 工作	□ 上级医师查房 □ 住院医师完成病程记录 □ 观察体温、生命体征情况、有无并发症等并作出相应处理 □ 观察切口有无血肿，渗血 □ 拔除胸管（根据引流量） □ 拔除尿管（酌情）	□ 医师查房 □ 安排相关复查并分析检查结果 □ 观察切口情况	□ 检查切口愈合情况 □ 确定患者可以出院 □ 向患者交代出院注意事项复查日期 □ 通知出院处 □ 开出院诊断书 □ 完成出院记录
重点 医嘱	**长期医嘱：** □ 特级或一级护理 □ 半流饮食 □ 氧气吸入 □ 心电、血压及血氧饱和度监测 □ 预防用抗菌药物 □ 强心、利尿、补钾治疗 **临时医嘱：** □ 心电图 □ 输血及（或）补晶体、胶体液（必要时） □ 止痛等对症处理 □ 血管活性药 □ 换药 □ 复查血常规及相关指标 □ 其他特殊医嘱	**长期医嘱：** □ 二级护理（酌情） □ 饮食 □ 停监测（酌情） □ 停抗菌药物（酌情） **临时医嘱：** □ 拔除深静脉置管并行留置针穿刺（酌情） □ 复查心电图、胸部 X 线平片、超声心动图以及血常规、血电解质 □ 换药 □ 其他特殊医嘱	**临时医嘱：** □ 通知出院 □ 出院带药 □ 切口换药
主要 护理 工作	□ 观察患者情况 □ 记录生命体征 □ 记录 24 小时出入量 □ 术后康复指导	□ 患者一般状况及切口情况 □ 鼓励患者下床活动，促进恢复 □ 术后康复指导	□ 帮助患者办理出院手续 □ 康复宣教
病情 变异 记录	□无　□有，原因： 1. 2.	□无　□有，原因： 1. 2.	□无　□有，原因： 1. 2.
护士 签名			
医师 签名			

10 ▶ 二尖瓣病变临床路径

（2011 年版）

一、二尖瓣病变临床路径标准住院流程

（一）适用对象

第一诊断为心脏二尖瓣病变。

行二尖瓣生物瓣膜置换术。

（二）诊断依据

根据《临床诊疗指南 心脏外科学分册》（中华医学会编著，人民卫生出版社）。

1. 临床症状　可有呼吸困难、不能平卧、尿少、水肿、咯血等。

2. 体征　二尖瓣狭窄者可闻及心尖部舒张中晚期隆隆样杂音；二尖瓣关闭不全者可闻及心尖区收缩期高频吹风样杂音。

3. 辅助检查　心电图、胸部 X 线平片、超声心动图。

（三）选择治疗方案的依据

根据《临床技术操作规范 心血管外科学分册》（中华医学会编著，人民军医出版社）。

二尖瓣生物瓣膜置换术。

（四）标准住院日通常≤18 天

（五）进入路径标准

1. 第一诊断必须符合心脏二尖瓣病变疾病编码。

2. 有适应证，无禁忌证。

3. 心功能≤Ⅲ级或 EF≥45%。

4. 二尖瓣关闭不全患者左室舒张末径≤70mm。

5. 患者知情同意置换人工生物瓣。

6. 当患者同时具有其他疾病诊断，但在住院期间不需要特殊处理也不影响第一诊断的临床路径流程实施时，可以进入路径。

（六）术前准备（评估）≤5 个工作日

1. 必需的检查项目

（1）血常规、尿常规；

（2）肝功能、肾功能、电解质、血型、凝血功能、感染性疾病筛查（乙肝、丙肝、梅毒、艾滋病等）；

（3）心电图、胸部 X 线平片、超声心动图；

2. 根据患者具体情况可选择的检查项目　如心肌酶、风湿活动筛查、大便常规、24 小时动态心电图、冠状动脉影像学检查（CT 或造影）（有冠心病发病危险因素及年龄≥50 岁患者）、血气分析和肺功能检查（高龄或既往有肺部病史者）、外周血管超声检查等。

（七）预防性抗菌药物选择与使用时机

1. 抗菌药物　按照《抗菌药物临床应用指导原则》（卫医发〔2004〕285 号）选择用药。可以考虑使

用第一、二代头孢菌素。

2．预防性用抗菌药物，时间为术前 0.5 小时，手术超过 3 小时加用 1 次抗菌药物；总预防性用药时间一般不超过 24 小时，个别情况可延长至 48 小时。

（八）手术日为入院 5 个工作日以内

1．麻醉方式　全身麻醉。

2．体外循环辅助。

3．手术植入物　人工生物瓣、胸骨固定钢丝等。

4．术中用药　麻醉及体外循环常规用药。

5．输血及血液制品　视术中情况而定。

（九）术后住院恢复≤13 天

1．术后早期持续监测治疗，观察生命体征。

2．必须复查的检查项目　血常规、血电解质、肝肾功能、抗凝监测、心电图、胸部 X 线平片、超声心动图。

3．抗菌药物　按照《抗菌药物临床应用指导原则》（卫医发〔2004〕285 号）执行，并根据患者的病情决定抗菌药物的选择与使用时间。

4．抗凝　根据所测 INR 值调整抗凝药用量，抗凝治疗至少 3 个月。

5．根据病情需要进行强心、利尿等治疗。

（十）出院标准

1．体温正常，血常规、电解质无明显异常。

2．引流管拔除、切口愈合无感染。

3．没有需要住院处理的并发症和（或）其他合并症。

4．抗凝治疗基本稳定。

5．胸部 X 线平片、超声心动图证实人工生物瓣功能良好，无相关并发症。

（十一）变异及原因分析

1．围术期并发症　左室破裂、人工瓣功能障碍、心功能不全、出血、瓣周漏、与抗凝相关的血栓栓塞和出血、溶血、感染性心内膜炎、术后伤口感染、重要脏器功能不全等造成住院日延长和费用增加。

2．合并有其他系统疾病，可能出现合并疾病加重而需要治疗，从而延长治疗时间和增加住院费用。

3．人工生物瓣的选择　根据患者的病情，使用不同的生物瓣（国产和进口），导致住院费用存在差异。

4．合并心房纤颤等严重心律失常者，需要同期行消融手术者，不进入本路径。

5．非常规路径（胸骨正中切口）的各类微创术式，治疗费用存在差异。

6．其他因素　术前心功能及其他重要脏器功能不全需调整；特殊原因（如稀有血型短缺等）造成的住院时间延长，费用增加。

二、二尖瓣病变临床路径表单

适用对象：第一诊断为心脏二尖瓣病变；行二尖瓣生物瓣置换术

患者姓名：_____ 性别：_____ 年龄：_____ 门诊号：_____ 住院号：_____

住院日期：_____年___月___日 出院日期：_____年___月___日 标准住院日：≤18天

时间	住院第1~2天	住院第2~3天 （完成术前准备日）	住院第2~4天 （术前日）
主要诊疗工作	□ 询问病史及体格检查 □ 上级医师查房 □ 初步的诊断和治疗方案 □ 住院医师完成住院志、首次病程、上级医师查房等病历 □ 开检查、化验单	□ 上级医师查房 □ 继续完成术前化验检查 □ 完成必要的相关科室会诊 □ 调整心脏及重要脏器功能	□ 上级医师查房，术前评估和决定手术方案 □ 住院医师完成上级医师查房记录等 □ 向患者和（或）家属交代围术期注意事项并签署手术知情同意书、自费用品协议书、输血同意书、委托书（患者本人不能签字时） □ 麻醉医师查房并与患者及（或）家属交代麻醉注意事项并签署麻醉知情同意书 □ 完成各项术前准备
重点医嘱	长期医嘱： □ 心外科二级护理常规 □ 饮食 □ 术前调整心功能 □ 患者既往基础用药 临时医嘱： □ 血常规、尿常规 □ 血型，凝血功能，血电解质，肝肾功能，感染性疾病筛查，风湿活动筛查 □ 心电图、胸部X线平片、超声心动图 □ 根据患者情况选择肺功能、冠状动脉造影	长期医嘱： □ 患者基础用药 □ 既往用药 临时医嘱： □ 根据会诊科室要求开检查和化验单 □ 对症处理	长期医嘱：同前 临时医嘱： □ 术前医嘱： □ 准备明日在全麻体外循环下行二尖瓣生物瓣置换术 □ 术前禁食水 □ 术前用抗菌药物皮试 □ 术区备皮 □ 术前灌肠 □ 配血 □ 术中特殊用药 □ 其他特殊医嘱
主要护理工作	□ 介绍病房环境、设施设备 □ 入院护理评估 □ 防止皮肤压疮护理	□ 观察患者病情变化 □ 防止皮肤压疮护理 □ 心理和生活护理	□ 做好备皮等术前准备 □ 提醒患者术前禁食水 □ 术前心理护理
病情变异记录	□无 □有，原因： 1. 2.	□无 □有，原因： 1. 2.	□无 □有，原因： 1. 2.
护士签名			
医师签名			

时间	住院第 2~5 天 （手术日）	住院第 3~6 天 （术后第 1 天）	住院第 4~7 天 （术后第 2 天）
主要 诊疗 工作	□ 手术 □ 向家属交代病情、手术过程及术后注意事项 □ 术者完成手术记录 □ 完成术后病程 □ 上级医师查房 □ 麻醉医师查房 □ 观察生命体征及有无术后并发症并做相应处理	□ 上级医师查房 □ 住院医师完成常规病程记录 □ 根据病情变化及时完成病程记录 □ 观察伤口、引流量、体温、生命体征情况、有无并发症等并作出相应处理	□ 上级医师查房 □ 住院医师完成病程记录 □ 根据引流量拔除引流管，伤口换药 □ 观察生命体征情况、有无并发症等并作出相应处理 □ 抗菌药物：如体温正常，伤口情况良好，无明显红肿时可以停止抗菌药物治疗
重点 医嘱	**长期医嘱：** □ 特级护理常规 □ 饮食 □ 留置引流管并计引流量 □ 生命体征 / 血流动力学监测 □ 强心、利尿药 □ 抗菌药物 □ 呼吸机辅助呼吸 □ 保留尿管并记录尿量 □ 胃黏膜保护剂 □ 其他特殊医嘱 **临时医嘱：** □ 今日在全麻体外循环下行二尖瓣人工生物瓣置换术 □ 血管活性药 □ 血常规、肝肾功能、电解质、床旁胸部 X 线平片、血气分析、凝血功能检查 □ 输血及（或）补晶体、胶体液（必要时） □ 其他特殊医嘱	**长期医嘱：** □ 特级或一级护理，余同前 **临时医嘱：** □ 复查血常规 □ 输血及（或）补晶体、胶体液（必要时） □ 换药 □ 止痛等对症处理 □ 血管活性药 □ 强心、利尿药 □ 拔除气管插管后开始常规抗凝治疗、抗凝监测	**长期医嘱：**同前 **临时医嘱：** □ 复查血常规、肝肾功能、电解质（必要时） □ 输血及（或）补晶体、胶体液（必要时） □ 换药，拔引流管 □ 止痛等对症处理 □ 常规抗凝治疗、根据情况进行抗凝监测
主要 护理 工作	□ 观察患者病情变化并及时报告医生 □ 术后心理与生活护理 □ 防止皮肤压疮处理	□ 观察患者病情并做好引流量等相关记录 □ 术后心理与生活护理 □ 防止皮肤压疮处理	□ 观察患者病情变化 □ 术后心理与生活护理 □ 防止皮肤压疮处理
病情 变异 记录	□无　□有，原因： 1. 2.	□无　□有，原因： 1. 2.	□无　□有，原因： 1. 2.
护士 签名			
医师 签名			

时间	住院第 5~8 天 （术后第 3 天）	住院第 6~17 天 （术后第 4 天至出院前）	住院第 9~18 天 （术后第 7~13 天）
主要 诊疗 工作	□ 上级医师查房 □ 住院医师完成病程记录 □ 伤口换药（必要时） □ 常规抗凝治疗	□ 上级医师查房 □ 住院医师完成病程记录 □ 伤口换药或拆线（必要时） □ 调整各重要脏器功能 □ 指导抗凝治疗 □ 预防感染	□ 上级医师查房，评估患者是 　否达到出院标准，明确是否 　出院 □ 完成出院志、病案首页、出院 　诊断证明书等所有病历 □ 向患者交代出院后的后续治 　疗及相关注意事项，如抗凝 　治疗、心功能调整等
重点 医嘱	**长期医嘱**：同前 **临时医嘱**： □ 复查血尿常规、血电解质（必 　要时） □ 输血及（或）补晶体、胶体液 　（必要时） □ 换药（必要时） □ 止痛等对症处理 □ 常规抗凝治疗、根据情况进 　行抗凝监测	**长期医嘱**： □ 根据病情变化调整抗菌药物等长期 　医嘱 **临时医嘱**： □ 复查血尿常规、生化（必要时） □ 输血及（或）补晶体、胶体液（必要时） □ 换药（必要时） □ 对症处理 □ 抗凝治疗 □ 复查心电图、胸部 X 线平片、超声 　心动图	**出院医嘱**： □ 出院带药 □ 抗凝治疗 □ 定期复查 □ 不适随诊
主要 护理 工作	□ 观察患者病情变化 □ 术后心理与生活护理	□ 观察患者病情变化 □ 指导患者功能锻炼 □ 心理和生活护理	□ 指导患者办理出院手续 □ 出院宣教
病情 变异 记录	□无　□有，原因： 1. 2.	□无　□有，原因： 1. 2.	□无　□有，原因： 1. 2.
护士 签名			
医师 签名			

11 先天性二尖瓣关闭不全临床路径

（2017年版）

一、先天性二尖瓣关闭不全临床路径标准住院流程

（一）适用对象

第一诊断为先天性二尖瓣关闭不全。

行直视下二尖瓣修补术。

（二）诊断依据

根据《临床诊疗指南 心血管外科学分册》（中华医学会编著，人民卫生出版社）。

1. 病史 可有心脏杂音，活动后心悸、气促，运动耐力减低等。

2. 体征 可以出现心尖区收缩期高调吹风样杂音，向左腋下传导。

3. 辅助检查 心电图、胸部 X 线平片、超声心动图等。

（三）选择治疗方案的依据

根据《临床技术操作规范 心血管外科学分册》（中华医学会编著，人民军医出版社）。

直视下二尖瓣修补术。

（四）标准住院日为 11～15 天

（五）进入路径标准

1. 第一诊断必须符合先天性二尖瓣关闭不全。

2. 有适应证，无禁忌证。

3. 年龄大于 3 岁或体重大于 15kg，心室功能良好的患者。

4. 二尖瓣中、重度关闭不全患儿。

5. 当患者同时具有其他疾病诊断，但在住院期间不需要特殊处理也不影响第一诊断的临床路径流程实施时，可以进入路径。

（六）术前准备（术前评估）2～3 天

1. 所必须的检查项目：

（1）实验室检查：血常规＋血型，尿常规，血生化（肝肾功能＋血电解质），凝血功能，感染性疾病筛查（乙肝、丙肝、梅毒、艾滋病等）；

（2）胸片、心电图、超声心动图。

2. 根据患者具体情况可选择的检查项目 如磁共振、CT、心导管检查等。

（七）预防性抗菌药物选择与使用时机

抗菌药物使用：按照《抗菌药物临床应用指导原则》（卫医发〔2004〕285 号）执行，并根据患者的病情决定抗菌药物的选择与使用时间。

（八）手术日为入院第 3～4 天

1. 麻醉方式 全身麻醉。

2. 体外循环辅助。

3. 手术植入物　涤纶垫片、自体心包垫片、胸骨固定钢丝等。

4. 术中用药　麻醉和体外循环常规用药。

5. 输血及血液制品　视术中情况而定。

（九）术后住院恢复8～11天

1. 术后转监护病房，持续监测治疗。

2. 病情平稳后转回普通病房。

3. 必须复查的检查项目　血常规、血电解质、肝肾功能，胸片、心电图、超声心动图。

4. 抗菌药物使用：按照《抗菌药物临床应用指导原则》（卫医发〔2004〕285号）执行，并根据患者的病情决定抗菌药物的选择与使用时间。

（十）出院标准

1. 病人一般情况良好，体温正常，完成复查项目。

2. 切口愈合好　引流管拔除，伤口无感染。

3. 没有需要住院处理的并发症。

（十一）变异及原因分析

1. 围术期并发症等造成住院日延长和费用增加。

2. 手术耗材的选择　由于病情不同，使用不同的内植物和耗材，导致住院费用存在差异。

3. 医师认可的变异原因分析。

4. 其他患者方面的原因等。

二、先天性二尖瓣关闭不全临床路径表单

适用对象：第一诊断为先天性二尖瓣关闭不全；行直视下二尖瓣修补术

患者姓名：_____ 性别：_____ 年龄：_____ 门诊号：_____ 住院号：_____

住院日期：_____年___月___日 出院日期：_____年___月___日 标准住院日：11～15 天

时间	住院第 1～2 天	住院第 2～3 天	住院第 3～4 天（手术日）
主要诊疗工作	□ 病史询问，体格检查 □ 完成入院病历书写 □ 安排相关检查 □ 上级医师查房	□ 汇总检查结果 □ 完成术前准备与术前评估 □ 术前讨论，确定手术方案 □ 完成术前小结、上级医师查房记录等病历书写 □ 向患者及家属交代病情及围术期注意事项 □ 签署手术知情同意书、自费用品协议书、输血同意书	□ 气管插管，建立深静脉通路 □ 手术 □ 术后转入监护病房 □ 术者完成手术记录 □ 完成术后病程记录 □ 向患者家属交代手术情况及术后注意事项
重点医嘱	**长期医嘱：** □ 按先心病护理常规 □ 二级护理 □ 饮食 □ 患者既往基础用药 **临时医嘱：** □ 血尿便常规，血型，凝血功能，血电解质，肝肾功能，感染性疾病筛查 □ 胸片、心电图、超声心动图	**长期医嘱：** □ 强心、利尿、补钾治疗 **临时医嘱：** □ 拟于明日在全麻体外循环下行二尖瓣成形术 □ 备皮 □ 备血 □ 血型 □ 术前晚灌肠 □ 术前禁食水 □ 术前镇静药（酌情） □ 其他特殊医嘱	**长期医嘱：** □ 按心脏体外循环直视术后护理 □ 禁食 □ 持续血压、心电及经皮血氧饱和度监测 □ 呼吸机辅助呼吸 □ 预防用抗生素 **临时医嘱：** □ 床旁胸片 □ 其他特殊医嘱
主要护理工作	□ 入院宣教（环境、设施、人员等） □ 入院护理评估（营养状况、性格变化等）	□ 术前准备（备皮等） □ 术前宣教（提醒患者按时禁水等）	□ 观察患者病情变化 □ 定期记录重要监测指标
病情变异记录	□无 □有，原因： 1. 2.	□无 □有，原因： 1. 2.	□无 □有，原因： 1. 2.
护士签名			
医师签名			

时间	住院第4~5天 （术后第1天）	住院第5~10天 （术后第2~6天）	住院第11~15天 （术后第7~11天）
主要 诊疗 工作	□ 医师查房 □ 观察切口有无血肿，渗血 □ 拔除胸管（根据引流量） □ 拔除尿管	□ 医师查房 □ 安排相关复查并分析检查结果 □ 观察切口情况	□ 检查切口愈合情况并拆线 □ 确定患者可以出院 □ 向患者交代出院注意事项复查日期 □ 通知出院处 □ 开出院诊断书 □ 完成出院记录
重点 医嘱	**长期医嘱：** □ 一级护理 □ 半流饮食 □ 氧气吸入 □ 心电、无创血压及经皮血氧饱和度监测 □ 预防用抗生素 □ 强心、利尿、补钾治疗 **临时医嘱：** □ 心电图 □ 大换药 □ 复查血常规及相关指标 □ 其他特殊医嘱	**长期医嘱：** □ 饮食 □ 改二级护理（视病情恢复定） □ 停监测（视病情恢复定） □ 停抗生素（视病情恢复定） **临时医嘱：** □ 拔除深静脉置管并行留置针穿刺（视病情恢复定） □ 复查胸片、心电图、超声心动图以及血常规，血生化全套 □ 大换药	**临时医嘱：** □ 通知出院 □ 出院带药 □ 拆线换药
主要 护理 工作	□ 观察患者情况 □ 记录生命体征 □ 记录24小时出入量 □ 术后康复指导	□ 病人一般状况及切口情况 □ 鼓励患者下床活动，利于恢复 □ 术后康复指导	□ 帮助病人办理出院手续 □ 康复宣教
病情 变异 记录	□无　□有，原因： 1. 2.	□无　□有，原因： 1. 2.	□无　□有，原因： 1. 2.
护士 签名			
医师 签名			

二尖瓣关闭不全成形修复术临床路径

（2016 年版）

一、二尖瓣关闭不全成形修复术临床路径标准住院流程

（一）适用对象

第一诊断为二尖瓣关闭不全。

行二尖瓣直视下成形术和（或）二尖瓣人工瓣环成形术。

（二）诊断依据

根据《临床诊疗指南 心脏外科学分册》（中华医学会编著，人民卫生出版社）。

1. 临床症状 可有呼吸困难、乏力、心悸、尿少、水肿等症状。

2. 体征 二尖瓣关闭不全杂音者典型杂音可闻及心前区收缩期高调吹风样杂音。

3. 辅助检查 心电图、胸部 X 线检查，超声心动图，肝胆胰脾超声，肺功能，冠状动脉造影（年龄大于 50 岁），血栓弹力图（有凝血功能障碍者）。

（三）选择治疗方案的依据

根据《临床诊疗指南 心脏外科学分册》（中华医学会编著，人民卫生出版社），《临床技术操作规范 心血管外科学分册》（中华医学会编著，人民军医出版社）。

1. 二尖瓣重度关闭不全患者。

2. 心功能Ⅲ级（NYHA）及以上，中重度二尖瓣关闭不全患者。

3. 合并有血栓或心房纤颤等合并症的二尖瓣关闭不全患者。

4. 无其他严重内科疾病。

5. 患者选择行直视下二尖瓣修补术＋（或）二尖瓣瓣环成形术。

（四）标准住院日≤18 天

（五）进入路径标准

1. 第一诊断必须符合二尖瓣关闭不全疾病编码。

2. 有适应证，无禁忌证。

3. 心功能≤Ⅲ级或 EF≥50%。

4. 左室舒张末径≤70mm。

5. 患者选择二尖瓣成形修复治疗

6. 当患者同时具有其他疾病诊断，但在住院期间不需要特殊处理也不影响第一诊断的临床路径流程实施时，可以进入路径。

（六）术前准备（评估）不超过 7 天

1. 必须完成的检查项目

（1）血尿便常规、肝肾功能、电解质、凝血功能、术前感染疾病筛查、血型＋术前配血。

（2）胸片、心电图、超声心动图。

2. 根据患者病情可选择的检查项目

(1) 血气分析和肺功能(高龄或既往有肺部病史者)、冠状动脉造影(年龄≥50岁);

(2) 有其他专业疾病者及时请相关科室会诊。

(七) 预防性抗菌药物选择与使用时机

抗菌药物使用:根据《抗菌药物临床应用指导原则(2015年版)》(国卫办医发〔2015〕43号)执行。并根据患者的病情决定抗菌药物的选择与使用时间。

(八) 手术日为入院7天以内

1. 麻醉方式　全麻体外循环。

2. 手术植入物　二尖瓣成形环。

3. 术中用药　心脏外科、麻醉及体外循环常规用药。

4. 输血及血液制品　视术中病情需要决定。

(九) 术后住院恢复≤11天

1. 术后早期持续监测治疗,观察生命体征。

2. 必须复查的检查项目

(1) 血常规、电解质、肝肾功能、抗凝监测;

(2) 心电图、胸部X线片、超声心动图。

3. 术后用药

(1) 抗菌药物使用:根据《抗菌药物临床应用指导原则(2015年版)》(国卫办医发〔2015〕43号)执行。

(2) 抗凝:根据所测INR值调整抗凝药用量,根据患者情况确定抗凝治疗方案。

(3) 根据病情需要进行强心、利尿治疗。

(十) 出院标准

1. 体温正常,血常规、电解质无明显异常。

2. 引流管已拔除、手术切口愈合无出院禁忌。

3. 没有需要住院处理的并发症和(或)其他合并症。

4. 胸部X线平片、超声心动图证实二尖瓣关闭良好,无相关并发症。

(十一) 变异及原因分析

1. 围术期并发症　左室破裂、术后二尖瓣关闭不全需二次手术、心功能不全、低心排综合征、出血、与抗凝相关的血栓栓塞和出血、溶血、感染性心内膜炎、术后伤口感染等造成住院日延长和费用增加。

2. 合并有其他系统疾病,可能导致这些疾病加重而需要治疗,从而延长治疗时间和增加住院费用。

3. 其他因素　术前心功能及其他重要脏器功能不全需调整;特殊原因(如稀有血型短缺等)造成的住院时间延长费用增加。

二、二尖瓣关闭不全成形修复术临床路径表单

适用对象：第一诊断为二尖瓣关闭不全；行二尖瓣直视下成形术＋（或）二尖瓣人工瓣环成形术

患者姓名：_____ 性别：____ 年龄：____ 门诊号：_____ 住院号：_____

住院日期：____年___月___日 出院日期：____年___月___日 标准住院日：≤18 天

时间	住院第1天	住院第2~6天 （完成术前准备日）	住院第7天 （术前日）
主要诊疗工作	□ 询问病史及体格检查 □ 上级医师查房 □ 初步的诊断和治疗方案 □ 住院医师完成住院志、首次病程、上级医师查房等病历书写 □ 开检查、化验单	□ 上级医师查房 □ 继续完成术前化验检查 □ 完成必要的相关科室会诊 □ 调整心脏及重要脏器功能	□ 上级医师查房，术前评估和决定手术方案 □ 住院医师完成上级医师查房记录等 □ 向患者和（或）家属交代围术期注意事项并签署手术知情同意书、自费用品协议书、输血同意书、委托书（患者本人不能签字时） □ 麻醉医师查房并与患者及（或）家属交代麻醉注意事项并签署麻醉知情同意书 □ 完成各项术前准备
重点医嘱	长期医嘱： □ 心外科二级护理常规 □ 饮食 □ 术前调整心功能 临时医嘱： □ 血尿便常规检查、凝血功能、术前感染疾病筛查、肝肾功能、电解质、血气分析 □ X 线心脏像、心电图、超声心动图 □ 根据患者情况选择肺功能、脑血管检查、冠状动脉造影、腹部超声检查	长期医嘱： □ 患者基础用药 □ 既往用药 临时医嘱： □ 根据会诊科室要求开检查和化验单 □ 对症处理	长期医嘱：同前 临时医嘱： □ 术前医嘱： □ 准备明日在全麻体外循环下行二尖瓣成形或置换术 □ 术前禁食水 □ 术前用抗生素皮试 □ 术区备皮 □ 术前灌肠 □ 配血 □ 术中特殊用药 □ 其他特殊医嘱
主要护理工作	□ 介绍病房环境、设施设备 □ 入院护理评估 □ 防止皮肤压疮护理	□ 观察患者病情变化 □ 防止皮肤压疮护理 □ 心理和生活护理	□ 做好备皮等术前准备 □ 提醒患者术前禁食水 □ 术前心理护理
病情变异记录	□无 □有，原因： 1. 2.	□无 □有，原因： 1. 2.	□无 □有，原因： 1. 2.
护士签名			
医师签名			

时间	住院第8天 （手术日）	住院第9天 （术后第1天）	住院第10天 （术后第2天）
主要诊疗工作	□ 手术 □ 向家属交代病情、手术过程及术后注意事项 □ 术者完成手术记录 □ 完成术后病程 □ 上级医师查房 □ 麻醉医师查房 □ 观察生命体征及有无术后并发症并做相应处理	□ 上级医师查房 □ 住院医师完成常规病程记录 □ 根据病情变化及时完成病程记录 □ 观察伤口、引流量、体温、生命体征情况、有无并发症等并作出相应处理	□ 上级医师查房 □ 住院医师完成病程记录 □ 根据引流量拔除引流管，伤口换药 □ 观察生命体征情况、有无并发症等并作出相应处理
重点医嘱	**长期医嘱：** □ 特级护理常规 □ 饮食 □ 留置引流管并计引流量 □ 生命体征/血流动力学监测 □ 内环境检测 □ 强心利尿药 □ 抗生素 □ 呼吸机辅助呼吸 □ 保留尿管并记录尿量 □ 胃黏膜保护剂 □ 其他特殊医嘱 **临时医嘱：** □ 今日在全麻体外循环下行二尖瓣成形术 □ 补液 □ 血管活性药 □ 血常规、生化全套、X线床旁像、血气分析、凝血功能检查 □ 输血及（或）补晶体、胶体液（必要时） □ 其他特殊医嘱	**长期医嘱：** □ 特级或一级护理，余同前 **临时医嘱：** □ 复查血常规、生化全套、凝血功能检测 □ 输血及（或）补晶体、胶体液、静脉营养支持、白蛋白应用（必要时） □ 换药（必要时） □ 止痛等对症处理 □ 血管活性药 □ 强心、利尿、补钾药物 □ 拔除气管插管后开始常规抗凝治疗、抗凝监测	**长期医嘱：**同前 **临时医嘱：** □ 复查血常规、生化全套（必要时） □ 输血及（或）补晶体、胶体液（必要时） □ 换药，拔引流管 □ 止痛等对症处理 □ 常规抗凝治疗、根据情况进行抗凝监测
主要护理工作	□ 观察患者病情变化并及时报告医生 □ 术后心理与生活护理 □ 防止皮肤压疮处理	□ 观察患者病情并做好引流量等相关记录 □ 术后心理与生活护理 □ 防止皮肤压疮处理	□ 观察患者病情变化 □ 术后心理与生活护理 □ 防止皮肤压疮处理
病情变异记录	□无　□有，原因： 1. 2.	□无　□有，原因： 1. 2.	□无　□有，原因： 1. 2.
护士签名			
医师签名			

时间	住院第 11 天 （术后第 3 天）	住院第 12 天至出院前 （术后第 4 天至出院前）	住院第 ≤18 天 （出院日）
主要 诊疗 工作	□ 上级医师查房 □ 住院医师完成病程记录 □ 伤口换药（必要时） □ 常规抗凝治疗	□ 上级医师查房 □ 住院医师完成病程记录 □ 伤口换药或拆线（必要时） □ 调整各重要脏器功能 □ 指导抗凝治疗 □ 预防感染	□ 上级医师查房，评估患者是否达到出院标准，明确是否出院 □ 完成出院志、病案首页、出院诊断证明书等所有病历 □ 向患者交代出院后的后续治疗及相关注意事项，如：抗凝治疗、心功能调整等
重点 医嘱	**长期医嘱**：同前 **临时医嘱**： □ 复查血尿常规、生化（必要时） □ 输血及（或）补晶体、胶体液（必要时） □ 换药（必要时） □ 止痛等对症处理 □ 常规抗凝治疗、根据情况进行抗凝监测	**长期医嘱**： □ 根据病情变化调整抗生素等长期医嘱 **临时医嘱**： □ 复查血尿常规、生化（必要时） □ 输血及（或）补晶体、胶体液（必要时） □ 换药（必要时） □ 对症处理 □ 抗凝治疗	**出院医嘱**： □ 出院带药 □ 抗凝指导方案 □ 定期复查 □ 如有不适，随诊
主要 护理 工作	□ 观察患者病情变化 □ 术后心理与生活护理	□ 观察患者病情变化 □ 指导患者功能锻炼 □ 心理和生活护理	□ 指导患者办理出院手续 □ 出院宣教
病情 变异 记录	□无 □有，原因： 1. 2.	□无 □有，原因： 1. 2.	□无 □有，原因： 1. 2.
护士 签名			
医师 签名			

风湿性心脏病二尖瓣病变临床路径

（2009 年版）

一、风湿性心脏病二尖瓣病变临床路径标准住院流程

（一）适用对象

第一诊断为风湿性心脏病二尖瓣病变。

行二尖瓣人工机械瓣置换术。

（二）诊断依据

根据《临床诊疗指南 心脏外科学分册》（中华医学会编著，人民卫生出版社），《外科学》（8 年制和 7 年制教材临床医学专用，人民卫生出版社）。

1. 病史 风湿热病史。

2. 有明显症状体征 呼吸困难、咯血、不能平卧、尿少、水肿，典型心脏杂音。

3. 辅助检查 心电图、胸部 X 线检查，超声心动图，冠状动脉造影（年龄大于 50 岁）。

（三）选择治疗方案的依据

根据《临床诊疗指南 心脏外科学分册》（中华医学会编著，人民卫生出版社），《外科学》（8 年制和 7 年制教材临床医学专用，人民卫生出版社）。

1. 有症状的二尖瓣中度及以上狭窄患者。

2. 心功能Ⅱ级（NYHA）及以上，中重度二尖瓣关闭不全患者。

3. 合并有血栓或心房纤颤等合并症的二尖瓣病变患者。

4. 目前无明显风湿活动的二尖瓣病变患者。

5. 无其他严重内科疾病。

6. 患者选择置换二尖瓣人工机械瓣。

（四）标准住院日≤18 天

（五）进入路径标准

1. 第一诊断必须符合风湿性二尖瓣病变疾病编码。

2. 当患者同时具有其他疾病诊断，但在住院期间不需要特殊处理也不影响第一诊断的临床路径流程实施时，可以进入路径。

3. 单纯二尖瓣病变选择换人工机械瓣的患者。

4. 除外其他原因导致的二尖瓣病变。

5. 有明确守住指征，需要进行手术治疗。

（六）术前准备 7 天

1. 必须完成的检查项目

（1）血尿便常规、肝肾功能、电解质、凝血功能、术前感染疾病筛查、风湿活动筛查、血型 + 术前配血；

（2）胸片、心电图、超声心动图。

2．根据患者病情可选择的检查项目

（1）血气分析和肺功能（高龄或既往有肺部病史者）、冠状动脉造影（年龄≥50 岁）；

（2）有其他专业疾病者及时请相关科室会诊。

（七）选择用药

抗菌药物使用：按《抗菌药物临床应用指导原则》（卫医发〔2004〕285 号）执行，并根据患者的病情决定抗菌药物的选择与使用时间。

（八）手术日为入院 7 天以内

1．麻醉方式　全麻体外循环。

2．手术植入物　人工机械瓣。

3．术中用药　麻醉及体外循环常规用药、切皮前使用抗生素。

4．输血　视术中病情需要决定。

（九）术后住院恢复≤11 天

1．必须复查的检查项目

（1）血常规、电解质、肝肾功能、抗凝监测；

（2）心电图、胸部 X 线片、超声心动图。

2．术后用药

（1）抗菌药物使用：按照《抗菌药物临床应用指导原则》（卫医发〔2004〕285 号）执行，并根据患者的病情决定抗菌药物的选择与使用时间；

（2）抗凝：根据所测 INR 值调整抗凝药用量，终生抗凝；

（3）根据病情需要进行强心、利尿治疗。

（十）出院标准

1．体温正常，血常规、电解质无明显异常。

2．伤口愈合好　引流管拔除、伤口无感染。

3．没有需要住院处理的并发症和（或）其他合并症。

4．抗凝基本稳定。

5．X 线、超声心动图证实人工机械瓣功能良好，无相关并发症。

（十一）变异及原因分析

1．围术期并发症　左室破裂、人工瓣功能障碍、心功能不全、出血、瓣周漏、与抗凝相关的血栓栓塞和出血、溶血、感染性心内膜炎、术后伤口感染等造成住院日延长和费用增加。

2．合并有其他系统疾病，可能导致这些疾病加重而需要治疗，从而延长治疗时间和增加住院费用。

3．人工机械瓣的选择　由于患者的要求选择了不同的机械瓣（国产和进口）会导致住院费用存在差异。

4．其他因素　术前心功能及其他重要脏器功能不全需调整；特殊原因（如稀有血型短缺等）造成的住院时间延长费用增加。

二、风湿性心脏病二尖瓣病变临床路径表单

适用对象：第一诊断为风湿性心脏病二尖瓣病变；行二尖瓣人工机械瓣置换术

患者姓名：_____　性别：____　年龄：____　门诊号：_____　住院号：_____

住院日期：____年___月___日　出院日期：____年___月___日　标准住院日：≤18天

时间	住院第1天	住院第2~6天 （完成术前准备日）	住院第7天 （术前日）
主要 诊疗 工作	□ 询问病史及体格检查 □ 上级医师查房 □ 初步的诊断和治疗方案 □ 住院医师完成住院志、首次病程、上级医师查房等病历书写 □ 开检查、化验单	□ 上级医师查房 □ 继续完成术前化验检查 □ 完成必要的相关科室会诊 □ 调整心脏及重要脏器功能	□ 上级医师查房，术前评估和决定手术方案 □ 住院医师完成上级医师查房记录等 □ 向患者和（或）家属交代围术期注意事项并签署手术知情同意书、自费用品协议书、输血同意书、委托书（患者本人不能签字时） □ 麻醉医师查房并与患者及（或）家属交代麻醉注意事项并签署麻醉知情同意书 □ 完成各项术前准备
重点 医嘱	**长期医嘱：** □ 心外科二级护理常规 □ 饮食 □ 术前调整心功能 **临时医嘱：** □ 血尿便常规检查、凝血功能、术前感染疾病筛查、肝肾功能、电解质、血气分析 □ X线心脏像、心电图、超声心动图 □ 根据患者情况选择肺功能、脑血管检查、冠状动脉造影	**长期医嘱：** □ 患者基础用药 □ 既往用药 **临时医嘱：** □ 根据会诊科室要求开检查和化验单 □ 对症处理	**长期医嘱：**同前 **临时医嘱：** □ 术前医嘱： □ 准备明日在全麻体外循环下行二尖瓣人工机械瓣置换术 □ 术前禁食水 □ 术前用抗生素皮试 □ 术区备皮 □ 术前灌肠 □ 配血 □ 术中特殊用药 □ 其他特殊医嘱
主要 护理 工作	□ 介绍病房环境、设施设备 □ 入院护理评估 □ 防止皮肤压疮护理	□ 观察患者病情变化 □ 防止皮肤压疮护理 □ 心理和生活护理	□ 做好备皮等术前准备 □ 提醒患者术前禁食水 □ 术前心理护理
病情 变异 记录	□无　□有，原因： 1. 2.	□无　□有，原因： 1. 2.	□无　□有，原因： 1. 2.
护士 签名			
医师 签名			

时间	住院第8天 （手术日）	住院第9天 （术后第1天）	住院第10天 （术后第2天）
主要诊疗工作	□ 手术 □ 向家属交代病情、手术过程及术后注意事项 □ 术者完成手术记录 □ 完成术后病程 □ 上级医师查房 □ 麻醉医师查房 □ 观察生命体征及有无术后并发症并做相应处理	□ 上级医师查房 □ 住院医师完成常规病程记录 □ 根据病情变化及时完成病程记录 □ 观察伤口、引流量、体温、生命体征情况、有无并发症等并作出相应处理	□ 上级医师查房 □ 住院医师完成病程记录 □ 根据引流量拔除引流管，伤口换药 □ 观察生命体征情况、有无并发症等并作出相应处理
重点医嘱	**长期医嘱：** □ 特级护理常规 □ 饮食 □ 留置引流管并计引流量 □ 生命体征/血流动力学监测 □ 强心利尿药 □ 抗生素 □ 呼吸机辅助呼吸 □ 保留尿管并记录尿量 □ 胃黏膜保护剂 □ 其他特殊医嘱 **临时医嘱：** □ 今日在全麻体外循环下行二尖瓣人工机械瓣置换术 □ 补液 □ 血管活性药 □ 血常规、生化全套、X线床旁像、血气分析、凝血功能检查 □ 输血及（或）补晶体、胶体液（必要时） □ 其他特殊医嘱	**长期医嘱：** □ 特级或一级护理，余同前 **临时医嘱：** □ 复查血常规 □ 输血及（或）补晶体、胶体液（必要时） □ 换药 □ 止痛等对症处理 □ 补液 □ 血管活性药 □ 强心利尿药 □ 拔除气管插管后开始常规抗凝治疗、抗凝监测	**长期医嘱：**同前 **临时医嘱：** □ 复查血常规、生化全套（必要时） □ 输血及（或）补晶体、胶体液（必要时） □ 换药，拔引流管 □ 止痛等对症处理 □ 常规抗凝治疗、根据情况进行抗凝监测
主要护理工作	□ 观察患者病情变化并及时报告医生 □ 术后心理与生活护理 □ 防止皮肤压疮处理	□ 观察患者病情并做好引流量等相关记录 □ 术后心理与生活护理 □ 防止皮肤压疮处理	□ 观察患者病情变化 □ 术后心理与生活护理 □ 防止皮肤压疮处理
病情变异记录	□无　□有，原因： 1. 2.	□无　□有，原因： 1. 2.	□无　□有，原因： 1. 2.
护士签名			
医师签名			

时间	住院第11天 （术后第3天）	住院第12天至出院前 （术后第4天至出院前）	住院第≤18天 （出院日）
主要 诊疗 工作	□ 上级医师查房 □ 住院医师完成病程记录 □ 伤口换药（必要时） □ 常规抗凝治疗	□ 上级医师查房 □ 住院医师完成病程记录 □ 伤口换药或拆线（必要时） □ 调整各重要脏器功能 □ 指导抗凝治疗 □ 预防感染	□ 上级医师查房，评估患者是否达到出院标准，明确是否出院 □ 完成出院志、病案首页、出院诊断证明书等所有病历 □ 向患者交代出院后的后续治疗及相关注意事项，如：抗凝治疗、心功能调整等
重点 医嘱	长期医嘱：同前 临时医嘱： □ 复查血尿常规、生化（必要时） □ 输血及（或）补晶体、胶体液（必要时） □ 换药（必要时） □ 止痛等对症处理 □ 常规抗凝治疗、根据情况进行抗凝监测	长期医嘱： □ 根据病情变化调整抗生素等长期医嘱 临时医嘱： □ 复查血尿常规、生化（必要时） □ 输血及（或）补晶体、胶体液（必要时） □ 换药（必要时） □ 对症处理 □ 抗凝治疗	出院医嘱： □ 出院带药 □ 终生抗凝 □ 定期复查 □ 如有不适，随诊
主要 护理 工作	□ 观察患者病情变化 □ 术后心理与生活护理	□ 观察患者病情变化 □ 指导患者功能锻炼 □ 心理和生活护理	□ 指导患者办理出院手续 □ 出院宣教
病情 变异 记录	□无　□有，原因： 1. 2.	□无　□有，原因： 1. 2.	□无　□有，原因： 1. 2.
护士 签名			
医师 签名			

14 先天性主动脉瓣狭窄临床路径

（2017年版）

一、先天性主动脉瓣狭窄临床路径标准住院流程

（一）适用对象

第一诊断为先天性主动脉瓣狭窄。

行主动脉瓣成形术。

（二）诊断依据

根据《临床诊疗指南 心脏外科学分册》（中华医学会编著，人民卫生出版社）。

1．临床症状 主动脉瓣严重狭窄的婴幼儿可有重度发绀和低心排的表现。儿童和青少年时期多数患儿无明显症状，生长发育正常。常在体检时因心脏杂音发现本病。少数患者活动时出现心绞痛、晕厥或活动后心悸、气促。

2．体征 胸骨上窝或胸骨右缘可扪及收缩期喀喇音；胸骨右缘第二肋间可闻及收缩期喷射性杂音并向颈部传导；脉压缩小。主动脉瓣严重狭窄的婴幼儿，第二心音分裂，多可听到舒张早期主动脉瓣反流杂音，心排量低的患儿主动脉瓣区杂音不明显。

3．辅助检查 心电图、胸部X线平片、超声心动图等。

（三）进入路径标准

1．第一诊断必须符合先天性主动脉瓣狭窄疾病编码。

2．有适应证，无禁忌证。

3．射血分数EF≥45%。

4．主动脉瓣中、重度狭窄患儿。

5．患儿能够行主动脉瓣成形术。

6．当患儿同时具有其他疾病诊断，但在住院期间不需要特殊处理也不影响第一诊断的临床路径实施时，可以进入路径。

（四）标准住院日一般≤18天

（五）住院期间的检查项目

1．必需的检查项目

（1）血常规、尿常规、便常规；

（2）肝功能测定、肾功能测定、葡萄糖测定、血电解质、血型、凝血功能、感染性疾病筛查（乙肝、丙肝、梅毒、艾滋病等）；

（3）心电图、胸部X线平片、超声心动图。

2．根据患者病情进行的检查项目 如果患儿<1周岁，需做呼吸道病毒抗原筛查；心肌酶、心功能测定［如B型钠尿肽（BNP）测定、B型钠尿肽前体（PRO-BNP）测定等］、红细胞沉降率（ESR）、动脉血气分析。

其他检查项目：如 CT、心导管检查等。

（六）治疗方案的选择

根据《临床技术操作规范 心血管外科学分册》（中华医学会编著，人民军医出版社）。

行主动脉瓣成形术。

（七）预防性抗菌药物选择与使用时机

按照《抗菌药物临床应用指导原则》（卫医发〔2004〕285 号）执行，并根据患儿的病情决定抗菌药物的选择与使用时间。建议使用第一、第二代头孢菌素。如可疑感染，需做相应的微生物学检查，必要时做药敏试验。

（八）手术日入院≤7 天（工作日）

1．麻醉方式　全身麻醉。

2．体外循环辅助。

3．手术植入物　可吸收胸骨线、胸骨固定钢丝、涤纶片、起搏导线等。

4．术中用药　麻醉及体外循环常规用药。

5．输血及血液制品　视术中情况而定。输血前需行血型鉴定、抗体筛选和交叉合血。

（九）术后恢复≤15 天

1．术后早期持续监测，观察生命体征。

2．必需复查的检查项目　血常规、血电解质、肝肾功能、心电图、胸部 X 线平片、超声心动图。

3．抗菌药物　按照《抗菌药物临床应用指导原则》（卫医发〔2004〕285 号），并根据患者的病情决定抗菌药物的选择与使用时间。如可疑感染，需做相应的微生物学检查，必要时做药敏试验。

4．根据病情需要进行强心、利尿、补钾等治疗。

（十）出院标准

1．体温正常，血常规、电解质无明显异常。

2．引流管拔除、切口愈合无感染。

3．没有需要住院处理的并发症和（或）其他合并症。

4．超声心动图提示主动脉瓣无中度或中度以上狭窄和（或）关闭不全。

（十一）变异及原因分析

1．围术期并发症　术中大出血、心功能不全、溶血、感染性心内膜炎、术后伤口感染、重要脏器功能不全、术后呼吸系统感染等造成住院日延长和费用增加。

2．合并有其他系统疾病加重而需要治疗，从而延长治疗时间和增加住院费用。

3．主动脉瓣成形效果不满意，需再次行主动脉瓣成形术或主动脉瓣置换术。

4．合并高度房室传导阻滞等严重心律失常者，住院日延长和费用增加。

5．非常规路径（胸骨正中切口）的各类微创术式，导致住院费用存在差异。

6．其他因素　患儿术前年龄小、体重轻、营养状况不良、反复呼吸系统感染，术前心功能及其他重要脏器功能不全需调整，特殊原因（如稀有血型短缺等）造成的住院时间延长费用增加。

二、先天性主动脉瓣狭窄临床路径表单

适用对象：第一诊断为先天性主动脉瓣狭窄

　　　　　行主动脉瓣成形术

患者姓名：_____　性别：_____　年龄：_____　门诊号：_____　住院号：_____

住院日期：_____年____月____日　出院日期：_____年____月____日　标准住院日：≤18 天

时间	住院第 1 天	住院第 2~5 天 （完成术前准备）	住院第 2~6 天 （术前日）
主要诊疗工作	□ 询问病史及体格检查 □ 上级医师查房 □ 初步诊断和初步治疗方案 □ 住院医师完成住院志、首次病程、上级医师查房等病历书写 □ 开检查化验单	□ 上级医师查房 □ 继续完成术前化验检查 □ 完成必要的相关科室会诊 □ 调整心脏及重要脏器功能 □ 预防、治疗呼吸系统感染	□ 上级医师查房，术前评估和决定手术方案 □ 住院医师完成上级医师查房记录等 □ 向患者和（或）家属交代围术期注意事项并签署手术知情同意书、自费用品协议书、输血同意书、委托书（患者本人不能签字时） □ 麻醉医师查房并与患者及（或）家属交代麻醉注意事项并签署麻醉知情同意书 □ 完成各项术前准备
重点医嘱	**长期医嘱：** □ 心外科二级护理常规 □ 饮食 □ 术前调整心功能 **临时医嘱：** □ 血常规、尿常规、粪便常规 □ 凝血功能、血电解质、血型、肝肾功能、感染性疾病筛查 □ 心电图、胸部 X 线平片、超声心动图 □ 呼吸道病毒抗原筛查（小于 1 周岁） □ 根据患者情况选择心肌酶、B 型钠尿肽（BNP）测定、B 型钠尿肽前体（PRO-BNP）测定、红细胞沉降率（ESR）、动脉血气分析	**长期医嘱：** □ 患儿基础用药 □ 既往用药 **临时医嘱：** □ 根据会诊科室要求开检查和化验单 □ 对症处理	**长期医嘱：**同前 **临时医嘱：** □ 准备明日在全麻体外循环下行主动脉瓣成形术 □ 术前禁食水 □ 术前用抗菌药物皮试 □ 术区备皮 □ 术前灌肠 □ 配血 □ 术中特殊用药 □ 其他特殊医嘱
主要护理工作	□ 介绍病房环境、设施设备 □ 入院护理评估 □ 防止皮肤压疮和呼吸系统感染护理	□ 观察患者病情变化 □ 防止皮肤压疮和呼吸系统感染护理 □ 患儿生活护理和患儿家属心理护理	□ 做好备皮等术前准备 □ 提醒患儿家属患儿需术前禁食水 □ 术前患儿家属心理护理
病情变异记录	□无　□有，原因： 1. 2.	□无　□有，原因： 1. 2.	□无　□有，原因： 1. 2.
护士签名			
医师签名			

时间	住院第2~7天(手术日)		住院第3~8天 (手术后第1天)
	术前	术后	
主要 诊疗 工作	□ 完善各项术前准备	□ 手术 □ 向家属交代病情、手术过程及术后 注意事项 □ 术者完成手术记录 □ 完成术后病程 □ 上级医师查房 □ 麻醉医师查房 □ 观察生命体征及有无术后并发症并 相应处理	□ 上级医师查房 □ 住院医师完成常规病程记录 □ 根据病情变化及时完成病程记录 □ 观察伤口、引流量、体温、生命体 征情况、有无并发症等并作出相应 处理 □ 根据患儿自主呼吸情况拔除气管 插管
重点 医嘱	长期医嘱: □ 停术前用药 临时医嘱: □ 术前禁食水 □ 转小儿重症监护室 □ 明日在全麻体外循环下 行主动脉瓣成形术	长期医嘱: □ 特级护理常规 □ 留置引流管并记录引流量 □ 生命体征/血流动力学监测 □ 强心利尿药 □ 抗菌药物 □ 呼吸机辅助呼吸 □ 保留尿管并记录尿量 □ 胃黏膜保护剂 □ 其他特殊医嘱 临时医嘱: □ 补液 □ 血管活性药 □ 血常规、生化全套、X线床旁像、血 气分析、凝血功能检查 □ 输血及或补晶体、胶体液(必要时) □ 其他特殊医嘱	长期医嘱: □ 特级或一级护理,余同前 临时医嘱: □ 复查血常规 □ 输血及(或)补晶体、胶体液(必要 时) □ 换药 □ 止痛等对症处理 □ 补液 □ 血管活性药 □ 强心利尿药 □ 拔除气管插管后开始常规雾化、祛 痰治疗和理疗
主要 护理 工作	□ 完善术前准备 □ 提醒患儿家属患儿术前 禁食水 □ 术前患儿和家属心理及 生活护理	□ 观察患者病情变化并及时报告医生 □ 术后心理生活护理 □ 防止皮肤压疮处理	□ 观察患者病情并做好引流量等相 关记录 □ 术后心理与生活护理 □ 防止皮肤压疮处理
病情 变异 记录	□无 □有,原因: 1. 2.	□无 □有,原因: 1. 2.	□无 □有,原因: 1. 2.
护士 签名			
医师 签名			

时间	住院第 4~9 天 （术后第 2 天）	住院第 5~17 天 （术后第 3 天至出院前）	住院第 9~18 天 （出院日）
主要 诊疗 工作	□ 上级医师查房 □ 住院医师完成病程记录 □ 根据引流量拔除引流管，伤口换药 □ 观察生命体征情况、有无并发症等并作出相应处理	□ 上级医师查房 □ 住院医师完成病程记录 □ 伤口换药或拆线（必要时） □ 常规抗感染治疗 □ 调整各重要脏器功能	□ 上级医师查房，评估患者是否达到出院标准，明确是否出院 □ 完成出院志、病案首页、出院诊断证明书等所有病历 □ 向患儿家属交代出院后的后续治疗及相关注意事项，如理疗、心功能调整等
重点 医嘱	**长期医嘱**：同前 **临时医嘱**： □ 复查血常规、生化全套（必要时） □ 输血及（或）补晶体、胶体液（必要时） □ 换药，拔引流管 □ 止痛等对症处理 □ 常规雾化、祛痰治疗和理疗	**长期医嘱**： □ 根据病情变化调整抗菌药物等长期医嘱 **临时医嘱**： □ 复查血常规、生化全套（必要时） □ 输血及（或）补晶体、胶体液（必要时） □ 换药（必要时） □ 止痛等对症处理 □ 常规雾化、祛痰治疗和理疗 □ 复查心电图、胸部 X 线平片、超声心动图	**出院医嘱**： □ 出院带药 □ 定期复查 □ 如有不适，随诊
主要 护理 工作	□ 观察患儿病情变化 □ 术后心理与生活护理 □ 防止皮肤压疮处理	□ 观察患者病情变化 □ 指导患儿功能锻炼 □ 心理和生活护理	□ 指导患者办理出院手续 □ 出院宣教
病情 变异 记录	□无　□有，原因： 1. 2.	□无　□有，原因： 1. 2.	□无　□有，原因： 1. 2.
护士 签名			
医师 签名			

15 ▶ 先天性主动脉瓣二瓣化畸形临床路径

（2017年版）

一、先天性主动脉瓣二瓣化畸形临床路径标准住院流程

（一）适用对象

第一诊断为主动脉瓣二瓣化畸形。

行主动脉瓣成形术。

（二）诊断依据

根据《临床诊疗指南 心脏外科学分册》（中华医学会编著，人民卫生出版社）。

1. 临床症状　可有重度发绀和低心排的表现。儿童和青少年时期多数患儿无明显症状，生长发育正常。常在体检时因心脏杂音发现本病。少数患者活动时出现心绞痛、晕厥或活动后心悸、气促。

2. 体征　胸骨上窝或胸骨右缘可扪及收缩期喀喇音；胸骨右缘第二肋间可闻及收缩期喷射性杂音并向颈部传导；脉压缩小。主动脉瓣严重狭窄的婴幼儿，第二心音分裂，多可听到舒张早期主动脉瓣反流杂音，心排量地的患儿主动脉瓣区杂音不明显。

3. 辅助检查　心电图、胸部X线平片、超声心动图等。

（三）进入路径标准

1. 第一诊断必须符合主动脉瓣二瓣化畸形疾病编码。

2. 有适应证，无禁忌证。

3. 射血分数 EF≥45%。

4. 主动脉瓣中重度狭窄患儿。

5. 患儿能够行主动脉瓣成形术。

6. 当患儿同时具有其他疾病诊断，但在住院期间不需要特殊处理也不影响第一诊断的临床路径实施时，可以进入路径。

（四）标准住院日一般≤18天

（五）住院期间的检查项目

1. 必需的检查项目

（1）血常规、尿常规、便常规；

（2）肝功能测定、肾功能测定、葡萄糖测定、血电解质、血型、凝血功能、感染性疾病筛查（乙肝、丙肝、梅毒、艾滋病等）；

（3）心电图、胸部X线平片、超声心动图。

2. 根据患者病情进行的检查项目

如果患儿<1周岁，需做呼吸道病毒抗原筛查；心肌酶、心功能测定[如B型钠尿肽（BNP）测定、B型钠尿肽前体（PRO-BNP）测定等]、红细胞沉降率（ESR）、动脉血气分析。

其他检查项目：如CT、心导管检查等。

（六）治疗方案的选择

根据《临床技术操作规范 心血管外科学分册》（中华医学会编著，人民军医出版社）。

行主动脉瓣成形术。

（七）预防性抗菌药物选择与使用时机

按照《抗菌药物临床应用指导原则》（卫医发〔2004〕285号）执行，并根据患儿的病情决定抗菌药物的选择与使用时间。建议使用第一、第二代头孢菌素。如可疑感染，需做相应的微生物学检查，必要时做药敏试验。

（八）手术日入院≤7天（工作日）

1. 麻醉方式　全身麻醉。

2. 体外循环辅助。

3. 手术植入物　可吸收胸骨线、胸骨固定钢丝、涤纶片、起搏导线、生物补片、防粘连材料等。

4. 术中用药　麻醉及体外循环常规用药。

5. 输血及血液制品　视术中情况而定。输血前需行血型鉴定、抗体筛选和交叉合血。

（九）术后恢复≤15天

1. 术后早期持续监测，观察生命体征。

2. 必须复查的检查项目　血常规、血电解质、肝肾功能、心电图、胸部X线平片、超声心动图。

3. 抗菌药物　按照《抗菌药物临床应用指导原则》（卫医发〔2004〕285号），并根据患者的病情决定抗菌药物的选择与使用时间。如可疑感染，需做相应的微生物学检查，必要时做药敏试验。

4. 根据病情需要进行强心、利尿、补钾等治疗。

（十）出院标准

1. 体温正常，血常规、电解质无明显异常。

2. 引流管拔除、切口愈合无感染。

3. 没有需要住院处理的并发症和（或）其他合并症。

4. 超声心动图提示主动脉瓣无中度或中度以上狭窄和（或）关闭不全。

（十一）变异及原因分析

1. 围术期并发症　术中大出血、心功能不全、溶血、感染性心内膜炎、术后伤口感染、重要脏器功能不全、术后呼吸系统感染等造成住院日延长和费用增加。

2. 合并有其他系统疾病加重而需要治疗，从而延长治疗时间和增加住院费用。

3. 主动脉瓣成形效果不满意，需再次行主动脉瓣成形术或主动脉瓣置换术。

4. 合并高度房室传导阻滞等严重心律失常者，住院日延长和费用增加。

5. 非常规路径（胸骨正中切口）的各类微创术式，导致住院费用存在差异。

6. 其他因素　患儿术前年龄小、体重轻、营养状况不良、反复呼吸系统感染，术前心功能及其他重要脏器功能不全需调整，特殊原因（如稀有血型短缺等）造成的住院时间延长费用增加。

二、先天性主动脉瓣二瓣化畸形临床路径表单

适用对象：第一诊断为主动脉瓣二瓣化畸形；行主动脉瓣成形术

患者姓名：_____ 性别：_____ 年龄：_____ 门诊号：_____ 住院号：_____

住院日期：_____年___月___日 出院日期：_____年___月___日 标准住院日：≤18 天

时间	住院第 1 天	住院第 2~5 天 （完成术前准备）	住院第 2~6 天 （术前日）
主要 诊疗 工作	□ 询问病史及体格检查 □ 上级医师查房 □ 初步诊断和初步治疗方案 □ 住院医师完成住院志、首次病程、上级医师查房等病历书写 □ 开检查化验单	□ 上级医师查房 □ 继续完成术前化验检查 □ 完成必要的相关科室会诊 □ 调整心脏及重要脏器功能 □ 预防、治疗呼吸系统感染	□ 上级医师查房，术前评估和决定手术方案，术前讨论 □ 住院医师完成上级医师查房记录等 □ 向患者和（或）家属交代围术期注意事项并签署手术知情同意书、自费用品协议书、输血同意书、委托书（患者本人不能签字时） □ 麻醉医师查房并与患者及 / 或家属交代麻醉注意事项并签署麻醉知情同意书 □ 完成各项术前准备
重点 医嘱	**长期医嘱：** □ 心外科二级护理常规 □ 饮食 □ 术前调整心功能 **临时医嘱：** □ 血常规、尿常规、粪便常规 □ 凝血功能、血电解质、血型、肝肾功能、感染性疾病筛查 □ 心电图、胸部 X 线平片、超声心动图 □ 呼吸道病毒抗原筛查（小于 1 周岁） □ 根据患者情况选择心肌酶、B 型钠尿肽（BNP）测定、B 型钠尿肽前体（PRO-BNP）测定、红细胞沉降率（ESR）、动脉血气分析	**长期医嘱：** □ 患儿基础用药 □ 既往用药 **临时医嘱：** □ 根据会诊科室要求开检查和化验单 □ 对症处理	**长期医嘱：** 同前 **临时医嘱：** □ 术前医嘱： □ 准备明日在全麻体外循环下行主动脉瓣成形术 □ 术前禁食水 □ 术前用抗菌药物皮试 □ 术区备皮 □ 术前灌肠 □ 配血 □ 术中特殊用药 □ 其他特殊医嘱
主要 护理 工作	□ 介绍病房环境、设施设备 □ 入院护理评估 □ 防止皮肤压疮和呼吸系统感染护理	□ 观察患者病情变化 □ 防止皮肤压疮和呼吸系统感染护理 □ 患儿生活护理和患儿家属心理护理	□ 做好备皮等术前准备 □ 提醒患儿家属患儿需术前禁食水 □ 术前患儿家属心理护理
病情 变异 记录	□无　□有，原因： 1. 2.	□无　□有，原因： 1. 2.	□无　□有，原因： 1. 2.
护士 签名			
医师 签名			

时间	住院第 2~7 天（手术日）		住院第 3~8 天 （术后第 1 天）
	术前	术后	
主要 诊疗 工作	□ 完善各项术前准备	□ 手术 □ 向家属交代病情、手术过程及术后 　注意事项 □ 术者完成手术记录 □ 完成术后病程 □ 上级医师查房 □ 麻醉医师查房 □ 观察生命体征及有无术后并发症并 　相应处理	□ 上级医师查房 □ 住院医师完成常规病程记录 □ 根据病情变化及时完成病程记录 □ 观察伤口、引流量、体温、生命体征情 　况、有无并发症等并作出相应处理 □ 根据患儿自主呼吸情况拔除气管插管
重点 医嘱	**长期医嘱：** □ 停术前用药 **临时医嘱：** □ 术前禁食水 □ 转小儿重症监护室	**长期医嘱：** □ 特级护理常规 □ 留置引流管并记录引流量 □ 生命体征 / 血流动力学监测 □ 强心利尿药 □ 抗菌药物 □ 呼吸机辅助呼吸 □ 保留尿管并记录尿量 □ 胃黏膜保护剂 □ 其他特殊医嘱 **临时医嘱：** □ 今日在全麻体外循环下行主动脉瓣 　成形术 □ 补液 □ 血管活性药 □ 血常规、生化全套、X 线床旁像、血 　气分析、凝血功能检查 □ 输血及或补晶体、胶体液（必要时） □ 其他特殊医嘱	**长期医嘱：** □ 特级或一级护理，余同前 **临时医嘱：** □ 复查血常规 □ 输血及（或）补晶体、胶体液（必要时） □ 换药 □ 止痛等对症处理 □ 补液 □ 血管活性药 □ 强心利尿药 □ 拔除气管插管后开始常规雾化、祛痰 　治疗和理疗
主要 护理 工作	□ 完善术前准备 □ 提醒患儿家属患儿 　术前禁食水 □ 术前患儿和家属心 　理及生活护理	□ 观察患者病情变化并及时报告医生 □ 术后心理生活护理 □ 防止皮肤压疮处理	□ 观察患者病情并做好引流量等相关 　记录 □ 术后心理与生活护理 □ 防止皮肤压疮处理
病情 变异 记录	□无　□有,原因: 1. 2.	□无　□有,原因: 1. 2.	□无　□有,原因: 1. 2.
护士 签名			
医师 签名			

时间	住院第4~9天 （术后第2天）	住院第5~17天 （术后第3天至出院前）	住院第9~18天 （出院日）
主要 诊疗 工作	□ 上级医师查房 □ 住院医师完成病程记录 □ 根据引流量拔除引流管,伤口换药 □ 观察生命体征情况、有无并发症等并作出相应处理	□ 上级医师查房 □ 住院医师完成病程记录 □ 伤口换药或拆线（必要时） □ 常规抗感染治疗 □ 调整各重要脏器功能	□ 上级医师查房,评估患者是否达到出院标准,明确是否出院,出院前复查一次超声心动图 □ 完成出院志、病案首页、出院诊断证明书等所有病历 □ 向患儿家属交代出院后的后续治疗及相关注意事项,如理疗、心功能调整等
重点 医嘱	**长期医嘱:** 同前 **临时医嘱:** □ 复查血常规、生化全套（必要时） □ 输血及/或补晶体、胶体液（必要时） □ 换药,拔引流管 □ 止痛等对症处理 □ 常规雾化、祛痰治疗和理疗	**长期医嘱:** □ 根据病情变化调整抗菌药物等长期医嘱 **临时医嘱:** □ 复查血常规、生化全套（必要时） □ 输血及（或）补晶体、胶体液（必要时） □ 换药（必要时） □ 止痛等对症处理 □ 常规雾化、祛痰治疗和理疗 □ 复查心电图、胸部X线平片、超声心动图	**出院医嘱:** □ 出院带药 □ 定期复查 □ 如有不适,随诊
主要 护理 工作	□ 观察患儿病情变化 □ 术后心理与生活护理 □ 防止皮肤压疮处理	□ 观察患者病情变化 □ 指导患儿功能锻炼 □ 心理和生活护理	□ 指导患者办理出院手续 □ 出院宣教
病情 变异 记录	□无　□有,原因: 1. 2.	□无　□有,原因: 1. 2.	□无　□有,原因: 1. 2.
护士 签名			
医师 签名			

16 主动脉瓣病变临床路径

（2010年版）

一、主动脉瓣病变临床路径标准住院流程

（一）适用对象

第一诊断为心脏主动脉瓣病变。

行主动脉瓣位人工机械瓣置换术。

（二）诊断依据

根据《临床诊疗指南 心脏外科学分册》（中华医学会编著，人民卫生出版社）。

1. 临床症状 可有劳累后胸闷、气促，严重者出现心衰表现等。

2. 体征 主动脉瓣狭窄者可闻及主动脉瓣区Ⅲ/6级以上收缩期杂音。主动脉瓣关闭不全者可闻及胸骨左缘第3、4肋间舒张期泼水样杂音。

3. 辅助检查 心电图、胸部X线平片、超声心动图等。

（三）选择治疗方案的依据

根据《临床技术操作规范 心血管外科学分册》（中华医学会编著，人民军医出版社）。

行主动脉瓣位人工机械瓣置换术。

（四）标准住院日一般≤18天

（五）进入路径标准

1. 第一诊断必须符合心脏主动脉瓣病变疾病编码。

2. 有适应证，无禁忌证。

3. 心功能≤Ⅲ级或射血分数EF≥45%。

4. 主动脉瓣关闭不全患者，左室舒张末径≤75mm。

5. 患者选择置换人工机械瓣。

6. 当患者同时具有其他疾病诊断，但在住院期间不需要特殊处理也不影响第一诊断的临床路径实施时，可以进入路径。

（六）术前准备≤5天（工作日）

1. 必需的检查项目

（1）血常规、尿常规、便常规+潜血试验；

（2）肝功能测定、肾功能测定、葡萄糖测定、电解质、血型、凝血功能、感染性疾病筛查（乙肝、丙肝、梅毒、艾滋病等）；

（3）心电图、胸部X线平片、超声心动图。

2. 根据患者具体情况，可选择检查项目 如心肌酶、心功能测定[如B型钠尿肽（BNP）测定、B型钠尿肽前体（PRO-BNP）测定等]、风湿活动筛查、红细胞沉降率（ESR）、24小时动态心电图、冠状动脉影像学检查（CT或造影）（有冠心病发病危险因素及年龄≥50岁患者）、血气分析和肺功能检查（高龄或

既往有肺部病史者)、外周血管超声检查等。

(七)预防性抗菌药物选择与使用时机

按照《抗菌药物临床应用指导原则》（卫医发〔2004〕285 号）执行，并根据患者的病情决定抗菌药物的选择与使用时间。建议使用第一、第二代头孢菌素。如可疑感染，需做相应的微生物学检查，必要时做药敏试验。

(八)手术日为入院≤5 天(工作日)

1. 麻醉方式　全身麻醉。

2. 体外循环辅助。

3. 手术植入物　人工机械瓣、胸骨固定钢丝等。

4. 术中用药　麻醉及体外循环常规用药。

5. 输血及血液制品　视术中情况而定。输血前需行血型鉴定、抗体筛选和交叉合血。

(九)术后住院恢复≤13 天

1. 术后早期持续监测，观察生命体征。

2. 必须复查的检查项目　血常规、血电解质、肝肾功能、抗凝监测、心电图、胸部 X 线平片、超声心动图。

3. 抗菌药物　按照《抗菌药物临床应用指导原则》（卫医发〔2004〕285 号），并根据患者的病情决定抗菌药物的选择与使用时间。如可疑感染，需做相应的微生物学检查，必要时做药敏试验。

4. 抗凝　根据所测 INR 值调整抗凝药用量，终生抗凝治疗。

5. 根据病情需要进行强心、利尿等治疗。

(十)出院标准

1. 体温正常，血常规、电解质无明显异常。

2. 引流管拔除、切口愈合无感染。

3. 没有需要住院处理的并发症和(或)其他合并症。

4. 抗凝基本稳定。

5. 胸部 X 线平片、超声心动图证实人工机械瓣功能良好，无相关并发症。

(十一)变异及原因分析

1. 围术期并发症　主动脉根部出血、人工瓣功能障碍、心功能不全、瓣周漏、与抗凝相关的血栓栓塞和出血、溶血、感染性心内膜炎、术后伤口感染、重要脏器功能不全等造成住院日延长和费用增加。

2. 合并有其他系统疾病加重而需要治疗，从而延长治疗时间和增加住院费用。

3. 人工机械瓣的选择　患者选择不同的机械瓣（国产和进口）导致住院费用存在差异。

4. 合并心房纤颤等严重心律失常者，住院日延长和费用增加。

5. 非常规路径(胸骨正中切口)的各类微创术式，导致住院费用存在差异。

6. 其他因素　术前心功能及其他重要脏器功能不全需调整，特殊原因（如稀有血型短缺等）造成的住院时间延长费用增加。

二、主动脉瓣病变临床路径表单

适用对象：第一诊断为心脏主动脉瓣病变；行主动脉瓣人工机械瓣置换术

患者姓名：_____ 性别：____ 年龄：____ 门诊号：_____ 住院号：_____

住院日期：____年___月___日 出院日期：____年___月___日 标准住院日：≤18 天

时间	住院第 1~2 天	住院第 2~3 天 （完成术前准备）	住院第 2~4 天 （术前日）
主要诊疗工作	□ 询问病史及体格检查 □ 上级医师查房 □ 初步诊断和初步治疗方案 □ 住院医师完成住院志、首次病程、上级医师查房等病历书写 □ 开检查化验单	□ 上级医师查房 □ 继续完成术前化验检查 □ 完成必要的相关科室会诊 □ 调整心脏及重要脏器功能	□ 上级医师查房，术前评估和决定手术方案 □ 住院医师完成上级医师查房记录等 □ 向患者和（或）家属交代围术期注意事项并签署手术知情同意书、自费用品协议书、输血同意书、委托书（患者本人不能签字时） □ 麻醉医师查房并与患者及（或）家属交代麻醉注意事项并签署麻醉知情同意书 □ 完成各项术前准备
重点医嘱	**长期医嘱：** □ 心外科二级护理常规 □ 饮食 □ 术前调整心功能 **临时医嘱：** □ 血常规、尿常规、粪便常规＋潜血试验 □ 凝血功能、血电解质、血型、肝肾功能、感染性疾病筛查、葡萄糖测定 □ 心电图、胸部 X 线平片、超声心动图 □ 风湿活动筛查（酌情） □ 根据患者情况选择肺功能、脑血管检查、冠状动脉造影	**长期医嘱：** □ 患者基础用药 □ 既往用药 **临时医嘱：** □ 根据会诊科室要求开检查和化验单 □ 对症处理	**长期医嘱：**同前 **临时医嘱：** □ 术前医嘱： □ 准备明日在全麻体外循环下行主动脉瓣人工机械瓣置换术 □ 术前禁食水 □ 术前用抗菌药物皮试 □ 术区备皮 □ 术前灌肠 □ 配血 □ 术中特殊用药 □ 其他特殊医嘱
主要护理工作	□ 介绍病房环境、设施设备 □ 入院护理评估 □ 防止皮肤压疮护理	□ 观察患者病情变化 □ 防止皮肤压疮护理 □ 心理和生活护理	□ 做好备皮等术前准备 □ 提醒患者术前禁食水 □ 术前心理护理
病情变异记录	□无　□有，原因： 1. 2.	□无　□有，原因： 1. 2.	□无　□有，原因： 1. 2.
护士签名			
医师签名			

时间	住院第 2~5 天 （手术日）	住院第 3~6 天 （术后第 1 天）	住院第 4~7 天 （术后第 2 天）
主要 诊疗 工作	□ 手术 □ 向家属交代病情、手术过程及术后注意事项 □ 术者完成手术记录 □ 完成术后病程 □ 上级医师查房 □ 麻醉医师查房 □ 观察生命体征及有无术后并发症并相应处理	□ 上级医师查房 □ 住院医师完成常规病程记录 □ 根据病情变化及时完成病程记录 □ 观察伤口、引流量、体温、生命体征情况、有无并发症等并作出相应处理	□ 上级医师查房 □ 住院医师完成病程记录 □ 根据引流量拔除引流管，伤口换药 □ 观察生命体征情况、有无并发症等并作出相应处理
重点 医嘱	**长期医嘱：** □ 特级护理常规 □ 留置引流管并记录引流量 □ 生命体征 / 血流动力学监测 □ 强心利尿药 □ 抗菌药物 □ 呼吸机辅助呼吸 □ 保留尿管并记录尿量 □ 胃黏膜保护剂 □ 其他特殊医嘱 **临时医嘱：** □ 今日在全麻体外循环下行主动脉瓣人工机械瓣置换术 □ 补液 □ 血管活性药 □ 血常规、生化全套、X 线床旁像、血气分析、凝血功能检查 □ 输血及（或）补晶体、胶体液（必要时） □ 其他特殊医嘱	**长期医嘱：** □ 特级或一级护理，余同前 **临时医嘱：** □ 复查血常规 □ 输血及（或）补晶体、胶体液（必要时） □ 换药 □ 止痛等对症处理 □ 补液 □ 血管活性药 □ 强心利尿药 □ 拔除气管插管后开始常规抗凝治疗、抗凝监测	**长期医嘱：**同前 **临时医嘱：** □ 复查血常规、生化全套（必要时） □ 输血及（或）补晶体、胶体液（必要时） □ 换药，拔引流管 □ 止痛等对症处理 □ 常规抗凝治疗、根据情况进行抗凝监测
主要 护理 工作	□ 观察患者病情变化并及时报告医生 □ 术后心理与生活护理 □ 防止皮肤压疮处理	□ 观察患者病情并做好引流量等相关记录 □ 术后心理与生活护理 □ 防止皮肤压疮处理	□ 观察患者病情变化 □ 术后心理与生活护理 □ 防止皮肤压疮处理
病情 变异 记录	□无　□有，原因： 1. 2.	□无　□有，原因： 1. 2.	□无　□有，原因： 1. 2.
护士 签名			
医师 签名			

时间	住院第5~8天 （术后第3天）	住院第6~17天 （术后第4天至出院前）	住院第9~18天 （术后第7~13天）
主要诊疗工作	□ 上级医师查房 □ 住院医师完成病程记录 □ 伤口换药（必要时） □ 常规抗凝治疗	□ 上级医师查房 □ 住院医师完成病程记录 □ 伤口换药或拆线（必要时） □ 调整各重要脏器功能 □ 指导抗凝治疗 □ 预防感染	□ 上级医师查房，评估患者是否达到出院标准，明确是否出院 □ 完成出院志、病案首页、出院诊断证明书等所有病历 □ 向患者交代出院后的后续治疗及相关注意事项，如抗凝治疗、心功能调整等
重点医嘱	**长期医嘱**：同前 **临时医嘱**： □ 复查血常规、尿常规、血生化检查（必要时） □ 输血及（或）补晶体、胶体液（必要时） □ 换药（必要时） □ 止痛等对症处理 □ 常规抗凝治疗、根据情况进行抗凝监测	**长期医嘱**： □ 根据病情变化调整抗菌药物等长期医嘱 **临时医嘱**： □ 复查血常规、尿常规、血生化检查（必要时） □ 输血及（或）补晶体、胶体液（必要时） □ 换药（必要时） □ 对症处理 □ 抗凝治疗 □ 复查心电图、胸部 X 线平片、超声心动图	**出院医嘱**： □ 出院带药 □ 终生抗凝 □ 定期复查 □ 如有不适，随诊
主要护理工作	□ 观察患者病情变化 □ 术后心理与生活护理	□ 观察患者病情变化 □ 指导患者功能锻炼 □ 心理和生活护理	□ 指导患者办理出院手续 □ 出院宣教
病情变异记录	□无　□有，原因： 1. 2.	□无　□有，原因： 1. 2.	□无　□有，原因： 1. 2.
护士签名			
医师签名			

17 风湿性心脏病主动脉瓣狭窄临床路径

（2016年版）

一、风湿性心脏病主动脉瓣狭窄临床路径标准住院流程

（一）适用对象

第一诊断为风湿性心脏病主动脉瓣狭窄。

行主动脉瓣人工瓣膜置换术。

（二）诊断依据

根据《临床诊疗指南 心脏外科学分册》（中华医学会编著，人民卫生出版社）。

1. 病史 风湿热病史。

2. 有明显症状体征 心绞痛，晕厥，活动后乏力，呼吸困难，胸闷，典型心脏杂音。

3. 辅助检查 心电图、胸部X线检查，超声心动图，冠状动脉造影（年龄大于50岁）。

（三）选择治疗方案的依据

根据《临床诊疗指南 心脏外科学分册》（中华医学会编著，人民卫生出版社），《临床技术操作规范 心血管外科学分册》（中华医学会编著，人民军医出版社）。

1. 临床没有症状但经超声心动图示平均跨主动脉瓣压差为50mmHg，或瓣口面积 $0.8cm^2$ 的主动脉瓣狭窄患者。

2. 目前无明显风湿活动的主动脉瓣重度狭窄患者。

3. 无其他严重内科疾病。

4. 患者选择置换主动脉瓣机械瓣或生物瓣。

（四）标准住院日≤18天

（五）进入路径标准

1. 第一诊断必须符合风湿性主动脉瓣狭窄疾病编码。

2. 有适应证，无禁忌证。

3. 心功能≤Ⅲ级或左室EF值≥45%。

4. 超声测定主动脉瓣跨瓣峰值压差≥75mmHg。

5. 患者选择主动脉瓣膜置换。

6. 当患者同时具有其他疾病诊断，但在住院期间不需要特殊处理也不影响第一诊断的临床路径流程实施时，可以进入路径。

（六）术前准备（评估）不超过6天

1. 必须完成的检查项目

（1）血尿便常规、肝肾功能、电解质、凝血功能、术前感染性疾病筛查、风湿三项、血型；

（2）胸片或胸部CT、心电图、超声心动图。

2. 根据患者病情可选择的检查项目

（1）血气分析和肺功能（高龄或既往有肺部病史者）、冠状动脉造影（年龄≥50岁）；

（2）有其他专业疾病者及时请相关科室会诊。

（七）预防性抗菌药物选择与使用时机

抗菌药物使用：根据《抗菌药物临床应用指导原则（2015 年版）》（国卫办医发〔2015〕43 号）执行。

（八）手术日为入院 7 天以内

1．麻醉方式　全身麻醉＋体外循环支持。

2．手术植入物　人工机械瓣或生物瓣。

3．术中用药　心脏外科、麻醉及体外循环常规用药。

4．输血　视术中病情需要决定。

（九）术后住院恢复≤11 天

1．术后早期持续监测治疗，观察生命体征。

2．必须复查的检查项目

（1）血常规、电解质、肝肾功能、抗凝监测；

（2）心电图、胸部 X 线片、超声心动图。

3．术后用药

（1）抗菌药物使用：根据《抗菌药物临床应用指导原则（2015 年版）》（国卫办医发〔2015〕43 号）执行。

（2）抗凝：根据所测 INR 值调整抗凝药用量，根据选用的心脏瓣膜种类和患者情况确定抗凝治疗方案。

（3）根据病情需要进行强心、利尿治疗。

（十）出院标准

1．体温正常，血常规、电解质无明显异常。

2．引流管拔除、切口愈合无出院禁忌。

3．没有需要住院处理的并发症和（或）其他合并症。

4．胸部 X 线平片、超声心动图证实人工瓣膜功能良好，无相关并发症。

（十一）变异及原因分析

1．围术期并发症　主动脉根部出血、人工瓣功能障碍、心功能不全、出血、瓣周漏、与抗凝相关的血栓栓塞和出血、溶血、感染性心内膜炎、术后伤口感染等造成住院日延长和费用增加。

2．合并有其他系统疾病，可能导致这些疾病加重而需要治疗，从而延长治疗时间和增加住院费用。

3．人工机械瓣的选择　由于患者的要求选择了不同的瓣膜（国产和进口）会导致住院费用存在差异。

4．其他因素　术前心功能及其他重要脏器功能不全需调整；特殊原因（如稀有血型短缺等）造成的住院时间延长费用增加。

二、风湿性心脏病主动脉瓣狭窄临床路径表单

适用对象：第一诊断为风湿性心脏病主动脉瓣狭窄；行主动脉瓣人工瓣膜置换术

患者姓名：_____ 性别：____ 年龄：____ 门诊号：_____ 住院号：_____

住院日期：____年___月___日 出院日期：____年___月___日 标准住院日：≤18 天

时间	住院第 1 天	住院第 2~5 天（完成术前准备日）	住院第 6 天（术前日）
主要诊疗工作	□ 询问病史及体格检查 □ 上级医师查房 □ 初步的诊断和治疗方案 □ 住院医师完成住院志、首次病程、上级医师查房等病历书写 □ 开检查、化验单	□ 上级医师查房 □ 继续完成术前化验检查 □ 完成必要的相关科室会诊 □ 调整心脏及重要脏器功能	□ 上级医师查房，术前评估和决定手术方案 □ 住院医师完成上级医师查房记录等 □ 向患者和（或）家属交代围术期注意事项并签署手术知情同意书、自费用品协议书、输血同意书、委托书（患者本人不能签字时） □ 麻醉医师查房并与患者及（或）家属交代麻醉注意事项并签署麻醉知情同意书 □ 完成各项术前准备
重点医嘱	**长期医嘱：** □ 心外科二级护理常规 □ 普食 □ 术前调整心功能（强心利尿） □ 洋地黄化（口服地高辛） **临时医嘱：** □ 血尿便常规检查、凝血功能、术前感染疾病筛查、肝肾功能、电解质、血气分析 □ X 线、心电图、超声心动图 □ 根据患者情况选择肺功能、冠状动脉造影	**长期医嘱：** □ 患者基础用药 □ 既往用药 □ 根据病人病情适当给予营养心肌治疗 **临时医嘱：** □ 根据会诊科室要求开检查和化验单 □ 对症处理	**长期医嘱：**同前 **临时医嘱：** □ 准备明日在全麻体外循环下行主动脉瓣人工瓣膜置换术 □ 术前禁食水 □ 术前用抗生素皮试 □ 术区备皮 □ 配血 □ 术中特殊用药（甲强龙、白蛋白等） □ 其他特殊医嘱
主要护理工作	□ 介绍病房环境、设施设备 □ 入院护理评估 □ 防止皮肤压疮护理	□ 观察患者病情变化 □ 防止皮肤压疮护理 □ 心理和生活护理	□ 做好备皮等术前准备 □ 提醒患者术前禁食水 □ 术前心理护理
病情变异记录	□无 □有，原因： 1. 2.	□无 □有，原因： 1. 2.	□无 □有，原因： 1. 2.
护士签名			
医师签名			

时间	住院第7天 （手术日）	住院第8天 （术后第1天）	住院第9天 （术后第2天）
主要 诊疗 工作	□ 手术 □ 向家属交代病情、手术过程及术后注意事项 □ 术者完成手术记录 □ 完成术后病程 □ 上级医师查房 □ 观察生命体征及有无术后并发症并做相应处理	□ 上级医师查房 □ 住院医师完成常规病程记录 □ 根据病情变化及时完成病程记录 □ 观察伤口、引流量、体温、生命体征情况、有无并发症等并作出相应处理	□ 上级医师查房 □ 住院医师完成病程记录 □ 根据引流量拔除引流管，伤口换药 □ 观察生命体征情况、有无并发症等并作出相应处理
重点 医嘱	**长期医嘱：** □ 特级护理常规 □ 禁食 □ 留置引流管并计引流量 □ 生命体征/血流动力学监测 □ 强心利尿药 □ 抗生素 □ 呼吸机辅助呼吸 □ 保留尿管并记录尿量 □ 胃黏膜保护剂 □ 其他特殊医嘱 **临时医嘱：** □ 今日在全麻体外循环下行主动脉瓣人工瓣膜置换术 □ 补液 □ 血管活性药 □ 血常规、生化全套、X线床旁像、血气分析、凝血功能检查、超声床旁检查 □ 输血及（或）补晶体、胶体液（必要时） □ 其他特殊医嘱	**长期医嘱：** □ 特级或一级护理，余同前 **临时医嘱：** □ 复查血常规 □ 输血及（或）补晶体、胶体液（必要时） □ 换药 □ 止痛等对症处理 □ 补液 □ 血管活性药 □ 强心利尿药 □ 拔除气管插管后开始常规抗凝治疗、抗凝监测	**长期医嘱：**同前 **临时医嘱：** □ 复查血常规、生化全套（必要时） □ 输血及（或）补晶体、胶体液（必要时） □ 换药，拔引流管 □ 止痛等对症处理 □ 常规抗凝治疗、根据情况进行抗凝监测
主要 护理 工作	□ 观察患者病情变化并及时报告医生 □ 术后心理与生活护理 □ 防止皮肤压疮处理	□ 观察患者病情并做好引流量等相关记录 □ 术后心理与生活护理 □ 防止皮肤压疮处理	□ 观察患者病情变化 □ 术后心理与生活护理 □ 防止皮肤压疮处理
病情 变异 记录	□无　□有，原因： 1. 2.	□无　□有，原因： 1. 2.	□无　□有，原因： 1. 2.
护士 签名			
医师 签名			

时间	住院第10天 （术后第3天）	住院第11天至出院前 （术后第4天至出院前）	住院第≤18天 （出院日）
主要 诊疗 工作	□ 上级医师查房 □ 住院医师完成病程记录 □ 伤口换药（必要时） □ 常规抗凝治疗	□ 上级医师查房 □ 住院医师完成病程记录 □ 伤口换药或拆线（必要时） □ 调整各重要脏器功能 □ 指导抗凝治疗 □ 预防感染	□ 上级医师查房，评估患者是否 　达到出院标准，明确是否出院 □ 完成出院志、病案首页、出院诊 　断证明书等所有病历 □ 向患者交代出院后的后续治疗 　及相关注意事项，如：抗凝治 　疗、心功能调整等
重点 医嘱	**长期医嘱**：同前 **临时医嘱**： □ 复查血尿常规、生化（必要时） □ 输血及（或）补晶体、胶体液（必 　要时） □ 换药（必要时） □ 止痛等对症处理 □ 常规抗凝治疗、根据情况进行 　抗凝监测	**长期医嘱**： □ 根据病情变化调整抗生素等长 　期医嘱 **临时医嘱**： □ 复查血尿常规、生化、血凝等检 　查（必要时） □ 输血及（或）补晶体、胶体液（必 　要时） □ 换药（必要时） □ 对症处理 □ 抗凝治疗	**出院医嘱**： □ 出院带药 □ 交代院外抗凝注意事项 □ 定期复查 □ 如有不适，随诊
主要 护理 工作	□ 观察患者病情变化 □ 术后心理与生活护理	□ 观察患者病情变化 □ 指导患者功能锻炼 □ 心理和生活护理	□ 指导患者办理出院手续 □ 出院宣教
病情 变异 记录	□无　□有，原因： 1. 2.	□无　□有，原因： 1. 2.	□无　□有，原因： 1. 2.
护士 签名			
医师 签名			

18 风湿性心脏病主动脉瓣关闭不全临床路径

（2016年版）

一、风湿性心脏病主动脉瓣关闭不全临床路径标准住院流程

（一）适用对象

第一诊断为风湿性心脏病主动脉瓣关闭不全行主动脉瓣瓣膜置换术。

（二）诊断依据

根据《临床诊疗指南 心脏外科学分册》（中华医学会编著，人民卫生出版社）。

1. 病史 风湿热病史。

2. 有明显症状体征 心绞痛，晕厥，活动后乏力，呼吸困难，胸闷，典型心脏杂音。

3. 辅助检查 心电图、胸部X线检查，超声心动图，冠状动脉造影（年龄大于50岁）。

（三）选择治疗方案的依据

根据《临床诊疗指南 心脏外科学分册》（中华医学会编著，人民卫生出版社），《临床技术操作规范 心血管外科学分册》（中华医学会编著，人民军医出版社）。

1. 主动脉瓣重度关闭不全患者。

2. 无其他严重内科疾病。

3. 患者选择主动脉瓣人工瓣膜置换术。

（四）标准住院日≤18天

（五）进入路径标准

1. 第一诊断必须符合风湿性主动脉瓣关闭不全编码。

2. 有适应证，无禁忌证。

3. 心功能≤Ⅲ级或左室EF值≥45%。

4. 左室舒张末径≤70mm。

5. 患者选择主动脉瓣膜置换。

6. 当患者同时具有其他疾病诊断，但在住院期间不需要特殊处理也不影响第一诊断的临床路径流程实施时，可以进入路径。

（六）术前准备（评估）不超过6天

1. 必须完成的检查项目

（1）血尿便常规、肝肾功能、电解质、凝血功能、术前感染疾病筛查、风湿活动筛查、血型＋术前配血；

（2）胸片或胸部CT、心电图、超声心动图。

2. 根据患者病情可选择的检查项目

（1）血气分析和肺功能（高龄或既往有肺部病史者）、冠状动脉造影（年龄≥50岁）；

（2）有其他专业疾病者及时请相关科室会诊。

（七）预防性抗菌药物选择与使用时机

抗菌药物使用：根据《抗菌药物临床应用指导原则（2015年版）》（国卫办医发〔2015〕43号）执行。

并根据患者的病情决定抗菌药物的选择与使用时间。

（八）手术日为入院 7 天以内

1. 麻醉方式　全身麻醉加体外循环支持。

2. 手术植入物　人工机械瓣或生物瓣。

3. 术中用药　心脏外科、麻醉及体外循环常规用药。

4. 输血及血液制品　视术中病情需要决定。

（九）术后住院恢复≤11 天

1. 术后早期持续监测治疗，观察生命体征。

2. 必须复查的检查项目

（1）血常规、电解质、肝肾功能、抗凝监测；

（2）心电图、胸部 X 线片、超声心动图。

3. 术后用药

（1）抗菌药物使用：根据《抗菌药物临床应用指导原则（2015 年版）》（国卫办医发〔2015〕43 号）执行。

（2）抗凝：根据所测 INR 值调整抗凝药用量，根据选用的心脏瓣膜种类和患者情况确定抗凝治疗方案。

（3）根据病情需要进行强心、利尿治疗。

（十）出院标准

1. 体温正常，血常规、电解质无明显异常。

2. 引流管拔除、切口愈合无出院禁忌。

3. 没有需要住院处理的并发症和（或）其他合并症。

4. 胸部 X 线平片、超声心动图证实人工瓣膜功能良好，无相关并发症。

（十一）变异及原因分析

1. 围术期并发症　主动脉根部出血、人工瓣功能障碍、心功能不全、出血、瓣周漏、与抗凝相关的血栓栓塞和出血、溶血、感染性心内膜炎、术后伤口感染等造成住院日延长和费用增加。

2. 合并有其他系统疾病，可能导致这些疾病加重而需要治疗，从而延长治疗时间和增加住院费用。

3. 人工心脏瓣膜的选择　由于患者的要求选择了不同的瓣膜（机械瓣膜或生物瓣膜、国产瓣膜或进口瓣膜）会导致住院费用存在差异。

4. 其他因素　术前心功能及其他重要脏器功能不全需调整；特殊原因（如稀有血型短缺等）造成的住院时间延长费用增加。

二、风湿性心脏病主动脉瓣关闭不全临床路径表单

适用对象：第一诊断为风湿性心脏病主动脉瓣关闭不全；行主动脉瓣人工瓣膜置换术

患者姓名：_____ 性别：_____ 年龄：_____ 门诊号：_____ 住院号：_____

住院日期：_____年___月___日 出院日期：_____年___月___日 标准住院日：≤18 天

时间	住院第 1 天	住院第 2~5 天 （完成术前准备日）	住院第 6 天 （术前日）
主要 诊疗 工作	□ 询问病史及体格检查 □ 上级医师查房 □ 初步的诊断和治疗方案 □ 住院医师完成住院志、首次病程、上级医师查房等病历书写 □ 开检查、化验单	□ 上级医师查房 □ 继续完成术前化验检查 □ 完成必要的相关科室会诊 □ 调整心脏及重要脏器功能	□ 上级医师查房，术前评估和决定手术方案 □ 住院医师完成上级医师查房记录等 □ 向患者和（或）家属交代围术期注意事项并签署手术知情同意书、自费用品协议书、输血同意书、委托书（患者本人不能签字时） □ 麻醉医师查房并与患者及（或）家属交代麻醉注意事项并签署麻醉知情同意书 □ 完成各项术前准备
重点 医嘱	长期医嘱： □ 心外科二级护理常规 □ 普食 □ 术前调整心功能（强心利尿） □ 洋地黄化（口服地高辛） 临时医嘱： □ 血尿便常规检查、凝血功能、术前感染疾病筛查、肝肾功能、电解质、血气分析 □ X 线、心电图、超声心动图 □ 根据患者情况选择肺功能、冠状动脉造影	长期医嘱： □ 患者基础用药 □ 既往用药 □ 根据病人病情适当给予营养心肌治疗 临时医嘱： □ 根据会诊科室要求开检查和化验单 □ 对症处理	长期医嘱：同前 临时医嘱： □ 术前医嘱： □ 准备明日在全麻体外循环下行主动脉瓣人工瓣膜置换术 □ 术前禁食水 □ 术前用抗生素皮试 □ 术区备皮 □ 配血 □ 术中特殊用药（甲强龙、白蛋白等） □ 其他特殊医嘱
主要 护理 工作	□ 介绍病房环境、设施设备 □ 入院护理评估 □ 防止皮肤压疮护理	□ 观察患者病情变化 □ 防止皮肤压疮护理 □ 心理和生活护理	□ 做好备皮等术前准备 □ 提醒患者术前禁食水 □ 术前心理护理
病情 变异 记录	□无 □有，原因： 1. 2.	□无 □有，原因： 1. 2.	□无 □有，原因： 1. 2.
护士 签名			
医师 签名			

时间	住院第7天（手术日）	住院第8天（术后第1天）	住院第9天（术后第2天）
主要诊疗工作	□ 手术 □ 向家属交代病情、手术过程及术后注意事项 □ 术者完成手术记录 □ 完成术后病程 □ 上级医师查房 □ 观察生命体征及有无术后并发症并做相应处理	□ 上级医师查房 □ 住院医师完成常规病程记录 □ 根据病情变化及时完成病程记录 □ 观察伤口、引流量、体温、生命体征情况、有无并发症等并作出相应处理	□ 上级医师查房 □ 住院医师完成病程记录 □ 根据引流量拔除引流管，伤口换药 □ 观察生命体征情况、有无并发症等并作出相应处理
重点医嘱	**长期医嘱：** □ 特级护理常规 □ 禁食 □ 留置引流管并计引流量 □ 生命体征／血流动力学监测 □ 强心利尿药 □ 抗生素 □ 呼吸机辅助呼吸 □ 保留尿管并记录尿量 □ 胃黏膜保护剂 □ 其他特殊医嘱 **临时医嘱：** □ 今日在全麻体外循环下行主动脉瓣人工瓣膜置换术 □ 补液 □ 血管活性药 □ 血常规、生化全套、X线床旁像、血气分析、凝血功能检查、超声床旁检查 □ 输血及（或）补晶体、胶体液（必要时） □ 其他特殊医嘱	**长期医嘱：** □ 特级或一级护理，余同前 **临时医嘱：** □ 复查血常规 □ 输血及（或）补晶体、胶体液（必要时） □ 换药 □ 止痛等对症处理 □ 补液 □ 血管活性药 □ 强心利尿药 □ 拔除气管插管后开始常规抗凝治疗、抗凝监测	**长期医嘱：**同前 **临时医嘱：** □ 复查血常规、生化全套（必要时） □ 输血及（或）补晶体、胶体液（必要时） □ 换药，拔引流管 □ 止痛等对症处理 □ 常规抗凝治疗、根据情况进行抗凝监测
主要护理工作	□ 观察患者病情变化并及时报告医生 □ 术后心理与生活护理 □ 防止皮肤压疮处理	□ 观察患者病情并做好引流量等相关记录 □ 术后心理与生活护理 □ 防止皮肤压疮处理	□ 观察患者病情变化 □ 术后心理与生活护理 □ 防止皮肤压疮处理
病情变异记录	□无　□有，原因： 1. 2.	□无　□有，原因： 1. 2.	□无　□有，原因： 1. 2.
护士签名			
医师签名			

时间	住院第 10 天 （术后第 3 天）	住院第 11 天至出院前 （术后第 4 天至出院前）	住院第≤18 天 （出院日）
主要 诊疗 工作	□ 上级医师查房 □ 住院医师完成病程记录 □ 伤口换药（必要时） □ 常规抗凝治疗	□ 上级医师查房 □ 住院医师完成病程记录 □ 伤口换药或拆线（必要时） □ 调整各重要脏器功能 □ 指导抗凝治疗 □ 预防感染	□ 上级医师查房，评估患者是否达到出院标准，明确是否出院 □ 完成出院志、病案首页、出院诊断证明书等所有病历 □ 向患者交代出院后的后续治疗及相关注意事项，如：抗凝治疗、心功能调整等
重点 医嘱	**长期医嘱**：同前 **临时医嘱**： □ 复查血尿常规、生化（必要时） □ 输血及（或）补晶体、胶体液（必要时） □ 换药（必要时） □ 止痛等对症处理 □ 常规抗凝治疗、根据情况进行抗凝监测	**长期医嘱**： □ 根据病情变化调整抗生素等长期医嘱 **临时医嘱**： □ 复查血尿常规、生化、血凝等检查（必要时） □ 输血及（或）补晶体、胶体液（必要时） □ 换药（必要时） □ 对症处理 □ 抗凝治疗	**出院医嘱**： □ 出院带药 □ 交代院外抗凝注意事项 □ 定期复查 □ 如有不适，随诊
主要 护理 工作	□ 观察患者病情变化 □ 术后心理与生活护理	□ 观察患者病情变化 □ 指导患者功能锻炼 □ 心理和生活护理	□ 指导患者办理出院手续 □ 出院宣教
病情 变异 记录	□无　□有，原因： 1. 2.	□无　□有，原因： 1. 2.	□无　□有，原因： 1. 2.
护士 签名			
医师 签名			

19 主动脉瓣病变人工生物瓣置换术临床路径

（2011年版）

一、主动脉瓣病变人工生物瓣置换术临床路径标准住院流程

（一）适用对象

第一诊断为心脏主动脉瓣病变。

行主动脉瓣位人工生物瓣置换术。

（二）诊断依据

根据《临床诊疗指南 心脏外科学分册》（中华医学会编著，人民卫生出版社）。

1. 临床症状　可有劳累后胸闷、气促，严重者出现心衰表现等。

2. 体征　主动脉瓣狭窄者可闻及主动脉瓣区 3/6 级以上收缩期杂音；主动脉瓣关闭不全者可闻及胸骨左缘第 3、4 肋间舒张期泼水样杂音。

3. 辅助检查　心电图、胸部 X 线平片，超声心动图等。

（三）选择治疗方案的依据

根据《临床技术操作规范 心血管外科学分册》（中华医学会编著，人民军医出版社）。

主动脉瓣位生物瓣置换术。

（四）标准住院日通常≤18 天

（五）进入路径标准

1. 第一诊断必须符合心脏主动脉瓣病变疾病编码。

2. 有适应证，无禁忌证。

3. 心功能≤Ⅲ级或 EF≥45%。

4. 主动脉瓣关闭不全患者左室舒张末径≤75mm。

5. 患者知情同意置换人工生物瓣。

6. 当患者同时具有其他疾病诊断，但在住院期间不需要特殊处理也不影响第一诊断的临床路径流程实施时，可以进入路径。

（六）术前准备（评估）≤5 个工作日

1. 必需的检查项目

（1）血常规、尿常规；

（2）肝功能、肾功能，电解质，血型、凝血功能，感染性疾病筛查（乙肝、丙肝、梅毒、艾滋病等）；

（3）心电图、胸部 X 线平片、超声心动图。

2. 根据患者具体情况可选择的检查项目　如心肌酶、风湿活动筛查、大便常规、24 小时动态心电图、冠状动脉影像学检查（CT 或造影）（有冠心病发病危险因素及年龄≥50 岁患者）、血气分析和肺功能检查（高龄或既往有肺部病史者）、外周血管超声检查等。

（七）预防性抗菌药物选择与使用时机

1. 抗菌药物　按照《抗菌药物临床应用指导原则》（卫医发〔2004〕285 号）选择用药。可以考虑使

用第一、二代头孢菌素。

2．预防性用抗菌药物，时间为术前 0.5 小时，手术超过 3 小时加用 1 次抗菌药物；总预防性用药时间一般不超过 24 小时，个别情况可延长至 48 小时。

（八）手术日为入院 5 个工作日以内

1．麻醉方式　全身麻醉。

2．体外循环辅助。

3．手术植入物　人工生物瓣、胸骨固定钢丝等。

4．术中用药　麻醉及体外循环常规用药。

5．输血及血液制品　视术中情况而定。

（九）术后住院恢复≤13 天

1．术后早期持续监测治疗，观察生命体征。

2．必须复查的检查项目　血常规、血电解质、肝肾功能、抗凝监测，心电图、胸部 X 线平片，超声心动图。

3．抗菌药物　按照《抗菌药物临床应用指导原则》（卫医发〔2004〕285 号）执行，并根据患者的病情决定抗菌药物的选择与使用时间。

4．抗凝　根据所测 INR 值调整抗凝药用量，抗凝治疗至少 3 个月。

5．根据病情需要进行强心、利尿等治疗。

（十）出院标准

1．体温正常，血常规、电解质无明显异常。

2．引流管拔除、切口愈合无感染。

3．没有需要住院处理的并发症和（或）其他合并症。

4．抗凝基本稳定。

5．胸部 X 线平片、超声心动图证实人工生物瓣功能良好，无相关并发症。

（十一）变异及原因分析

1．围术期并发症　主动脉根部出血、人工瓣功能障碍、心功能不全、瓣周漏、与抗凝相关的血栓栓塞和出血、溶血、感染性心内膜炎、术后伤口感染、重要脏器功能不全等造成住院日延长和费用增加。

2．合并有其他系统疾病，可能出现合并疾病加重而需要治疗，从而延长治疗时间和增加住院费用。

3．人工生物瓣的选择　根据患者的病情，使用不同的生物瓣（国产和进口），导致住院费用存在差异。

4．合并心房纤颤等严重心律失常者，需要同期行消融手术者，不进入本路径。

5．非常规路径（胸骨正中切口）的各类微创术式，治疗费用存在差异。

6．其他因素　术前心功能及其他重要脏器功能不全需调整；特殊原因（如稀有血型短缺等）造成的住院时间延长，费用增加。

二、主动脉瓣病变人工生物瓣置换术临床路径表单

适用对象：第一诊断为主动脉瓣病变；行主动脉瓣位人工生物瓣置换术

患者姓名：_____ 性别：_____ 年龄：_____ 门诊号：_____ 住院号：_____

住院日期：_____年___月___日 出院日期：_____年___月___日 标准住院日：≤18天

时间	住院第1~2天	住院第2~3天 （完成术前准备日）	住院第2~4天 （术前日）
主要 诊疗 工作	□ 询问病史及体格检查 □ 上级医师查房 □ 初步的诊断和治疗方案 □ 住院医师完成住院志、首次病程、上级医师查房等病历 □ 开检查、化验单	□ 上级医师查房 □ 继续完成术前化验检查 □ 完成必要的相关科室会诊 □ 调整心脏及重要脏器功能	□ 上级医师查房，术前评估和决定手术方案 □ 住院医师完成上级医师查房记录等 □ 向患者和（或）家属交代围术期注意事项并签署手术知情同意书、自费用品协议书、输血同意书、委托书（患者本人不能签字时） □ 麻醉医师查房并与患者及（或）家属交代麻醉注意事项并签署麻醉知情同意书 □ 完成各项术前准备
重点 医嘱	**长期医嘱：** □ 心外科二级护理常规 □ 饮食 □ 术前调整心功能 **临时医嘱：** □ 血常规、尿常规 □ 血型，凝血功能，血电解质，肝肾功能，感染性疾病筛查，风湿活动筛查 □ 心电图、胸部X线平片、超声心动图 □ 根据患者情况选择肺功能、脑血管检查、冠状动脉造影	**长期医嘱：** □ 患者基础用药 □ 既往用药 **临时医嘱：** □ 根据会诊科室要求开检查和化验单 □ 对症处理	**长期医嘱：**同前 **临时医嘱：** □ 准备明日在全麻体外循环下行主动脉瓣人工生物瓣置换术 □ 术前禁食水 □ 术前用抗菌药物皮试 □ 术区备皮 □ 术前灌肠 □ 配血 □ 术中特殊用药 □ 其他特殊医嘱
主要 护理 工作	□ 介绍病房环境、设施设备 □ 入院护理评估 □ 防止皮肤压疮护理	□ 观察患者病情变化 □ 防止皮肤压疮护理 □ 心理和生活护理	□ 做好备皮等术前准备 □ 提醒患者术前禁食水 □ 术前心理护理
病情 变异 记录	□无 □有，原因： 1. 2.	□无 □有，原因： 1. 2.	□无 □有，原因： 1. 2.
护士 签名			
医师 签名			

时间	住院第 2~5 天 （手术日）	住院第 3~6 天 （术后第 1 天）	住院第 4~7 天 （术后第 2 天）
主要 诊疗 工作	□ 手术 □ 向家属交代病情、手术过程及术后注意事项 □ 术者完成手术记录 □ 完成术后病程 □ 上级医师查房 □ 麻醉医师查房 □ 观察生命体征及有无术后并发症并做相应处理	□ 上级医师查房 □ 住院医师完成病程记录 □ 根据病情变化及时完成病程记录 □ 观察伤口、引流量、体温、生命体征情况、有无并发症等并作出相应处理	□ 上级医师查房 □ 住院医师完成病程记录 □ 根据引流量拔除引流管，伤口换药 □ 观察生命体征情况、有无并发症等并作出相应处理 □ 抗菌药物：如体温正常，伤口情况良好，无明显红肿时可以停止抗菌药物治疗
重点 医嘱	**长期医嘱：** □ 特级护理常规 □ 饮食 □ 留置引流管并计引流量 □ 生命体征/血流动力学监测 □ 强心、利尿药 □ 抗菌药物 □ 呼吸机辅助呼吸 □ 保留尿管并记录尿量 □ 胃黏膜保护剂 □ 其他特殊医嘱 **临时医嘱：** □ 今日在全麻体外循环下行主动脉瓣生物瓣置换术 □ 血管活性药 □ 血常规、肝肾功能、电解质、X 线床旁像、血气分析、凝血功能检查 □ 输血及（或）补晶体、胶体液（必要时） □ 其他特殊医嘱	**长期医嘱：** □ 特级或一级护理，余同前 **临时医嘱：** □ 复查血常规 □ 输血及（或）补晶体、胶体液（必要时） □ 换药 □ 止痛等对症处理 □ 补液 □ 血管活性药 □ 强心利尿药 □ 拔除气管插管后开始常规抗凝治疗、抗凝监测	**长期医嘱：** 同前 **临时医嘱：** □ 复查血常规、肝肾功能、电解质（必要时） □ 输血及（或）补晶体、胶体液（必要时） □ 换药，拔引流管 □ 止痛等对症处理 □ 常规抗凝治疗、根据情况进行抗凝监测
主要 护理 工作	□ 观察患者病情变化并及时报告医生 □ 术后心理与生活护理 □ 防止皮肤压疮处理	□ 观察患者病情并做好引流量等相关记录 □ 术后心理与生活护理 □ 防止皮肤压疮处理	□ 观察患者病情变化 □ 术后心理与生活护理 □ 防止皮肤压疮处理
病情 变异 记录	□无　□有，原因： 1. 2.	□无　□有，原因： 1. 2.	□无　□有，原因： 1. 2.
护士 签名			
医师 签名			

时间	住院第5~8天 （术后第3天）	住院第6~17天 （术后第4天至出院前）	住院第9~18天 （术后第7~13天）
主要诊疗工作	□ 上级医师查房 □ 住院医师完成病程记录 □ 伤口换药（必要时） □ 常规抗凝治疗	□ 上级医师查房 □ 住院医师完成病程记录 □ 伤口换药或拆线（必要时） □ 调整各重要脏器功能 □ 指导抗凝治疗 □ 预防感染	□ 上级医师查房，评估患者是否达到出院标准，明确是否出院 □ 完成出院志、病案首页、出院诊断证明书等所有病历 □ 向患者交代出院后的后续治疗及相关注意事项，如抗凝治疗、心功能调整等
重点医嘱	长期医嘱：同前 临时医嘱： □ 复查血尿常规、血电解质（必要时） □ 输血及（或）补晶体、胶体液（必要时） □ 换药（必要时） □ 止痛等对症处理 □ 常规抗凝治疗、根据情况进行抗凝监测	长期医嘱： □ 根据病情变化调整抗菌药物等长期医嘱 临时医嘱： □ 复查血尿常规、生化（必要时） □ 输血及（或）补晶体、胶体液（必要时） □ 换药（必要时） □ 对症处理 □ 抗凝治疗 □ 复查心电图、胸部 X 线平片、超声心动图	出院医嘱： □ 出院带药 □ 抗凝治疗 □ 定期复查 □ 不适随诊
主要护理工作	□ 观察患者病情变化 □ 术后心理与生活护理	□ 观察患者病情变化 □ 指导患者功能锻炼 □ 心理和生活护理	□ 指导患者办理出院手续 □ 出院宣教
病情变异记录	□无　□有，原因： 1. 2.	□无　□有，原因： 1. 2.	□无　□有，原因： 1. 2.
护士签名			
医师签名			

20 主动脉瓣病变人工机械瓣置换术临床路径

（2011 年版）

一、主动脉瓣病变人工机械瓣置换术临床路径标准住院流程

（一）适用对象

第一诊断为心脏主动脉瓣病变。

行主动脉瓣位人工机械瓣置换术。

（二）诊断依据

根据《临床诊疗指南 心脏外科学分册》（中华医学会编著，人民卫生出版社）。

1. 临床症状　可有劳累后胸闷、气促，严重者出现心衰表现等。

2. 体征　主动脉瓣狭窄者可闻及主动脉瓣区Ⅲ/6 级以上收缩期杂音；主动脉瓣关闭不全者可闻及胸骨左缘第 3、4 肋间舒张期泼水样杂音。

3. 辅助检查　心电图、胸部 X 线平片，超声心动图等。

（三）选择治疗方案的依据

根据《临床技术操作规范 心血管外科学分册》（中华医学会编著，人民军医出版社）。

行主动脉瓣位人工机械瓣置换术。

（四）标准住院日一般≤18 天

（五）进入路径标准

1. 第一诊断必须符合心脏主动脉瓣病变疾病编码。

2. 有适应证，无禁忌证。

3. 心功能≤Ⅲ级或 EF≥45%。

4. 主动脉瓣关闭不全患者左室舒张末径≤75mm。

5. 患者知情同意置换人工生物瓣。

6. 当患者同时具有其他疾病诊断，但在住院期间不需要特殊处理也不影响第一诊断的临床路径流程实施时，可以进入路径。

（六）术前准备≤5 天（工作日）

1. 必需的检查项目

（1）血常规、尿常规；

（2）肝功能、肾功能，电解质，血型、凝血功能，感染性疾病筛查（乙肝、丙肝、梅毒、艾滋病等）；

（3）心电图、胸部 X 线平片、超声心动图。

2. 根据患者具体情况可选择的检查项目　如心肌酶、风湿活动筛查、大便常规、24 小时动态心电图、冠状动脉影像学检查（CT 或造影）（有冠心病发病危险因素及年龄≥50 岁患者）、血气分析和肺功能检查（高龄或既往有肺部病史者）、外周血管超声检查等。

（七）预防性抗菌药物选择与使用时机

1. 抗菌药物　按照《抗菌药物临床应用指导原则》（卫医发〔2004〕285 号）选择用药。可以考虑使

用第一、二代头孢菌素。

2. 预防性用抗菌药物，时间为术前 0.5 小时，手术超过 3 小时加用 1 次抗菌药物；总预防性用药时间一般不超过 24 小时，个别情况可延长至 48 小时。

（八）手术日为入院≤5 天（工作日）

1. 麻醉方式　全身麻醉。

2. 体外循环辅助。

3. 手术植入物　人工机械瓣、胸骨固定钢丝等。

4. 术中用药　麻醉及体外循环常规用药。

5. 输血及血液制品　视术中情况而定。

（九）术后住院恢复≤13 天

1. 术后早期持续监测，观察生命体征。

2. 必需复查的检查项目　血常规、血电解质、肝肾功能、抗凝监测、心电图、胸部 X 线平片，超声心动图。

3. 抗菌药物　按照《抗菌药物临床应用指导原则》（卫医发〔2004〕285 号），并根据患者的病情决定抗菌药物的选择与使用时间。

4. 抗凝　根据所测 INR 值调整抗凝药用量，终生抗凝治疗。

5. 根据病情需要进行强心、利尿等治疗。

（十）出院标准

1. 体温正常，血常规、电解质无明显异常。

2. 引流管拔除、切口愈合无感染。

3. 没有需要住院处理的并发症和（或）其他合并症。

4. 抗凝基本稳定。

5. 胸部 X 线平片、超声心动图证实人工机械瓣功能良好，无相关并发症。

（十一）变异及原因分析

1. 围术期并发症　主动脉根部出血、人工瓣功能障碍、心功能不全、瓣周漏、与抗凝相关的血栓栓塞和出血、溶血、感染性心内膜炎、术后伤口感染、重要脏器功能不全等造成住院日延长和费用增加。

2. 合并有其他系统疾病加重而需要治疗，从而延长治疗时间和增加住院费用。

3. 人工机械瓣的选择　根据患者的病情，使用不同的机械瓣（国产和进口）导致住院费用存在差异。

4. 合并心房纤颤等严重心律失常者，住院日延长和费用增加。

5. 非常规路径（胸骨正中切口）的各类微创术式，导致住院费用存在差异。

6. 其他因素　术前心功能及其他重要脏器功能不全需调整，特殊原因（如稀有血型短缺等）造成的住院时间延长费用增加。

二、主动脉瓣病变人工机械瓣置换术临床路径表单

适用对象：第一诊断为心脏主动脉瓣病变；行主动脉瓣人工机械瓣置换术

患者姓名：_____ 性别：____ 年龄：____ 门诊号：_____ 住院号：_____

住院日期：____年___月___日 出院日期：____年___月___日 标准住院日：≤18天

时间	住院第1~2天	住院第2~3天 （完成术前准备）	住院第2~4天 （术前日）
主要 诊疗 工作	□ 询问病史及体格检查 □ 上级医师查房 □ 初步诊断和初步治疗方案 □ 住院医师完成住院志、首次病程、上级医师查房等病历书写 □ 开检查化验单	□ 上级医师查房 □ 继续完成术前化验检查 □ 完成必要的相关科室会诊 □ 调整心脏及重要脏器功能	□ 上级医师查房，术前评估和决定手术方案 □ 住院医师完成上级医师查房记录等 □ 向患者和（或）家属交代围术期注意事项并签署手术知情同意书、自费用品协议书、输血同意书、委托书（患者本人不能签字时） □ 麻醉医师查房并与患者及（或）家属交代麻醉注意事项并签署麻醉知情同意书 □ 完成各项术前准备
重点 医嘱	**长期医嘱：** □ 心外科二级护理常规 □ 饮食 □ 术前调整心功能 **临时医嘱：** □ 血常规、尿常规 □ 凝血功能、血电解质、血型、肝肾功能、感染性疾病筛查 □ 心电图、胸部X线平片、超声心动图 □ 风湿活动筛查（酌情） □ 根据患者情况选择肺功能、脑血管检查、冠状动脉造影	**长期医嘱：** □ 患者基础用药 □ 既往用药 **临时医嘱：** □ 根据会诊科室要求开检查和化验单 □ 对症处理	**长期医嘱：**同前 **临时医嘱：** □ 准备明日在全麻体外循环下行主动脉瓣人工机械瓣置换术 □ 术前禁食水 □ 术前用抗菌药物皮试 □ 术区备皮 □ 术前灌肠 □ 配血 □ 术中特殊用药 □ 其他特殊医嘱
主要 护理 工作	□ 介绍病房环境、设施设备 □ 入院护理评估 □ 防止皮肤压疮护理	□ 观察患者病情变化 □ 防止皮肤压疮护理 □ 心理和生活护理	□ 做好备皮等术前准备 □ 提醒患者术前禁食水 □ 术前心理护理
病情 变异 记录	□无 □有，原因： 1. 2.	□无 □有，原因： 1. 2.	□无 □有，原因： 1. 2.
护士 签名			
医师 签名			

时间	住院第2~5天 （手术日）	住院第3~6天 （术后第1天）	住院第4~7天 （术后第2天）
主要 诊疗 工作	□ 手术 □ 向家属交代病情、手术过程及术后注意事项 □ 术者完成手术记录 □ 完成术后病程 □ 上级医师查房 □ 麻醉医师查房 □ 观察生命体征及有无术后并发症并相应处理	□ 上级医师查房 □ 住院医师完成常规病程记录 □ 根据病情变化及时完成病程记录 □ 观察伤口、引流量、体温、生命体征情况、有无并发症等并作出相应处理	□ 上级医师查房 □ 住院医师完成病程记录 □ 根据引流量拔除引流管，伤口换药 □ 观察生命体征情况、有无并发症等并作出相应处理
重点 医嘱	**长期医嘱：** □ 特级护理常规 □ 留置引流管并记录引流量 □ 生命体征/血流动力学监测 □ 强心利尿药 □ 抗菌药物 □ 呼吸机辅助呼吸 □ 保留尿管并记录尿量 □ 胃黏膜保护剂 □ 其他特殊医嘱 **临时医嘱：** □ 今日在全麻体外循环下行主动脉瓣人工机械瓣置换术 □ 补液 □ 血管活性药 □ 血常规、生化全套、X线床旁像、血气分析、凝血功能检查 □ 输血及（或）补晶体、胶体液（必要时） □ 其他特殊医嘱	**长期医嘱：** □ 特级或一级护理，余同前 **临时医嘱：** □ 复查血常规 □ 输血及（或）补晶体、胶体液（必要时） □ 换药 □ 止痛等对症处理 □ 补液 □ 血管活性药 □ 强心利尿药 □ 拔除气管插管后开始常规抗凝治疗、抗凝监测	**长期医嘱：**同前 **临时医嘱：** □ 复查血常规、生化全套（必要时） □ 输血及（或）补晶体、胶体液（必要时） □ 换药，拔引流管 □ 止痛等对症处理 □ 常规抗凝治疗、根据情况进行抗凝监测
主要 护理 工作	□ 观察患者病情变化并及时报告医生 □ 术后心理与生活护理 □ 防止皮肤压疮处理	□ 观察患者病情并做好引流量等相关记录 □ 术后心理与生活护理 □ 防止皮肤压疮处理	□ 观察患者病情变化 □ 术后心理与生活护理 □ 防止皮肤压疮处理
病情 变异 记录	□无 □有，原因： 1. 2.	□无 □有，原因： 1. 2.	□无 □有，原因： 1. 2.
护士 签名			
医师 签名			

时间	住院第5～8天 （术后第3天）	住院第6～17天 （术后第4天至出院前）	住院第9～18天 （术后第7～13天）
主要诊疗工作	□ 上级医师查房 □ 住院医师完成病程记录 □ 伤口换药（必要时） □ 常规抗凝治疗	□ 上级医师查房 □ 住院医师完成病程记录 □ 伤口换药或拆线（必要时） □ 调整各重要脏器功能 □ 指导抗凝治疗 □ 预防感染	□ 上级医师查房，评估患者是否达到出院标准，明确是否出院 □ 完成出院志、病案首页、出院诊断证明书等所有病历 □ 向患者交代出院后的后续治疗及相关注意事项，如抗凝治疗、心功能调整等
重点医嘱	长期医嘱：同前 临时医嘱： □ 复查血常规、尿常规、血生化检查（必要时） □ 输血及（或）补晶体、胶体液（必要时） □ 换药（必要时） □ 止痛等对症处理 □ 常规抗凝治疗、根据情况进行抗凝监测	长期医嘱： □ 根据病情变化调整抗菌药物等长期医嘱 临时医嘱： □ 复查血常规、尿常规、血生化检查（必要时） □ 输血及（或）补晶体、胶体液（必要时） □ 换药（必要时） □ 对症处理 □ 抗凝治疗 □ 复查心电图、胸部X线平片、超声心动图	出院医嘱： □ 出院带药 □ 终生抗凝 □ 定期复查 □ 如有不适，随诊
主要护理工作	□ 观察患者病情变化 □ 术后心理与生活护理	□ 观察患者病情变化 □ 指导患者功能锻炼 □ 心理和生活护理	□ 指导患者办理出院手续 □ 出院宣教
病情变异记录	□无　□有,原因： 1. 2.	□无　□有,原因： 1. 2.	□无　□有,原因： 1. 2.
护士签名			
医师签名			

冠心病合并瓣膜病临床路径

（2017年版）

21

一、冠心病合并瓣膜病临床路径标准住院流程

（一）适用对象

第一诊断为以下诊断之一：①冠状动脉粥样硬化性心脏病或②心脏主动脉瓣病变或③心脏二尖瓣病变；诊断包含第①项的同时，包含第②或第③项中的一项或二项。

行冠状动脉旁路移植术的同时行主动脉瓣位人工机械瓣置换术或主动脉瓣位人工生物瓣置换术或二尖瓣人工机械瓣置换术或二尖瓣生物瓣膜置换术。

（二）诊断依据

根据《临床诊疗指南　心血管外科学分册》（中华医学会编著，人民卫生出版社）。

1. 病史　可有心绞痛发作史。

2. 临床表现　可有体力劳动、情绪激动或饱餐时心前区憋闷、不适，心律失常等。可有呼吸困难、不能平卧、尿少、水肿、咯血等。

3. 辅助检查　心电图和心电图运动试验、胸部 X 线平片、胸部 CT（含升主动脉），颈动脉及双下肢动脉超声，超声心动图、心肌核素显像、冠状动脉造影等。

（三）选择治疗方案的依据

根据《临床技术操作规范　心血管外科学分册》（中华医学会编著，人民军医出版社）。

冠状动脉旁路移植术；主动脉瓣位人工机械瓣置换术；主动脉瓣位人工生物瓣置换术；二尖瓣人工机械瓣置换术；二尖瓣生物瓣膜置换术。

（四）标准住院日为 13~21 天

（五）进入路径标准

1. 第一诊断必须符合冠状动脉粥样硬化性心脏病或心脏主动脉瓣病变或心脏二尖瓣病变疾病编码。

2. 已完成冠状动脉造影检查，诊断明确。入院前 4 周内无 ST 段抬高型心肌梗死，2 周内无非 ST 段抬高型心肌梗死。

3. 有手术适应证，无禁忌证。

4. 年龄≤70 岁。

5. 心功能≤Ⅲ级或 EF≥45%。

6. 主动脉瓣关闭不全或二尖瓣关闭不全患者，左室舒张末径≤75mm。

7. 当患者同时具有其他疾病诊断，但在住院期间不需要特殊处理也不影响第一诊断的临床路径流程实施时，可以进入路径。

（六）术前准备 2~4 天

1. 必需的检查项目

（1）实验室检查：血常规＋血型，尿常规，血生化全项（血电解质＋肝肾功能＋血糖血脂），凝血功能，感染性疾病筛查（乙肝、丙肝、梅毒、艾滋病等）心肌酶学，肌钙蛋白，血气分析；

（2）胸片、心电图、超声心动图；头颅 CT/MRI；

（3）冠状动脉造影检查。

2．根据患者具体情况可选择的检查项目　如便常规＋隐血试验、心功能测定［如 B 型钠尿肽（BNP）测定、B 型钠尿肽前体（PRO-BNP）测定等］、风湿活动筛查、红细胞沉降率（ESR）、24 小时动态心电图、心肌酶、血肌钙蛋白、胸部 CT、主动脉 CT，肺功能检查、颈动脉血管超声、取材血管超声、腹部超声检查等。

（七）预防性抗菌药物选择与使用时机

1．抗菌药物：按照《抗菌药物临床应用指导原则》（卫医发〔2004〕285 号）选择用药。可以考虑使用第一、二代头孢菌素。

2．预防性用抗菌药物，时间为术前 0.5 小时，手术超过 3 小时加用 1 次抗菌药物；总预防性用药时间一般不超过 24 小时，个别情况可延长至 48 小时。

（八）手术日为入院 5 个工作日以内

1．麻醉方式　全身麻醉。

2．体外循环辅助。

3．手术植入物　人工生物瓣或人工机械瓣膜、胸骨固定钢丝。

4．术中用药　麻醉和体外循环常规用药。

5．输血及血液制品　视术中情况而定。

（九）术后住院恢复 9～14 天

1．术后转监护病房，持续监测治疗。

2．病情平稳后转回普通病房。

3．必需复查的检查项目　血常规、血电解质＋肝肾功能＋血糖、抗凝监测、胸片、心电图、超声心动图。

4．抗菌药物使用　按照《抗菌药物临床应用指导原则》（卫医发〔2004〕285 号）执行，并根据患者的病情决定抗菌药物的选择与使用时间。

5．根据病情需要进行强心、利尿心肌营养等治疗。

6．抗血小板治疗　根据患者病情决定用药时机。

7．抗凝　根据所测 INR 值调整抗凝药用量，抗凝治疗至少 3 个月（生物瓣）或终生（机械瓣）。

（十）出院标准

1．体温正常，血常规、电解质无明显异常。

2．引流管拔除、切口愈合无感染。

3．没有需要住院处理的并发症和（或）其他合并症。

4．抗凝基本稳定。

5．胸部 X 线平片、超声心动图证实人工机械瓣或生物瓣功能良好，无相关并发症。

（十一）变异及原因分析

1．术前需停用阿司匹林、氯吡格雷等抗血小板药物 5～6 天，手术时间相应顺延，导致住院时间延长。术前检查发现近期新发脑梗。

2．围术期并发症　主动脉根部出血、左室破裂、人工瓣功能障碍、心功能不全、瓣周漏、与抗凝相关的血栓栓塞和出血、溶血、感染性心内膜炎、术后伤口感染、重要脏器功能不全等造成住院日延长和费用增加。

3．合并心房纤颤、高度房室传导阻滞等严重心律失常者，住院日延长和费用增加。

4．合并有其他系统疾病加重而需要治疗，从而延长治疗时间和增加住院费用。

5．手术耗材的选择　由于病情不同，使用不同的内植物和耗材，使用不同的机械瓣或生物瓣（国产和进口)导致住院费用存在差异。

6. 非常规路径(胸骨正中切口)的各类微创术式,导致住院费用存在差异。

7. 医师认可的变异原因分析。

8. 其他患者方面的原因等。

二、冠状动脉粥样硬化性心脏病合并心脏瓣膜病临床路径表单

适用对象：第一诊断为以下诊断之一：冠状动脉粥样硬化性心脏病或心脏主动脉瓣病变或心脏二尖瓣病变；行冠状动脉旁路移植术的同时行主动脉瓣位人工机械瓣置换术或主动脉瓣位人工生物瓣置换术或二尖瓣人工机械瓣置换术或二尖瓣生物瓣膜置换术

患者姓名：_____ 性别：____ 年龄：____ 门诊号：_____ 住院号：_____

住院日期：____年___月___日 出院日期：____年___月___日 标准住院日：13～21天

时间	住院第1～2天	住院第2～3天	住院第3～5天 （手术日）
主要诊疗工作	□ 询问病史及体格检查 □ 上级医师查房 □ 初步的诊断和治疗方案 □ 住院医师完成住院志、首次病程、上级医师查房等病历 □ 开检查、化验单	□ 汇总检查结果 □ 完成术前准备与术前评估 □ 术前讨论，确定手术方案 □ 完成术前小结、上级医师查房记录等病历书写 □ 向患者及家属交代病情及围术期注意事项 □ 签署手术知情同意书、自费用品协议书、输血同意书	□ 气管插管，建立深静脉通路 □ 手术 □ 术后转入重症监护病房 □ 术者完成手术记录 □ 完成术后病程记录 □ 向患者家属交代手术情况及术后注意事项
重点医嘱	**长期医嘱：** □ 按冠状动脉粥样硬化性心脏病护理常规 □ 二级护理 □ 饮食： 　◎低盐低脂饮食 　◎糖尿病饮食 　◎其他 □ 患者既往基础用药 **临时医嘱：** □ 血常规、尿常规 □ 血型，凝血功能，血电解质，肝肾功能，感染性疾病筛查，风湿活动筛查 □ 心电图、胸部X线平片、超声心动图 □ 肺功能及颈动脉超声检查（视患者情况而定）	**长期医嘱：** □ 术前基础用药 **临时医嘱：** □ 拟于明日在全麻下行冠状动脉旁路移植术 □ 备皮 □ 备血 □ 血型 □ 术前晚灌肠 □ 术前禁食水 □ 术前镇静药（酌情） □ 其他特殊医嘱	**长期医嘱：** □ 按心脏体外循环直视术后护理 □ 禁食 □ 持续血压、心电及经皮血氧饱和度监测 □ 呼吸机辅助呼吸 □ 预防用抗生素 **临时医嘱：** □ 床旁心电图、胸片 □ 其他特殊医嘱
主要护理工作	□ 入院宣教（环境、设施、人员等） □ 入院护理评估（营养状况、性格变化等）	□ 术前准备（备皮等） □ 术前宣教（提醒患者按时禁水等）	□ 观察患者病情变化 □ 记录生命体征 □ 记录24小时出入量 □ 定期记录重要监测指标
病情变异记录	□无　□有，原因： 1. 2.	□无　□有，原因： 1. 2.	□无　□有，原因： 1. 2.
护士签名			
医师签名			

时间	住院第 4~6 天 （术后第 1 天）	住院第 5~13 天 （术后第 2~8 天）	至出院日 （术后第 9~14 天）
主要 诊疗 工作	□ 医师查房 □ 清醒后拔除气管插管 □ 转回普通病房 □ 观察切口有无血肿，渗血 □ 拔除尿管（根据患者情况）	□ 医师查房 □ 拔除胸管（根据引流量） □ 安排相关复查并分析检查结果 □ 观察切口情况	□ 上级医师查房，评估患者是否 　达到出院标准，明确是否出院 □ 完成出院志、病案首页、出院诊 　断证明书等所有病历 □ 向患者交代出院后的后续治疗 　及相关注意事项，如抗凝治疗、 　心功能调整、复查日期等 □ 检查切口愈合情况并拆线
重点 医嘱	**长期医嘱：** □ 一级护理 □ 半流饮食 □ 氧气吸入 □ 心电、无创血压及经皮血氧 　饱和度监测 □ 预防用抗生素 □ 抗血小板治疗 □ 扩冠、控制心率药物治疗 □ 强心、利尿药 **临时医嘱：** □ 床旁心电图 □ 大换药 □ 复查血常规及相关指标 □ 拔除气管插管后开始常规抗 　凝治疗、抗凝监测 □ 其他特殊医嘱	**长期医嘱：** □ 饮食： 　◎ 低盐低脂饮食 　◎ 糖尿病饮食 　◎ 其他 □ 停一级护理，改二级护理（时间视 　病情恢复定） □ 停监测（时间视病情恢复定） □ 停抗生素（时间视病情恢复定） **临时医嘱：** □ 拔除深静脉置管并行留置针穿刺 　（时间视病情恢复定） □ 复查胸片、心电图、超声心动图以 　及血常规，血生化全套、电解质 □ 大换药	**临时医嘱：** □ 通知出院 □ 出院带药 □ 抗凝治疗 □ 拆线换药
主要 护理 工作	□ 观察患者情况 □ 记录生命体征 □ 记录 24 小时出入量 □ 术后康复指导	□ 观察患者一般状况及切口情况 □ 记录 24 小时出入量 □ 鼓励患者下床活动，利于恢复 □ 术后康复指导	□ 帮助病人办理出院手续 □ 康复宣教
病情 变异 记录	□ 无　□ 有，原因： 1. 2.	□ 无　□ 有，原因： 1. 2.	□ 无　□ 有，原因： 1. 2.
护士 签名			
医师 签名			

22 冠状动脉瘘临床路径

（2017 年版）

一、冠状动脉瘘临床路径标准住院流程

（一）适用对象

第一诊断为冠状动脉瘘。

行冠状动脉瘘修补术和冠状动脉结扎术。

（二）诊断依据

根据《临床诊疗指南 心血管外科学分册》（中华医学会编著，人民卫生出版社）。

1. 临床表现 无症状或气短、乏力、心绞痛。可有心前区连续性机械样杂音。

2. 辅助检查 心电图、胸部 X 线平片、超声心动图、右心导管、心血管造影等。

（三）选择治疗方案的依据

根据《临床技术操作规范 心血管外科学分册》（中华医学会编著，人民军医出版社）。

冠状动脉瘘修补术和冠状动脉结扎术。

（四）标准住院日为 11～15 天

（五）进入路径标准

1. 第一诊断必须符合冠状动脉瘘疾病编码。

2. 有适应证，无禁忌证。

3. 年龄大于 3 岁或体重大于 15kg，不合并重度肺动脉高压的患者。

4. 当患者同时具有其他疾病诊断，但在住院期间不需要特殊处理也不影响第一诊断的临床路径流程实施时，可以进入路径。

（六）术前准备（术前评估）2～3 天

1. 必需的检查项目

（1）实验室检查：血常规＋血型，尿常规，血生化（肝肾功能＋电解质），凝血功能，感染性疾病筛查（乙肝、丙肝、梅毒、艾滋病等）；

（2）胸片、心电图、超声心动图。

2. 根据患者具体情况可选择的检查项目 如心肌酶、血肌钙蛋白、冠状动脉 CT 或造影检查、肺功能检查等。

（七）预防性抗菌药物选择与使用时机

抗菌药物使用：按照《抗菌药物临床应用指导原则》（卫医发〔2004〕285 号）执行，并根据患者的病情决定抗菌药物的选择与使用时间。

（八）手术日为入院第 3～4 天

1. 麻醉方式 全身麻醉。

2. 术中根据情况决定是否使用体外循环辅助。

3．手术植入物　胸骨固定钢丝等。

4．术中用药　麻醉和体外循环常规用药。

5．输血及血液制品　视术中情况而定。

（九）术后住院恢复8～11天

1．术后转监护病房，持续监测治疗。

2．病情平稳后转回普通病房。

3．必须复查的检查项目　血常规、血电解质、肝肾功能、心肌酶、血肌钙蛋白，胸片、心电图、超声心动图。

4．抗菌药物使用　按照《抗菌药物临床应用指导原则》（卫医发〔2004〕285号）执行，并根据患者的病情决定抗菌药物的选择与使用时间。

（十）出院标准

1．病人一般情况良好，体温正常，完成复查项目。

2．切口愈合好　引流管拔除，伤口无感染。

3．没有需要住院处理的并发症。

（十一）变异及原因分析

1．术前需停用阿司匹林、氯吡格雷等抗血小板药物5～6天，手术时间相应顺延，导致住院时间延长。

2．术前心功能及其他重要脏器功能不全需调整。

3．围术期并发症：围术期心肌梗死、冠状动脉残余瘘等造成住院日延长和费用增加。

4．手术耗材的选择　由于病情不同，使用不同的内植物和耗材，导致住院费用存在差异。

5．医师认可的变异原因分析。

6．其他患者方面的原因等。

二、冠状动脉瘘临床路径表单

适用对象：第一诊断为冠状动脉瘘；行冠状动脉瘘修补术和冠状动脉结扎术

患者姓名：_____ 性别：____ 年龄：____ 门诊号：_____ 住院号：_____

住院日期：____年___月___日 出院日期：____年___月___日 标准住院日：11～15 天

时间	住院第 1 天	住院第 2 天	住院第 2～3 天（手术日）
主要诊疗工作	□ 病史询问,体格检查 □ 完成入院病历书写 □ 安排相关检查 □ 上级医师查房	□ 汇总检查结果 □ 完成术前准备与术前评估 □ 术前讨论,确定手术方案 □ 完成术前小结、上级医师查房记录等病历书写 □ 向患者及家属交代病情及围术期注意事项 □ 签署手术知情同意书、自费用品协议书、输血同意书	□ 气管插管,建立深静脉通路 □ 手术 □ 术后转入重症监护病房 □ 术者完成手术记录 □ 完成术后病程记录 □ 向患者家属交代手术情况及术后注意事项
重点医嘱	**长期医嘱:** □ 按先心病护理常规 □ 二级护理 □ 饮食 □ 患者既往基础用药 **临时医嘱:** □ 血尿便常规,血型,凝血功能,血生化全套,感染性疾病筛查、心肌酶、血肌钙蛋白 □ 胸片、心电图、超声心动图 □ 肺功能(视患者情况而定) □ 必要时行冠状动脉 CT 或造影检查	**长期医嘱:** □ 强心、利尿、补钾治疗 **临时医嘱:** □ 拟于明日在全麻下行冠状动脉瘘修补术 □ 备皮 □ 备血 □ 血型 □ 术前晚灌肠 □ 术前禁食水 □ 术前镇静药(酌情) □ 其他特殊医嘱	**长期医嘱:** □ 按心脏体外循环直视术后护理 □ 禁食 □ 持续血压、心电及经皮血氧饱和度监测 □ 呼吸机辅助呼吸 □ 预防用抗生素 **临时医嘱:** □ 床旁心电图、胸片 □ 心肌酶、血肌钙蛋白 □ 其他特殊医嘱
主要护理工作	□ 入院宣教(环境、设施、人员等) □ 入院护理评估(营养状况、性格变化等)	□ 术前准备(备皮等) □ 术前宣教(提醒患者按时禁水等)	□ 随时观察患者病情变化 □ 记录生命体征 □ 记录 24 小时出入量 □ 定期记录重要监测指标
病情变异记录	□无 □有,原因: 1. 2.	□无 □有,原因: 1. 2.	□无 □有,原因: 1. 2.
护士签名			
医师签名			

时间	住院第 3~4 天 （术后第 1 天）	住院第 4~10 天 （术后第 2~6 天）	住院第 11~15 天 （术后第 7~11 天）
主要 诊疗 工作	□ 医师查房 □ 清醒后拔除气管插管 □ 转回普通病房 □ 观察切口有无血肿,渗血 □ 拔除胸管（根据引流量） □ 拔除尿管	□ 医师查房 □ 安排相关复查并分析检查结果 □ 观察切口情况	□ 检查切口愈合情况并拆线 □ 确定患者可以出院 □ 向患者交代出院注意事项复查 　日期 □ 通知出院处 □ 开出院诊断书 □ 完成出院记录
重点 医嘱	**长期医嘱:** □ 一级护理 □ 半流饮食 □ 氧气吸入 □ 心电、无创血压及经皮血氧饱 　和度监测 □ 预防用抗生素 □ 强心、利尿、补钾治疗 **临时医嘱:** □ 心电图 □ 大换药 □ 复查血常规及相关指标 □ 心肌酶、血肌钙蛋白 □ 其他特殊医嘱	**长期医嘱:** □ 饮食 □ 改二级护理（视病情恢复定） □ 停监测（视病情恢复定） □ 停抗生素（视病情恢复定） **临时医嘱:** □ 拔除深静脉置管并行留置针穿 　刺（视病情恢复定） □ 复查胸片、心电图、超声心动图 　以及血常规、血生化全套、心肌 　酶、血肌钙蛋白 □ 大换药	**临时医嘱:** □ 通知出院 □ 出院带药 □ 拆线换药
主要 护理 工作	□ 随时观察患者情况 □ 记录生命体征 □ 记录 24 小时出入量 □ 术后康复指导	□ 病人一般状况及切口情况 □ 记录 24 小时出入量 □ 鼓励患者下床活动,利于恢复 □ 术后康复指导	□ 帮助病人办理出院手续 □ 康复宣教
病情 变异 记录	□无　□有,原因: 1. 2.	□无　□有,原因: 1. 2.	□无　□有,原因: 1. 2.
护士 签名			
医师 签名			

23 肺动脉瓣狭窄临床路径

（2011年版）

一、肺动脉瓣狭窄临床路径标准住院流程

（一）适用对象

第一诊断为肺动脉瓣狭窄。

行经皮肺动脉瓣球囊成形术。

（二）诊断依据

根据《临床诊疗指南 心血管外科学分册》（中华医学会编著，人民卫生出版社）。

1. 病史 可无症状；也可有活动后呼吸困难、心悸、晕厥甚至猝死等。

2. 体征 胸骨左缘第2～3肋间粗糙的收缩期喷射样杂音等。

3. 辅助检查 心电图，胸部X线平片，超声心动图等。

（三）选择治疗方案的依据

根据《临床技术操作规范 心血管外科学分册》（中华医学会编著，人民军医出版社）。

经皮肺动脉瓣球囊成形术。

（四）标准住院日≤5天

（五）进入路径标准

1. 第一诊断必须符合肺动脉瓣狭窄疾病编码。

2. 有适应证，无禁忌证。

3. 年龄大于2岁或体重大于12kg。

4. 40mmHg≤肺动脉瓣跨瓣压差≤100mmHg。

5. 当患者同时具有其他疾病诊断，但在住院期间不需要特殊处理也不影响第一诊断的临床路径流程实施时，可以进入路径。

（六）术前准备（术前评估）≤2天

1. 必需的检查项目

（1）血常规、尿常规；

（2）肝功能、肾功能，电解质，血型、凝血功能，感染性疾病筛查（乙肝、丙肝、梅毒、艾滋病等）；

（3）心电图、胸部X线平片、超声心动图。

2. 根据情况可选择的检查项目 如心肌酶、大便常规、冠状动脉造影检查、肺功能检查等。

（七）预防性抗菌药物选择与使用时机

1. 抗菌药物 按照《抗菌药物临床应用指导原则》（卫医发〔2004〕285号）选择用药。可以考虑使用第一、二代头孢菌素。

2. 预防性用抗菌药物，时间为术前0.5小时，手术超过3小时加用1次抗菌药物；总预防性用药时间一般不超过24小时，个别情况可延长至48小时。

（八）手术日一般在入院3天内

1. 麻醉方式　局部麻醉（成人和能配合的儿童）或全身麻醉（不能配合的儿童）。

2. 手术器械　用于肺动脉瓣球囊成形术的球囊导管及其他辅助导管、导丝等。

3. 术中用药　麻醉常规用药。

4. 术中影像学监测。

（九）术后住院恢复≤2天

1. 术后回普通病房。

2. 观察生命体征、穿刺部位情况及下肢血液循环情况等。

3. 必须复查的检查项目　血常规、血电解质、肝功能、肾功能、心电图、胸部 X 线平片、超声心动图。

（十）出院标准

1. 患者一般情况良好，体温正常，完成复查项目。

2. 穿刺部位无出血或感染。

3. 没有需要住院处理的并发症。

（十一）变异及原因分析

1. 围术期并发症等造成住院日延长和费用增加。

2. 手术耗材的选择　由于病情不同，使用不同的球囊导管和耗材，导致住院费用存在差异。

3. 患儿入院时已发生严重的肺部感染、心功能不良，需进行积极对症治疗和检查，导致住院时间延长，增加住院费用等。

4. 医师认可的变异原因分析。

5. 其他患者方面的原因等。

二、肺动脉瓣狭窄临床路径表单

适用对象：第一诊断为肺动脉瓣狭窄；行经皮肺动脉瓣球囊成形术

患者姓名：_____ 性别：____ 年龄：____ 门诊号：_____ 住院号：_____

住院日期：____年__月__日 出院日期：____年__月__日 标准住院日：≤5 天

时间	住院第1~2天	住院第2~3天（手术日）	住院第3~5天
主要诊疗工作	□ 询问病史，体格检查 □ 完成入院病历 □ 完善相关检查、汇总检查结果 □ 上级医师查房 □ 确定治疗方案 □ 向患者及家属交代病情及围术期注意事项 □ 签署手术知情同意书、自费用品协议书、麻醉同意书等	□ 局麻或全麻下穿刺右股静脉 □ 行右心导管检查 □ 行右心室造影 □ 经皮肺动脉瓣球囊成形术 □ 术者完成手术记录 □ 完成病程记录 □ 向患者及家属交代病情及术中基本情况	□ 医师查房 □ 拆除穿刺点弹力绷带，检查穿刺伤口 □ 安排相关复查并分析检查结果 □ 向患者交代出院后的后续治疗及相关注意事项，如阿司匹林治疗等 □ 安排出院
重点医嘱	长期医嘱： □ 先心病护理常规 □ 二级护理 □ 饮食 □ 患者既往基础用药 临时医嘱： □ 血常规、尿常规 □ 血型、凝血功能、血电解质、肝肾功能、感染性疾病筛查 □ 心电图、胸部X线平片、超声心动图 □ 留置针穿刺，建立静脉通路 □ 拟于明日在全/局麻下行经皮肺动脉瓣狭窄球囊成形术 □ 备皮 □ 预防用抗菌药物 □ 需全身麻醉者术前禁食水 □ 术前镇静药（酌情） □ 其他特殊医嘱	长期医嘱： □ 二级护理 □ 饮食 □ 持续血压、心电监测 □ 全身麻醉者同时行血氧饱和度监测 □ 平卧24小时 临时医嘱： □ 预防用抗菌药物 □ 穿刺点弹力绷带包扎 □ 其他特殊医嘱	长期医嘱： □ 二级护理 □ 饮食 临时医嘱： □ 穿刺部位换药 □ 复查血、尿常规、电解质 □ 复查心电图、胸部X线平片、超声心动图 □ 通知出院 □ 其他特殊医嘱
主要护理工作	□ 入院宣教 □ 术前准备（备皮等）	□ 观察患者病情变化 □ 观察穿刺点及下肢血运情况 □ 术后康复指导	□ 帮助患者办理出院手续 □ 康复宣教
病情变异记录	□无 □有，原因： 1. 2.	□无 □有，原因： 1. 2.	□无 □有，原因： 1. 2.
护士签名			
医师签名			

24 胸主动脉瘤腔内修复治疗临床路径

（2017年版）

一、胸主动脉瘤腔内修复治疗临床路径标准住院流程

（一）适用对象

第一诊断为胸主动脉瘤，行胸主动脉覆膜支架腔内隔绝术。

（二）诊断依据

根据《临床诊疗指南 外科学分册》（中华医学会编著，人民卫生出版社）。

胸主动脉直径大于正常直径的50%以上即可诊断胸主动脉瘤。

（三）进入路径标准

1. 第一诊断必须符合胸主动脉瘤。拟行手术。

2. 有适应证，无禁忌证。

3. 心功能≤Ⅲ级。

4. 主动脉解剖条件适合腔内修复治疗。

5. 患者选择腔内修复治疗。

6. 当患者同时具有其他疾病诊断，但在住院期间不需要特殊处理也不影响第一诊断的临床路径流程实施时，可以进入路径。

（四）标准住院日≤12天

（五）住院期间的检查项目

1. 必需的检查项目

（1）血尿便常规、肝肾功能、电解质、凝血功能、血型、感染性疾病筛查；

（2）胸片、主动脉CTA、心电图。

2. 根据患者病情可选择的检查项目

（1）超声心动图、肺功能检查、主动脉造影等；

（2）有其他专业疾病者及时请相关科室会诊。

（六）治疗方案的选择

根据《临床诊疗指南 外科学分册》（中华医学会编著，人民卫生出版社），《临床技术操作规范 心血管外科学分册》（中华医学会编著，人民军医出版社）。具有胸主动脉瘤覆膜支架腔内隔绝术指征。

（七）预防性抗菌药物选择与使用时机

抗菌药物使用：根据《抗菌药物临床应用指导原则（2015年版）》（国卫办医发〔2015〕43号）执行。

（八）手术日

不超过入院后4天。

1. 麻醉方式　主动脉瘤腔内治疗麻醉常规，全身麻醉或局部麻醉。

2. 手术植入物　主动脉覆膜支架血管。

3．术中用药　心脏主动脉外科、麻醉常规用药。

4．输血及血液制品　视术中病情需要决定。

（九）术后恢复≤8 天

1．必需复查的检查项目

（1）血常规、电解质、肝肾功能；

（2）心电图、胸部平片、主动脉 CTA。

2．术后用药

（1）抗菌药物使用：根据《抗菌药物临床应用指导原则（2015 年版）》（国卫办医发〔2015〕43 号）执行。

（2）根据主动脉腔内治疗常规用药。

（十）出院标准

1．体温正常，血常规、电解质无明显异常。

2．切口愈合无出院禁忌。

3．没有需要住院处理的并发症和（或）其他合并症。

4．主动脉 CTA 检查结果符合出院标准。

（十一）变异及原因分析

1．围术期并发症　动脉破裂需紧急手术、移植物异常、入路血管并发症、术后伤口感染等造成住院日延长和费用增加。

2．合并有其他系统疾病，可能导致这些疾病加重而需要治疗，从而延长治疗时间和增加住院费用。

3．植入材料的选择　由于患者的要求选择不同的植入材料（国产和进口）会导致住院费用存在差异。

4．其他因素　术前心功能及其他重要脏器功能不全需调整；特殊原因（如稀有血型短缺等）造成的住院时间延长费用增加。

二、胸主动脉瘤腔内修复治疗临床路径表单

适用对象：第一诊断：胸主动脉瘤；行胸主动脉覆膜支架腔内隔绝术

患者姓名：_____ 性别：_____ 年龄：_____ 门诊号：_____ 住院号：_____

住院日期：_____年___月___日 出院日期：_____年___月___日 标准住院：≤12天

时间	住院第1天	住院第2~3天 （完成术前准备日）	住院第5天 （术前日）
主要诊疗工作	□ 询问病史及体格检查 □ 上级医师查房 □ 初步的诊断和治疗方案 □ 住院医师完成住院志、首次病程、上级医师查房等病历书写 □ 开检查、化验单	□ 上级医师查房 □ 继续完成术前化验检查 □ 完成必要的相关科室会诊 □ 调整心脏及重要脏器功能	□ 上级医师查房，术前评估和决定手术方案 □ 住院医师完成上级医师查房记录等 □ 向患者和（或）家属交代围术期注意事项并签署手术知情同意书、自费用品协议书、输血同意书、委托书（患者本人不能签字时） □ 麻醉医师查房并与患者及（或）家属交代麻醉注意事项并签署麻醉知情同意书 □ 完成各项术前准备
重点医嘱	**长期医嘱：** □ 外科疾病护理常规 □ 一级护理 □ 普食 **临时医嘱：** □ 血尿便常规检查、凝血功能、术前感染疾病筛查、肝肾功能、电解质、 □ 胸部X线、心电图、胸部CTA □ 必要时行主动脉造影、超声心动图、肺功能检查	**长期医嘱：** □ 患者基础用药 **临时医嘱：** □ 根据会诊科室要求开检查和化验单 □ 对症处理	**长期医嘱：**同前 **临时医嘱：** □ 明日准备于局部麻醉和（或）全身麻醉，气管内插管麻醉下行胸主动脉瘤腔内隔绝术 □ 术前禁食水 □ 术前用药（抗生素，阿托品） □ 术区备皮 □ 一次性导尿包（必要时）
主要护理工作	□ 介绍病房环境、设施设备 □ 入院护理评估 □ 防止皮肤压疮护理	□ 观察患者病情变化 □ 防止皮肤压疮护理 □ 心理和生活护理	□ 做好备皮等术前准备 □ 提醒患者术前禁食水 □ 术前心理护理
病情变异记录	□无 □有，原因： 1. 2.	□无 □有，原因： 1. 2.	□无 □有，原因： 1. 2.
护士签名			
医师签名			

时间	住院第 6 天（手术日）		住院第 7 天 （手术后第 1 天）
	术前	术后	
主要 诊疗 工作	□ 手术 □ 向家属交代病情、手术过程及术后注意事项 □ 术者完成手术记录 □ 完成术后病程 □ 上级医师查房 □ 观察生命体征及有无术后并发症并做相应处理	□ 上级医师查房 □ 住院医师完成常规病程记录 □ 根据病情变化及时完成病程记录 □ 观察伤口、体温、生命体征情况、有无并发症等并作出相应处理	□ 上级医师查房 □ 住院医师完成常规病程记录 □ 根据病情变化及时完成病程记录 □ 观察伤口、体温、生命体征情况、有无并发症等并作出相应处理
重点 医嘱	**长期医嘱：** □ 胸主动脉瘤术后护理常规 □ 一级护理 □ 禁食 □ 告知病重 □ 记录 24 小时尿量 □ 观察双下肢末梢血运 □ 吸氧 □ 其他特殊医嘱 **临时医嘱：** □ 补液（视情况而定） □ 抗菌药物 □ 其他特殊医嘱	**长期医嘱：** □ 视情况改流质或半流质饮食 □ 一级护理 **临时医嘱：** □ 止呕、止痛药物 □ 根据情况决定是否静脉营养、补液支持治疗 □ 复查肝肾功能等	**长期医嘱：** □ 二级护理 □ 半流或普通饮食 □ 补液、营养支持等 **临时医嘱：** □ 复查血常规、生化全套（必要时） □ 伤口换药
主要 护理 工作	□ 观察患者病情变化并及时报告医生 □ 术后心理与生活护理 □ 防止皮肤压疮处理	□ 观察患者病情并做好相关记录 □ 术后心理与生活护理 □ 防止皮肤压疮处理	□ 观察患者病情变化 □ 术后心理与生活护理 □ 防止皮肤压疮处理
病情 变异 记录	□无 □有，原因： 1. 2.	□无 □有，原因： 1. 2.	□无 □有，原因： 1. 2.
护士 签名			
医师 签名			

时间	住院第8~9天 （术后第2~3天）	住院第10~12天 （出院日）
主要 诊疗 工作	□ 上级医师查房 □ 住院医师完成病程记录 □ 伤口换药 □ 观察生命体征情况、有无并发症等并作出相应处理	□ 上级医师查房 □ 住院医师完成病程记录 □ 伤口换药 □ 观察生命体征情况、有无并发症等并作出相应处理
重点 医嘱	**长期医嘱：** □ 二级护理 □ 半流或普通饮食 □ 补液、营养支持等 **临时医嘱：** □ 复查血常规、生化全套（必要时） □ 伤口换药	**长期医嘱：** □ 二级护理 □ 半流或普通饮食 **临时医嘱：** □ 拆线、换药 □ 出院带药 □ 复查主动脉CTA
主要 护理 工作	□ 观察患者病情变化 □ 术后心理与生活护理 □ 防止皮肤压疮处理	□ 观察患者病情变化 □ 术后心理与生活护理 □ 防止皮肤压疮处理
病情 变异 记录	□无　□有，原因： 1. 2.	□无　□有，原因： 1. 2.
护士 签名		
医师 签名		

25 主动脉根部瘤临床路径

（2010 年版）

一、主动脉根部瘤临床路径标准住院流程

（一）适用对象

第一诊断为主动脉根部瘤。

行主动脉根部机械瓣带瓣管道置换术（Bentall 手术）。

（二）诊断依据

根据《临床诊疗指南 心脏外科学分册》（中华医学会编著，人民卫生出版社）。

1. 症状 可有乏力、胸闷、心前区疼痛、呼吸困难、水肿、不能平卧等症状。

2. 体征 因主动脉瓣关闭不全可闻及胸骨左缘第 3、4 肋间舒张期泼水样杂音等。

3. 辅助检查 心电图、胸部 X 线平片、超声心动图、CT 或 MRI 等。

（三）选择治疗方案的依据

根据《临床诊疗指南 心脏外科学分册》（中华医学会编著，人民卫生出版社）。

行主动脉根部机械瓣带瓣管道置换术。

（四）标准住院日一般≤21 天

（五）进入路径标准

1. 第一诊断必须符合主动脉根部瘤疾病编码。

2. 主动脉根部瘤样扩张，直径大于 5cm。

3. 中重度主动脉瓣关闭不全或狭窄。

4. 左心室舒张末径≤75mm。

5. 左心室 EF 值≥45%。

6. 患者选择主动脉瓣位置换人工机械瓣。

7. 当患者同时具有其他疾病诊断，但在住院期间不需要特殊处理也不影响第一诊断的临床路径实施时，可以进入路径。

（六）术前准备≤5 天（工作日）

1. 必需的检查项目

（1）血常规、尿常规、便常规＋潜血试验；

（2）肝功能测定、肾功能测定、葡萄糖测定、血电解质、血型、凝血功能、感染性疾病筛查（乙肝、丙肝、梅毒、艾滋病等）；

（3）心电图、胸部 X 线平片、超声心动图。

2. 根据患者病情，可选择检查项目 如心肌酶、心功能测定［如 B 型钠尿肽（BNP）测定、B 型钠尿肽前体（PRO-BNP）测定等］、CT 或 MRI、冠状动脉影像学检查（CT 或造影）（有冠心病发病危险因素及年龄≥50 岁患者）、血气分析和肺功能检查（高龄或既往有肺部病史者）、腹部及外周血管超声检查等。

（七）预防性抗菌药物选择与使用时机

按照《抗菌药物临床应用指导原则》（卫医发〔2004〕285 号）执行，并根据患者的病情决定抗菌药物的选择与使用时间。建议使用第一、第二代头孢菌素。如可疑感染，需做相应的微生物学检查，必要时做药敏试验。

（八）手术日为入院≤5 天（工作日）

1．麻醉方式　全身麻醉。

2．体外循环辅助。

3．手术植入物　机械瓣带瓣管道、胸骨固定钢丝等。

4．术中用药　麻醉及体外循环常规用药。

5．输血及血液制品　视术中情况而定。输血前需行血型鉴定、抗体筛选和交叉合血。

（九）术后住院恢复≤16 天

1．术后早期持续监测，观察生命体征。

2．必须复查的检查项目　血常规、血电解质、肝肾功能、抗凝监测、心电图、胸部 X 线平片、超声心动图。

3．可选择的复查项目　CT 等。

4．抗菌药物　按照《抗菌药物临床应用指导原则》（卫医发〔2004〕285 号）执行，并根据患者的病情决定抗菌药物的选择与使用时间。如可疑感染，需做相应的微生物学检查，必要时做药敏试验。

5．抗凝　根据所测 INR 值调整抗凝药用量，终生抗凝治疗。

6．根据病情需要进行强心、利尿等治疗。

（十）出院标准

1．体温正常，血常规、电解质无明显异。

2．引流管拔除、切口愈合无感染。

3．没有需要住院处理的并发症和（或）其他合并症。

4．抗凝基本稳定。

5．胸部 X 线平片、超声心动图或 CT 证实人工机械瓣功能良好、人工血管通畅，无相关并发症。

（十一）变异及原因分析

1．围术期并发症　主动脉根部出血、人工瓣功能障碍、心功能不全、瓣周漏、与抗凝相关的血栓栓塞和出血、溶血、感染性心内膜炎、术后伤口感染、重要脏器功能不全等造成住院日延长和费用增加。

2．合并有其他系统疾病加重而需要治疗，延长治疗时间和增加住院费用。

3．人工机械瓣及人工血管的选择　患者选择了不同的机械瓣和人工血管材料（国产和进口）导致住院费用存在差异。

4．合并心房纤颤等严重心律失常者，造成住院日延长和费用增加。

5．非常规路径（胸骨正中切口）的各类微创术式，导致住院费用存在差异。

6．其他因素　术前心功能及其他重要脏器功能不全需调整，特殊原因（如稀有血型短缺等）造成的住院时间延长费用增加。

二、主动脉根部瘤临床路径表单

适用对象：第一诊断为主动脉根部瘤；行主动脉根部机械瓣带瓣管道置换术（Bentall 手术）

患者姓名：_____ 性别：_____ 年龄：_____ 门诊号：_____ 住院号：_____

住院日期：_____年___月___日 出院日期：_____年___月___日 标准住院日：≤21天

时间	住院第1~2天	住院第1~3天 （完成术前准备日）	住院第2~4天 （术前日）
主要诊疗工作	□ 询问病史及体格检查 □ 上级医师查房 □ 初步诊断和初步治疗方案 □ 住院医师完成住院志、首次病程、上级医师查房等病历书写 □ 开检查、化验单	□ 上级医师查房 □ 完成术前化验检查 □ 完成必要的相关科室会诊 □ 调整心脏及重要脏器功能	□ 上级医师查房，术前评估和决定手术方案 □ 住院医师完成上级医师查房记录等 □ 向患者和（或）家属交代围术期注意事项并签署手术知情同意书、自费用品协议书、输血同意书、委托书（患者本人不能签字时） □ 麻醉医师查房并与患者及（或）家属交代麻醉注意事项并签署麻醉知情同意书 □ 完成各项术前准备
重点医嘱	**长期医嘱：** □ 心外科二级护理常规 □ 饮食 □ 术前调整心功能 **临时医嘱：** □ 血常规、尿常规、粪便常规＋潜血试验 □ 肝功能测定、肾功能测定、葡萄糖测定、血电解质、血型、凝血功能、感染性疾病筛查 □ 心电图、胸部 X 线平片、超声心动图 □ CT 或 MRI（酌情） □ 根据患者情况选择肺功能、脑血管检查、冠状动脉造影	**长期医嘱：** □ 患者基础用药 □ 既往用药 **临时医嘱：** □ 根据会诊科室要求开检查和化验单 □ 对症处理	**长期医嘱：**同前 **临时医嘱：** □ 准备明日在全麻体外循环下行主动脉根部机械瓣带瓣管道置换术 □ 术前禁食水 □ 术前用抗菌药物皮试 □ 术区备皮 □ 术前灌肠 □ 配血 □ 术中特殊用药 □ 其他特殊医嘱
主要护理工作	□ 介绍病房环境、设施设备 □ 入院护理评估 □ 防止皮肤压疮护理	□ 观察患者病情变化 □ 防止皮肤压疮护理 □ 心理和生活护理	□ 做好备皮等术前准备 □ 提醒患者术前禁食水 □ 术前心理护理
病情变异记录	□无 □有，原因： 1. 2.	□无 □有，原因： 1. 2.	□无 □有，原因： 1. 2.
护士签名			
医师签名			

时间	住院第2~5天 （手术日）	住院第3~6天 （术后第1天）	住院第4~7天 （术后第2天）
主要 诊疗 工作	□ 手术 □ 向家属交代病情、手术过程及术后注意事项 □ 术者完成手术记录 □ 完成术后病程 □ 上级医师查房 □ 麻醉医师查房 □ 观察生命体征及有无术后并发症并相应处理	□ 上级医师查房 □ 住院医师完成常规病程记录 □ 根据病情变化及时完成病程记录 □ 观察伤口、引流量、体温、生命体征情况、有无并发症等并作出相应处理	□ 上级医师查房 □ 住院医师完成病程记录 □ 根据引流量拔除引流管，伤口换药 □ 观察生命体征情况、有无并发症等并作出相应处理
重点 医嘱	**长期医嘱：** □ 特级护理常规 □ 留置引流管并记录引流量 □ 生命体征/血流动力学监测 □ 强心利尿药 □ 抗菌药物 □ 呼吸机辅助呼吸 □ 保留尿管并记录尿量 □ 胃黏膜保护剂 □ 其他特殊医嘱 **临时医嘱：** □ 今日在全麻体外循环下行主动脉根部机械瓣带瓣管道置换术 □ 补液 □ 血管活性药 □ 血常规、生化检查、床旁胸部X线平片、血气分析 □ 输血及（或）补晶体、胶体液（必要时） □ 其他特殊医嘱	**长期医嘱：** □ 特级或一级护理，余同前 **临时医嘱：** □ 复查血常规 □ 输血及（或）补晶体、胶体液（必要时） □ 换药 □ 止痛等对症处理 □ 补液 □ 血管活性药 □ 强心利尿药 □ 拔除气管插管后开始常规抗凝治疗、抗凝监测	**长期医嘱：**同前 **临时医嘱：** □ 复查血常规、生化检查（必要时） □ 输血及（或）补晶体、胶体液（必要时） □ 换药，拔引流管 □ 止痛等对症处理 □ 常规抗凝治疗、抗凝监测
主要 护理 工作	□ 观察患者病情变化并及时报告医师 □ 术后心理与生活护理 □ 防止皮肤压疮处理	□ 观察患者病情并做好引流量等相关记录 □ 术后心理与生活护理 □ 防止皮肤压疮处理	□ 观察患者病情变化 □ 术后心理与生活护理 □ 防止皮肤压疮处理
病情 变异 记录	□无　□有，原因： 1. 2.	□无　□有，原因： 1. 2.	□无　□有，原因： 1. 2.
护士 签名			
医师 签名			

时间	住院第5~8天 （术后第3天）	住院第6~20天 （术后第4天至出院前）	住院第9~21天 （术后第7~16天）
主要 诊疗 工作	□ 上级医师查房 □ 住院医师完成病程记录 □ 伤口换药（必要时） □ 常规抗凝治疗	□ 上级医师查房 □ 住院医师完成病程记录 □ 伤口换药或拆线（必要时） □ 调整各重要脏器功能 □ 指导抗凝治疗 □ 预防感染（酌情）	□ 上级医师查房，评估患者是否 达到出院标准，明确是否出院 □ 完成出院志、病案首页、出院诊 断证明书等所有病历 □ 向患者交代出院后的后续治 疗及相关注意事项，如抗凝治疗、 心功能调整等
重点 医嘱	**长期医嘱**：同前 **临时医嘱**： □ 复查血常规、尿常规、生 化检查（必要时） □ 输血及（或）补晶体、胶体 液（必要时） □ 换药（必要时） □ 止痛等对症处理 □ 常规抗凝治疗、根据情况 进行抗凝监测	**长期医嘱**： □ 根据病情变化调整抗菌药物等长期 医嘱 **临时医嘱**： □ 复查血常规、尿常规、生化检查（必 要时） □ 输血及（或）补晶体、胶体液（必要时） □ 换药（必要时） □ 对症处理 □ 抗凝治疗、根据情况进行抗凝监测 □ 复查心电图、胸部X线平片、超声心 动图 □ 复查CT或MRI	**出院医嘱**： □ 出院带药 □ 终生抗凝 □ 定期复查 □ 如有不适，随诊
主要 护理 工作	□ 观察患者病情变化 □ 术后心理与生活护理	□ 观察患者病情变化 □ 指导患者功能锻炼 □ 心理和生活护理	□ 指导患者办理出院手续 □ 出院宣教
病情 变异 记录	□无　□有,原因: 1. 2.	□无　□有,原因: 1. 2.	□无　□有,原因: 1. 2.
护士 签名			
医师 签名			

升主动脉瘤／升主动脉夹层动脉瘤临床路径

（2011 年版）

一、升主动脉瘤／升主动脉夹层动脉瘤临床路径标准住院流程

（一）适用对象

第一诊断为升主动脉瘤／升主动脉夹层动脉瘤。

行升主动脉人工血管置换术。

（二）诊断依据

根据《临床诊疗指南 心脏外科学分册》（中华医学会编著，人民卫生出版社）。

1. 症状 可有乏力、胸闷、胸痛等症状，也可无明显症状。

2. 体征 多无明显的阳性体征。

3. 辅助检查 心电图、胸部 X 线平片、超声心动图、CT 或 MRI 等。

（三）选择治疗方案的依据

根据《临床诊疗指南 心脏外科学分册》（中华医学会编著，人民卫生出版社）。

升主动脉人工血管置换术。

（四）标准住院日通常≤18 天

（五）进入路径标准

1. 第一诊断必须符合升主动脉瘤／升主动脉夹层动脉瘤疾病编码。

2. 升主动脉瘤样扩张，直径大于 5cm。

3. 主动脉窦部正常，主动脉弓部正常，主动脉瓣无明显病变。

4. 当患者同时具有其他疾病诊断，但在住院期间不需要特殊处理也不影响第一诊断的临床路径流程实施时，可以进入路径。

（六）术前准备（评估）≤5 天（工作日）

1. 必需的检查项目

（1）血常规、尿常规；

（2）肝功能、肾功能、血电解质、血型、凝血功能，感染性疾病筛查（乙肝、丙肝、梅毒、艾滋病等）；

（3）心电图、胸部 X 线平片、超声心动图、CT 或 MRI。

2. 根据患者病情可选择的检查项目 如心肌酶、大便常规、冠状动脉影像学检查（CT 或造影）（有冠心病发病危险因素及年龄≥50 岁患者）、血气分析和肺功能检查（高龄或既往有肺部病史者）、腹部及外周血管超声检查等。

（七）预防性抗菌药物选择与使用时机

1. 抗菌药物 按照《抗菌药物临床应用指导原则》（卫医发〔2004〕285 号）选择用药。可以考虑使用第一、二代头孢菌素。

2. 预防性用抗菌药物，时间为术前 0.5 小时，手术超过 3 小时加用 1 次抗菌药物；总预防性用药时

间一般不超过 24 小时，个别情况可延长至 48 小时。

（八）手术日为入院5个工作日

1．麻醉方式　全身麻醉。

2．体外循环辅助。

3．手术植入物　人工血管、胸骨固定钢丝等。

4．术中用药　麻醉及体外循环常规用药。

5．输血及血液制品　视术中情况而定。

（九）术后住院恢复≤13天

1．术后早期持续监测治疗，观察生命体征。

2．必须复查的检查项目　血常规、血电解质、肝肾功能、心电图、胸部 X 线平片、超声心动图、CT 或 MRI。

3．抗菌药物使用　按照《抗菌药物临床应用指导原则》（卫医发〔2004〕285号）执行。

4．根据病情需要进行强心、利尿等治疗。

（十）出院标准

1．体温正常，血常规、电解质检查无明显异常。

2．引流管拔除、切口愈合无感染。

3．没有需要住院处理的并发症和（或）其他合并症。

4．胸部 X 线平片、超声心动图、CT 或 MRI 证实人工血管通畅，无相关并发症。

（十一）变异及原因分析

1．围术期并发症　心功能不全、出血、感染性心内膜炎、术后伤口感染、重要脏器功能不全等造成住院日延长和费用增加。

2．合并有其他系统疾病，可能出现合并疾病加重而需要治疗，从而延长治疗时间和增加住院费用。

3．人工血管的选择　根据患者的病情，使用不同的人工血管，导致住院费用存在差异。

4．其他因素　术前心功能及其他重要脏器功能不全需调整；特殊原因（如稀有血型短缺等）造成的住院时间延长费用增加。

二、升主动脉瘤/升主动脉夹层动脉瘤临床路径表单

适用对象：第一诊断为升主动脉瘤/升主动脉夹层动脉瘤；行升主动脉人工血管置换术

患者姓名：_____ 性别：____ 年龄：____ 门诊号：_____ 住院号：_____

住院日期：____年___月___日 出院日期：____年___月___日 标准住院日：≤18天

时间	住院第1~2天	住院第2~3天 （完成术前准备日）	住院第2~4天 （术前日）
主要诊疗工作	□ 询问病史及体格检查 □ 上级医师查房 □ 初步的诊断和治疗方案 □ 住院医师完成住院志、首次病程、上级医师查房等病历书写 □ 开检查、化验单	□ 上级医师查房 □ 完成术前化验检查 □ 完成必要的相关科室会诊 □ 调整心脏及重要脏器功能	□ 上级医师查房，术前评估，决定手术方案 □ 住院医师完成上级医师查房记录等 □ 向患者和（或）家属交代围术期注意事项并签署手术知情同意书、自费用品协议书、输血同意书、委托书（患者本人不能签字时） □ 麻醉医师查房并与患者及（或）家属交代麻醉注意事项并签署麻醉知情同意书 □ 完成各项术前准备
重点医嘱	长期医嘱： □ 心外科二级护理常规 □ 饮食 □ 术前调整心功能 临时医嘱： □ 血常规、尿常规 □ 血型、凝血功能、血电解质、肝肾功能、感染性疾病筛查 □ 心电图、胸部X线平片、超声心动图 □ CT或MRI □ 根据患者情况选择肺功能、脑血管检查、冠状动脉造影	长期医嘱： □ 患者基础用药 □ 既往用药 临时医嘱： □ 根据会诊科室要求开检查和化验单 □ 对症处理	长期医嘱：同前 临时医嘱： □ 准备明日在全麻体外循环下行升主动脉人工血管置换术 □ 术前禁食水 □ 术前用抗菌药物皮试 □ 术区备皮 □ 术前灌肠 □ 配血 □ 术中特殊用药 □ 其他特殊医嘱
主要护理工作	□ 介绍病房环境、设施设备 □ 入院护理评估 □ 防止皮肤压疮护理	□ 观察患者病情变化 □ 防止皮肤压疮护理 □ 心理和生活护理	□ 做好备皮等术前准备 □ 提醒患者术前禁食水 □ 术前心理护理
病情变异记录	□无 □有，原因： 1. 2.	□无 □有，原因： 1. 2.	□无 □有，原因： 1. 2.
护士签名			
医师签名			

时间	住院第 3~5 天 （手术日）	住院第 4~6 天 （术后第 1 天）	住院第 5~7 天 （术后第 2 天）
主要诊疗工作	□ 手术 □ 向家属交代病情、手术过程及术后注意事项 □ 术者完成手术记录 □ 完成术后病程 □ 上级医师查房 □ 麻醉医师查房 □ 观察生命体征及有无术后并发症并做相应处理	□ 上级医师查房 □ 住院医师完成常规病程记录 □ 根据病情变化及时完成病程记录 □ 观察伤口、引流量、体温、生命体征情况、有无并发症等并作出相应处理	□ 上级医师查房 □ 住院医师完成病程记录 □ 根据引流量拔除引流管，伤口换药 □ 观察生命体征情况、有无并发症等并作出相应处理 □ 抗菌药物：如体温正常，伤口情况良好，无明显红肿时可以停止抗菌药物治疗
重点医嘱	**长期医嘱：** □ 特级护理常规 □ 饮食 □ 留置引流管并计引流量 □ 生命体征/血流动力学监测 □ 强心、利尿药 □ 抗菌药物 □ 呼吸机辅助呼吸 □ 保留尿管并记录尿量 □ 胃黏膜保护剂 □ 其他特殊医嘱 **临时医嘱：** □ 今日在全麻体外循环下行升主动脉人工血管置换术 □ 血管活性药 □ 血常规、肝肾功能、电解质、床旁胸部 X 线平片、血气分析 □ 输血及（或）补晶体、胶体液（必要时） □ 其他特殊医嘱	**长期医嘱：** □ 特级或一级护理，余同前 **临时医嘱：** □ 复查血常规 □ 输血及（或）补晶体、胶体液（必要时） □ 换药 □ 止痛等对症处理 □ 补液 □ 血管活性药 □ 强心、利尿药	**长期医嘱：**同前 **临时医嘱：** □ 复查血常规、肝肾功能、电解质（必要时） □ 输血及（或）补晶体、胶体液（必要时） □ 换药，拔引流管 □ 止痛等对症处理
主要护理工作	□ 观察患者病情变化并及时报告医生 □ 术后心理与生活护理 □ 防止皮肤压疮处理	□ 观察患者病情并做好引流量等相关记录 □ 术后心理与生活护理 □ 防止皮肤压疮处理	□ 观察患者病情变化 □ 术后心理与生活护理 □ 防止皮肤压疮处理
病情变异记录	□无 □有，原因： 1. 2.	□无 □有，原因： 1. 2.	□无 □有，原因： 1. 2.
护士签名			
医师签名			

时间	住院第6~8天 （术后第3天）	住院第7~17天 （术后第4天至出院前）	住院第9~18天 （术后第7~13天）
主要 诊疗 工作	□ 上级医师查房 □ 住院医师完成病程记录 □ 伤口换药（必要时）	□ 上级医师查房 □ 住院医师完成病程记录 □ 伤口换药或拆线（必要时） □ 调整各重要脏器功能 □ 指导抗凝治疗 □ 预防感染	□ 上级医师查房，评估患者是否 达到出院标准，明确是否出院 □ 完成出院志、病案首页、出院诊 断证明书等所有病历 □ 向患者交代出院后的后续治疗 及相关注意事项，如：心功能调 整等
重点 医嘱	**长期医嘱**：同前 **临时医嘱**： □ 复查血尿常规、生化（必要时） □ 输血及（或）补晶体、胶体液（必 要时） □ 换药（必要时） □ 止痛等对症处理	**长期医嘱**： □ 根据病情变化调整抗菌药物等 长期医嘱 **临时医嘱**： □ 复查血尿常规、生化（必要时） □ 输血及（或）补晶体、胶体液（必 要时） □ 换药（必要时） □ 对症处理 □ 复查心电图、胸部 X 线平片、 超声心动图 □ 复查 CT 或 MRI	**出院医嘱**： □ 出院带药 □ 定期复查 □ 如有不适，随诊
主要 护理 工作	□ 观察患者病情变化 □ 术后心理与生活护理	□ 观察患者病情变化 □ 指导患者功能锻炼 □ 心理和生活护理	□ 指导患者办理出院手续 □ 出院宣教
病情 变异 记录	□无　□有，原因： 1. 2.	□无　□有，原因： 1. 2.	□无　□有，原因： 1. 2.
护士 签名			
医师 签名			

27 升主动脉瘤临床路径

（2010年版）

一、升主动脉瘤临床路径标准住院流程

（一）适用对象

第一诊断为升主动脉瘤。

行主动脉根部机械瓣带瓣管道置换术（Bentall 手术）。

（二）诊断依据

根据《临床诊疗指南 心脏外科学分册》（中华医学会编著，人民卫生出版社）。

1. 症状　可有乏力、胸闷、心前区疼痛、呼吸困难、水肿、不能平卧等症状。

2. 体征　因主动脉瓣关闭不全可闻及胸骨左缘第3、4肋间舒张期泼水样杂音等。

3. 辅助检查　心电图、胸部X线平片、超声心动图、CT 或 MRI 等。

（三）选择治疗方案的依据

根据《临床诊疗指南 心脏外科学分册》（中华医学会编著，人民卫生出版社）。

行主动脉根部机械瓣带瓣管道置换术。

（四）标准住院日一般≤21天

（五）进入路径标准

1. 第一诊断必须符合升主动脉瘤疾病编码。

2. 主动脉根部瘤样扩张，直径大于 5cm。

3. 中重度主动脉瓣关闭不全或狭窄。

4. 左心室舒张末径≤75mm。

5. 左心室 EF 值≥45%。

6. 患者选择主动脉瓣位置换人工机械瓣。

7. 当患者同时具有其他疾病诊断，但在住院期间不需要特殊处理也不影响第一诊断的临床路径实施时，可以进入路径。

（六）术前准备≤5天（工作日）

1. 必需的检查项目

（1）血常规、尿常规、便常规＋隐血试验；

（2）肝功能测定、肾功能测定、葡萄糖测定、血电解质、血型、凝血功能、感染性疾病筛查（乙肝、丙肝、梅毒、艾滋病等）；

（3）心电图、胸部X线平片、超声心动图。

2. 根据患者病情，可选择检查项目　如心肌酶、心功能测定[如B型钠尿肽（BNP）测定、B型钠尿肽前体（PRO-BNP）测定等]、CT 或 MRI、冠状动脉影像学检查（CT 或造影）（有冠心病发病危险因素及年龄≥50岁患者）、血气分析和肺功能检查（高龄或既往有肺部病史者）、腹部及外周血管超声检查等。

（七）预防性抗菌药物选择与使用时机

按照《抗菌药物临床应用指导原则》（卫医发〔2004〕285号）执行，并根据患者的病情决定抗菌药物的选择与使用时间。建议使用第一、第二代头孢菌素。如可疑感染，需做相应的微生物学检查，必要时做药敏试验。

（八）手术日为入院≤5天（工作日）

1．麻醉方式　全身麻醉。

2．体外循环辅助。

3．手术植入物　机械瓣带瓣管道、胸骨固定钢丝等。

4．术中用药　麻醉及体外循环常规用药。

5．输血及血液制品　视术中情况而定。输血前需行血型鉴定、抗体筛选和交叉合血。

（九）术后住院恢复≤16天

1．术后早期持续监测，观察生命体征。

2．必需复查的检查项目　血常规、血电解质、肝肾功能、抗凝监测、心电图、胸部X线平片、超声心动图。

3．可选择的复查项目　CT等。

4．抗菌药物　按照《抗菌药物临床应用指导原则》（卫医发〔2004〕285号）执行，并根据患者的病情决定抗菌药物的选择与使用时间。如可疑感染，需做相应的微生物学检查，必要时做药敏试验。

5．抗凝　根据所测INR值调整抗凝药用量，终生抗凝治疗。

6．根据病情需要进行强心、利尿等治疗。

（十）出院标准

1．体温正常，血常规、电解质无明显异常。

2．引流管拔除、切口愈合无感染。

3．没有需要住院处理的并发症和（或）其他合并症。

4．抗凝基本稳定。

5．胸部X线平片、超声心动图或CT证实人工机械瓣功能良好、人工血管通畅，无相关并发症。

（十一）变异及原因分析

1．围术期并发症　主动脉根部出血、人工瓣功能障碍、心功能不全、瓣周漏、与抗凝相关的血栓栓塞和出血、溶血、感染性心内膜炎、术后伤口感染、重要脏器功能不全等造成住院日延长和费用增加。

2．合并有其他系统疾病加重而需要治疗，延长治疗时间和增加住院费用。

3．人工机械瓣及人工血管的选择　患者选择了不同的机械瓣和人工血管材料（国产和进口）导致住院费用存在差异。

4．合并心房纤颤等严重心律失常者，造成住院日延长和费用增加。

5．非常规路径（胸骨正中切口）的各类微创式式，导致住院费用存在差异。

6．其他因素　术前心功能及其他重要脏器功能不全需调整，特殊原因（如稀有血型短缺等）造成的住院时间延长费用增加。

二、升主动脉瘤临床路径表单

适用对象：第一诊断为升主动脉瘤；行主动脉根部机械瓣带瓣管道置换术（Bentall 手术）

患者姓名：_____ 性别：_____ 年龄：_____ 门诊号：_____ 住院号：_____

住院日期：_____年___月___日 出院日期：_____年___月___日 标准住院日：≤21 天

时间	住院第1~2天	住院第1~3天 （完成术前准备日）	住院第2~4天 （术前日）
主要诊疗工作	□ 询问病史及体格检查 □ 上级医师查房 □ 初步诊断和初步治疗方案 □ 住院医师完成住院志、首次病程、上级医师查房等病历书写 □ 开检查、化验单	□ 上级医师查房 □ 完成术前化验检查 □ 完成必要的相关科室会诊 □ 调整心脏及重要脏器功能	□ 上级医师查房，术前评估和决定手术方案 □ 住院医师完成上级医师查房记录等 □ 向患者和（或）家属交代围术期注意事项并签署手术知情同意书、自费用品协议书、输血同意书、委托书（患者本人不能签字时） □ 麻醉医师查房并与患者及/或家属交代麻醉注意事项并签署麻醉知情同意书 □ 完成各项术前准备
重点医嘱	**长期医嘱：** □ 心外科二级护理常规 □ 饮食 □ 术前调整心功能 **临时医嘱：** □ 血常规、尿常规、粪便常规＋隐血试验 □ 肝功能测定、肾功能测定、葡萄糖测定、血电解质、血型、凝血功能、感染性疾病筛查 □ 心电图、胸部 X 线平片、超声心动图 □ CT 或 MRI（酌情） □ 根据患者情况选择肺功能、脑血管检查、冠状动脉造影	**长期医嘱：** □ 患者基础用药 □ 既往用药 **临时医嘱：** □ 根据会诊科室要求开检查和化验单 □ 对症处理	**长期医嘱：**同前 **临时医嘱：** □ 术前医嘱 □ 准备明日在全麻体外循环下行主动脉根部机械瓣带瓣管道置换术 □ 术前禁食水 □ 术前用抗菌药物皮试 □ 术区备皮 □ 术前灌肠 □ 配血 □ 术中特殊用药 □ 其他特殊医嘱
主要护理工作	□ 介绍病房环境、设施设备 □ 入院护理评估 □ 防止皮肤压疮护理	□ 观察患者病情变化 □ 防止皮肤压疮护理 □ 心理和生活护理	□ 做好备皮等术前准备 □ 提醒患者术前禁食水 □ 术前心理护理
病情变异记录	□无　□有，原因： 1. 2.	□无　□有，原因： 1. 2.	□无　□有，原因： 1. 2.
护士签名			
医师签名			

时间	住院第2~5天（手术日）	住院第3~6天（术后第1天）	住院第4~7天（术后第2天）
主要诊疗工作	□ 手术 □ 向家属交代病情、手术过程及术后注意事项 □ 术者完成手术记录 □ 完成术后病程 □ 上级医师查房 □ 麻醉医师查房 □ 观察生命体征及有无术后并发症并作出相应处理	□ 上级医师查房 □ 住院医师完成常规病程记录 □ 根据病情变化及时完成病程记录 □ 观察伤口、引流量、体温、生命体征情况、有无并发症等并作出相应处理	□ 上级医师查房 □ 住院医师完成病程记录 □ 根据引流量拔除引流管，伤口换药 □ 观察生命体征情况、有无并发症等并作出相应处理
重点医嘱	长期医嘱： □ 特级护理常规 □ 留置引流管并记录引流量 □ 生命体征/血液动力学监测 □ 强心利尿药 □ 抗菌药物 □ 呼吸机辅助呼吸 □ 保留尿管并记录尿量 □ 胃黏膜保护剂 □ 其他特殊医嘱 临时医嘱： □ 今日在全麻体外循环下行主动脉根部机械瓣带瓣管道置换术 □ 补液 □ 血管活性药 □ 血常规、生化检查、床旁胸部X线平片、血气分析 □ 输血及或补晶体、胶体液（必要时） □ 其他特殊医嘱	长期医嘱： □ 特级或一级护理，余同前 临时医嘱： □ 复查血常规 □ 输血及（或）补晶体、胶体液（必要时） □ 换药 □ 止痛等对症处理 □ 补液 □ 血管活性药 □ 强心利尿药 □ 拔除气管插管后开始常规抗凝治疗、抗凝监测	长期医嘱：同前 临时医嘱： □ 复查血常规、生化检查（必要时） □ 输血及（或）补晶体、胶体液（必要时） □ 换药，拔引流管 □ 止痛等对症处理 □ 常规抗凝治疗、抗凝监测
主要护理工作	□ 观察患者病情变化并及时报告医师 □ 术后心理与生活护理 □ 防止皮肤压疮处理	□ 观察患者病情并做好引流量等相关记录 □ 术后心理与生活护理 □ 防止皮肤压疮处理	□ 观察患者病情变化 □ 术后心理与生活护理 □ 防止皮肤压疮处理
病情变异记录	□无 □有，原因： 1. 2.	□无 □有，原因： 1. 2.	□无 □有，原因： 1. 2.
护士签名			
医师签名			

时间	住院第 5~8 天 （术后第 3 天）	住院第 6~20 天 （术后第 4 天至出院前）	住院第 9~21 天 （术后第 7~16 天）
主要 诊疗 工作	□ 上级医师查房 □ 住院医师完成病程记录 □ 伤口换药（必要时） □ 常规抗凝治疗	□ 上级医师查房 □ 住院医师完成病程记录 □ 伤口换药或拆线（必要时） □ 调整各重要脏器功能 □ 指导抗凝治疗 □ 预防感染（酌情）	□ 上级医师查房，评估患者是否 达到出院标准，明确是否出院 □ 完成出院志、病案首页、出院 诊断证明书等所有病历 □ 向患者交代出院后的后续治 疗及相关注意事项，如抗凝治 疗、心功能调整等
重点 医嘱	**长期医嘱**：同前 **临时医嘱**： □ 复查血常规、尿常规、生化 检查（必要时） □ 输血及或补晶体、胶体液 （必要时） □ 换药（必要时） □ 止痛等对症处理 □ 常规抗凝治疗、根据情况进 行抗凝监测	**长期医嘱**： □ 根据病情变化调整抗菌药物等长 期医嘱 **临时医嘱**： □ 复查血常规、尿常规、生化检查（必 要时） □ 输血及或补晶体、胶体液（必要时） □ 换药（必要时） □ 对症处理 □ 抗凝治疗、根据情况进行抗凝监测 □ 复查心电图、胸部 X 线平片、超声 心动图 □ 复查 CT 或 MRI	**出院医嘱**： □ 出院带药 □ 终生抗凝 □ 定期复查 □ 如有不适，随诊
主要 护理 工作	□ 观察患者病情变化 □ 术后心理与生活护理	□ 观察患者病情变化 □ 指导患者功能锻炼 □ 心理和生活护理	□ 指导患者办理出院手续 □ 出院宣教
病情 变异 记录	□无　□有,原因: 1. 2.	□无　□有,原因: 1. 2.	□无　□有,原因: 1. 2.
护士 签名			
医师 签名			

主动脉夹层腔内治疗临床路径

（2016年版）

一、主动脉夹层腔内治疗临床路径标准住院流程

（一）适用对象

第一诊断为主动脉夹层，分型考虑 Stanford B 型及部分累及主动脉弓的 Stanford non-A/non-B 型。行主动脉覆膜支架腔内隔绝术。

（二）诊断依据

根据《临床诊疗指南 外科学分册》（中华医学会编著，人民卫生出版社）。

1. 临床表现

（1）突发的持续剧烈疼痛，呈刀割或者撕裂样，向前胸和背部放射，亦可以延伸至腹部、腰部、下肢和颈部。

（2）有夹层累及主动脉及主要分支的临床表现和体征。

2. 辅助检查

（1）CTA、MRA 或组织多普勒超声证实主动脉夹层 Stanford B 型。

（2）多数有血沉、C 反应蛋白、D-二聚体明显升高。

（三）选择治疗方案的依据

根据《临床诊疗指南 心脏外科学分册》（中华医学会编著，人民卫生出版社），《临床技术操作规范 心血管外科学分册》（中华医学会编著，人民军医出版社）。

具有主动脉夹层腔内修复治疗指征。

（四）标准住院日≤18 天

（五）进入路径标准

1. 第一诊断必须符合主动脉夹层疾病编码，分型考虑 Stanford B 型。

2. 有适应证，无禁忌证。

3. 心功能≤Ⅲ级。

4. 主动脉解剖条件适合腔内修复治疗。

5. 患者选择腔内修复治疗。

6. 当患者同时具有其他疾病诊断，但在住院期间不需要特殊处理也不影响第一诊断的临床路径流程实施时，可以进入路径。

（六）术前准备（评估）不超过 7 天

1. 必需完成的检查项目

（1）血尿便常规、肝肾功能、电解质、凝血功能、血糖、血型、感染性疾病筛查；

（2）血气分析、血沉、C 反应蛋白；

（3）胸片、主动脉 CTA 或 MRA、心电图、超声心动图。

2．根据患者病情可选择的检查项目

（1）血清心肌损伤标记物、D-二聚体等；

（2）有其他专业疾病者及时请相关科室会诊。

（七）预防性抗菌药物选择与使用时机

抗菌药物使用：根据《抗菌药物临床应用指导原则（2015 年版）》（国卫办医发〔2015〕43 号）执行。

（八）手术日：不超过入院后 16 天

1．麻醉方式　主动脉腔内治疗麻醉常规。

2．手术植入物　主动脉覆膜支架血管。

3．术中用药　心脏主动脉外科、麻醉常规用药。

4．输血及血液制品　视术中病情需要决定。

（九）术后住院恢复≤11 天

1．必需复查的检查项目

（1）血常规、电解质、肝肾功能。

（2）心电图、主动脉 CTA、超声心动图。

2．术后用药

（1）抗菌药物使用：根据《抗菌药物临床应用指导原则（2015 年版）》（国卫办医发〔2015〕43 号）执行。

（2）根据主动脉腔内治疗常规用药。

（十）出院标准

1．体温正常，血常规、电解质无明显异常。

2．切口愈合无出院禁忌。

3．没有需要住院处理的并发症和（或）其他合并症

4．主动脉 CTA、超声心动图检查结果符合出院标准。

（十一）变异及原因分析

1．围术期并发症　动脉破裂需紧急手术、移植物异常、夹层进展、入路血管并发症、术后伤口感染等造成住院日延长和费用增加。

2．合并有其他系统疾病，可能导致这些疾病加重而需要治疗，从而延长治疗时间和增加住院费用。

3．植入材料的选择　由于患者的要求选择了不同的植入材料（国产和进口）会导致住院费用存在差异。

4．其他因素　术前心功能及其他重要脏器功能不全需调整；特殊原因（如稀有血型短缺等）造成的住院时间延长费用增加。

二、主动脉夹层腔内治疗临床路径表单

适用对象：第一诊断为主动脉夹层；行主动脉覆膜支架腔内隔绝术

患者姓名：_____ 性别：_____ 年龄：_____ 门诊号：_____ 住院号：_____

住院日期：_____年___月___日 出院日期：_____年___月___日 标准住院日：≤18天

时间	住院第1天	住院第2~3天	住院第3~11天
主要诊疗工作	□ 完成病史采集 □ 持续心电、血压监测 □ 对主动脉夹层作出初步诊断和病情判断 □ 开始镇痛，控制血压和心率治疗 □ 向家属交代病情	□ 上级医师查房 □ 完成病历书写 □ 完成上级医师查房记录 □ 进一步完善检查，并复查有关异常的生化指标 □ 对各系统功能作出评价 □ 根据病情调整诊疗方案	□ 上级医师查房 □ 完成上级医师查房记录等 □ 根据病情调整诊疗方案 □ 病情稳定者可转普通病房 □ 完成各项术前准备
重点医嘱	长期医嘱： □ 持续心电、血压监测 □ 血氧饱和度监测 临时医嘱： □ 血气、血常规、尿常规、电解质、肝肾功能、血沉、C反应蛋白、血型、血糖 □ 测量四肢血压、床旁X线胸片、心脏及主动脉超声 □ 描记12导联心电图 □ 心肌损伤标记物	长期医嘱： □ 主动脉夹层常规护理 □ 特级护理 □ 重症监护（持续心电、血压和血氧饱和度监测等） □ 绝对卧床 □ 记录24小时出入量 □ 静脉药物降压和控制心室率 临时医嘱： □ 酌情加用口服药物，根据血压、心率调整药物的剂量和种类 □ 止痛和镇静 □ 复查血沉、C反应蛋白、血常规、肝肾功能、电解质 □ 其他对症治疗	长期医嘱： □ 患者基础用药 □ 既往用药 临床医嘱： □ 根据会诊科室要求开检查和化验单
主要护理工作	□ 协助患者或家属完成急诊挂号、交费 □ 静脉取血 □ 入院宣教	□ 特级护理 □ 静脉取血	□ 主动脉夹层常规护理 □ 特级护理
病情变异记录	□无 □有，原因： 1. 2.	□无 □有，原因： 1. 2.	□无 □有，原因： 1. 2.
护士签名			
医师签名			

时间	住院第 12 ~ 14 天	手术日
主要诊疗工作	□ 上级医师查房 □ 完成三级医师查房记录 □ 根据病情调整诊疗方案 □ 主动脉夹层常规治疗	□ 手术
重点医嘱	**长期医嘱**: 同前 **临时医嘱**: □ 准备明日在全麻或局部下行主动脉腔内隔绝术 □ 术前禁食水 □ 术前用抗菌药物皮试 □ 术前碘皮试 □ 术区备皮 □ 术中特殊用药	**长期医嘱**: □ 特级护理常规 □ 饮食 □ 留置引流管并计引流量 □ 生命体征 / 血流动力学监测 □ 扩血管控制血压 □ 抗菌药物 □ 呼吸机辅助呼吸（必要时） □ 保留尿管并记录尿量 □ 胃黏膜保护剂 □ 血管活性药 **临床医嘱**: □ 血常规、肝肾功能、电解质、床旁胸部 X 线平片、血气分析 □ 输血及（或）补晶体、胶体液（必要时）
主要护理工作	□ 一 / 二级护理 □ 夹层护理常规	
病情变异记录	□无　□有, 原因: 1. 2.	□无　□有, 原因: 1. 2.
护士签名		
医师签名		

时间	术后 1~7 天	出院日
主要诊疗工作	□ 上级医师查房 □ 完成三级医师查房记录 □ 根据病情调整诊疗方案 □ 主动脉夹层常规治疗	□ 通知患者和家属 □ 通知出院处 □ 向患者交代出院后注意事项,预约复诊日期 □ 完成出院病历书写 □ 将出院记录副本交给患者
重点医嘱	**长期医嘱:** □ 一级／二级护理 **临床医嘱:** □ 复查血常规、肝肾功能、电解质 □ 输血及(或)补晶体、胶体液(必要时) □ 换药 □ 止痛等对症处理 □ 血管活性药 □ 扩血管控制血压 □ 复查心电图、胸部 X 线平片、超声心动图 □ 复查 CT 或 MRI	**长期医嘱:** □ 特级护理常规 □ 饮食 □ 留置引流管并计引流量 □ 生命体征／血流动力学监测 □ 扩血管控制血压 □ 抗菌药物 □ 呼吸机辅助呼吸(必要时) □ 保留尿管并记录尿量 □ 胃黏膜保护剂 □ 血管活性药 **临床医嘱:** □ 出院带药 □ 定期复查,如有不适,随诊
主要护理工作	□ 一／二级护理 □ 夹层护理常规	□ 协助办理出院手续 □ 出院宣教
病情变异记录	□无　□有,原因: 1. 2.	□无　□有,原因: 1. 2.
护士签名		
医师签名		

29 急性心肌梗死后室间隔穿孔临床路径

（2017年版）

一、急性心肌梗死后室间隔穿孔临床路径标准住院流程

（一）适用对象

第一诊断为急性心肌梗死后室间隔穿孔。

行室间隔穿孔修补术。

（二）诊断依据

根据《临床诊疗指南 心血管外科学分册》（中华医学会编著，人民卫生出版社）。

1. 病史 急性心肌梗死史。

2. 临床表现 急性心肌梗死后出现胸闷、胸痛、呼吸困难、不能平卧、尿少、血压下降。心前区突发粗糙全收缩期杂音，伴震颤。

3. 辅助检查 心电图、超声心动图、冠状动脉造影等。

（三）选择治疗方案的依据

根据《临床技术操作规范 心血管外科学分册》（中华医学会编著，人民军医出版社）。

室间隔穿孔修补术。

（四）标准住院日15～25天

（五）进入路径标准

1. 第一诊断必须符合急性心肌梗死后室间隔穿孔疾病编码。进入路径前心肌梗死恢复，度过急性期。

2. 已完成冠状动脉造影检查，诊断明确。

3. 有手术适应证，无禁忌证。

4. 年龄≤70岁。

5. 在正性肌力药物或主动脉内球囊反搏支持下循环稳定。

6. 同期行冠状动脉旁路移植术的患者。

7. 不合并急性心肌梗死后心脏破裂、急性心肌梗死后乳头肌断裂的患者。

8. 不需同期进行左心室室壁瘤手术的患者（多数此类患者均合并室壁瘤）。

9. 当患者同时具有其他疾病诊断，但在住院期间不需要特殊处理也不影响第一诊断的临床路径流程实施时，可以进入路径。

（六）术前准备5～10天

1. 必需的检查项目

（1）实验室检查：血常规＋血型，尿常规，血生化全项（血电解质＋肝肾功能＋血糖血脂），凝血功能，感染性疾病筛查（乙肝、丙肝、梅毒、艾滋病等），心肌酶学，肌钙蛋白，血气分析；

（2）胸片、心电图、超声心动图；

（3）冠状动脉造影检查。

2．根据患者具体情况可选择的检查项目　如心肌酶、血肌钙蛋白、胸部 CT，肺功能检查、头颅 CT 及 MRI，双下肢超声，颈动脉血管超声、取材血管超声、腹部超声检查等。

（七）预防性抗菌药物选择与使用时机

抗菌药物使用：按照《抗菌药物临床应用指导原则》（卫医发〔2004〕285 号）执行，并根据患者的病情决定抗菌药物的选择与使用时间。

（八）手术日为入院第 6～14 天

1．麻醉方式　全身麻醉。

2．体外循环。

3．手术植入物　胸骨固定钢丝。

4．术中用药　麻醉和体外循环常规用药。

5．输血及血液制品　视术中情况而定。

（九）术后住院恢复 9～14 天

1．术后转监护病房，持续监测治疗。

2．病情平稳后转回普通病房。

3．必须复查的检查项目　血常规、血电解质＋肝肾功能＋血糖，胸片、心电图、超声心动图。

4．抗菌药物使用：按照《抗菌药物临床应用指导原则》（卫医发〔2004〕285 号）执行，并根据患者的病情决定抗菌药物的选择与使用时间。

5．抗血小板治疗　合并冠状动脉旁路移植术的患者，根据患者病情决定用药时机。

（十）出院标准

1．病人一般情况良好，体温正常，完成复查项目。

2．切口愈合好，引流管拔除，伤口无感染。

3．没有需要住院处理的并发症和（或）合并症。

（十一）变异及原因分析

1．术前心功能及其他重要脏器功能不全，近期新发脑梗需调整。

2．围术期并发症　低心排综合征、呼吸功能衰竭、室间隔穿孔复发或残余分流、围术期再发急性心肌梗死、肾衰竭等造成住院日延长和费用增加。

3．手术耗材的选择　由于病情不同，使用不同的内植物和耗材，导致住院费用存在差异。

4．医师认可的变异原因分析。

5．其他患者方面的原因等。

二、急性心肌梗死后室间隔穿孔临床路径表单

适用对象：第一诊断为急性心肌梗死后室间隔穿孔；行室间隔穿孔修补术

患者姓名：_____ 性别：____ 年龄：____ 门诊号：_____ 住院号：_____

住院日期：____年___月___日 出院日期：____年___月___日 标准住院日：15～25 天

时间	住院第 1 天	住院第 2～10 天	住院第 6～14 天 （手术日）
主要诊疗工作	□ 病史询问，体格检查 □ 完成入院病历书写 □ 安排相关检查 □ 上级医师查房	□ 汇总检查结果 □ 完成术前准备与术前评估 □ 术前讨论，确定手术方案 □ 完成术前小结、上级医师查房记录等病历书写 □ 向患者及家属交代病情及围术期注意事项 □ 签署手术知情同意书、自费用品协议书、输血同意书	□ 气管插管，建立深静脉通路 □ 手术 □ 术后转入重症监护病房 □ 术者完成手术记录 □ 完成术后病程记录 □ 向患者家属交代手术情况及术后注意事项
重点医嘱	长期医嘱： □ 按冠状动脉粥样硬化性心脏病护理常规 □ 一级护理 □ 饮食： 　◎低盐低脂饮食 　◎糖尿病饮食 　◎其他 □ 强心、利尿药 □ 患者既往基础用药 临时医嘱： □ 血尿便常规，血型，凝血功能，血生化全套，感染性疾病筛查，心肌酶，血肌钙蛋白 □ 胸片、心电图、超声心动图 □ 肺功能及颈动脉超声检查（视患者情况而定）	长期医嘱： □ 术前基础用药 临时医嘱： □ 拟于明日在全麻下行室间隔穿孔修补术 □ 备皮 □ 备血 □ 血型 □ 术前晚灌肠 □ 术前禁食水 □ 术前镇静药（酌情） □ 其他特殊医嘱	长期医嘱： □ 按心脏体外循环直视术后护理 □ 禁食 □ 持续血压、心电及经皮血氧饱和度监测 □ 呼吸机辅助呼吸 □ 预防用抗生素 临时医嘱： □ 床旁心电图、胸片 □ 其他特殊医嘱
主要护理工作	□ 入院宣教（环境、设施、人员等） □ 入院护理评估（营养状况、性格变化等）	□ 术前准备（备皮等） □ 术前宣教（提醒患者按时禁水等）	□ 观察患者病情变化 □ 记录生命体征 □ 记录 24 小时出入量 □ 定期记录重要监测指标
病情变异记录	□无　□有，原因： 1. 2.	□无　□有，原因： 1. 2.	□无　□有，原因： 1. 2.
护士签名			
医师签名			

时间	住院第 7~12 天 （术后第 1 天）	住院第 8~19 天 （术后第 2~8 天）	至出院日 （术后第 9~14 天）
主要 诊疗 工作	□ 医师查房 □ 清醒后拔除气管插管 □ 转回普通病房 □ 观察切口有无血肿，渗血 □ 拔除尿管（根据患者情况）	□ 医师查房 □ 拔除胸管（根据引流量） □ 安排相关复查并分析检查结果 □ 观察切口情况	□ 检查切口愈合情况并拆线 □ 确定患者可以出院 □ 向患者交代出院注意事项、复查日期 □ 通知出院处 □ 开出院诊断书 □ 完成出院记录
重点 医嘱	**长期医嘱：** □ 一级护理 □ 半流饮食 □ 氧气吸入 □ 心电、无创血压及经皮血氧饱和度监测 □ 预防用抗生素 □ 抗血小板治疗 □ 扩冠、控制心率药物治疗 **临时医嘱：** □ 床旁心电图 □ 大换药 □ 复查血常规及相关指标 □ 其他特殊医嘱	**长期医嘱：** □ 饮食： 　◎低盐低脂饮食 　◎糖尿病饮食 　◎其他 □ 停一级护理，改二级护理（时间视病情恢复定） □ 停监测（时间视病情恢复定） □ 停抗生素（时间视病情恢复定） **临时医嘱：** □ 拔除深静脉置管并行留置针穿刺（时间视病情恢复定） □ 复查胸片、心电图、超声心动图以及血常规，血生化全套 □ 大换药	**临时医嘱：** □ 通知出院 □ 出院带药 □ 拆线换药
主要 护理 工作	□ 观察患者情况 □ 记录生命体征 □ 记录 24 小时出入量 □ 术后康复指导	□ 观察患者一般状况及切口情况 □ 记录 24 小时出入量 □ 鼓励患者下床活动，利于恢复 □ 术后康复指导	□ 帮助病人办理出院手续 □ 康复宣教
病情 变异 记录	□无　□有，原因： 1. 2.	□无　□有，原因： 1. 2.	□无　□有，原因： 1. 2.
护士 签名			
医师 签名			

30 颈部动脉狭窄临床路径

（2016 年版）

一、颈部动脉狭窄临床路径标准住院流程

（一）适用对象

主要诊断为颈动脉狭窄 / 闭塞。

（二）诊断依据

根据《临床诊疗指南 外科学分册》（中华医学会编著，人民卫生出版社）。

1. 临床症状　TIA 发作，脑梗死，与脑缺血相关的头晕、视物模糊、黑蒙等。

2. 体征　颈动脉听诊区杂音及震颤等。

3. 血管彩色多普勒超声检查或 CTA/MRA 检查明确病变存在。

（三）治疗方案的选择

根据《临床诊疗指南 外科学分册》（中华医学会编著，人民卫生出版社）。

1. 手术　开放手术或介入腔内治疗。

2. 手术方式　颈动脉腔内成形、支架植入术；颈动脉内膜剥脱成形术。

（四）标准住院日为 7～10 天

（五）进入路径标准

1. 诊断符合颈动脉狭窄 / 闭塞。

2. 当患者同时具有其他疾病诊断，但在住院期间以主要诊断为治疗目的，其他疾病的处理不影响主要诊断的临床路径流程实施时，可以进入路径。

（六）入院检查（第 1～3 天）

1. 必需检查的项目

（1）血常规、尿常规；

（2）肝肾功能、电解质、凝血功能、感染性疾病筛查（乙肝、丙肝、艾滋病、梅毒等）；

（3）胸片、心电图、颈动脉彩超。

2. 根据患者病情选择　经颅多普勒、CTA、MRA、全脑血管造影、心脏彩超。

（七）选择用药

抗菌药物：按照《抗菌药物临床应用指导原则（2015 年版）》（国卫办医发〔2015〕43 号）执行。

（八）术前准备（第 2～6 天）

1. 麻醉方式　局麻、全麻。

2. 术中用药　麻醉常规用药、术后镇痛用药。

3. 术前 3 天，口服抗血小板药物。

4. 术前充分评估心、肺、肾、脑功能，必要时相关科室会诊。

（九）术后处理（第 3～10 天）

1. 必须复查的检查项目　根据患者具体情况而定。

2. 术后用药　抗菌药物按照《抗菌药物临床应用指导原则(2015年版)》(国卫办医发〔2015〕43号)执行。

3. 继续抗血小板治疗。

4. 对症治疗。

(十)出院(第7~10天)

1. 患者生命体征稳定,切口无感染迹象。

2. 没有需要住院处理的并发症。

(十一)变异及原因分析

1. 严重基础疾病可能对手术造成影响者,术前准备时间会延长。

2. 术后出现低血压、切口感染、脑梗死、脑过度灌注等并发症时,住院恢复时间相应延长。

二、颈部动脉狭窄临床路径表单

适用对象：主要诊断为颈动脉狭窄 / 闭塞

患者姓名：_____ 性别：_____ 年龄：_____ 门诊号：_____ 住院号：_____

住院日期：_____年___月___日 出院日期：_____年___月___日 标准住院日：7～10天

时间	住院第1~3天 （入院检查）	住院第2~6天 （术前准备）
主要 诊疗 工作	□ 询问病史、体格检查 □ 病历书写 □ 开具化验和检查单 □ 上级医师查房及术前评估 □ 安排全脑血管造影时间	□ 上级医师查房 □ 完成术前准备及评估 □ 完成术前小结、上级医师查房记录等书写 □ 根据体检以及辅助检查结果讨论制订手术方案 □ 必要的相关科室会诊 □ 签署手术同意书、自费用品同意书等文件 □ 向患者及家属交代围术期注意事项
重点 医嘱	**长期医嘱：** □ 二级护理 □ 饮食 □ 抗血小板治疗 □ 扩血管对症治疗 **临时医嘱：** □ 血常规、尿常规 □ 肝肾功能、电解质、凝血功能、感染性疾病筛查 □ 胸片、心电图、颈动脉彩超 □ 必要时 CTA、MRA、全脑血管造影	**长期医嘱：** □ 患者既往基础用药 **临时医嘱：** □ 必要的会诊意见及处理 □ 术前禁食水 □ 备皮，灌肠，必要时导尿 □ 术前用药 □ 预防用药：抗菌药物
主要 护理 工作	□ 介绍病房环境及设施 □ 告知手术相关注意事项 □ 告知医院规章制度 □ 入院护理评估	□ 宣传教育及心理护理 □ 执行术前医嘱 □ 心理护理
病情 变异 记录	□无 □有，原因： 1. 2.	□无 □有，原因： 1. 2.
护士 签名		
医师 签名		

时间	住院第 3~10 天 （术后处理）	住院第 7~10 天 （出院日）
主要诊疗工作	□ 完成手术记录书写 □ 术后病程记录书写 □ 上级医师查房	□ 上级医师查房，进行伤口评估，决定是否可以出院 □ 完成出院记录、病案首页、出院证明等文件 □ 交代出院后注意事项如复查时间、出现手术相关意外情况时的处理等
重点医嘱	**长期医嘱：** □ 一级护理 □ 预防感染 □ 扩血管、活血治疗 □ 抗血小板治疗 □ 伤口或穿刺处有无出血、血肿 **临时医嘱：** □ 吸氧 □ 补液（视情况而定） □ 抗菌药物	**长期医嘱：** □ 低盐低脂饮食 □ 二级护理 **临时医嘱：** □ 抗血小板治疗 □ 出院带药
主要护理工作	□ 观察生命体征、四肢肌力、感觉及麻醉副作用 □ 观察患肢情况 □ 伤口渗出情况 □ 心理和生活护理	□ 指导患者术后功能锻炼 □ 指导办理出院手续
病情变异记录	□无　□有，原因： 1. 2.	□无　□有，原因： 1. 2.
护士签名		
医师签名		

下肢动脉栓塞临床路径

31

（2017 年版）

一、下肢动脉栓塞临床路径标准住院流程

（一）适用对象

诊断为急性下肢动脉栓塞，并危及肢体安全的患者，影像学检查发现栓塞导致下肢动脉闭塞的患者。

（二）诊断依据

彩超、CTA/DSA。

（三）进入路径标准

1. 符合手术适应证。

2. 无手术禁忌证。

（四）标准住院日为 7～14 天

（五）住院期间的检查项目

1. 必需的检查项目

（1）血常规、血生化、凝血、D-dimer、感染指标、血型、肌酶谱、肌红蛋白；

（2）心电图、胸片；

（3）下肢动脉超声；

（4）下肢动脉 CTA 或 DSA。

2. 根据患者病情进行的检查项目

（1）超声心动；

（2）主动脉 CTA；

（3）心肌酶谱；

（4）血气。

（六）治疗方案的选择

根据 Rutherford 急性下肢缺血分级进行治疗方案选择：

Rutherford I 级：择期血管重建

Rutherford Ⅱa 级：急诊动脉切开取栓或导管溶栓/血栓清除

Rutherford Ⅱb 级：急诊动脉切开取栓

Rutherford Ⅲ 级：截肢

（七）预防性抗菌药物选择与使用时机

没有明显合并感染证据，可以不需要预防性抗菌。

（八）手术日

手术取栓：1 天。

溶栓或血栓清除：3～7 天。

（九）术后恢复1~7天

（十）出院标准

1. 肢体血运改善或恢复；截肢者伤口稳定。

2. 各种伴随疾病、复杂情况可能会影响术后恢复和出院时间。

（十一）变异及原因分析

全身性动脉硬化、伴随疾病、肢体血运情况、伤口并发症、小腿骨筋膜室综合征、肌肾综合征、心肌梗死、脑梗死、心脏内或主动脉附壁血栓等。

二、下肢动脉栓塞临床路径表单（以动脉切开取栓为例）

适用对象：第一诊断为下肢急性动脉栓塞；行股动脉切开取栓术

患者姓名：_____ 性别：_____ 年龄：_____ 门诊号：_____ 住院号：_____

住院日期：_____年___月___日 出院日期：_____年___月___日 标准住院：7～14 天

注：下肢动脉栓塞患者，多伴有直接或间接相关的伴随疾病，治疗中需要根据病情选择相应伴随疾病的检查和治疗，同时各种伴随疾病会影像路径的实施，情况比较复杂

时间	住院第 1 天	住院第 2 天	住院第 3 天
主要诊疗工作	□ 术前检查 □ 术前评估 □ 上级医生查房 □ 术前知情同意签字 □ □ □	□ □ □ □ □ □ □	□ □ □ □ □ □ □
重点医嘱	长期医嘱： □ 根据病情选择用药 □ 术前抗凝等 □ 根据手术方式制定术后医嘱 □ 根据病情和术式选择术后的抗凝、溶栓、抗感染等 □ 根据动脉硬化等伴随疾病选择相应用药 □ □ □ □ 临时医嘱： □ □ □ □ □ □	长期医嘱： □ □ □ □ □ □ □ 临时医嘱： □ □ □ □ □ □	长期医嘱： □ □ □ □ □ □ 临时医嘱： □ □ □ □ □
主要护理工作	□ 动脉重建后常规护理 □ □	□ □ □	□ □ □
病情变异记录	□无 □有，原因： 1. 2.	□无 □有，原因： 1. 2.	□无 □有，原因： 1. 2.
护士签名			
医师签名			

时间	住院第 ____ 天（手术日）术前术后		住院第 ____ 天（手术后第 1 天）
主要诊疗工作	☐ ☐ ☐ ☐ ☐ ☐ ☐ ☐	☐ ☐ ☐ ☐ ☐ ☐ ☐ ☐	☐ ☐ ☐ ☐ ☐ ☐ ☐ ☐
重点医嘱	长期医嘱： ☐ ☐ ☐ ☐ ☐ ☐ ☐ ☐ 临时医嘱： ☐ ☐ ☐ ☐ ☐ ☐ ☐ ☐	长期医嘱： ☐ ☐ ☐ ☐ ☐ ☐ ☐ ☐ 临时医嘱： ☐ ☐ ☐ ☐ ☐ ☐ ☐ ☐	长期医嘱： ☐ ☐ ☐ ☐ ☐ ☐ ☐ ☐ 临时医嘱： ☐ ☐ ☐ ☐ ☐ ☐ ☐ ☐
主要护理工作	☐ ☐ ☐	☐ ☐ ☐	☐ ☐ ☐
病情变异记录	☐无 ☐有，原因： 1. 2.	☐无 ☐有，原因： 1. 2.	☐无 ☐有，原因： 1. 2.
护士签名			
医师签名			

时间	住院第 __ 天 （术后第2天）	住院第 __ 天 （术后第3天）	住院第 __ 天 （术后第4天）
主要 诊疗 工作	☐ ☐ ☐ ☐ ☐ ☐ ☐ ☐ ☐	☐ ☐ ☐ ☐ ☐ ☐ ☐ ☐	☐ ☐ ☐ ☐ ☐ ☐ ☐ ☐
重点 医嘱	长期医嘱： ☐ ☐ ☐ ☐ ☐ ☐ ☐ ☐ ☐ 临时医嘱： ☐ ☐ ☐ ☐ ☐ ☐ ☐ ☐	长期医嘱： ☐ ☐ ☐ ☐ ☐ ☐ ☐ ☐ ☐ 临时医嘱： ☐ ☐ ☐ ☐ ☐ ☐ ☐ ☐	长期医嘱： ☐ ☐ ☐ ☐ ☐ ☐ ☐ ☐ ☐ 临时医嘱： ☐ ☐ ☐ ☐ ☐ ☐ ☐ ☐
主要 护理 工作	☐ ☐ ☐	☐ ☐ ☐	☐ ☐ ☐
病情 变异 记录	☐无　☐有，原因： 1. 2.	☐无　☐有，原因： 1. 2.	☐无　☐有，原因： 1. 2.
护士 签名			
医师 签名			

32 ▶ 下肢动脉硬化闭塞症临床路径

（2016年版）

一、下肢动脉硬化闭塞症（股腘动脉人工血管旁路移植术）临床路径标准住院流程

（一）适用对象

第一诊断为下肢动脉硬化闭塞症。

（二）诊断依据

根据《临床诊疗指南 外科学分册》（中华医学会编著，人民卫生出版社）。

1. 临床症状　间歇跛行、静息痛、溃疡/坏疽等。

2. 体征　下肢皮温低，皮肤苍白，脉搏减弱、溃疡、坏疽等。

3. ABI、血管超声、CTA、MRA 或 DSA 等检查明确。

（三）治疗方案的选择

根据《临床诊疗指南 外科学分册》（中华医学会编著，人民卫生出版社）。

手术方式：股腘动脉（膝上）人工血管旁路移植术。

（四）标准住院日为 12~18 天

（五）进入路径标准

1. 第一诊断必须符合下肢动脉硬化闭塞症。

2. 当患者同时具有其他疾病诊断，但在住院期间不需要特殊处理也不影响第一诊断的临床路径流程实施时，可以进入路径。

（六）术前准备 2~5 天

1. 必须检查的项目

（1）血常规、尿常规、便常规；

（2）肝肾功能、电解质、凝血功能、血型、感染性疾病筛查（乙肝、丙肝、艾滋病、梅毒等）；

（3）胸片、心电图、心脏彩超、ABI、血管超声、CTA 或 DSA。

2. 根据患者病情选择　颈动脉彩超和肺功能检查。

（七）选择用药

1. 抗菌药物　按照《抗菌药物临床应用指导原则（2015年版）》（国卫办医发〔2015〕43号）执行。

2. 抗凝药物、抗血小板聚集、降脂、扩张血管等。

（八）手术日为入院第 3~4 天

1. 麻醉方式　全身麻醉、硬膜外麻醉、硬膜外蛛网膜下腔联合阻滞麻醉或腰麻、神经阻滞麻醉。

2. 术中用药　麻醉常规用药、术后镇痛用药、术中应用抗生素等。

3. 输血　视术中情况而定。

（九）术后住院恢复 7~14 天

1. 必须复查的检查项目　血常规、凝血指标、肝肾功能、电解质、血气分析等，出院前复查下肢动脉 CTA。

2．术后用药　根据卫生部（现国家卫生计生委）38 号文建议选用抗生素。

（十）出院标准

1．患者体温正常，切口无感染迹象，肢体活动正常。

2．没有需要住院处理的并发症。

（十一）变异及原因分析

1．严重基础疾病可能对手术造成影响者，术前准备时间会延长。

2．术后出现伤口感染、心肺脑、肝肾功能不全及下肢动脉继发血栓形成等并发症时，住院恢复时间相应延长。

二、下肢动脉硬化闭塞症临床路径表单

适用对象：第一诊断为下肢动脉硬化闭塞症

患者姓名：_____ 性别：_____ 年龄：_____ 门诊号：_____ 住院号：_____

住院日期：_____年___月___日 出院日期：_____年___月___日 标准住院日：12～18天

时间	住院第1天	住院第2~4天
主要诊疗工作	□ 询问病史、体格检查 □ 病历书写 □ 开具化验和检查单 □ 上级医师查房及术前评估 □ 初步确定手术日期（急诊或限期手术）	□ 上级医师查房 □ 完成术前准备及评估 □ 完成术前小结、上级医师查房记录等书写 □ 根据体检以及辅助检查结果讨论制订手术方案 □ 必要的相关科室会诊 □ 签署手术同意书、自费用品同意书、输血同意书等文件 □ 向患者及家属交代围术期注意事项
重点医嘱	**长期医嘱：** □ 外科疾病护理常规 □ 二级护理 □ 饮食 □ 活血化瘀、扩血管 □ 抗凝、抗血小板、降脂 □ 血糖监测（必要时） **临时医嘱：** □ 血常规、尿常规、大便常规 □ 肝肾功能、电解质、血糖 □ 血脂、凝血功能、感染性疾病筛查 □ 胸片、心电图、下肢动脉 □ CTA、超声心电图 □ 必要时行肺功能检查、下肢动脉造影	**长期医嘱：** □ 患者既往基础用药 **临时医嘱：** □ 必要的会诊意见及处理 □ 术前禁食水 □ 灌肠（必要时） □ 备皮 □ 术前用药 □ 预防用药抗菌药物 □ 一次性导尿包（必要时）
主要护理工作	□ 介绍病房环境及设施 □ 告知医院规章制度 □ 入院护理评估和计划 □ 风险评估	□ 心理护理 □ 执行术前医嘱 □ 告知手术相关注意事项 □ 饮食指导和用药指导
病情变异记录	□无 □有，原因： 1. 2.	□无 □有，原因： 1. 2.
护士签名		
医师签名		

时间	住院第 4~6 天 （手术日）	住院第 5~7 天 （术后第 1 天）
主要 诊疗 工作	□ 手术 □ 完成手术记录书写 □ 术后病程记录书写 □ 上级医师查房 □ 向患者及家属交代术后注意事项	□ 上级医师查房 □ 术后病程记录书写 □ 查看下肢情况及伤口 □ 观察生命体征变化
重点 医嘱	**长期医嘱：** □ 一级护理 □ 心电监护 □ 吸氧 □ 禁食水（全麻病人） □ 禁下地（7 天） □ 记 24 小时引流液量（必要时） □ 观察双下肢末梢血运 □ 活血化瘀、扩血管 □ 抗凝、抗血小板、降脂 **临时医嘱：** □ 补液（视情况而定） □ 输血（必要时） □ 抗菌药物	**长期医嘱：** □ 视情况改饮食 □ 一级护理 □ 心电监护 **临时医嘱：** □ 止呕、止痛药物 □ 根据情况决定是否静脉营养、补液支持治疗
主要 护理 工作	□ 观察生命体征及全麻术后护理常规 □ 观察双下肢血运情况 □ 伤口观察 □ 心理和生活护理	□ 指导患者术后功能锻炼 □ 观察下肢血运情况 □ 伤口愈合情况 □ 心理和生活护理
病情 变异 记录	□无 □有，原因： 1. 2.	□无 □有，原因： 1. 2.
护士 签名		
医师 签名		

时间	住院第6~8天 （术后第2天）	住院第7~9天 （术后第3天）	住院第9~18天 （出院日）
主要 诊疗 工作	□ 上级医师查房 □ 术后病程记录书写 □ 查看下肢血运情况及伤口 □ 观察生命体征变化	□ 上级医师查房 □ 术后病程记录书写 □ 查看腹部情况及伤口 □ 观察生命体征变化	□ 上级医师查房，进行伤口评估，决定是否可以出院 □ 完成出院记录、病案首页、出院证明等文件 □ 交代出院后注意事项如复查时间、出现手术相关意外情况时的处理等
重点 医嘱	长期医嘱： □ 一级护理 □ 饮食 临时医嘱： □ 伤口换药	长期医嘱： □ 二级护理 □ 饮食 临时医嘱： □ 视具体情况而定 □ 可考虑拔除引流管 □ 复查血常规、肝肾功能、电解质、血糖等	临时医嘱： □ 拆线、换药 □ 出院带药 □ 复查下肢动脉彩超或下肢动脉CTA
主要 护理 工作	□ 指导患者术后功能锻炼 □ 观察下肢血运情况 □ 伤口愈合情况 □ 心理和生活护理 □ 饮食指导	□ 指导患者术后功能锻炼 □ 观察下肢血运情况 □ 伤口愈合情况 □ 心理和生活护理 □ 出院指导	□ 指导办理出院手续
病情 变异 记录	□无　□有，原因： 1. 2.	□无　□有，原因： 1. 2.	□无　□有，原因： 1. 2.
护士 签名			
医师 签名			

33 血栓闭塞性脉管炎临床路径

（2016年版）

一、血栓闭塞性脉管炎临床路径标准住院流程

（一）适用对象

第一诊断为血栓闭塞性脉管炎。

行手术治疗。

（二）诊断依据

根据《临床诊疗指南 外科学分册》（中华医学会编著，人民卫生出版社）。

1. 明显的临床症状 间歇跛行，静息痛，患肢发凉，感觉异常如胼胝感、针刺感、烧灼感、麻木感等。

2. 典型体征 皮肤苍白，游走性血栓性浅静脉炎，多位于足背和小腿浅静脉，营养障碍皮肤干燥、脱屑、皲裂，动脉搏动减弱或消失，溃疡或坏疽等。

3. 排除下肢动脉硬化闭塞症。

4. 血管彩超检查或下肢动脉血管造影检查明确。

（三）治疗方案的选择

根据《临床诊疗指南 外科学分册》（中华医学会编著，人民卫生出版社）。

1. 内科保守治疗 ①严格戒烟；②激素、抗生素、血管扩张剂、抗血小板药物、抗凝等药物应用；③高压氧治疗。

2. 手术 ①动脉成形术；②动脉血栓切除术；③截肢术；④交感神经切除术；⑤干细胞移植术。

治疗方式选择：根据患者足部缺血严重程度及是否合并感染等选择内科药物治疗或手术治疗。

（四）标准住院日为7~10天

（五）进入路径标准

1. 第一诊断必须符合血栓闭塞性脉管炎疾病编码。

2. 当患者同时具有其他疾病诊断，但在住院期间不需要特殊处理也不影响第一诊断的临床路径流程实施时，可以进入路径。

（六）术前准备不超过3天

1. 必须检查的项目

（1）血常规、尿常规、便常规；

（2）肝肾功能、电解质、血糖、血脂、血型、凝血功能、感染性疾病（乙肝、丙肝、艾滋病、梅毒等）；

（3）胸片、心电图、下肢动静脉血管彩超、踝肱指数、下肢动脉血管CTA。

2. 根据患者病情选择 血同型半胱氨酸、叶酸、维生素 B_{12}、叶酸药物基因，心脏彩超、腹部肝胆脾胰双肾彩超，下肢血管造影、超声心动图和肺功能检查。

（七）选择用药

抗菌药物：按照《抗菌药物临床应用指导原则（2015年版）》《国卫办医发〔2015〕43号》执行，并结

合患者的病情及病原学证据决定抗菌药物的选择。

（八）手术日为入院第3~5天

1. 麻醉方式　全麻、硬膜外麻醉、硬膜外蛛网膜下腔联合阻滞麻醉或腰麻。

2. 术中用药　麻醉常规用药、术后镇痛用药。

3. 输血　视术中情况而定。

（九）术后住院恢复不超过7天

1. 必须复查的检查项目　血常规、肝肾功能、电解质、血脂、凝血功能，下肢动脉血管CTA。

2. 术后用药　抗菌药物按照《抗菌药物临床应用指导原则（2015年版）》（国卫办医发〔2015〕43号）执行。

（十）出院标准

1. 患者体温正常，切口无感染迹象，能正常下床活动。

2. 没有需要住院处理的并发症。

（十一）变异及原因分析

1. 严重基础疾病可能对手术造成影响者，术前准备时间会延长。

2. 病情加重。

3. 术后出现伤口感染等并发症时，住院恢复时间相应延长。

二、血栓闭塞性脉管炎临床路径表单

适用对象：第一诊断为血栓闭塞性脉管炎；行手术治疗

患者姓名：_____ 性别：____ 年龄：____ 门诊号：_____ 住院号：_____

住院日期：____年___月___日 出院日期：____年___月___日 标准住院日：7～10 天

时间	住院第 1 天	住院第 2~3 天
主要诊疗工作	□ 询问病史、体格检查 □ 病历书写 □ 开具化验和检查单 □ 上级医师查房及术前评估 □ 初步确定手术日期	□ 上级医师查房 □ 完成术前准备及评估 □ 完成术前小结、上级医师查房记录等书写 □ 根据体检以及辅助检查结果讨论制订手术方案 □ 必要的相关科室会诊 □ 签署手术同意书、自费用品同意书、输血同意书等文件 □ 向患者及家属交代围术期注意事项
重点医嘱	**长期医嘱：** □ 外科疾病护理常规 □ 二级护理 □ 低盐、低脂、优质蛋白饮食 □ 严格戒烟 **临时医嘱：** □ 血常规、尿常规、大便常规 □ 肝肾功能、电解质、血糖、血型、凝血功能、感染性疾病 □ 胸片、心电图、下肢动静脉血管彩超、踝肱指数、下肢动脉血管 CTA □ 必要时查：血脂、血同型半胱氨酸、叶酸、维生素 B_{12}，心脏彩超、腹部肝胆脾胰双肾彩超，下肢血管造影、超声心动图和肺功能检查	**长期医嘱：** □ 患者既往基础用药 **临时医嘱：** □ 必要的会诊意见及处理 □ 术前禁食水 □ 备皮 □ 术前用药 □ 预防用药抗菌药物 □ 一次性导尿包（必要时）
主要护理工作	□ 介绍病房环境及设施 □ 告知手术相关注意事项 □ 告知医院规章制度 □ 入院护理评估	□ 宣传教育及心理护理 □ 执行术前医嘱 □ 心理护理
病情变异记录	□无 □有，原因： 1. 2.	□无 □有，原因： 1. 2.
护士签名		
医师签名		

时间	住院第3~5天 （手术日）	住院第4~6天 （术后第1天）
主要 诊疗 工作	□ 手术 □ 完成手术记录书写 □ 术后病程记录书写 □ 上级医师查房 □ 向患者及家属交代术后注意事项	□ 上级医师查房 □ 术后病程记录书写 □ 查看患肢情况及伤口 □ 观察生命体征变化
重点 医嘱	**长期医嘱：** □ 今日在全麻、硬膜外麻醉/腰硬联合麻醉下行 　◎腰交感神经切除术 　◎动脉血栓切除术 　◎大网膜移植术 　◎截肢术 　◎分期动静脉转流术治疗 □ 血栓闭塞性脉管炎术后护理常规 □ 一级护理 □ 6小时后低盐、低脂、优质蛋白饮食 □ 抬高患肢30° □ 口服波利维、吲哚布芬、贝前列腺素钠 □ 观察患肢血运 **临时医嘱：** □ 吸氧 □ 补液（视情况而定） □ 抗菌药物	**长期医嘱：** □ 低盐、低脂、优质蛋白饮食 □ 二级护理 **临时医嘱：** □ 止呕、止痛药物 □ 根据情况决定是否补液
主要 护理 工作	□ 观察生命体征、胃肠道反应及麻醉副作用 □ 观察患肢情况 □ 伤口渗出情况 □ 心理和生活护理	□ 指导患者术后功能锻炼 □ 观察患肢情况 □ 伤口渗出情况 □ 心理和生活护理
病情 变异 记录	□无　□有，原因： 1. 2.	□无　□有，原因： 1. 2.
护士 签名		
医师 签名		

时间	住院第 5~7 天 （术后第 2 天）	住院第 6~8 天 （术后第 3 天）	住院第 7~10 天 （出院日）
主要 诊疗 工作	□ 上级医师查房 □ 术后病程记录书写 □ 查看患肢情况及伤口 □ 观察生命体征变化	□ 上级医师查房 □ 术后病程记录书写 □ 查看患肢情况及伤口 □ 观察生命体征变化	□ 上级医师查房，进行伤口评估，决定是否可以出院 □ 完成出院记录、病案首页、出院证明等文件 □ 交代出院后注意事项如复查时间、出现手术相关意外情况时的处理等
重点 医嘱	**长期医嘱：** □ 二级护理 □ 低盐、低脂、优质蛋白饮食 **临时医嘱：** □ 伤口换药	**长期医嘱：** □ 二 / 三级护理 □ 无特殊 **临时医嘱：** □ 视具体情况而定	**临时医嘱：** □ 拆线、换药 □ 复查：血常规、肝肾功能、电解质、血脂、凝血功能，下肢动脉血管 CTA □ 出院带药
主要 护理 工作	□ 指导患者术后功能锻炼 □ 观察患肢情况 □ 伤口渗出情况 □ 心理和生活护理	□ 指导患者术后功能锻炼 □ 观察患肢情况 □ 伤口渗出情况 □ 心理和生活护理	□ 指导办理出院手续
病情 变异 记录	□无　□有，原因： 1. 2.	□无　□有，原因： 1. 2.	□无　□有，原因： 1. 2.
护士 签名			
医师 签名			

肝动脉栓塞术临床路径

（2016年版）

一、肝动脉栓塞术临床路径标准住院流程

（一）适用对象

主要诊断为肝细胞癌、肝癌破裂出血、肝恶性肿瘤、肝良性肿瘤、肝胆管恶性肿瘤、肝胆管细胞癌、肝占位性病变、肝肿物、肝血管瘤、肝血管肉瘤、肝动脉动脉瘤。

（二）诊断依据

根据《临床诊疗指南 外科学分册》（中华医学会编著，人民卫生出版社）。

1. 病史　肝硬化，体重进行性下降，随访肿物进行性增大，临近组织器官转移等。

2. 临床症状　肝区不适、疼痛、胀痛等或检查发现，无临床表现。

3. 体征　肝脏增大，肝区叩击痛，腹水、胸腔积液等。

4. 血管彩色多普勒超声检查或CT/MRI检查明确病变存在。

5. AFP异常增高（肝癌）。

（三）治疗方案的选择

根据《临床诊疗指南 外科学分册》（中华医学会编著，人民卫生出版社）。

1. 手术　介入手术治疗。

2. 手术方式　肝动脉化疗栓塞术；肝血管瘤超选择性栓塞术；肝动脉碘油栓塞术。

（四）标准住院日为3～10天

（五）进入路径标准

1. 诊断为下列疾病者　肝细胞癌、肝癌破裂出血、肝恶性肿瘤、肝良性肿瘤、肝胆管恶性肿瘤、肝胆管细胞癌、肝占位性病变、肝肿物、肝血管瘤、肝血管肉瘤、肝动脉动脉瘤。

2. 当患者同时具有其他疾病诊断，但在住院期间以主要诊断为治疗目的，其他疾病的处理不影响主要诊断的临床路径流程实施时，可以进入路径。

（六）入院检查（第1~3天）

1. 必须检查的项目或有3个月内的结果

（1）血常规、尿常规；

（2）肝、肾功能、电解质、血糖、凝血功能、感染性疾病筛查（乙肝、丙肝、艾滋病、梅毒等）；AFP、CEA、CA19-9；

（3）胸片、心电图、腹部彩超或CT增强或磁共振检查。

2. 根据患者病情选择　超声心动、肺功能、全身骨扫描。肿瘤科会诊。

（七）选择用药

抗菌药物：按照《抗菌药物临床应用指导原则（2015年版）》（国卫办医发〔2015〕43号）执行。

（八）术前准备（第1~5天）

1. 麻醉方式　局麻、全麻。

2．术中用药　麻醉常规用药、术后镇痛、止吐、镇静、抑酸、对症用药。

3．术前保肝治疗。

4．手术日空腹，开放静脉，抑酸治疗。

5．手术日必要时，保留导尿。

6．术前充分评估心、肺、肾、脑功能，必要时相关科室会诊。

（九）术后处理（第1~10天）

1．必须复查的检查项目　根据患者具体情况而定。

2．术后用药　抗菌药物按照《抗菌药物临床应用指导原则（2015年版）》（国卫办医发〔2015〕43号）执行。

3．保肝治疗。

4．营养支持治疗。

5．对症治疗。

（十）出院（第3~10天）

1．患者无严重感染迹象。

2．没有需要住院处理的并发症。

（十一）变异及原因分析

1．严重基础疾病可能对手术造成影响者，术前准备时间会延长。

2．术后出现肝坏死、感染、肝功能衰竭、黄疸等并发症时，住院恢复时间相应延长。

二、肝动脉栓塞术临床路径表单

手术名称：肝动脉造影、肠系膜上动脉造影、间接门静脉造影；肝癌：行肝动脉化疗栓塞术；肝血管瘤：行肝血管瘤超选择性栓塞术；肝占位：肝动脉造影，碘油栓塞术

患者姓名：_____ 性别：_____ 年龄：_____ 门诊号：_____ 住院号：_____

住院日期：_____年____月____日 出院日期：_____年____月____日 标准住院日：3~10 天

时间	入院（住院第1~3天）	术前准备（住院第1~5天）
主要诊疗工作	□ 询问病史、体格检查，病历书写 □ 向患者及家属交代住院诊疗流程及时间 □ 上级医师查房及术前评估 □ 发放入院指导 □ 开具化验和检查单 □ 对症保肝治疗	□ 上级医师查房，根据体检及辅助检查结果讨论制订手术方案 □ 完成术前准备及评估 □ 完成术前小结、上级医师查房记录等书写 □ 签署手术同意书等文件 □ 向患者及家属交代围术期注意事项 □ 改善肝功能及一般情况
重点医嘱	**长期医嘱：** □ 外科疾病护理常规 □ 二级、三级护理 □ 相关饮食 □ 患者既往基础用药，保肝 **临时医嘱：** □ 血常规、尿常规、肝肾功能、电解质、血糖、凝血指标、感染性疾病筛查；AFP、CEA、CA19-9 □ 胸片、心电图、腹部 B 超、肝脏 CT；必要时超声心动图、肺功能、全身骨扫描检查	**长期医嘱：** **临时医嘱：** □ 必要的会诊意见及处理 □ 术前准备 □ 术前禁食水 □ 保肝治疗 □ 灌肠 □ 术前补液
主要护理工作	□ 介绍病房环境及设施 □ 告知医院规章制度 □ 入院护理评估	□ 宣传教育及心理护理 □ 执行术前医嘱 □ 告知手术相关注意事项
病情变异记录	□无 □有 原因： 1. 2.	□无 □有 原因： 1. 2.
护士签名		
医师签名		

时间	术后处理（住院第1~10天）	出院日（住院第3~10天）
主要 诊疗 工作	□ 手术 □ 完成手术记录书写 □ 术后病程记录书写 □ 向患者及家属交代术后注意事项 □ 检测肝功能变化	□ 观察生命体征及穿刺肢体伤口情况 □ 上级医师查房，进行伤口评估，决定是否可以出院 □ 术后病程记录书写 □ 完成出院记录、病案首页、出院证明等文件 □ 交代出院后注意事项如复查时间、出现手术相关意外情况的处理等 □ 发放《出院指导》
重点 医嘱	**长期医嘱：** □ 今日在局麻下行肝动脉造影、肠系膜上动脉造影、间接门静脉造影 　◎肝动脉化疗栓塞术 　◎肝血管瘤超选择性栓塞术 　◎肝动脉造影，碘油栓塞术 □ 术后护理常规 □ 一级护理 □ 易消化饮食 □ 肝肾功能、电解质、血常规 **临时医嘱：** □ 补液，营养支持 □ 抗菌药物 □ 对症保肝药物治疗	**长期医嘱：** □ 二级护理 **临时医嘱：** □ 出院 □ 出院带药（抗炎、保肝、对症）
主要 护理 工作	□ 观察生命体征情况 □ 胃肠道反应及栓塞副作用 □ 股动脉穿刺处有无出血、血肿情况 □ 心理和生活护理	□ 心理和生活护理 □ 指导办理出院手续
病情 变异 记录	□无　□有　原因： 1. 2.	□无　□有　原因： 1. 2.
护士 签名		
医师 签名		

腹主动脉瘤腔内治疗临床路径

（2016 年版）

一、腹主动脉瘤腔内治疗临床路径标准住院流程

（一）适用对象

第一诊断为腹主动脉瘤，行腔内手术治疗。

（二）诊断依据

根据《临床诊疗指南 外科学分册》（中华医学会编著，人民卫生出版社）。

1. 明显的临床症状 腹部搏动感、腹痛、腹胀、轻度不适等。

2. 典型体征 脐周或中上腹部搏动性肿块。

3. CTA、MRI 或主动脉造影等检查明确。

（三）选择治疗方案的依据

根据《临床诊疗指南 外科学分册》（中华医学会编著，人民卫生出版社），《临床技术操作规范 心血管外科学分册》（中华医学会编著，人民军医出版社）。

具有腹主动脉瘤腔内修复治疗指征。

（四）标准住院日为≤16 天

（五）进入路径标准

1. 第一诊断必须符合腹主动脉瘤。拟行手术。

2. 有适应证，无禁忌证。

3. 心功能≤Ⅲ级。

4. 主动脉解剖条件适合腔内修复治疗。

5. 患者选择腔内修复治疗。

6. 当患者同时具有其他疾病诊断，但在住院期间不需要特殊处理也不影响第一诊断的临床路径流程实施时，可以进入路径。

（六）术前准备（评估）不超过 6 天

1. 必须完成的检查项目

（1）血尿便常规、肝肾功能、电解质、凝血功能、血型、感染性疾病筛查；

（2）胸片、腹主动脉 CTA、心电图。

2. 根据患者病情可选择的检查项目

（1）超声心动图、肺功能检查、主动脉造影等；

（2）有其他专业疾病者及时请相关科室会诊。

（七）预防性抗菌药物选择与使用时机

抗菌药物使用：根据《抗菌药物临床应用指导原则（2015 年版）》（国卫办医发〔2015〕43 号）执行。

（八）手术日不超过入院后 6 天

1. 麻醉方式 腹主动脉瘤腔内治疗麻醉常规。

2．手术植入物　主动脉覆膜支架血管。

3．术中用药　心脏主动脉外科、麻醉常规用药。

4．输血及血液制品　视术中病情需要决定。

（九）术后住院恢复≤10 天

1．必须复查的检查项目

（1）血常规、电解质、肝肾功能。

（2）心电图、腹主动脉 CTA。

2．术后用药

（1）抗菌药物使用：根据《抗菌药物临床应用指导原则（2015 年版）》（国卫办医发〔2015〕43 号）执行。

（2）根据主动脉腔内治疗常规用药。

（十）出院标准

1．体温正常，血常规、电解质无明显异常。

2．切口愈合无出院禁忌。

3．没有需要住院处理的并发症和（或）其他合并症。

4．腹主动脉 CTA 检查结果符合出院标准。

（十一）变异及原因分析

1．围术期并发症　动脉破裂需紧急手术、移植物异常、入路血管并发症、术后伤口感染等造成住院日延长和费用增加。

2．合并有其他系统疾病，可能导致这些疾病加重而需要治疗，从而延长治疗时间和增加住院费用。

3．植入材料的选择　由于患者的要求选择了不同的植入材料（国产和进口）会导致住院费用存在差异。

4．其他因素　术前心功能及其他重要脏器功能不全需调整；特殊原因（如稀有血型短缺等）造成的住院时间延长费用增加。

二、腹主动脉瘤腔内治疗临床路径表单

适用对象：第一诊断为腹主动脉瘤；行腹主动脉瘤腔内支架置入术

患者姓名：_____ 性别：_____ 年龄：_____ 门诊号：_____ 住院号：_____

住院日期：_____年___月___日 出院日期：_____年___月___日 标准住院日：≤16天

时间	住院第1天	住院第2~4天 （完成术前准备日）	住院第5天 （术前日）
主要 诊疗 工作	□ 询问病史及体格检查 □ 上级医师查房 □ 初步的诊断和治疗方案 □ 住院医师完成住院志、首次病程、上级医师查房等病历书写 □ 开检查、化验单	□ 上级医师查房 □ 继续完成术前化验检查 □ 完成必要的相关科室会诊 □ 调整心脏及重要脏器功能	□ 上级医师查房，术前评估和决定手术方案 □ 住院医师完成上级医师查房记录等 □ 向患者和（或）家属交代围术期注意事项并签署手术知情同意书、自费用品协议书、输血同意书、委托书（患者本人不能签字时） □ 麻醉医师查房并与患者及（或）家属交代麻醉注意事项并签署麻醉知情同意书 □ 完成各项术前准备
重点 医嘱	**长期医嘱：** □ 外科疾病护理常规 □ 一级护理 □ 普食 **临时医嘱：** □ 血尿便常规检查、凝血功能、术前感染疾病筛查、肝肾功能、电解质 □ 胸部X线、心电图、腹部CTA □ 必要时行主动脉造影、超声心动图、肺功能检查	**长期医嘱：** □ 患者基础用药 **临时医嘱：** □ 根据会诊科室要求开检查和化验单 □ 对症处理	**长期医嘱：**同前 **临时医嘱：** □ 明日准备于局部麻醉和（或）全身麻醉，气管内插管麻醉下行腹主动脉瘤腔内隔绝术 □ 术前禁食水 □ 术前用药（抗生素，阿托品） □ 术区备皮 □ 一次性导尿包（必要时）
主要 护理 工作	□ 介绍病房环境、设施设备 □ 入院护理评估 □ 防止皮肤压疮护理	□ 观察患者病情变化 □ 防止皮肤压疮护理 □ 心理和生活护理	□ 做好备皮等术前准备 □ 提醒患者术前禁食水 □ 术前心理护理
病情 变异 记录	□无 □有，原因： 1. 2.	□无 □有，原因： 1. 2.	□无 □有，原因： 1. 2.
护士 签名			
医师 签名			

时间	住院第6天 （手术日）	住院第7天 （术后第1天）	住院第8～15天 （术后第2～8天）
主要 诊疗 工作	□ 手术 □ 向家属交代病情、手术过程及术后注意事项 □ 术者完成手术记录 □ 完成术后病程 □ 上级医师查房 □ 观察生命体征及有无术后并发症并做相应处理	□ 上级医师查房 □ 住院医师完成常规病程记录 □ 根据病情变化及时完成病程记录 □ 观察伤口、体温、生命体征情况、有无并发症等并作出相应处理	□ 上级医师查房 □ 住院医师完成病程记录 □ 伤口换药 □ 观察生命体征情况、有无并发症等并作出相应处理
重点 医嘱	长期医嘱： □ 腹主动脉瘤术后护理常规 □ 一级护理 □ 禁食 □ 告知病重 □ 记24小时尿量 □ 观察双下肢末梢血运 □ 吸氧 □ 其他特殊医嘱 临时医嘱： □ 补液（视情况而定） □ 抗菌药物 □ 其他特殊医嘱	长期医嘱： □ 视情况改流质或半流质饮食 □ 一级护理 临时医嘱： □ 止呕、止痛药物 □ 根据情况决定是否静脉营养、补液支持治疗 □ 复查肝肾功能等	长期医嘱： □ 二级护理 □ 半流或普通饮食 □ 补液、营养支持等 临时医嘱： □ 复查血常规、生化全套（必要时） □ 伤口换药
主要 护理 工作	□ 观察患者病情变化并及时报告医生 □ 术后心理与生活护理 □ 防止皮肤压疮处理	□ 观察患者病情并做好相关记录 □ 术后心理与生活护理 □ 防止皮肤压疮处理	□ 观察患者病情变化 □ 术后心理与生活护理 □ 防止皮肤压疮处理
病情 变异 记录	□无 □有，原因： 1. 2.	□无 □有，原因： 1. 2.	□无 □有，原因： 1. 2.
护士 签名			
医师 签名			

时间	住院第 9～16 天 （出院日）
主要 诊疗 工作	□ 上级医师查房 □ 住院医师完成病程记录 □ 伤口换药 □ 观察生命体征情况、有无并发症等并作出相应处理
重点 医嘱	**长期医嘱：** **临时医嘱：** □ 拆线、换药 □ 出院带药
主要 护理 工作	□ 观察患者病情变化 □ 术后心理与生活护理 □ 防止皮肤压疮处理
病情 变异 记录	□无　□有，原因： 1. 2.
护士 签名	
医师 签名	

36 肢体血管瘤临床路径

（2016年版）

一、肢体血管瘤临床路径标准住院流程

（一）适用对象

第一诊断为肢体血管瘤行手术治疗。

（二）诊断依据

根据《临床诊疗指南 外科学分册》（中华医学会编著，人民卫生出版社）。

1. 明显的临床症状 肢体局部肿胀、发热、疼痛等。

2. 典型体征 局部包块、局部压痛阳性、静脉石形成、破溃等。

3. 排除面积较大无法手术切除的血管瘤及肢体其他性质肿物。

4. 磁共振平扫加增强检查明确。

（三）治疗方案的选择

根据《临床诊疗指南 外科学分册》（中华医学会编著，人民卫生出版社）。

1. 手术 血管瘤切除术，硬化剂治疗，电化学治疗等。

2. 手术方式 血管瘤完整切除及部分切除，硬化剂或电化学闭合。

（四）标准住院日为 7～10 天

（五）进入路径标准

1. 第一诊断必须符合肢体血管瘤疾病编码。

2. 当患者同时具有其他疾病诊断，但在住院期间不需要特殊处理也不影响第一诊断的临床路径流程实施时，可以进入路径。

3. 血管瘤侵及周围深部组织和（或）面积较大无法手术切除者不进入本路径。

（六）术前准备不超过 3 天

1. 必须检查的项目

（1）血常规、尿常规、便常规；

（2）肝功能、肾功能、电解质、血糖、血脂、血凝、血型、感染性疾病筛查（乙肝、丙肝、艾滋病、梅毒等）；

（3）胸片、心电图、肢体 DR 片、磁共振平扫加增强。

2. 根据患者病情选择 血同型半胱氨酸、叶酸、维生素 B_{12}、叶酸药物基因、心脏彩超、肝胆胰脾彩超、肢体 CTA、肢体动静脉造影、肺功能检查等。

（七）选择用药

抗菌药物：根据《抗菌药物临床应用指导原则（2015年版）》《国卫办医发〔2015〕43号》执行，并结合患者的病情决定抗菌药物的选择，可选用革兰阳性菌敏感的抗菌药物，以第一、二代头孢菌素为主，特殊情况除外，一般术前 0.5～2 小时。

（八）手术日为入院不超过5天

1. 麻醉方式　全身麻醉、硬膜外麻醉、硬膜外蛛网膜下腔联合阻滞麻醉或腰麻、局部麻醉。

2. 术中用药　麻醉常规用药，术后镇痛用药根据病人情况决定。

3. 输血　视术中情况而定。

（九）术后住院恢复不超过10天

1. 必须复查的检查项目　术后3天血常规、肝肾功、电解质、凝血功能。

2. 术后用药　应用改善循环药物。抗菌药物可选用一线抗生素，预防性使用，用药时间1～2天。严重感染风险的可适当延长应用抗菌药物时间或提高抗菌药物强度。

（十）出院标准

1. 患者体温正常，伤口无感染迹象，能正常下床活动。

2. 没有需要住院处理的并发症。

（十一）变异及原因分析

1. 严重基础疾病可能对手术造成影响者，术前准备时间会延长。

2. 术后出现伤口感染、下肢深静脉血栓形成等并发症时，住院恢复时间相应延长。

二、肢体血管瘤临床路径表单

适用对象：第一诊断为肢体血管瘤；行手术治疗

患者姓名：_____ 性别：_____ 年龄：_____ 门诊号：_____ 住院号：_____

住院日期：_____年___月___日 出院日期：_____年___月___日 标准住院日：7～10 天

时间	住院第 1 天	住院第 1~3 天
主要诊疗工作	□ 询问病史、体格检查 □ 病历书写 □ 开具化验和检查单 □ 上级医师查房及术前评估 □ 初步确定手术日期	□ 上级医师查房 □ 完成术前准备及评估 □ 完成术前小结、上级医师查房记录等书写 □ 根据体检以及辅助检查结果讨论制订手术方案 □ 必要的相关科室会诊 □ 签署手术同意书、自费用品同意书、输血同意书等文件 □ 向患者及家属交代围术期注意事项
重点医嘱	**长期医嘱：** □ 外科疾病护理常规 □ 二级护理 □ 饮食 **临时医嘱：** □ 血常规、尿常规、便常规 □ 肝肾功能、电解质、血糖、血脂、血型、凝血功能、感染性疾病筛查 □ 胸片、肢体 DR、心电图、心脏彩超、肝胆胰脾彩超、磁共振平扫加增强 □ 必要时血同型半胱氨酸、叶酸、维生素 B_{12}、心脏彩超、肝胆胰脾彩超、下肢静脉造影、肢体 CTA、肢体动静脉造影、肺功能检查	**长期医嘱：** □ 患者既往基础用药 **临时医嘱：** □ 必要的会诊意见及处理 □ 明日准备于全麻、硬膜外麻醉、硬膜外蛛网膜下腔联合阻滞麻醉下行血管瘤切除术 □ 术前禁食水 □ 备皮 □ 术前用药（苯巴比妥，阿托品） □ 预防用药抗菌药物 □ 一次性导尿包（必要时） □ 必要时自体输血 □ 术前禁食应用葡萄糖、电解质等
主要护理工作	□ 介绍病房环境及设施 □ 告知手术相关注意事项 □ 告知医院规章制度 □ 入院护理评估	□ 宣传教育及心理护理 □ 执行术前医嘱 □ 心理护理
病情变异记录	□无 □有，原因： 1. 2.	□无 □有，原因： 1. 2.
护士签名		
医师签名		

时间	住院第 2~5 天 （手术日）	住院第 3~6 天 （术后第 1 天）
主要 诊疗 工作	□ 手术 □ 完成手术记录书写 □ 术后病程记录书写 □ 上级医师查房 □ 向患者及家属交代术后注意事项	□ 上级医师查房 □ 术后病程记录书写 □ 查看患肢情况及伤口 □ 观察生命体征变化
重点 医嘱	**长期医嘱：** □ 今日在全麻／硬膜外麻醉／腰硬联合麻醉下行肢体血管瘤切除术 □ 血管瘤切除张术后护理常规 □ 一级护理 □ 6 小时后普食 □ 口服活血、消肿药物 □ 观察患肢血运 □ 静脉应用抗感染、活血、消肿药物 **临时医嘱：** □ 吸氧 □ 补液（视情况而定） □ 抗菌药物	**长期医嘱：** □ 普食 □ 二级护理 **临时医嘱：** □ 止呕、止痛药物 □ 根据情况决定是否补液
主要 护理 工作	□ 观察生命体征、胃肠道反应及麻醉副作用 □ 观察患肢情况 □ 伤口渗出情况 □ 心理和生活护理	□ 指导患者术后功能锻炼 □ 观察患肢情况 □ 伤口渗出情况 □ 心理和生活护理
病情 变异 记录	□无　□有，原因： 1. 2.	□无　□有，原因： 1. 2.
护士 签名		
医师 签名		

时间	住院第5~7天 （术后第2天）	住院第6~8天 （术后第3天）	住院第7~10天 （出院日）
主要 诊疗 工作	□ 上级医师查房 □ 术后病程记录书写 □ 查看患肢情况及伤口 □ 观察生命体征变化	□ 上级医师查房 □ 术后病程记录书写 □ 查看患肢情况及伤口 □ 观察生命体征变化	□ 上级医师查房，进行伤口评估，决定是否可以出院 □ 完成出院记录、病案首页、出院证明等文件 □ 交代出院后注意事项如复查时间、出现手术相关意外情况时的处理等
重点 医嘱	**长期医嘱：** □ 二级护理 □ 普通饮食 **临时医嘱：** □ 伤口换药	**长期医嘱：** □ 二/三级护理 □ 无特殊 **临时医嘱：** □ 视具体情况而定	**临时医嘱：** □ 拆线、换药 □ 出院带药
主要 护理 工作	□ 指导患者术后功能锻炼 □ 观察患肢情况 □ 伤口渗出情况 □ 心理和生活护理	□ 指导患者术后功能锻炼 □ 观察患肢情况 □ 伤口渗出情况 □ 心理和生活护理	□ 指导办理出院手续
病情 变异 记录	□无　□有，原因： 1. 2.	□无　□有，原因： 1. 2.	□无　□有，原因： 1. 2.
护士 签名			
医师 签名			

下肢静脉功能不全临床路径

（2016年版）

一、下肢静脉功能不全临床路径标准住院流程

（一）适用对象

第一诊断为下肢静脉功能不全。

行手术治疗。

（二）诊断依据

根据《临床诊疗指南 外科学分册》（中华医学会编著，人民卫生出版社）。

1. 明显的临床症状　肢体沉重感、乏力、胀痛、瘙痒等。

2. 典型体征　肢体肿胀，静脉迂曲扩张、浅表静脉血栓形成等。

3. 排除下肢深静脉瓣膜功能不全及下肢深静脉血栓病史，且无静脉性溃疡表现。

4. 血管彩色多普勒超声检查或下肢静脉造影检查明确。

（三）治疗方案的选择

根据《临床诊疗指南 外科学分册》（中华医学会编著，人民卫生出版社）。

1. 手术　大隐静脉或小隐静脉高位结扎＋静脉曲张剥脱术。

2. 手术方式　根据小腿静脉曲张的范围和程度以及患者意愿选择曲张静脉切除、环形缝扎、透光刨吸等不同手术方式。

（四）标准住院日为8~14天

（五）进入路径标准

1. 第一诊断必须符合下肢静脉功能不全疾病编码。

2. 当患者合并其他疾病，但住院期间不需要特殊处理也不影响第一诊断的临床路径流程实施时，可以进入路径。

（六）术前准备2~3天

1. 必需检查项目

（1）血常规、尿常规、便常规；

（2）肝功能、肾功能、电解质、血糖、血脂、凝血功能、血型、感染性疾病筛查（乙肝、丙肝、艾滋病、梅毒等）；

（3）胸片、心电图、下腔及髂静脉彩超，颈部动脉彩超，下肢深静脉顺行造影。

2. 根据患者病情选择　血同型半胱氨酸、叶酸、维生素 B_{12}、叶酸药物基因、24小时心电图，心肺功能检查、下肢动脉造影，心脏彩超、腹部肝胆脾胰双肾彩超等。

（七）选择用药

1. 抗菌药物　按照《抗菌药物临床应用指导原则（2015年版）》（国卫办医发〔2015〕43号）执行，并结合患者的病情决定抗菌药物的选择，可选用革兰阳性敏感的抗菌药物。根据微生物检测及药敏试验

选择抗菌药物应用。

2. 应用雾化吸入药物、静脉活性药物、中成活血药物、营养神经药物、抗凝药物等；根据患者术后恢复情况加用对症支持治疗药物及护理措施。

3. 术后口服静脉活性药物，抗血小板、中成活血药物等。

4. 患肢抬高，鼓励病人在麻醉作用消失后，作患肢足跖背伸运动，应用气压治疗，穿着医用弹力袜等护理措施，督促患者早期下床活动。

（八）手术日为入院第 3~5 天

1. 麻醉方式　全麻、硬膜外麻醉、硬膜外蛛网膜下腔联合阻滞麻醉或腰麻。

2. 术中用药　麻醉常规用药，根据情况选用术后镇痛用药。

3. 输血　视术中情况而定。

（九）术后住院恢复 5~10 天

1. 必须复查的检查项目　血常规、肝功能、肾功能、电解质、血凝，其他根据患者具体情况而定。

2. 术后用药　抗菌药物按照《抗菌药物临床应用指导原则（2015 年版）》（国卫办医发〔2015〕43 号）执行，可选用革兰阳性菌敏感的抗菌药物，原则上不超过 24 小时。

（十）出院标准（术后 7~14 天）

1. 患者体温正常，伤口无感染迹象，能正常下床活动。

2. 没有需要住院处理的并发症。

（十一）变异及原因分析

1. 严重基础疾病可能对手术造成影响者，术前准备时间会延长。

2. 术后出现伤口感染、下肢深静脉血栓形成等并发症时，住院恢复时间相应延长。

二、下肢静脉功能不全临床路径表单

适用对象：第一诊断为下肢静脉功能不全；行手术治疗

患者姓名：_____ 性别：____ 年龄：____ 门诊号：_____ 住院号：_____

住院日期：_____年___月___日 出院日期：_____年___月___日 标准住院日：8～14天

时间	住院第1天	住院第2～3天
主要诊疗工作	□ 询问病史、体格检查 □ 病历书写 □ 开具化验和检查单 □ 上级医师查房及术前评估 □ 初步确定手术日期	□ 上级医师查房 □ 完成术前准备及评估 □ 完成术前小结、上级医师查房记录等 □ 根据体检以及辅助检查结果讨论制订手术方案 □ 必要的相关科室会诊 □ 签署手术同意书、自费用品同意书、输血同意书等文件 □ 向患者及家属交代围术期注意事项
重点医嘱	**长期医嘱：** □ 外科疾病护理常规 □ 二级护理 □ 饮食 **临时医嘱：** □ 血常规、尿常规、大便常规 □ 肝肾功能、电解质、血糖、血脂、血型、凝血功能、感染性疾病筛查 □ 胸片，心电图，腹部常规彩超，下腔及髂静脉彩超，心脏及颈部动脉彩超，下肢深静脉顺行造影 □ 必要时加做血同型半胱氨酸、叶酸、维生素 B_{12}、叶酸或(和)华法林基因检测等特殊检查	**长期医嘱：** □ 患者既往基础用药 **临时医嘱：** □ 必要的会诊意见及处理 □ 明日准备于 　◎硬膜外麻醉 　◎全麻 　◎左/右/双下肢大隐静脉高位结扎剥脱，曲张静脉切除/环缝/刨吸/激光闭锁治疗 □ 术前禁食水 □ 备皮 □ 术前用药(依麻醉意见执行) □ 准备预防性抗菌药物 □ 一次性导尿包(必要时)
主要护理工作	□ 介绍病房环境及设施 □ 告知手术相关注意事项 □ 告知医院规章制度 □ 入院护理评估	□ 宣传教育及心理护理 □ 执行术前医嘱 □ 心理护理
病情变异记录	□无 □有，原因： 1. 2.	□无 □有，原因： 1. 2.
护士签名		
医师签名		

时间	住院第 3~5 天 （手术日）	住院第 4~6 天 （术后第 1 天）
主要 诊疗 工作	□ 手术 □ 完成手术记录 □ 术后病程记录 □ 上级医师查房 □ 向患者及家属交代术后注意事项	□ 上级医师查房 □ 完成术后病程记录 □ 查看患肢情况及伤口 □ 观察生命体征变化
重点 医嘱	**长期医嘱：** □ 今日在硬膜外麻醉 　　◎ 全麻下行 　　◎ 左 / 右 / 双下肢大隐静脉高位结扎剥脱，曲张静 　　　脉切除 / 环缝 / 刨吸 / 激光闭锁治疗 □ 下肢静脉功能不全术后护理常规 □ 一级护理、心电监护、吸氧等 □ 6 小时后合理饮食 □ 气压治疗 □ 雾化治疗 □ 抬高患肢 30° □ 观察患肢血运情况 □ 抗菌药物 **临时医嘱：** □ 补液（酌情） □ 膀胱冲洗	**长期医嘱：** □ 二级护理 □ 视情况而定 **临时医嘱：** □ 止呕、止痛药物 □ 根据情况决定是否补液 □ 膀胱冲洗
主要 护理 工作	□ 观察生命体征、胃肠道反应及麻醉恢复情况 □ 观察患肢情况 □ 伤口渗出情况 □ 心理和生活护理	□ 指导患者术后功能锻炼 □ 观察患肢情况 □ 伤口渗出情况 □ 心理和生活护理
病情 变异 记录	□无　□有，原因： 1. 2.	□无　□有，原因： 1. 2.
护士 签名		
医师 签名		

时间	住院第5~7天（术后第2天）	住院第6~8天（术后第3天）	住院第8~14天（出院日）
主要诊疗工作	□ 上级医师查房 □ 术后病程记录书写 □ 查看患肢情况及伤口 □ 观察生命体征变化	□ 上级医师查房 □ 术后病程记录书写 □ 查看患肢情况及伤口 □ 观察生命体征变化	□ 上级医师查房，进行伤口评估，决定是否可以出院 □ 完成出院记录、病案首页、出院证明等文件 □ 交代出院后注意事项如复查时间、出现手术相关意外情况时的处理等
重点医嘱	长期医嘱： □ 二级护理 □ 视情况而定 临时医嘱： □ 视情况而定	长期医嘱： □ 二级护理 □ 视情况而定 临时医嘱： □ 手术切口换药 □ 开具术后复查指标医嘱 □ 开具术后口服药物	临时医嘱： □ 拆线、换药 □ 出院带药
主要护理工作	□ 指导患者术后功能锻炼 □ 观察患肢情况 □ 伤口渗出情况 □ 心理和生活护理	□ 指导患者术后功能锻炼 □ 观察患肢情况 □ 伤口渗出情况 □ 心理和生活护理	□ 指导办理出院手续
病情变异记录	□无　□有，原因： 1. 2.	□无　□有，原因： 1. 2.	□无　□有，原因： 1. 2.
护士签名			
医师签名			

38 下肢静脉曲张临床路径

（2009 年版）

一、下肢静脉曲张临床路径标准住院流程

（一）适用对象

第一诊断为下肢静脉曲张。

行手术治疗。

（二）诊断依据

根据《临床诊疗指南 外科学分册》（中华医学会编著，人民卫生出版社）。

1. 明显的临床症状　肢体沉重感、乏力、胀痛、瘙痒等。

2. 典型体征　静脉迂曲扩张、色素沉着、血栓性浅静脉炎、皮肤硬化、溃疡等。

3. 排除下肢深静脉功能不全及下肢深静脉血栓病史。

4. 血管彩色多普勒超声检查或下肢静脉造影检查明确。

（三）治疗方案的选择

根据《临床诊疗指南 外科学分册》（中华医学会编著，人民卫生出版社）。

1. 手术　大隐静脉或小隐静脉高位结扎＋抽剥／腔内激光烧灼术。

2. 手术方式　根据小腿静脉曲张的范围和程度以及患者意愿选择曲张静脉切除／环形缝扎／透光刨吸／电凝／激光闭锁等不同手术方式。

（四）标准住院日为 7～10 天

（五）进入路径标准

1. 第一诊断必须符合下肢静脉曲张疾病编码。

2. 当患者同时具有其他疾病诊断，但在住院期间不需要特殊处理也不影响第一诊断的临床路径流程实施时，可以进入路径。

（六）术前准备 2～3 天

1. 必须检查的项目

（1）血常规、尿常规、便常规；

（2）肝肾功能、电解质、凝血功能、感染性疾病筛查（乙肝、丙肝、艾滋病、梅毒等）；

（3）胸片、心电图、下肢静脉彩超。

2. 根据患者病情选择　下肢静脉造影、超声心动图和肺功能检查。

（七）选择用药

抗菌药物：按照《抗菌药物临床应用指导原则》（卫医发〔2004〕285 号）执行，并结合患者的病情决定抗菌药物的选择，可选用革兰阳性菌敏感的抗菌药物，预防性用药时间为 1～2 天。

（八）手术日为入院第 3～5 天

1. 麻醉方式　硬膜外麻醉、硬膜外蛛网膜下腔联合阻滞麻醉或腰麻。

2．术中用药　麻醉常规用药、术后镇痛用药。

3．输血　视术中情况而定。

（九）术后住院恢复5～7天

1．必须复查的检查项目　根据患者具体情况而定。

2．术后用药　抗菌药物按照《抗菌药物临床应用指导原则》（卫医发〔2004〕285号）执行，可选用革兰阳性菌敏感的抗菌药物，用药时间1～2天。

（十）出院标准

1．患者体温正常，伤口无感染迹象，能正常下床活动。

2．没有需要住院处理的并发症。

（十一）变异及原因分析

1．严重基础疾病可能对手术造成影响者，术前准备时间会延长。

2．术后出现伤口感染、下肢深静脉血栓形成等并发症时，住院恢复时间相应延长。

二、下肢静脉曲张临床路径表单

适用对象：第一诊断为下肢静脉曲张；行手术治疗

患者姓名：_____ 性别：_____ 年龄：_____ 门诊号：_____ 住院号：_____

住院日期：_____年____月____日 出院日期：_____年____月____日 标准住院日：7～10 天

时间	住院第 1 天	住院第 2～3 天
主要诊疗工作	□ 询问病史、体格检查 □ 病历书写 □ 开具化验和检查单 □ 上级医师查房及术前评估 □ 初步确定手术日期	□ 上级医师查房 □ 完成术前准备及评估 □ 完成术前小结、上级医师查房记录等书写 □ 根据体检以及辅助检查结果讨论制订手术方案 □ 必要的相关科室会诊 □ 签署手术同意书、自费用品同意书、输血同意书等文件 □ 向患者及家属交代围术期注意事项
重点医嘱	**长期医嘱：** □ 外科疾病护理常规 □ 二级护理 □ 饮食 **临时医嘱：** □ 血常规、尿常规、大便常规 □ 肝肾功能、电解质、凝血功能、感染性疾病筛查 □ 胸片、心电图、下肢血管彩超， □ 必要时下肢静脉造影、超声心动图、肺功能检查	**长期医嘱：** □ 患者既往基础用药 **临时医嘱：** □ 必要的会诊意见及处理 □ 明日准备于硬膜外麻醉、硬膜外蛛网膜下腔联合阻滞麻醉下行 　◎ 大隐静脉 / 小隐静脉高位结扎、抽剥或腔内激光烧灼术 　◎ 小腿曲张静脉切除 / 环缝 / 刨吸 / 电凝 / 激光闭锁治疗 □ 术前禁食水 □ 备皮 □ 术前用药（苯巴比妥，阿托品） □ 预防用药抗菌药物 □ 一次性导尿包（必要时）
主要护理工作	□ 介绍病房环境及设施 □ 告知手术相关注意事项 □ 告知医院规章制度 □ 入院护理评估	□ 宣传教育及心理护理 □ 执行术前医嘱 □ 心理护理
病情变异记录	□无　□有，原因： 1. 2.	□无　□有，原因： 1. 2.
护士签名		
医师签名		

时间	住院第3~5天 （手术日）	住院第4~6天 （术后第1天）
主要 诊疗 工作	□ 手术 □ 完成手术记录书写 □ 术后病程记录书写 □ 上级医师查房 □ 向患者及家属交代术后注意事项	□ 上级医师查房 □ 术后病程记录书写 □ 查看患肢情况及伤口 □ 观察生命体征变化
重点 医嘱	**长期医嘱：** □ 今日在硬膜外麻醉/腰硬联合麻醉下行 　◎ 大隐静脉/小隐静脉高位结扎、抽剥或腔内激 　　光烧灼术 　◎ 小腿曲张静脉切除/环缝/刨吸/电凝/激光闭 　　锁治疗 □ 下肢静脉曲张术后护理常规 □ 一级护理 □ 6小时后普食 □ 抬高患肢30° □ 口服肠溶阿司匹林 □ 观察患肢血运 **临时医嘱：** □ 吸氧 □ 补液（视情况而定） □ 抗菌药物	**长期医嘱：** □ 普食 □ 二级护理 **临时医嘱：** □ 止呕、止痛药物 □ 根据情况决定是否补液
主要 护理 工作	□ 观察生命体征、胃肠道反应及麻醉副作用 □ 观察患肢情况 □ 伤口渗出情况 □ 心理和生活护理	□ 指导患者术后功能锻炼 □ 观察患肢情况 □ 伤口渗出情况 □ 心理和生活护理
病情 变异 记录	□无　□有，原因： 1. 2.	□无　□有，原因： 1. 2.
护士 签名		
医师 签名		

时间	住院第 5~7 天 （术后第 2 天）	住院第 6~8 天 （术后第 3 天）	住院第 7~10 天 （出院日）
主要 诊疗 工作	□ 上级医师查房 □ 术后病程记录书写 □ 查看患肢情况及伤口 □ 观察生命体征变化	□ 上级医师查房 □ 术后病程记录书写 □ 查看患肢情况及伤口 □ 观察生命体征变化	□ 上级医师查房，进行伤口评估， 　决定是否可以出院 □ 完成出院记录、病案首页、出院 　证明等文件 □ 交代出院后注意事项如复查时 　间、出现手术相关意外情况时 　的处理等
重点 医嘱	**长期医嘱：** □ 二级护理 □ 普通饮食 **临时医嘱：** □ 伤口换药	**长期医嘱：** □ 二 / 三级护理 □ 无特殊 **临时医嘱：** □ 视具体情况而定	**临时医嘱：** □ 拆线、换药 □ 出院带药
主要 护理 工作	□ 指导患者术后功能锻炼 □ 观察患肢情况 □ 伤口渗出情况 □ 心理和生活护理	□ 指导患者术后功能锻炼 □ 观察患肢情况 □ 伤口渗出情况 □ 心理和生活护理	□ 指导办理出院手续
病情 变异 记录	□无　□有，原因： 1. 2.	□无　□有，原因： 1. 2.	□无　□有，原因： 1. 2.
护士 签名			
医师 签名			

下肢血栓性浅静脉炎临床路径

（2016年版）

一、下肢血栓性浅静脉炎临床路径标准住院流程

（一）适用对象

第一诊断为下肢血栓性浅静脉炎行手术治疗。

（二）诊断依据

根据《临床诊疗指南 外科学分册》(中华医学会编著，人民卫生出版社)。

1. 明显的临床症状 肢体出现条索状发红、局部皮温高、疼痛等症状。

2. 典型体征 沿静脉走行区域出现触痛性条索状物。

3. 排除局部感染病史。

4. 血管彩色多普勒超声检查或下肢静脉造影检查明确。

（三）治疗方案的选择

根据《临床诊疗指南 外科学分册》(中华医学会编著，人民卫生出版社)。

1. 内科保守治疗 抗生素、抗血小板、抗凝、改善血管功能药物应用。

2. 手术 外科手术或经皮透光旋切去除病变静脉。

治疗方式选择：根据患者血栓性浅静脉炎病变范围、严重程度及是否合并感染等选择内科药物治疗或手术治疗。

（四）标准住院日为7～10天

（五）进入路径标准

1. 第一诊断必须符合下肢血栓性浅静脉炎疾病编码。

2. 当患者同时具有其他疾病诊断，但在住院期间不需要特殊处理也不影响第一诊断的临床路径流程实施时，可以进入路径。

（六）术前准备不超过3天

1. 必须检查的项目

（1）血常规、尿常规、便常规；

（2）肝肾功能、电解质、血糖、血脂、血型、凝血功能、感染性疾病（乙肝、丙肝、艾滋病、梅毒等）；

（3）胸片、心电图、下肢动静脉血管彩超。

2. 根据患者病情选择 下肢静脉超声或造影。

（七）选择用药

抗菌药物：按照《抗菌药物临床应用指导原则（2015年版）》（国卫办医发〔2015〕43号）执行，并结合患者的病情决定抗菌药物的选择。

（八）手术日为入院第3～5天

1. 麻醉方式 全麻、硬膜外麻醉、硬膜外蛛网膜下腔联合阻滞麻醉或腰麻或局部麻醉。

2．术中用药　麻醉常规用药、术后镇痛用药。

3．输血　视术中情况而定。

（九）术后住院恢复 5～7 天

1．必须复查的检查项目　血常规、肝肾功能、电解质、凝血功能，下肢静脉血管彩超。

2．术后用药　抗菌药物按照《抗菌药物临床应用指导原则（2015 年版）》（国卫办医发〔2015〕43 号）执行。

（十）出院标准

1．患者体温正常，切口无感染迹象，能正常下床活动。

2．没有需要住院处理的并发症。

（十一）变异及原因分析

1．严重基础疾病可能对手术造成影响者，术前准备时间会延长。

2．术后出现切口感染、局部感染加重、下肢深静脉血栓形成等并发症时，住院恢复时间相应延长。

二、下肢血栓性浅静脉炎临床路径表单

适用对象：第一诊断为下肢血栓性浅静脉炎；行手术治疗

患者姓名：_____ 性别：_____ 年龄：_____ 门诊号：_____ 住院号：_____

住院日期：_____年____月____日 出院日期：_____年____月____日 标准住院日：7～10天

时间	住院第1天	住院第1~3天
主要诊疗工作	□ 询问病史、体格检查 □ 病历书写 □ 开具化验和检查单 □ 上级医师查房及术前评估 □ 初步确定手术日期	□ 上级医师查房 □ 完成术前准备及评估 □ 完成术前小结、上级医师查房记录等书写 □ 根据体检以及辅助检查结果讨论制订手术方案 □ 必要的相关科室会诊 □ 签署手术同意书、自费用品同意书、输血同意书等文件 □ 向患者及家属交代围术期注意事项
重点医嘱	**长期医嘱：** □ 外科疾病护理常规 □ 二级护理 □ 低盐、低脂、优质蛋白饮食 **临时医嘱：** □ 血常规、尿常规、便常规 □ 肝肾功能、电解质、血糖、血脂、血型、凝血功能、感染性疾病筛查 □ 胸片、心电图、下肢动静脉血管彩超 □ 必要时下肢静脉超声或造影	**长期医嘱：** □ 患者既往基础用药 **临时医嘱：** □ 必要的会诊意见及处理 □ 术前禁食水 □ 备皮 □ 术前用药 □ 预防用药抗菌药物 □ 一次性导尿包（必要时）
主要护理工作	□ 介绍病房环境及设施 □ 告知手术相关注意事项 □ 告知医院规章制度 □ 入院护理评估	□ 宣传教育及心理护理 □ 执行术前医嘱 □ 心理护理
病情变异记录	□无　□有，原因： 1. 2.	□无　□有，原因： 1. 2.
护士签名		
医师签名		

时间	住院第2~5天 （手术日）	住院第3~6天 （术后第1天）
主要 诊疗 工作	□ 手术 □ 完成手术记录书写 □ 术后病程记录书写 □ 上级医师查房 □ 向患者及家属交代术后注意事项	□ 上级医师查房 □ 术后病程记录书写 □ 查看患肢情况及伤口 □ 观察生命体征变化
重点 医嘱	**长期医嘱：** □ 今日在全麻、膜外麻醉/腰硬联合麻醉下行 ◎外科手术或经皮透光旋切去除病变静脉 □ 下肢血栓性静脉炎术后护理常规 □ 一级护理 □ 6小时后低盐、低脂、优质蛋白饮食 □ 抬高患肢30° □ 观察患肢血运 **临时医嘱：** □ 吸氧 □ 补液（视情况而定） □ 抗菌药物	**长期医嘱：** □ 低盐、低脂、优质蛋白饮食 □ 二级护理 **临时医嘱：** □ 止呕、止痛药物 □ 根据情况决定是否补液
主要 护理 工作	□ 观察生命体征、胃肠道反应及麻醉副作用 □ 观察患肢情况 □ 伤口渗出情况 □ 心理和生活护理	□ 指导患者术后功能锻炼 □ 观察患肢情况 □ 伤口渗出情况 □ 心理和生活护理
病情 变异 记录	□无 □有，原因： 1. 2.	□无 □有，原因： 1. 2.
护士 签名		
医师 签名		

时间	住院第5~7天 （术后第2天）	住院第6~8天 （术后第3天）	住院第7~10天 （出院日）
主要 诊疗 工作	□ 上级医师查房 □ 术后病程记录书写 □ 查看患肢情况及伤口 □ 观察生命体征变化	□ 上级医师查房 □ 术后病程记录书写 □ 查看患肢情况及伤口 □ 观察生命体征变化	□ 上级医师查房,进行伤口评估, 　决定是否可以出院 □ 完成出院记录、病案首页、出院 　证明等文件 □ 交代出院后注意事项如复查时 　间、出现手术相关意外情况时 　的处理等
重点 医嘱	**长期医嘱:** □ 二级护理 □ 低盐、低脂、优质蛋白饮食 **临时医嘱:** □ 伤口换药	**长期医嘱:** □ 二/三级护理 □ 无特殊 **临时医嘱:** □ 视具体情况而定	**临时医嘱:** □ 拆线、换药 □ 复查:血常规、肝肾功能、电解 　质、凝血功能,下肢静脉彩超 □ 出院带药
主要 护理 工作	□ 指导患者术后功能锻炼 □ 观察患肢情况 □ 伤口渗出情况 □ 心理和生活护理	□ 指导患者术后功能锻炼 □ 观察患肢情况 □ 伤口渗出情况 □ 心理和生活护理	□ 指导办理出院手续
病情 变异 记录	□无　□有,原因: 1. 2.	□无　□有,原因: 1. 2.	□无　□有,原因: 1. 2.
护士 签名			
医师 签名			

40 大隐静脉曲张日间手术临床路径

（2017年版）

一、大隐静脉曲张日间手术临床路径标准住院流程

（一）适用对象

第一诊断为下肢静脉曲张。

行手术治疗。

（二）诊断依据

根据《临床诊疗指南 外科学分册》（中华医学会编著，人民卫生出版社）。

1. 明显的临床症状　肢体沉重感、乏力、胀痛、瘙痒等。

2. 典型体征　静脉迂曲扩张、色素沉着、血栓性浅静脉炎、皮肤硬化、溃疡等。

3. 排除下肢深静脉功能不全及下肢深静脉血栓病史。

4. 血管彩色多普勒超声检查或下肢静脉造影检查明确。

（三）进入路径标准

1. 第一诊断必须符合下肢静脉曲张疾病编码。

2. 当患者同时具有其他疾病诊断，但在住院期间不需要特殊处理也不影响第一诊断的临床路径流程实施时，可以进入路径。

（四）标准住院日为1~3天（提倡当日日间手术）

（五）住院前的门诊或住院期间的检查项目

1. 必需的检查项目

（1）血常规、尿常规、便常规；

（2）肝肾功能、电解质、凝血功能、感染性疾病筛查（乙肝、丙肝、艾滋病、梅毒等）；

（3）胸片、心电图、下肢静脉彩超。

2. 根据患者病情进行的检查项目　下肢静脉造影、髂静脉或下腔静脉彩超、超声心动图和肺功能检查。

（六）治疗方案的选择

根据《临床诊疗指南 外科学分册》（中华医学会编著，人民卫生出版社）。

1. 手术　大隐静脉或小隐静脉高位结扎＋抽剥／静脉射频电流导管消融术／静脉腔内激光烧灼术、硬化剂注射术。

2. 手术方式　根据小腿静脉曲张的范围和程度以及患者意愿选择曲张静脉切除／点式抽剥／环形缝扎／刨吸／电凝／激光／射频闭锁、硬化剂注射术等不同手术方式。

（七）预防性抗菌药物选择与使用时机

预防性抗菌药物选择主要依据《抗菌药物临床应用指导原则》（国卫办医发〔2015〕43号）执行。预防性用药时机为术前0.5~1小时（万古霉素或氟喹诺酮类等由于需输注较长时间，应在术前1~2小时

开始给药）；手术超过 3 小时或术中失血量超过 1500ml 时加用一次。

结合患者的病情决定抗菌药物的选择，可选用革兰氏阳性菌敏感的抗菌药物，常规情况下不使用抗生素。

（八）手术日为入院当天

1. 麻醉方式　可以选择局麻、全麻、硬膜外麻醉、区域神经阻滞麻醉、硬膜外蛛网膜下腔联合阻滞麻醉或腰麻。

2. 术中用药　麻醉常规用药、术后镇痛用药。

（九）术后恢复

1. 必需复查的检查项目　根据患者具体情况而定。

2. 术后用药　一般不用抗生素，术后根据病情或术式可以适当使用抗凝或抗血小板聚集药物，术后根据情况选择弹力袜或弹力绷带治疗。

（十）出院标准

1. 患者体温正常，伤口无明显血肿或感染迹象，能下床活动。

2. 没有需要住院处理的并发症。

（十一）变异及原因分析

1. 严重基础疾病可能对手术造成影响者，术前准备时间和术后恢复时间可能会延长。

2. 术后出现伤口血肿、感染、下肢深静脉血栓形成等并发症时，住院恢复时间会相应延长。

二、大隐静脉曲张日间手术临床路径表单

适用对象：第一诊断为下肢静脉曲张行手术治疗

患者姓名：_____　性别：_____　年龄：_____　门诊号：_____　住院号：_____

住院日期：_____年____月___日　出院日期：_____年____月___日　标准住院日：1～3 天

时间	住院第 1 天 （手术前日或手术日）	
主要 诊疗 工作	□ 常规术前准备和安排手术 □ 完成手术记录书写 □ 上级医师查房 □ 完成术前告知和知情同意签字 □ 手术 □ 术后病程记录书写 □ 向患者及家属交代术后注意事项	□ 查看患肢情况及伤口 □ 观察生命体征变化 □ 完成出院记录、出院证明等书写
重点 医嘱	**长期医嘱：** □ 今日在局麻 / 硬膜外麻醉 / 腰硬联合麻醉下行 　◎大隐静脉 / 小隐静脉高位结扎、抽剥、射频闭合 　　或腔内激光烧灼术 　◎小腿曲张静脉切除 / 点式抽剥 / 环缝 / 刨吸 / 电 　　凝 / 激光 / 射频消融闭合治疗或硬化剂注射术 □ 下肢静脉曲张术后护理常规 □ 一级护理 □ 6 小时后普食 □ 卧床时抬高患肢 30° □ 鼓励麻醉恢复后早下床活动 □ 弹力绷带或弹力袜 □ 观察患肢血循环情况和伤口情况（如足背动脉搏 　动、患肢肿胀情况、敷料等）	**临时医嘱：** □ 心电监护 □ 吸氧 □ 补液（视情况而定） □ 止呕、止痛药物 □ 根据情况决定是否补液 □ 抗菌药物
主要 护理 工作	□ 观察生命体征、胃肠道反应及麻醉副作用 □ 执行术后医嘱 □ 观察患肢情况 □ 伤口渗出情况 □ 心理和生活护理	□ 指导患者术后功能锻炼，鼓励活动踝关节
病情 变异 记录	□无　□有，原因： 1. 2.	
护士 签名		
医师 签名		

时间	住院第 2~3 天 （手术日或出院日）	
主要 诊疗 工作	□ 观察生命体征变化 □ 上级医师查房，进行伤口评估，决定是否可以出院 □ 完成出院记录、病案首页、出院证明等文件 □ 交代出院后注意事项如复查时间、出现手术相关意外情况时的处理等	
重点 医嘱	**临时医嘱：** □ 预约换药（每 3 天 1 次）、拆线（术后 1 周腹股沟拆线；术后 2 周小腿拆线） □ 出院带药：地奥司明 0.45g bid，或迈之灵 2# bid，喜疗妥外用 tid	
主要 护理 工作	□ 指导患者术后功能锻炼 □ 观察患肢情况 □ 伤口渗出情况 □ 心理护理 □ 出院宣教	□ 指导办理出院手续（手术当日或术后第 1 日）
病情 变异 记录	□无　□有，原因： 1. 2.	
护士 签名		
医师 签名		

髂股静脉血栓形成(非手术治疗)临床路径

（2016年版）

一、髂股静脉血栓形成(非手术治疗)临床路径标准住院流程

（一）适用对象

第一诊断为髂股静脉血栓形成。

拟行非手术治疗。

（二）诊断依据

根据《临床诊疗指南 外科学分册》(中华医学会编著,人民卫生出版社)。

1. 患肢粗肿、胀痛及浅静脉曲张或扩张为主要症状。

2. 静脉超声检查发现髂股静脉血栓形成。

（三）治疗方案的选择

根据《临床诊疗指南 外科学分册》(中华医学会编著,人民卫生出版社)。

保守治疗:

1. 为防止发生肺栓塞,须卧床,抬高患肢制动、禁止按摩,自发病起7～14天。

2. 抗凝治疗。

3. 溶栓治疗　在血栓形成早期可应用溶栓剂。

4. 其他药物　血管活性药物及消肿药物。

5. 应用循序减压袜治疗。

（四）标准住院日为8～15天

（五）进入路径标准

1. 第一诊断符合下肢髂股静脉血栓形成。

2. 当患者同时具有其他疾病诊断,但在住院期间不需要特殊处理也不影响第一诊断的临床路径流程实施时,可进入路径。

（六）治疗过程

必需检查项目

（1）血常规、尿常规、便常规;

（2）肝肾功能、电解质、凝血功能,感染性疾病筛查(乙肝、丙肝、艾滋病、梅毒等)等;

（3）胸片、心电图、肝胆胰脾彩超,下腔及髂静脉、下肢静脉彩超;

根据患者病情选择:自身免疫性指标,肿瘤相关标志物、盆腔超声、肺功能检查、超声心动图、下肢静脉造影、肺动脉CTA等其他疾病相关检查。

根据治疗方案选择合理药物应用,治疗周期约7～14天。

必须复查的检查项目:血常规及血凝指标,其他根据患者具体情况而定。

（七）出院标准

1. 患肢肿胀缓解。

2．血小板无异常降低。

3．没有需要住院处理的并发症。

（八）变异及原因分析

1．严重基础疾病可能对治疗造成影响者，治疗周期会延长。

2．出现肺动脉栓塞，住院恢复时间相应延长。

二、髂股静脉血栓形成(非手术治疗)临床路径表单

适用对象:第一诊断为髂股静脉血栓形成;行保守治疗方案

患者姓名:_____ 性别:_____ 年龄:_____ 门诊号:_____ 住院号:_____

住院日期:_____年____月____日 出院日期:_____年____月____日 标准住院日:8～15天

时间	第1天	第2天	第3～13天
主要诊疗工作	□ 询问病史、体格检查 □ 常规实验室及辅助检查 □ 初步诊断和病情评估 □ 向患者本人及家属交代病情 □ 签署相关医疗文书 □ 完成入院记录和首次病程记录	□ 上级医师查房,确定诊断及治疗方案 □ 完成入院检查 □ 完成当日病程和查房记录	□ 上级医师查房 □ 病情和疗效评估 □ 配合溶栓药物剂量的调整 □ 完成当日病程和查房记录
重点医嘱	**长期医嘱:** □ 外科护理常规 □ 分级护理 □ 饮食 □ 抗凝、溶栓、活血、消肿等药物应用 □ 静脉点滴 **临时医嘱:** □ 血常规 □ 尿常规 □ 便常规+潜血 □ 凝血功能+D-二聚体 □ 肝功能、肾功能、血糖、电解质 □ 肿瘤标志物等 □ 心电图 □ 彩超多普勒超声 □ 其他检查项目	**长期医嘱:** □ 外科护理常规 □ 分级护理 □ 普食 □ 根据检查结果调整治疗方案 **临时医嘱:** □ 继续完善入院检查,必要时请相关科室会诊,协助诊治	**长期医嘱:** □ 外科护理常规 □ 分级护理 □ 普食 □ 溶栓抗凝药物 □ 其他治疗 **临时医嘱:** □ 适时复查凝血指标、血小板、D-二聚体 □ 复查下肢静脉彩色多普勒超声(必要时)
主要护理工作	□ 入院介绍、入院评估 □ 健康宣教 □ 指导进行相关检查 □ 饮食指导、心理护理 □ 指导陪护工作 □ 定时巡视病房	□ 观察患者病情变化 □ 协助完成相关检查 □ 生活及心理护理 □ 指导陪护工作 □ 定时巡视病房	□ 观察患者病情变化 □ 协助完成相关检查 □ 生活及心理护理 □ 指导陪护工作 □ 定时巡视病房
病情变异记录	□无 □有,原因: 1. 2.	□无 □有,原因: 1. 2.	□无 □有,原因: 1. 2.
护士签名			
医师签名			

时间	第 8～15 天 （出院日）
主要 诊疗 工作	□ 交代出院注意事项、复查日期 □ 开具出院诊断书 □ 完成出院记录 □ 通知出院
重点 医嘱	**长期医嘱：** □ 停止所有长期医嘱 **临时医嘱：** □ 开具出院医嘱 □ 出院带药
主要 护理 工作	□ 交代出院后注意事项 □ 协助办理出院手续
病情 变异 记录	□无　□有，原因： 1. 2.
护士 签名	
医师 签名	

42 静脉曲张硬化剂注射临床路径

（2016年版）

一、静脉曲张硬化剂注射临床路径标准住院流程

（一）适用对象

根据"硬化剂治疗下肢静脉曲张（中国）专家指导意见"，我们建议以下静脉类型疾病可采用硬化剂注射疗法：

1. 下肢浅静脉曲张（管径≤8mm）。
2. 分支静脉曲张。
3. 穿通支静脉功能不全（B超引导下）。
4. 网状静脉曲张。
5. 毛细血管扩张（蜘蛛型静脉曲张）。
6. 静脉曲张治疗后残留和复发。
7. 会阴部静脉曲张。
8. 腿部溃疡周围静脉曲张。
9. 静脉畸形（低流量）。

（二）诊断依据

1. 病史　有明确静脉曲张病史（关注有无静脉曲张手术或硬化剂治疗病史，采集的静脉疾病严重程度和临床资料进行CEAP分级）。
2. 症状体征　查体符合浅静脉曲张表现[站立时下肢浅静脉（包括大隐静脉及小隐静脉）迂曲扩张，伴或不伴皮肤色素沉着、瘙痒、水肿、溃疡]。
3. 辅助检查　（浅静脉、深静脉及交通支通畅、管径及反流情况）提示静脉瓣膜功能不全，确定病理性反流的部位。
4. 鉴别诊断　深静脉血栓形成后综合征，血栓性静脉炎，下肢淋巴管炎等。

（三）进入路径标准

1. 存在下肢浅静脉曲张（临床分期处于中早期，具体见适合对象）。
2. 无相关禁忌证（过敏，深静脉血栓或肺栓塞，重度感染，长期卧床患者，存在右向左分流的先天性心血管发育畸形如症状性卵圆孔未闭等）。

（四）标准住院日为1~2天

（五）住院期间的检查项目

1. 必需的检查项目　血常规、尿常规、粪常规、生化、凝血功能+D-二聚体、免疫四项；下肢血管B超、胸片、心电图。
2. 根据患者病情进行的检查项目　可疑先心患者应行心脏超声检查。

（六）治疗方案的选择

硬化剂注射治疗。

（七）预防性抗菌药物选择与使用时机

无需使用。

（八）手术日为入院 1~2 天

（九）术后恢复

术后需观察半小时有无过敏反应，并做好抗过敏的准备工作。术中术后要求患者反复足部背屈，以有利于祛除进入深静脉的硬化剂，术后使用弹力包扎并嘱患者适当行走，3~5 天后改为穿弹力袜治疗。

（十）出院标准

患者硬化剂注射后若无明显不良反应（过敏、注射部位局部疼痛、肿胀、硬结、心血管反应、恶心、晕眩等），可考虑出院。

（十一）变异及原因分析

1. 严重基础疾病可能对手术造成影响者，术前准备时间会延长。

2. 术后出现伤口感染及下肢深静脉血栓形成等并发症时，住院恢复时间相应延长。

3. 静脉曲张较重，或伴发较重的皮肤营养障碍（皮炎、色素沉着、瘙痒、大面积溃疡），单纯硬化剂注射效果不佳，需结合手术治疗或激光治疗。

二、静脉曲张硬化剂注射临床路径表单

适用对象：第一诊断为下肢浅静脉曲张；行下肢静脉曲张硬化剂闭合术

患者姓名：_____ 性别：_____ 年龄：_____ 门诊号：_____ 住院号：_____

住院日期：_____年___月___日 出院日期：_____年___月___日 标准住院日：1～2 天

时间	住院第 1 天	住院第 2 天 （出院日）
主要 诊疗 工作	□ 病史采集及体格检查 □ 完成病历（24 小时出入院） □ 大隐静脉硬化剂闭合术 □ 做好知情谈话 □ 完成操作记录	□ 上级医师查房，明确出院 □ 通知患者及其家属今天出院 □ 完成病历、病案首页、出院证明书 □ 向患者及其家属交代出院后注意事项，预约复诊日期及拆线日期 □ 将 24 小时出入院及出院证明书交患者或其家属
重点 医嘱	**长期医嘱：** □ 二级护理 □ 普食 □ 既往基础用药 **临时医嘱：** □ 血常规 □ 凝血功能 □ D- 二聚体 □ 生化 □ 尿常规 □ 下肢血管超声 □ 大隐静脉硬化剂闭合术 □ 明日出院	**出院医嘱：** □ 出院带药
主要 护理 工作	□ 入院护理评估 □ 护理计划 □ 抽血 □ 做好宣教及配合工作	□ 指导患者术后康复锻炼
病情 变异 记录	□无 □有，原因： 1. 2.	□无 □有，原因： 1. 2.
护士 签名		
医师 签名		

43 下肢淋巴性水肿临床路径

（2016年版）

一、下肢淋巴性水肿临床路径标准住院流程

（一）适用对象

第一诊断为下肢淋巴性水肿，行保守治疗。

（二）诊断依据

根据《临床诊疗指南 外科学分册》（中华医学会编著，人民卫生出版社）。

1. 明显的临床症状　肢体沉重感、乏力、胀痛、瘙痒等。

2. 典型体征　皮肤增厚、较健侧增粗、皮肤硬化等。

3. 排除淋巴水肿合并炎症、下肢溃烂、重度肿胀，下肢慢性静脉功能不全及下肢深静脉血栓病史。

（三）治疗方案的选择

根据《临床诊疗指南 外科学分册》（中华医学会编著，人民卫生出版社）。

1. 保守治疗。

2. 治疗方式　血管活性药物应用，配合循环驱动治疗。

（四）标准住院日为 8~15 天

（五）进入路径标准

1. 第一诊断必须符合下肢淋巴性水肿疾病编码。

2. 当患者同时具有其他疾病诊断，但在住院期间不需要特殊处理也不影响第一诊断的临床路径流程实施时，可以进入路径。

（六）检查项目

1. 必须检查的项目

（1）血常规、尿常规、便常规；

（2）肝肾功能、电解质、凝血功能、感染性疾病筛查（乙肝、丙肝、艾滋病、梅毒等）；

（3）胸片、心电图、下肢静脉彩超。

2. 根据患者病情选择　下肢静脉造影、下肢淋巴造影、超声心动图、肿瘤标志物等。

（七）选择用药

抗菌药物：一般不常规应用抗菌药物，除外有感染风险预防性应用。

药物：可选用活血、消肿中药及血管活性药物等。

（八）物理治疗

循环驱动治疗，每天两次，每次30分钟，疗程14天；循序减压袜治疗。

（九）出院标准

1. 患者肢体肿胀减轻，酸胀感减轻，下床活动较前好转。

2．没有需要住院处理的并发症。

（十）变异及原因分析

1．严重基础疾病可能对患者自身健康造成影响者。

2．治疗过程中出现其他系统疾病需要同时处理者。

二、下肢淋巴性水肿临床路径表单

适用对象：第一诊断为下肢淋巴水肿；行保守治疗

患者姓名：_____ 性别：_____ 年龄：_____ 门诊号：_____ 住院号：_____

住院日期：_____年___月___日 出院日期：_____年___月___日 标准住院日：8～15天

时间	第1天	第1~2天	第2~13天
主要诊疗工作	□ 询问病史、体格检查 □ 常规实验室及辅助检查 □ 初步诊断和病情评估 □ 向患者本人及家属交代病情 □ 签署相关医疗文书 □ 完成入院记录和首次病程记录	□ 上级医师查房，确定诊断及治疗方案 □ 完成入院检查 □ 完成当日病程和查房记录	□ 上级医师查房 □ 病情和疗效评估 □ 配合添加口服消肿药物治疗 □ 完成当日病程和查房记录
重点医嘱	**长期医嘱：** □ 外科护理常规 □ 分级护理 □ 饮食 □ 活血、消肿等药物应用 □ 静脉点滴 □ 循环驱动加压治疗 **临时医嘱：** □ 血常规 □ 尿常规 □ 便常规＋潜血 □ 心电图 □ 凝血功能＋D-二聚体 □ 肝功能、肾功能、血糖、电解质 根据病情进行下列检查： □ 同型半胱氨酸、叶酸、维生素 B_{12} 测定 □ 叶酸基因检测 □ 肿瘤标志物等 □ 彩超多普勒超声 □ 其他检查项目	**长期医嘱：** □ 外科护理常规 □ 分级护理 □ 普食 □ 根据检查结果调整治疗方案 **临时医嘱：** □ 继续完善入院检查，必要时请相关科室会诊，协助诊治	**长期医嘱：** □ 外科护理常规 □ 分级护理 □ 普食 □ 活血消肿药物 □ 其他治疗 **临时医嘱：** □ 适时复查复查凝血指标、血小板、D-二聚体
主要护理工作	□ 入院介绍、入院评估 □ 健康宣教 □ 指导进行相关检查 □ 饮食指导、心理护理 □ 指导陪护工作 □ 定时巡视病房	□ 观察患者病情变化 □ 协助完成相关检查 □ 生活及心理护理 □ 指导陪护工作 □ 定时巡视病房	□ 观察患者病情变化 □ 协助完成相关检查 □ 生活及心理护理 □ 指导陪护工作 □ 定时巡视病房
病情变异记录	□无 □有，原因： 1. 2.	□无 □有，原因： 1. 2.	□无 □有，原因： 1. 2.
护士签名			
医师签名			

时间	第 8～15 天 （出院日）
主要 诊疗 工作	□ 交代出院注意事项、复查日期 □ 开具出院诊断书 □ 完成出院记录 □ 通知出院
重点 医嘱	□ 停止所有长期医嘱 □ 开具出院医嘱 □ 出院带药
主要 护理 工作	□ 交代出院后注意事项 □ 协助办理出院手续
病情 变异 记录	□无　□有，原因： 1. 2.
护士 签名	
医师 签名	

第四篇

皮肤性病科临床路径

1 带状疱疹临床路径

一、带状疱疹临床路径标准住院流程

（一）适用对象

第一诊断为带状疱疹（不伴有并发症）。

（二）诊断依据

根据《临床诊疗指南 皮肤病与性病分册》（中华医学会编著,人民卫生出版社）,《临床技术操作规范 皮肤病与性病分册》（中华医学会编著,人民军医出版社）。

1. 皮疹为单侧性。

2. 沿周围神经分布而排列成带状、簇集成群的水疱。

3. 可伴有神经痛。

（三）治疗方案的选择

根据《临床治疗指南 皮肤病与性病分册》（中华医学会编著,人民卫生出版社）,《临床技术操作规范 皮肤病与性病分册》（中华医学会编著,人民军医出版社）。

1. 抗病毒剂。

2. 止痛 药物治疗。

3. 物理治疗。

4. 神经营养药。

5. 糖皮质激素。

6. 免疫增强剂。

（四）标准住院日为 7~14 天

（五）进入路径标准

1. 第一诊断必须符合带状疱疹（不伴有并发症）疾病编码。

2. 当患者同时具有其他疾病诊断,但在住院期间不需要特殊处理也不影响第一诊断的临床路径流程实施时,可以进入路径。

（六）入院第 1 天

1. 必需的检查项目

（1）血常规、尿常规、便常规;

（2）肝肾功能、电解质、血糖、血脂、免疫球蛋白、感染性疾病筛查（乙肝、丙肝、艾滋病、梅毒等）;

（3）X 线胸片、心电图。

2. 根据患者病情选择的项目

（1）肿瘤相关筛查:肿瘤抗原及标志物,选择行 B 超、CT、MRI 检查,消化道钡餐或内镜检查;

（2）创面细菌培养及药敏试验。

（七）药物的选择与治疗时机

1. 抗病毒剂　阿昔洛韦等核苷类抗病毒药，用药时间为 1 周左右。

2. 止痛药物　非甾体类抗炎药、三环类抗抑郁药、卡马西平、曲马多、加巴喷丁、普瑞巴林等，用药时间视病情而定。

3. 神经营养药　甲钴铵、腺苷钴铵、维生素 B_1 等，用药时间视病情定。

4. 糖皮质激素　泼尼松等，用药时间视病情而定，一般为 3～10 天。

5. 免疫调节剂　胸腺肽、丙种球蛋白等，用药时间视病情而定。

6. 局部药物　炉甘石洗剂、抗病毒及抗菌制剂、外用止痛剂等，用药时间视病情而定。

7. 抗生素　必要时使用，应按照《抗菌药物临床应用指导原则》（卫医发〔2004〕285 号）执行，根据创面细菌培养及药敏结果及时调整用药。

8. 物理治疗　可选用氦氖激光或半导体激光、紫外线等，治疗时间视病情而定。

9. 支持治疗及并发症的治疗。

（八）入院后复查的检查项目

根据患者情况复查血常规、肝肾功能、电解质、血糖等。

（九）出院标准

1. 皮疹痊愈　无水疱、皮疹或创面已结痂。

2. 没有需要住院处理的并发症。

（十）变异及原因分析

1. 神经痛剧烈、常规治疗无效者，需请神经内科或疼痛科会诊协助治疗。

2. 伴有其他基础疾病或并发症，需进一步诊断及治疗或转至其他相应科室诊治，延长住院时间，增加住院费用。

二、带状疱疹(不伴有并发症)临床路径表单

适用对象:第一诊断为带状疱疹(不伴有并发症)

患者姓名:_____ 性别:____ 年龄:____ 门诊号:_____ 住院号:_____

住院日期:____年___月___日 出院日期:____年___月___日 标准住院日:7~14天

时间	住院第1天	住院第2天
主要诊疗工作	□ 询问病史及体格检查 □ 完成住院病历 □ 完成初步的病情评估和治疗方案 □ 患者或其家属签署告知及授权委托书	□ 上级医师查房 □ 根据实验室检查的结果,完成病情评估并制订治疗计划 □ 必要时请相关科室会诊 □ 签署接受糖皮质激素治疗知情同意书(必要时)
重点医嘱	**长期医嘱:** □ 皮肤科护理常规 □ 普食 □ 抗病毒剂 □ 止痛药 □ 营养神经药 □ 局部药物治疗 □ 物理治疗(必要时) **临时医嘱:** □ 血常规、尿常规、大便常规 □ 肝肾功能、电解质、血糖、血脂、免疫球蛋白、感染性疾病筛查 □ 胸片、心电图 □ 肿瘤抗原及标志物,选择行 B 超、CT、MRI 检查,消化道钡餐或内镜(必要时) □ 创面细菌培养及药敏试验(必要时)	**长期医嘱:** □ 免疫增强剂(必要时) □ 止痛药(必要时) □ 糖皮质激素(必要时) **临时医嘱:** □ 相关科室会诊(必要时)
主要护理工作	□ 进行疾病和安全宣教 □ 入院护理评估 □ 制订护理计划,填写护理记录 □ 静脉取血(当天或明晨取血) □ 指导病人进行心电图、胸片等检查	□ 观察患者病情变化 □ 填写护理记录 □ 创面护理
病情变异记录	□无 □有,原因: 1. 2.	□无 □有,原因: 1. 2.
护士签名		
医师签名		

时间	住院第 3~6 天	住院第 7~14 天 （出院日）
主要 诊疗 工作	□ 上级医师查房 □ 注意观察皮疹及疼痛变化，及时调整治疗方案 □ 观察并处理治疗药物的不良反应 □ 患者或其家属签署自费用品协议书、输血治疗同意书（泛发性或出血坏死型患者需使用丙种球蛋白疗法时）	□ 主治医师进行诊疗评估，确定患者是否可以出院 □ 完成出院小结 □ 向患者及其家属交代出院后注意事项，预约复诊日期 □ 并发恶性肿瘤的患者告知其前往相应科室治疗
重点 医嘱	**长期医嘱：** □ 抗生素：根据创面培养及药敏结果用药 □ 丙种球蛋白（必要时） □ 停糖皮质激素（根据病情） □ 停止痛药（根据病情） **临时医嘱：** □ 复查血常规、肝肾功能、电解质、血糖（必要时）	**长期医嘱：** □ 停 / 调整抗生素（根据创面培养及药敏结果） **临时医嘱：** □ 出院带药 □ 门诊随诊
主要 护理 工作	□ 观察患者病情变化 □ 创面护理	□ 指导患者办理出院手续 □ 出院后疾病指导
病情 变异 记录	□无　□有，原因： 1. 2.	□无　□有，原因： 1. 2.
护士 签名		
医师 签名		

2 尖锐湿疣临床路径

（2016年版）

一、尖锐湿疣临床路径标准住院流程

（一）适用对象

第一诊断为尖锐湿疣。

（二）诊断依据

根据《皮肤性病学》（第6版）（人民卫生出版社）。

1. 病史和症状　有冶游史，外生殖器、肛周及口腔内有疣状赘生物。

2. 体征　外生殖器、肛周及口腔内散在或簇集分布的疣状肿物。

（三）治疗方案的选择

根据《临床治疗指南 皮肤病与性病分册》（中华医学会编著，人民卫生出版社），《临床技术操作规范 皮肤病与性病分册》（中华医学会编著，人民军医出版社），《尖锐湿疣诊疗指南》（2014年版）（中华皮肤科杂志，2014，47（8）：598-599）。

1. 冷冻治疗。

2. 二氧化碳激光治疗。

3. 光动力治疗。

4. 药物治疗。

（四）标准住院日为5~7天

（五）进入路径标准

1. 第一诊断符合尖锐湿疣。

2. 当患者同时具有其他疾病诊断，但在住院期间不需要特殊处理也不影响第一诊断的临床路径流程实施时，可以进入路径。

3. 无合并尿道内及直肠内尖锐湿疣。

（六）激光/冷冻术前准备≤2天

1. 必需的检查项目

（1）血常规、尿常规、便常规；

（2）凝血功能；

（3）感染性疾病筛查（乙肝、丙肝、梅毒、艾滋病等）；

（4）心电图、血糖、肝肾功、血脂。

2. 根据患者病情，可选择检查项目　腹部彩超，胸片或心电图等。

（七）预防性抗菌药物选择与使用时机

若有指征，选用抗菌药物，需按照《抗菌药物临床应用指导原则（2015年版）》（国卫办医发〔2015〕43号）选用。

（八）手术日为入院后 2~3 天内

1. 麻醉方式　局部麻醉。

2. 术中用药　无。

3. 手术　二氧化碳激光 / 冷冻疣体摘除术或光动力治疗。

4. 标本送病理检查及人乳头瘤病毒亚型检查。

（九）术后住院治疗≤4 天

1. 根据病情可选择复查部分检查项目。

2. 术后用药　按照《抗菌药物临床应用指导原则（2015 年版）》（国卫办医发〔2015〕43 号）合理选用抗菌药物。

3. 抗病毒药物　可以与物理治疗联合或单独使用

（1）咪喹莫特：5% 咪喹莫特乳膏，用法为每周 3 次，睡前外用，次晨用肥皂和清水洗去。

（2）鬼臼毒素：用法为每日 2 次外用，共 3 天，停用 4 天。

（十）出院标准

1. 一般情况良好，激光 / 冷冻治疗的创面干燥结痂。

2. 没有需要住院处理的并发症。

（十一）变异及原因分析

1. 伴有影响激光 / 冷冻治疗的合并症，需进行相关诊断和治疗等，导致住院时间延长，治疗费用增加。

2. 激光术后创面愈合差，表面合并感染。

二、尖锐湿疣临床路径表单

适用对象：第一诊断为尖锐湿疣

患者姓名：_____ 性别：_____ 年龄：_____ 门诊号：_____ 住院号：_____

住院日期：_____年___月___日 出院日期：_____年___月___日 标准住院日：5～7天

时间	住院第1天	住院第2天
主要诊疗工作	□ 询问病史及体格检查 □ 完成住院病历 □ 主治医师查房，完成初步的病情评估和治疗方案 □ 患者或其家属签署"告知及授权委托书"	□ 上级医师查房 □ 根据实验室检查的结果，完成病情评估并制订治疗计划 □ 签署"二氧化碳激光/冷冻或光动力治疗知情同意书" □ 如无禁忌证行部分或全部疣体二氧化碳激光/冷冻或光动力治疗
重点医嘱	**长期医嘱：** □ 皮肤科护理常规 □ 普食 **临时医嘱：** □ 血常规、血型、尿常规、大便常规 □ 肝肾功能、电解质、血糖、血脂（老年患者）、感染性疾病筛查、血凝四项 □ 胸片、心电图 □ B超（腹腔） □ 创面溃烂时换药	**长期医嘱：** □ 必要时，抗病毒治疗 **临时医嘱：** □ 物理治疗：二氧化碳激光/冷冻或光动力治疗 □ 必要时，疣体送病理检查 □ 必要时，疣体病变进行人乳头瘤病毒亚型检测
主要护理工作	□ 进行疾病和安全宣教 □ 入院护理评估 □ 制订护理计划，填写护理记录 □ 静脉取血（当天或次日晨取血） □ 指导患者进行心电图、胸片等检查	□ 随时观察患者病情变化 □ 填写护理记录 □ 创面护理
病情变异记录	□无 □有，原因： 1. 2.	□无 □有，原因： 1. 2.
护士签名	A班	P班	N班	A班	P班	N班
医师签名						

时间	住院第 3~4 天	住院第 5~7 天 （出院日）
主要 诊疗 工作	□ 上级医师查房 □ 注意观察，及时调整治疗方案 □ 防治治疗药物的不良反应 □ 部分或全部疣体行二氧化碳激光 / 冷冻或光动 　力治疗	□ 主治医师进行诊疗评估，确定患者是否可以出院 □ 完成出院小结 □ 向患者及其家属交代出院后注意事项，预约复 　诊日期 □ 并发其他感染的患者告知其门诊继续治疗
重点 医嘱	**长期医嘱：** □ 抗生素：根据创面恢复情况用药 **临时医嘱：** □ 物理治疗：二氧化碳激光 / 冷冻或光动力治疗 □ 创面换药	**长期医嘱：** □ 停 / 调整抗生素（根据创面培养及药敏结果） **临时医嘱：** □ 出院带药 □ 门诊随诊
主要 护理 工作	□ 随时观察患者病情变化 □ 创面护理	□ 指导患者办理出院手续 □ 出院后疾病指导
病情 变异 记录	□无　□有，原因： 1. 2.	□无　□有，原因： 1. 2.
护士 签名	A 班	P 班	N 班	A 班	P 班	N 班
医师 签名		

3 淋病临床路径

（2016 年版）

一、淋病临床路径标准门诊流程

（一）适用对象

第一诊断为淋病。

释义淋病（gonorrhea）是指由淋病奈瑟菌（Neisseria gonorrhoeae，简称淋球菌）引起的主要表现泌尿生殖系统化脓性感染的一种经典的常见性传播疾病。主要通过性接触传染，淋球菌的原发性感染部位主要为男性尿道或女性宫颈管内膜，感染可从男性尿道播散至附睾、睾丸及前列腺，或从女性宫颈播散至输卵管、卵巢、盆腔。咽部、直肠和眼结膜亦可作为原发性感染部位受累。淋球菌经血液传播可导致播散性淋球菌感染。

（二）诊断依据

根据《临床诊疗指南 皮肤病与性病分册》（中华医学会编著，人民卫生出版社）、《临床技术操作规范 皮肤病与性病分册》（中华医学会编著，人民军医出版社），《性传播疾病诊断和治疗指南》（中华医学会皮肤病学分会，2014 年），淋病诊断标准（国家卫计委卫生行业标准，2015 年）。

1. 患者有不安全性行为，或有性伴感染史，或有与淋病病人密切接触史。儿童患者可有性虐待史，新生儿患者母亲有淋病史。

2. 无合并症患者男性表现为尿痛、尿道口红肿、尿道脓性分泌物，部分病人临床表现可不典型；女性主要为淋菌性宫颈炎表现为脓性白带、宫颈红肿、宫颈口黏液脓性分泌物，亦可无明显临床表现。

3. 淋球菌可感染其他部位，引起淋菌性结膜炎、淋菌性肛门直肠炎和淋菌性咽炎。

4. 淋病因治疗不当等因素，可引起并发症出现，男性可有前列腺炎、精囊炎或附睾炎，女性可有输卵管炎、子宫内膜炎、盆腔炎等。

5. 严重者可出现全身播散性淋病，由淋菌性菌血症引起，可有皮肤淤点、脓疱皮损、关节痛、腱鞘炎或化脓性关节炎，还可合并肝周围炎，较少有心内膜炎和脑膜炎。

6. 尿道口、宫颈分泌物或其他患病部位分泌物做淋球菌涂片和培养或核酸检测，结果为阳性。

释义：淋病诊断原则依据流行病学史、临床表现及实验室检查进行综合分析，做出诊断。诊断分类：1 疑似病例 同时符合流行病学史和临床表现者。2 确诊病例 符合疑似病例的要求，同时实验室检查阳性即涂片革兰染色：男性无合并症患者取尿道分泌物，涂片，作革兰染色镜检，可见典型的多形核白细胞内革兰阴性双球菌。淋球菌培养：取尿道或宫颈分泌物，或其他临床标本做淋球菌培养，可从临床标本中分离到形态典型、氧化酶试验阳性的菌落。取菌落作涂片检查，可见革兰阴性双球菌。如标本取自泌尿生殖器外的患者或在法医学上有重要意义时，则应对培养的菌株经糖发酵试验进行鉴定确证。淋球菌核酸检测：取尿液、尿道或宫颈分泌物标本做淋球菌核酸检测阳性。核酸扩增试验应在经过省级以上临床检验中心认证的实验室开展。需使用经国家食品药品监督管理总局（CFDA）批准的检测淋球菌核酸试剂盒。

（三）治疗方案的选择

根据《临床治疗指南　皮肤病与性病分册》(中华医学会编著,人民卫生出版社)、《临床技术操作规范　皮肤病与性病分册》(中华医学会编著,人民军医出版社)。

1. 抗生素治疗。

2. 对症治疗等。

淋病原则(释义):

1. 应及时、足量、规则用药。

2. 根据不同的病情采用相应的治疗方案。

3. 注意多重病原体感染,一般应同时用抗沙眼衣原体药物。

4. 性伴侣如有感染应同时接受治疗。

5. 治疗后应进行随访。

（四）进入路径标准

1. 第一诊断必须符合淋病的疾病编码。

2. 当患者同时具有其他疾病诊断,但在治疗期间不需要特殊处理也不影响第一诊断的临床路径流程实施时,可以进入路径。

释义:

1. 患者同时具有其他疾病影响第一诊断的临床路径流程实施时均不适合进入临床路径。

2. 重症播散性淋球菌感染或需要入住ICU的患者不适合进入临床路径。

（五）检查项目

1. 必需的检查项目

(1) 有临床表现的男性患者,取尿道口分泌物行淋球菌涂片和培养;

(2) 无临床表现的男性患者、女性患者及非生殖器部位感染的患者,取患处分泌物行淋球菌培养;

(3) 其他患处分泌物行淋球菌涂片和培养;

(4) 取尿液、尿道或宫颈分泌物标本做淋球菌核酸检测。

2. 根据患者病情选择的项目

(1) 淋球菌的药物敏感试验;

(2) 衣原体、支原体、艾滋病病毒、梅毒螺旋体的检测(采用培养或血清检测等方法)。

释义:必需的检查项目是病原菌即淋球菌的检测,其阳性率高低,标本的采集是关键,不同类型标本的采集方法:

1) 尿道拭子:对男性患者,先用生理盐水清洗尿道口,将男用取材拭子插入尿道内2~3cm,稍用力转动,保留5~10秒后取出。对女性患者,可用手指自耻骨联合后沿女性尿道走向轻轻按摩尿道,用同男性相似的方法取材。在采集尿道拭子前患者应至少1小时没有排尿。

2) 宫颈拭子:取材前用温水或生理盐水湿润扩阴器,应避免使用防腐剂和润滑剂,因为这些物质对淋球菌的生长有抑制作用。如果宫颈口外面的分泌物较多,先用无菌棉拭清除过多的分泌物。将女用取材拭子插入宫颈管内1~2cm,稍用力转动,保留5~10秒后取出。

3) 直肠拭子:将取材拭子插入肛管内2~3cm,接触直肠侧壁10秒,避免接触粪团,从紧靠肛环边的隐窝中取出分泌物。如果拭子碰到粪团,应更换拭子重新取材。有条件时可在直肠镜的直视下采集直肠黏液脓性分泌物。

4) 阴道拭子:对子宫切除的妇女和青春期前女孩可采集阴道标本。将取材拭子置于阴道后穹窿10~15秒,采集阴道分泌物。如果处女膜完整,则从阴道口取材。

5) 咽拭子:将取材拭子接触咽后壁和扁桃体隐窝采集分泌物。

6) 眼结膜拭子:翻开下眼睑,用取材拭子从下眼结膜表面采集分泌物。

7) 尿液:在采集尿液标本前患者应至少1小时没有排尿,用无菌、无防腐剂的塑料容器收集前段尿液10~20ml。24小时以内检测的尿液,应置于4℃冰箱保存,超过24小时检测时,应冻存于 −20℃

或 −70℃冰箱。

（六）治疗方案与药物选择

1. 抗生素按照《抗菌药物临床应用指导原则》（卫医发〔2004〕285 号）执行，根据血、分泌物和排泄物的微生物培养及药敏结果选用，用药时间视病情而定。

（1）淋菌性尿道炎、宫颈炎、直肠炎：头孢曲松 250mg，单次肌注；或大观霉素 2g（宫颈炎 4g），单次肌注；或头孢噻肟 1g，单次肌注。如果衣原体感染不能排除，加上抗沙眼衣原体感染药物。

（2）儿童淋病：儿童淋病应禁用喹诺酮类药物，年龄小于 8 岁者禁用四环素类药物，体重大于 45kg 按成人方案治疗，体重小于 45kg 儿童按如下方案：头孢曲松 125mg，单次肌注；或大观霉素 40mg/kg，单次肌注。如果衣原体感染不能排除，加上抗沙眼衣原体感染药物。

（3）淋菌性眼炎：新生儿：头孢曲松 25～50mg/kg（总量不超过 125mg），每日 1 次肌注，连续 7 天；或大观霉素 40mg/kg，每日 1 次肌注，连续 7 天。成人：头孢曲松 250mg，每日 1 次肌注，连续 7 天；或大观霉素 2g，每日 1 次肌注，连续 7 天。

（4）淋菌性咽炎：头孢曲松 250mg，单剂肌注；或头孢噻肟 1g，单剂肌注。如果沙眼衣原体感染不能排除，加上抗沙眼衣原体感染药物。大观霉素对淋菌性咽炎的疗效差，不推荐使用。

（5）有合并症的淋病：头孢曲松 250mg，每日 1 次肌注，连续 10 天；或大观霉素 2g，每日 1 次肌注，连续 10 天。

（6）播散性淋病：头孢曲松 1.0g，每日 1 次肌注或静注，连续 10 天以上；或大观霉素 2.0g，每日 2 次肌注，连续 10 天以上。

（7）妊娠期淋病：头孢曲松 250mg，肌注，每日 1 次；或大观霉素 2g，肌注，每日 1 次；注：禁用喹诺酮类药物和四环素类药物，对推断或确诊同时有沙眼衣原体感染的孕妇，推荐用红霉素或阿莫西林治疗。

2. 对症治疗　淋菌性眼炎同时应用生理盐水冲洗眼部，每小时 1 次。冲洗后用 1% 硝酸银或 0.5%～1% 红霉素眼药水滴眼。

释义：头孢曲松为首选治疗方案，但使用前需做皮试，无过敏者方可注射。对无并发症的淋病可用头孢曲松 250mg，单次肌注；或大观霉素 2g（宫颈炎 4g），单次肌注。但根据病情需要可治疗 1～3 日。

（七）治疗后复查的检查项目

治疗结束后 4～7 天，应当从患病部位取材做淋球菌涂片和培养。

释义：无合并症淋病患者经推荐方案规则治疗后，一般不需复诊作判愈试验。治疗后症状持续者应进行淋球菌培养，如分离到淋球菌，应做药物敏感性试验，以选择有效药物治疗。持续性尿道炎、宫颈炎也可由沙眼衣原体及其他微生物引起，应进行针对性检查并加以相应治疗。部分经规则治疗后，仍有尿道不适者，查不到淋球菌和其他微生物，可能是尿道感染受损后未完全修复之故。

（八）治愈标准

治疗结束后 2 周内，无性接触情况下符合以下标准：

1. 症状和体征完全消失。

2. 治疗结束后 4～7 天从患病部位取材做淋球菌涂片和培养阴性。

释义：淋病患者若能早期、及时、适当治疗，一般预后良好。

（九）变异及原因分析

出现严重的并发症或严重的播散性淋病，需进一步处理或住院治疗。

释义：淋病患者若合并艾滋病或严重免疫功能低下的疾病会影响治疗效果，应请相关科室会诊，制订相应治疗方案。

（十）淋病临床路径给药方案

【用药选择】　头孢曲松为第三代头孢菌素，适用于淋病、肾盂肾炎和复杂性尿路感染、盆腔炎性疾病等。治疗腹腔、盆腔感染时需与抗厌氧菌药如甲硝唑合用。

【药学提示】　本类药物多数主要经肾脏排泄，中度以上肾功能不全患者应根据肾功能适当调整剂量。中度以上肝功能减退时，头孢曲松可能需要调整剂量。

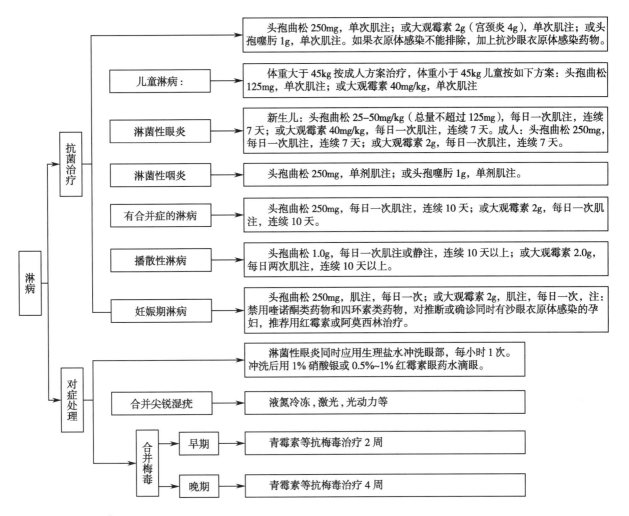

抗菌治疗

	头孢曲松250mg，单次肌注；或大观霉素2g（宫颈炎4g），单次肌注；或头孢噻肟1g，单次肌注。如果衣原体感染不能排除，加上抗沙眼衣原体感染药物。
儿童淋病：	体重大于45kg按成人方案治疗，体重小于45kg儿童按如下方案：头孢曲松125mg，单次肌注；或大观霉素40mg/kg，单次肌注
淋菌性眼炎	新生儿：头孢曲松25~50mg/kg（总量不超过125mg），每日一次肌注，连续7天；或大观霉素40mg/kg，每日一次肌注，连续7天。成人：头孢曲松250mg，每日一次肌注，连续7天；或大观霉素2g，每日一次肌注，连续7天。
淋菌性咽炎	头孢曲松250mg，单剂肌注；或头孢噻肟1g，单剂肌注。
有合并症的淋病	头孢曲松250mg，每日一次肌注，连续10天；或大观霉素2g，每日一次肌注，连续10天。
播散性淋病	头孢曲松1.0g，每日一次肌注或静注，连续10天以上；或大观霉素2.0g，每日两次肌注，连续10天以上。
妊娠期淋病	头孢曲松250mg，肌注，每日一次；或大观霉素2g，肌注，每日一次，注：禁用喹诺酮类药物和四环素类药物，对推断或确诊同时有沙眼衣原体感染的孕妇，推荐用红霉素或阿莫西林治疗。

对症处理

		淋菌性眼炎同时应用生理盐水冲洗眼部，每小时1次。冲洗后用1%硝酸银或0.5%~1%红霉素眼药水滴眼。
合并尖锐湿疣		液氮冷冻，激光，光动力等
合并梅毒	早期	青霉素等抗梅毒治疗2周
	晚期	青霉素等抗梅毒治疗4周

【注意事项】

1. 禁用于对任何一种头孢菌素类抗生素有过敏史及有青霉素过敏性休克史的患者。

2. 用药前必须详细询问患者先前有否对头孢菌素类、青霉素类或其他药物的过敏史。有青霉素类、其他β内酰胺类及其他药物过敏史的患者，有明确应用指征时应谨慎使用本类药物。在用药过程中一旦发生过敏反应，须立即停药。如发生过敏性休克，须立即就地抢救并予以肾上腺素等相关治疗。

【参考文献】

《抗菌药物临床应用指导原则（2015年版）》（国卫办医发〔2015〕43号），《临床诊疗指南 皮肤病与性病分册》（中华医学会编著，人民卫生出版社）、《临床技术操作规范 皮肤病与性病分册》（中华医学会编著，人民军医出版社），《性传播疾病诊断和治疗指南》（中华医学会皮肤病学分会，2014年）。

二、淋病临床路径表单

适用对象：第一诊断为淋病

患者姓名：_____ 性别：_____ 年龄：_____ 门诊号：_____ 住院号：_____

住院日期：_____年___月___日 出院日期：_____年___月___日 标准门诊治疗周数：1～2 周

时间	门诊第 1 天	门诊第 7～14 天
主要诊疗工作	□ 询问病史及体格检查 □ 完成首次门诊病历 □ 完成初步的病情评估和治疗方案 □ 开具淋球菌涂片，培养或核酸的检查申请单 □ 开具其他需要的辅助检查（必要时） □ 与患者或家属谈话明确诊疗计划和性伴侣防治的方案	□ 询问病史及体格检查 □ 根据体检和实验室检查，完成疗效评估，调整治疗方案
重点医嘱	门诊医嘱： □ 抗生素（视病情和有无合并症而定）：头孢曲松、大观霉素、头孢噻肟等 □ 对症治疗（视病情） □ 必需的检查项目：男性取尿道口分泌物、女性取宫颈口分泌物或其他患处分泌物行淋球菌涂片和培养或核酸检测 □ 根据患者病情选择的项目：淋球菌的药物敏感试验、衣原体、支原体、艾滋病病毒、梅毒螺旋体的检测	门诊医嘱： □ 从患病部位取分泌物行淋球菌涂片和培养或核酸检测，必要时根据检验结果调整治疗方案 □ 根据患者病情选择的项目：淋球菌的药物敏感试验、衣原体的检测和支原体的培养
病情变异记录	□无 □有，原因： 1. 2.	□无 □有，原因： 1. 2.
医师签名		

4 丹毒临床路径

一、丹毒临床路径标准住院流程

（一）适用对象

第一诊断为丹毒（不伴有并发症）。

（二）诊断依据

根据《临床诊疗指南 皮肤病与性病分册》（中华医学会编著，人民卫生出版社），《临床技术操作规范 皮肤病与性病分册》（中华医学会编著，人民军医出版社），《杨国亮皮肤病学》（上海科学技术文献出版社）。

1. 急性发病。

2. 局部红肿性斑，表面皮温增高，可出现水疱，迅速扩展。

3. 伴有高热及局部疼痛。

（三）治疗方案的选择

根据《临床治疗指南 皮肤病与性病分册》（中华医学会编著，人民卫生出版社），《临床技术操作规范 皮肤病与性病分册》（中华医学会编著，人民军医出版社），《杨国亮皮肤病学》（上海科学技术文献出版社）。

1. 杀菌消炎，解除全身症状。

2. 选择敏感抗菌药物系统治疗。

3. 局部外用抗菌药物治疗。

4. 物理治疗。

（四）标准住院日为7~14天

（五）进入路径标准

1. 第一诊断必须符合丹毒（不伴有并发症）疾病编码。

2. 当患者同时具有其他疾病诊断，但在住院期间不需要特殊处理也不影响第一诊断的临床路径流程实施时，可以进入路径。

（六）入院第1天

1. 必需的检查项目

（1）血常规、尿常规、便常规；

（2）ESR、CRP或PCT；

（3）肝肾功能、电解质、血糖、血脂、感染性疾病筛查（乙肝、丙肝、艾滋病、梅毒等）；

（4）X线胸片、心电图。

2. 根据患者病情选择的项目

（1）细菌培养及药敏试验（血液或创面）；

（2）皮肤真菌涂片＋培养（怀疑有足癣的患者）；

（3）双下肢动脉、静脉彩超（必要时）；

（4）病理活检（必要时）；

（5）口腔及耳鼻喉科相关检查（必要时）。

（七）药物的选择与治疗时机

1. 抗细菌治疗　青霉素是首选药物，但要考虑青霉素的高耐药性及需要皮试阴性后方可用药。其次可选1、2代头孢菌素类、氟喹诺酮类（患者应≥18岁）或阿奇霉素。

2. 抗真菌治疗　同时患有足癣或甲真菌病的患者，局部应外用抗真菌药物治疗，如肝功能正常，可考虑加用系统抗真菌药物治疗（特比萘芬、伊曲康唑或氟康唑）。

3. 局部治疗　抗菌药物溶液湿敷；局部外用抗菌剂；He-Ne光或者微波局部照射。

（八）入院后复查的检查项目

根据患者情况复查血常规、ESR、CRP或PCT、肝肾功能、电解质、血糖等。

（九）出院标准

1. 体温正常，皮疹痊愈　无明显红肿、无灼热感。

2. 没有需要住院处理的并发症。

（十）变异及原因分析

1. 症状严重时患者可迅速发生坏疽成为坏疽性丹毒，病情比较凶险，易引起败血症，严重者甚至死亡。需请内科外科协助诊治。

2. 伴有其他基础疾病或并发症，需进一步诊断及治疗或转至其他相应科室诊治，延长住院时间，增加住院费用。

二、丹毒临床路径表单

适用对象：第一诊断为丹毒（不伴有并发症）

患者姓名：_____ 性别：_____ 年龄：_____ 门诊号：_____ 住院号：_____

住院日期：_____年___月___日 出院日期：_____年___月___日 标准住院日：7～14 天

时间	住院第 1 天	住院第 2 天
主要诊疗工作	□ 询问病史及体格检查 □ 完成住院病历 □ 完成初步的病情评估和治疗方案 □ 患者或其家属签署"告知及授权委托书"	□ 上级医师查房 □ 根据实验室检查的结果，完成病情评估并制订治疗计划 □ 必要时请相关科室会诊
重点医嘱	**长期医嘱：** □ 皮肤科护理常规 □ 普食 □ 抗生素治疗 □ 中药治疗 □ 局部药物治疗 □ 物理治疗 □ 去因治疗 **临时医嘱：** □ 血常规、尿常规、大便常规 □ ESR、CRP、PCT □ 肝肾功能、电解质、血糖、血脂、免疫球蛋白、感染性疾病筛查 □ 胸片、心电图 □ 肿瘤抗原及标志物，选择行 B 超、CT、MRI 检查，消化道钡餐或内镜（必要时） □ 细菌培养及药敏试验 □ 皮肤真菌涂片＋培养（必要时） □ 病理活检（必要时） □ 双下肢 A、V 彩超（必要时）	**长期医嘱：** □ 免疫增强剂（必要时） **临时医嘱：** □ 相关科室会诊（必要时）
主要护理工作	□ 进行疾病和安全宣教 　○ 避免皮肤的破损引起感染 　○ 预防坠床、预防压疮 □ 入院护理评估 □ 制订护理计划，填写护理记录 □ 各项治疗和护理措施 　○ 心理护理○抬高患肢 　○ 饮食护理○局部治疗护理（口腔、药物治疗鼻腔等） 　○ 皮肤护理○高热护理 □ 静脉取血（当天或明晨取血） 　○ 静脉采血的项目和目的 　○ 注意事项 　○ 告知出报告的时间 □ 指导病人进行心电图、胸片等检查 　○ 项目和目的 　○ 注意事项 　○ 工作人员陪同	□ 观察患者病情变化 　○ 皮损的变化 　○ 药物不良反应 　○ 局部皮温观察 　○ 疼痛的评估 应用疼痛评估量表： 　　⊙ 1 ⊙ 2 强度 □ 填写护理记录 □ 创面护理 　○ 皮肤护理 　○ 物理治疗 　○ 局部治疗护理
病情变异记录	□无　□有，原因： 1. 2.	□无　□有，原因： 1. 2.
护士签名		
医师签名		

时间	住院第 3~6 天	住院第 7~14 天 （出院日）
主要诊疗工作	□ 上级医师查房 □ 注意观察体温、皮疹及疼痛变化，及时调整治疗方案 □ 观察并处理治疗药物的不良反应 □ 患者或其家属签署"自费用品协议书"、"输血治疗同意书"（泛发性或出血坏死型患者需使用丙种球蛋白疗法时）	□ 主治医师进行诊疗评估，确定患者是否可以出院 □ 完成出院小结 □ 向患者及其家属交代出院后注意事项，预约复诊日期 □ 并发肾炎、败血症时告知其前往相应科室治疗
重点医嘱	**长期医嘱：** □ 抗生素：根据创面培养及药敏结果用药 **临时医嘱：** □ 复查血常规、CRP、肝肾功能、电解质、血糖（必要时）	**长期医嘱：** □ 停/调整抗生素（根据培养及药敏结果） **临时医嘱：** □ 出院带药 □ 门诊随诊
主要护理工作	□ 观察患者病情变化 　○ 体温变化 　○ 皮损的变化 　○ 疼痛的评估 应用疼痛评估量表：⊙ 1 ⊙ 2 强度 □ 创面护理 　○ 皮肤护理 　○ 物理治疗	□ 指导患者办理出院手续 　○ 告知出院时间 　○ 办理出院手续的注意事项 □ 出院后疾病指导 　○ 药物指导 　○ 饮食指导 　○ 康复指导 　○ 心理指导
病情变异记录	□无　□有，原因： 1. 2.	□无　□有，原因： 1. 2.
护士签名		
医师签名		

5 甲癣临床路径

（2016年版）

一、甲癣临床路径标准门诊流程

（一）适用对象

第一诊断为甲癣。

（二）诊断依据

根据《临床诊疗指南 皮肤病与性病分册》（中华医学会编著，人民卫生出版社）；《中国甲真菌病诊疗指南》（2015年版）[中华皮肤科杂志，2015，26（9）：449-452]。

1. 临床表现　患者甲板可以表现为浑浊、增厚、分离、变色、萎缩、脱落、翘起、表面凹凸不平、钩甲以及甲沟炎等。

2. 临床可分为远端（侧缘）甲下型、近端甲下型、浅表白色型、甲内型、全甲破坏型等五种类型。

3. 真菌镜检和（或）培养阳性。

4. 排除其他原因导致的甲病。

（三）治疗方案的选择

根据《临床治疗指南　皮肤病与性病分册》（中华医学会编著，人民卫生出版社）；《中国甲真菌病诊疗指南》（2015年版）[中华皮肤科杂志，2015，26（9）：449-452]。

1. 系统用药　适用于甲母质受累的DLSO、PSO和TDO等严重的甲真菌病。年老体弱者和肝肾功能严重受累者应慎用。

（1）特比萘芬：采用连续疗法，剂量为250mg/d，疗程指甲癣6周，趾甲真菌病12周。

（2）伊曲康唑：采用冲击疗法，每月第1周服药，400mg/d（分2次口服，与饭同服），疗程指甲癣2～3个冲击，趾甲癣为3～4个冲击。

（3）氟康唑：采用间歇冲击疗法，每周150～300mg，连用3～9个月。

2. 局部用药　适用于SWO及未累及甲母质的DLSO等早期和轻型损害，还可作为甲真菌病系统治疗的辅助用药。要包括外用抗真菌制剂、防腐剂、消毒剂、角质剥脱剂等。由于甲的特殊结构，大多数药物难于渗透入甲板，无法发挥其抑菌或杀菌活性。需要较长疗程，指甲真菌病至少需6个月，趾甲真菌病需9～12个月。

3. 化学拔甲　通过外用角质剥脱性药物来剥除甲板。目前主要是高浓度尿素软膏（40%）。

4. 联合治疗　适用于重症甲真菌病和单用一种治疗失败的病例。口服药物联合外用药物是目前最常用的联合治疗组合，目标是达到最佳疗效，降低不良反应。

（四）进入路径标准

1. 第一诊断必须符合甲癣疾病编码。

2. 当患者同时具有其他疾病诊断，但不需要特殊处理也不影响第一诊断的临床路径流程实施时，可以进入路径。

（五）检查项目

1. 必需的检查项目　真菌镜检。

2. 根据患者病情可选择的检查项目　真菌培养、真菌药敏试验、细菌培养及药敏试验、局部 X 线和超声检查及组织病理学检查。

（六）药物的选择与治疗疗程

1. 局部药物　应用指征为远端受损甲板 <50%；无甲母质受累；受累指趾甲数目 <4 个；不能耐受口服药物治疗的患者。目前主要有 5% 阿莫罗芬甲搽剂，每周 1 次或 2 次外用，连续 48 周。还可外用其他唑类、丙烯胺类及角质剥脱类药物。

2. 系统药物　除适于外用药物治疗以外的各种临床类型，均可选用系统药物治疗，目前包括特比萘芬、伊曲康唑和氟康唑。

（1）特比萘芬：采用连续疗法，成人剂量 250mg，每日 1 次；疗程指甲真菌病为 6 周，趾甲真菌病为 12 周。

（2）伊曲康唑：采用冲击疗法，成人剂量 200mg，每日 2 次，脂餐后即服或餐时服用，连服 1 周，停药 3 周，为一个冲击治疗。疗程指甲真菌病 2～3 个冲击，趾甲真菌病 3～4 个冲击。

（3）氟康唑：每周 1 次，剂量 150mg、300mg 或 450mg，疗程 3～9 个月。

（七）治疗后复查的检查项目

（1）仅外用药物时：真菌镜检、真菌培养（必要时）；

（2）系统药物治疗时：真菌镜检、真菌培养（必要时）、血常规、肝肾功能。

（八）治愈标准

（1）甲板损害消退，或仅有甲板远端轻度异常（< 甲板 1/10）。

（2）连续两次真菌镜检阴性，或连续两次真菌镜检阴性和真菌培养阴性。

（九）变异及原因分析

伴有其他基础疾病或严重的伴发症状，如合并感染（甲沟炎等），需进一步诊断及治疗，可能延长治疗时间或转至其他相应科室诊治或住院治疗。

二、甲癣临床路径表单

适用对象：第一诊断为甲癣

患者姓名：_____ 性别：____ 年龄：____ 门诊号：_____ 初诊日期：_____年___月___日

第一次复诊日期：_____年___月___日

第二次复诊日期：_____年___月___日 第三次复诊日期：_____年___月___日

第四次复诊日期：_____年___月___日 第五次复诊日期：_____年___月___日

第六次复诊日期：_____年___月___日

标准门诊治疗周数：12～24 周，观察至 28 周或更长

时间	门诊第 1 天	门诊第 2～4 周
主要诊疗工作	□ 询问病史及体格检查 □ 完成门诊初诊病历 □ 完成初步的病情评估 □ 真菌镜检 □ 真菌培养（必要时） □ 真菌药敏试验（必要时） □ 细菌培养及药敏（考虑继发细菌感染时） □ 甲组织病理检查（必要时） □ 其他需要的辅助检查（必要时）	□ 询问病情及体格检查 □ 完成病情评估 □ 了解药物不良反应
重点医嘱	门诊医嘱： □ 外用药物治疗 □ 系统药物治疗 □ 抗生素治疗（继发细菌感染时） □ 联合治疗	门诊医嘱： □ 外用药物治疗 □ 系统药物治疗 □ 抗生素治疗（必要时） □ 联合治疗
病情变异记录	□无 □有，原因： 1. 2.	□无 □有，原因： 1. 2.
医师签名		

时间	门诊第5~8周	门诊第9~16周
主要诊疗工作	□ 询问病史及体格检查 □ 完成病情评估 □ 了解药物不良反应 □ 真菌镜检（必要时） □ 真菌培养（必要时） □ 真菌药敏试验（必要时） □ 细菌培养及药敏（必要时） □ 其他需要的辅助检查（必要时）	□ 询问病情及体格检查 □ 完成病情评估 □ 了解药物不良反应 □ 真菌镜检（必要时） □ 真菌培养（必要时） □ 真菌药敏试验（必要时） □ 细菌培养及药敏（必要时） □ 其他需要的辅助检查（必要时）
重点医嘱	门诊医嘱： □ 外用药物治疗 □ 系统药物治疗 □ 抗生素治疗（继发细菌感染时） □ 联合治疗	门诊医嘱： □ 外用药物治疗 □ 系统药物治疗（必要时） □ 抗生素治疗（必要时） □ 联合治疗
病情变异记录	□无 □有，原因： 1. 2.	□无 □有，原因： 1. 2.
医师签名		

时间	门诊第17~24周	门诊第25~28周
主要诊疗工作	□ 询问病史及体格检查 □ 完成病情评估 □ 真菌镜检 □ 真菌培养（必要时） □ 真菌药敏试验（必要时） □ 细菌培养及药敏（必要时） □ 其他需要的辅助检查（必要时）	□ 患者随访 □ 询问病情和体格检查 □ 完成病情评估 □ 复查真菌镜检（必要时） □ 判定是否治愈
重点医嘱	门诊医嘱： □ 外用药物治疗 □ 系统药物治疗（必要时） □ 抗生素治疗（继发细菌感染时） □ 联合治疗	门诊医嘱： □ 继续观察（已治愈） □ 外用药物治疗（未愈） □ 系统药物治疗（未愈） □ 联合治疗（未愈） □ 血常规、肝肾功能（系统药物治疗）
病情变异记录	□无 □有，原因： 1. 2.	□无 □有，原因： 1. 2.
医师签名		

6 接触性皮炎临床路径

（2016年版）

一、接触性皮炎临床路径标准住院流程

（一）适用对象

第一诊断为接触性皮炎。

（二）诊断依据

根据《临床诊疗指南 皮肤病与性病分册》（中华医学会编著，人民卫生出版社），《斑贴试验临床应用专家共识（2015年版）》[中华皮肤科杂志，2015，48（1）：8-10]。

1. 发病前有明确接触史。

2. 在接触部位发生境界清楚的急性或慢性皮炎改变，除去病因后，经适当处理皮损很快消退。

3. 斑贴试验　是诊断接触性皮炎最可靠的方法，标准筛查系列变应原可为临床寻找可疑致敏原提供参考。

（三）治疗方案的选择

根据《临床诊疗指南 皮肤病与性病分册》（中华医学会编著，人民卫生出版社），《斑贴试验临床应用专家共识（2015年版）》[中华皮肤科杂志，2015，48（1）：8-10]。

1. 一般治疗　去除可疑致敏物，避免局部刺激。

2. 外用药物治疗　根据患者的临床表现选择适当的剂型和药物，包括糖皮质激素、抗生素、氧化锌油、炉甘石洗剂、3%硼酸溶液等。

3. 系统治疗　根据病情决定是否采用系统治疗。如果累及面积较大和（或）局部糜烂渗出明显和（或）出现全身系统症状，可根据具体情况选用糖皮质激素、抗组胺药、抗生素、甘草酸苷、维生素C和葡萄糖酸钙等。

4. 斑贴试验　寻找可疑接触致敏物。

（四）标准住院日为7～10天

（五）进入路径标准

1. 第一诊断必须符合接触性皮炎疾病编码。

2. 当患者同时具有其他疾病诊断，但在住院期间不需要特殊处理，也不影响第一诊断的临床路径流程实施时，可以进入路径。

（六）住院期间检查项目

1. 必需的检查项目

（1）血常规、尿常规、便常规＋潜血；

（2）肝肾功能、血糖、血脂和电解质、；

（3）胸部X线检查、心电图、腹部超声。

2. 根据患者病情可选择的检查项目

（1）斑贴试验；

（2）组织病理学检查；

（3）细菌培养加药敏。

（七）治疗方案与药物选择

1．一般治疗　去除一切可疑的病因和立即去除可疑接触致敏物，避免一切外来刺激，包括过度烫洗、过多肥皂刺激、过度搔抓等。

2．外用治疗　根据患者的临床表现，遵循外用药的基本原则选用合适药物及合适的剂型。

（1）轻度红肿、丘疹、水疱而无渗液时：用炉甘石洗剂，其中可加适量苯酚、樟脑或薄荷脑以止痒；

（2）急性皮炎伴渗液时：渗液明显可用 3% 硼酸溶液、1∶20 醋酸铝溶液或 1∶5000～1∶10 000 高锰酸钾溶液做冷湿敷；渗液不多时，可外用锌氧油。

（3）当皮炎至亚急性阶段，可选用各种糖皮质激素。糖皮质激素的选择应参照《中国湿疹诊疗指南（2011 年版）》[中华皮肤科杂志，2011，44（1）：5-6]中提及的用药原则用药。具体时间视病情而定。

（4）抗生素：当皮损有感染时选用。具体时间视病情而定。

3．系统治疗

（1）抗组胺药：用于缓解瘙痒症状和控制组胺介导的局部红肿等炎症症状。常规选用第二代抗组胺药。如果患者夜间瘙痒明显，可酌情选用第一代抗组胺药，但在儿童和老年患者要观察不良反应。具体用药时间视病情而定。

（2）抗感染药物：皮损有感染时短期使用，应按照《抗菌药物临床应用指导原则（2015 年版）》（国卫办医发〔2015〕43 号）执行，根据创面细菌培养及药敏结果用药。

（3）糖皮质激素：当皮损面积较大和（或）局部糜烂渗出明显和（或）出现全身系统症状时，可予中小剂量糖皮质激素[0.5～1mg/（kg•d）]待病情控制后可迅速减量，一般用药时间不超过 7 天。

（4）其他：维生素 C、葡萄糖酸钙、甘草酸苷等。

（八）入院后复查的检查项目

根据患者情况复查血尿便常规、肝肾功能、电解质、血糖等。

（九）出院标准

1．皮疹痊愈　无新发皮疹，原有皮损基本消退。

2．没有需要住院处理的并发症。

（十）变异及原因分析

1．对常规治疗效果差，需适当延长住院时间。

2．继发严重感染者。

3．出现应用糖皮质激素引起的并发症，需要进行相关的治疗。

二、接触性皮炎临床路径表单

适用对象：第一诊断为接触性皮炎的患者

患者姓名：_____ 性别：_____ 年龄：_____ 门诊号：_____ 住院号：_____

住院日期：_____年___月___日 出院日期：_____年___月___日 标准住院日：7～10天

时间	住院第1天	住院第2天
主要诊疗工作	□ 询问病史及体格检查 □ 完成病历书写 □ 安排入院常规检查 □ 上级医师查房及病情评估 □ 签署告知及授权委托书	□ 上级医师查房 □ 根据检查结果完成病情评估并制订治疗计划 □ 患者或其家属签署接受糖皮质激素治疗知情同意书（必要时）
重点医嘱	**长期医嘱：** □ 皮肤科护理常规 □ 饮食（根据病情） □ 抗组胺药 □ 葡萄糖酸钙和维生素C（必要时） □ 甘草酸苷（必要时） □ 局部药物治疗 **临时医嘱：** □ 血、尿、便常规及潜血 □ 肝肾功能、电解质、血糖、血脂、 □ 胸片、心电图 □ 斑贴试验（必要时） □ 创面细菌培养及药敏试验（必要时）	**长期医嘱：** □ 系统用糖皮质激素（视病情） **临时医嘱：** □ 组织病理学检查（必要时） □ 请相关科室会诊（必要时）
主要护理工作	□ 进行疾病和安全宣教 □ 入院护理评估 □ 制订护理计划 □ 帮助病人完成辅助检查	□ 观察患者病情变化 □ 帮助病人完成辅助检查（需要时）
病情变异记录	□无　□有，原因： 1. 2.	□无　□有，原因： 1. 2.
护士签名		
医师签名		

时间	住院第3~7天	住院第7~10天 （出院日）
主要 诊疗 工作	□ 上级医师查房 □ 注意观察皮疹变化，及时调整治疗方案 □ 观察并处理治疗药物的不良反应	□ 上级医师查房，明确是否出院 □ 通知患者及其家属今天出院 □ 完成出院记录、病案首页、出院证明书 □ 向患者及其家属交代出院后注意事项 □ 将出院小结及出院证明书交患者或其家属
重点 医嘱	**长期医嘱：** □ 抗生素：根据创面培养及药敏结果用药 □ 减系统用糖皮质激素（根据病情） **临时医嘱：** □ 复查血尿便常规、肝肾功能、电解质、血糖（必要时）	**长期医嘱：** □ 停抗生素 □ 停系统用糖皮质激素 **临时医嘱：** □ 出院带药 □ 门诊随诊
主要 护理 工作	□ 观察患者病情变化 □ 心理与生活护理 □ 指导患者饮食	□ 指导患者办理出院手续 □ 出院后疾病指导
病情 变异 记录	□无　□有，原因： 1. 2.	□无　□有，原因： 1. 2.
护士 签名		
医师 签名		

7 特应性皮炎临床路径

（2016 年版）

一、特应性皮炎临床路径标准住院流程

（一）适用对象

第一诊断为特应性皮炎。

（二）诊断依据

根据《临床诊疗指南 皮肤病与性病分册》（中华医学会编著，人民卫生出版社），《中国特应性皮炎诊疗指南（2014 年版）》（中华皮肤科杂志，2014，47（7）：511-514）。

根据国际公认的 Williams 诊断标准。满足一条主要标准，加上 3 条或者 3 条以上的次要标准即可确定诊断。

主要标准：皮肤瘙痒。

次要标准：①屈侧皮炎湿疹史，包括肘窝、腘窝、踝前、颈部（10 岁以下儿童包括颊部）；②个人哮喘或过敏性鼻炎史（或在 4 岁以下儿童的一级亲属中有特应性疾病史）；③全身皮肤干燥史；④屈侧可见湿疹（或 4 岁以下儿童在面颊部 / 前额和四肢伸侧可见湿疹）；⑤2 岁前发病（适用于 4 岁以上患者）。

（三）治疗方案的选择

根据《临床诊疗指南 皮肤病与性病分册》（中华医学会编著，人民卫生出版社），《中国特应性皮炎诊疗指南（2014 年版）》[中华皮肤科杂志，2014，47（7）：511-514]。

1. 一般治疗　健康教育；皮肤管理；避免诱发和加重因素。

2. 外用药物治疗　根据皮损部位、特点和患者年龄调整用药。

（1）糖皮质激素；

（2）钙调磷酸酶抑制剂；

（3）抗生素；

（4）止痒剂。

3. 系统治疗　如果患者病情评估为中重度 AD，或者局限性的重症皮损，可根据具体情况选用。

（1）糖皮质激素；

（2）免疫抑制剂；

（3）抗生素；

（4）抗组胺药；

（5）其他：甘草酸苷、曲尼司特、复合维生素等；

（6）中医中药。

4. 紫外线治疗　考虑患者年龄和皮损特点。

（四）标准住院日为 14 ～ 21 天

（五）进入路径标准

1. 第一诊断必须符合特应性皮炎疾病编码。

2．当患者同时具有其他疾病诊断，但在住院期间不需要特殊处理，也不影响第一诊断的临床路径流程实施时，可以进入路径。

（六）住院期间检查项目

1．必需的检查项目

（1）血常规、尿常规、便常规＋潜血；

（2）肝肾功能、血糖、血脂和电解质；

（3）胸部 X 线检查、心电图、腹部超声；

2．根据患者病情可选择的检查项目

（1）过敏原筛查；

（2）组织病理学检查；

（3）感染学指标：乙肝、丙肝、梅毒血清学、HIV、结核杆菌特异性抗体；

（4）免疫学指标：抗核抗体、抗 ENA 多肽抗体、补体、免疫球蛋白。

（七）治疗方案与药物选择

1．一般治疗　避免精神紧张、情绪疏导和缓解焦虑不安的情绪；避免致敏食物和（或）吸入物等过敏原刺激、避免毛织物、出汗、热水烫洗和搔抓等不良刺激、指导正确洗浴和皮肤护理、修护皮肤屏障。有活动性损害时，避免接触单纯疱疹患者，以免发生疱疹样湿疹。

2．外用治疗　根据患者的临床表现，遵循外用药的基本原则选用合适药物及合适的剂型。

（1）糖皮质激素：应按照《中国特应性皮炎诊疗指南（2014 年版）》[中华皮肤科杂志，2014，47（7）：511-514]中提及的用药原则用药。局部间断外用糖皮质激素是治疗 AD 的一线选择。根据患者的年龄、皮损部位及病情程度选择不同类型和强度的糖皮质激素制剂，一般初治时应选用强度足够的制剂，以求在数天内明显控制炎症。但是，在面部、颈部及皱褶部位应选用相对弱效的糖皮质激素，应避免使用强效含氟制剂。具体时间视病情而定。用药期间注意观察局部和系统不良反应。

（2）钙调磷酸酶抑制剂：包括他克莫司软膏和吡美莫司乳膏，具有较强的选择性抗炎作用，且可相对较长时间地用于所有的发病部位，尤其是面颈部和褶皱部位。可与糖皮质激素合并使用或者序贯使用。不良反应主要是用药后局部短时间的烧灼和刺激感。

（3）抗生素：由于细菌或真菌可通过产生超抗原或作为变应原而诱发或加重病情，故当皮损渗出明显或者有感染时选用。具体时间视病情而定。

（4）止痒剂：可短期内使用以减轻瘙痒症状。

3．系统治疗

（1）抗组胺药：根据病情和年龄选用一代或者二代抗组胺药。有镇静作用的第一代抗组胺药可有效缓解瘙痒，优于第二代抗组胺药，尤其适用于伴有睡眠紊乱的患者。具体用药时间视病情而定。

（2）白三烯受体阻滞剂：主要稳定肥大细胞和拮抗介质与受体的结合，主要适用于伴有气道过敏症状的患者。具体用药时间视病情而定。

（3）抗感染药物：有细菌感染时使用，应按照《抗菌药物临床应用指导原则（2015 年版）》（国卫办医发〔2015〕43 号）执行，用药时间 7～10 天，根据创面细菌培养及药敏结果及时调整用药。

（4）糖皮质激素：原则上尽量不用或少用此类药物，尤其是儿童。但对病情严重的患者可予中小剂量短期用药。病情好转后应及时逐渐减量、停药，以免长期使用带来的不良反应或停药过快而致病情反跳。用药时间视病情而定，一般 7～14 天。

（5）免疫抑制剂：适用于病情严重且常规疗法不易控制的患者，或者糖皮质激素不适用的患者。推荐使用环孢素，起始剂量 2.5～3.5mg/（kg·d），分 2 次口服，最大 5mg/（kg·d），病情控制后可渐减少至最小量维持；用药期间注意其不良反应，用药期间应监测血压和肾功能，应用期间建议不要同时光疗。环孢素无效或禁忌时可选用硫唑嘌呤或霉酚酸酯。硫唑嘌呤用药前需测嘌呤甲基转移酶，此酶缺陷者禁用，推荐剂量 1～3mg/（kg·d），分 1～2 次口服，不良反应相对较少，但应定期监测白细胞和肝功能。霉酚酸酯治疗 AD 推荐剂量是每天 2g 口服，12 小时 1 次，但要注意不良反应，常见有恶心、呕吐等消化道反应，其次中性粒细胞减少。

（6）其他：甘草酸苷、复合维生素等；

（7）中医中药：需辨证施治。中成药雷公藤、雷公藤多甙作为免疫抑制剂也可用于难治性 AD。中药引起药物性肝炎较常见，服用时需密切监测。

4. 物理疗法　主要以窄谱中波紫外线（NB-UVB）和 UVA1 为主。视患者的年龄和皮损表现而定。

（八）入院后复查的检查项目

根据患者情况复查血常规、尿常规、便常规、肝肾功能、电解质、血糖等。

（九）出院标准

1. 皮疹痊愈　无新发皮疹，原有皮损基本消退。

2. 没有需要住院处理的并发症。

（十）变异及原因分析

1. 对常规治疗效果差，需适当延长住院时间。

2. 继发严重感染者（如败血症、疱疹病毒感染等）。

3. 出现应用糖皮质激素、免疫抑制剂引起的并发症，需要进行相关的治疗。

二、特应性皮炎临床路径表单

适用对象：第一诊断为特应性皮炎的患者

患者姓名：_____ 性别：_____ 年龄：_____ 门诊号：_____ 住院号：_____

住院日期：_____年___月___日 出院日期：_____年___月___日 标准住院日：14～21天

时间	住院第1天	住院第2天
主要诊疗工作	□ 询问病史及体格检查 □ 完成病历书写 □ 安排入院常规检查 □ 上级医师查房及病情评估 □ 签署告知及授权委托书	□ 上级医师查房 □ 根据检查结果完成病情评估并制订治疗计划 □ 患者或其家属签署接受糖皮质激素治疗知情同意书（必要时） □ 患者或其家属签署接受免疫抑制剂治疗知情同意书（必要时） □ 患者或其家属签署接受紫外线治疗知情同意书（必要时）
重点医嘱	**长期医嘱：** □ 皮肤科护理常规 □ 饮食（根据病情） □ 抗组胺药 □ 抗白三烯受体拮抗剂（必要时） □ 甘草酸苷（必要时） □ 中医中药（必要时） □ 局部药物治疗 □ 润肤剂 **临时医嘱：** □ 血、尿、便常规及潜血 □ 肝肾功能、电解质、血糖、血脂、 □ 胸片、心电图 □ 过敏原筛查（必要时） □ ANA、ENA、补体、免疫球蛋白、感染性疾病筛查（必要时） □ 感染学指标（必要时） □ 创面细菌培养及药敏试验（必要时）	**长期医嘱：** □ 系统用糖皮质激素（视病情） □ 免疫抑制剂（视病情） □ 紫外线治疗（视病情） **临时医嘱：** □ 组织病理学检查（必要时） □ 请相关科室会诊（必要时）
主要护理工作	□ 进行疾病和安全宣教 □ 入院护理评估 □ 制订护理计划 □ 帮助病人完成辅助检查	□ 观察患者病情变化 □ 帮助病人完成辅助检查（需要时）
病情变异记录	□无 □有，原因： 1. 2.	□无 □有，原因： 1. 2.
护士签名		
医师签名		

时间	住院第 3 ~ 14 天	住院第 14 ~ 21 天 （出院日）
主要 诊疗 工作	□ 上级医师查房 □ 注意观察皮疹及瘙痒变化，及时调整治疗方案 □ 观察并处理治疗药物的不良反应	□ 上级医师查房，明确是否出院 □ 通知患者及其家属今天出院 □ 完成出院记录、病案首页、出院证明书 □ 向患者及其家属交代出院后注意事项 □ 将出院小结及出院证明书交患者或其家属
重点 医嘱	**长期医嘱：** □ 抗生素：根据创面培养及药敏结果用药 □ 减系统用糖皮质激素（根据病情） □ 调整紫外线治疗剂量（根据病情） **临时医嘱：** □ 复查血常规、肝肾功能、电解质、血糖（必要时）	**长期医嘱：** □ 停 / 调整抗生素（根据创面培养及药敏结果） □ 停系统用糖皮质激素 □ 停 / 调整免疫抑制剂（根据病情） □ 调整紫外线治疗剂量（根据病情） **临时医嘱：** □ 出院带药 □ 门诊随诊
主要 护理 工作	□ 观察患者病情变化 □ 心理与生活护理 □ 指导患者饮食	□ 指导患者办理出院手续 □ 出院后疾病指导
病情 变异 记录	□无　□有，原因： 1. 2.	□无　□有，原因： 1. 2.
护士 签名		
医师 签名		

8 湿疹临床路径

（2016年版）

一、湿疹临床路径标准住院流程

（一）适用对象

第一诊断为湿疹。

（二）诊断依据

根据《临床诊疗指南 皮肤病与性病分册》（中华医学会编著，人民卫生出版社），《中国湿疹诊疗指南（2011年版）》[中华皮肤科杂志，2011，44（1）：5-6]。

1. 皮疹形态为多形性，有渗出倾向。

2. 常对称分布。

3. 反复发作，慢性倾向。

4. 瘙痒剧烈。

（三）治疗方案的选择

根据《临床诊疗指南 皮肤病与性病分册》（中华医学会编著，人民卫生出版社），《中国湿疹诊疗指南（2011年版）》[中华皮肤科杂志，2011，44（1）：5-6]。

1. 一般治疗　避免外源刺激、避免疲劳和精神紧张、积极治疗内科疾病、纠正机体免疫功能异常。

2. 外用药物治疗　根据皮损部位、特点和患者年龄调整用药。

（1）糖皮质激素；

（2）钙调磷酸酶抑制剂；

（3）抗生素；

（4）非甾体类抗炎药；

（5）止痒剂。

3. 系统治疗　根据病情决定是否采用系统治疗。如果患者病情评估为中重度，或者局限性的重症皮损，可根据具体情况选用。

（1）糖皮质激素；

（2）免疫抑制剂；

（3）抗生素；

（4）抗组胺药；

（5）维生素C和钙剂；

（6）中医中药。

4. 紫外线治疗　考虑患者年龄和皮损特点。

（四）标准住院日为7~14天

（五）进入路径标准

1. 第一诊断必须符合湿疹疾病编码。

2. 当患者同时具有其他疾病诊断，但在住院期间不需要特殊处理，也不影响第一诊断的临床路径流程实施时，可以进入路径。

（六）住院期间检查项目

1. 必需的检查项目

（1）血常规、尿常规、便常规＋潜血；

（2）肝肾功能、血糖、血脂和电解质；

（3）胸部 X 线检查、心电图、腹部超声。

2. 根据患者病情可选择的检查项目

（1）过敏原筛查；

（2）组织病理学检查；

（3）感染学指标：乙肝、丙肝、梅毒血清学、HIV、结核杆菌特异性抗体等；

（4）免疫学指标：抗核抗体、抗 ENA 多肽抗体、补体、免疫球蛋白等。

（七）治疗方案与药物选择

1. 一般治疗　介绍疾病和治疗的相关知识，避免诱发或加重因素：避免接触食物和环境过敏原和刺激原、避免精神紧张和过度劳累、避免寒冷或者过热刺激、避免毛织品和搔抓的刺激，保护皮肤屏障功能。

2. 外用治疗　根据患者的临床表现，遵循外用药的基本原则选用合适药物及合适的剂型。

（1）糖皮质激素：是治疗湿疹的主要药物。应按照《中国湿疹诊疗指南（2011 年版）》[中华皮肤科杂志，2011，44（1）：5-6]中提及的用药原则用药。根据皮损的性质选择合适强度的糖皮质激素：轻度湿疹建议选弱效糖皮质激素如氢化可的松、地塞米松乳膏；中度湿疹建议选择中效激素，如曲安奈德、糠酸莫米松等；重度肥厚性皮损建议选择强效糖皮质激素如哈西奈德、卤米松乳膏。儿童患者、面部及皮肤皱褶部位皮损一般弱效或中效糖皮质激素即有效。强效糖皮质激素连续应用一般不超过 2 周，以减少急性耐受及不良反应。

（2）钙调磷酸酶抑制剂：他克莫司软膏、吡美莫司乳膏对湿疹有治疗作用，无糖皮质激素的副作用，尤其适合头面部及间擦部位湿疹的治疗。

（3）抗生素：细菌定植和感染往往可诱发或加重湿疹，抗菌药物也是外用治疗的重要方面。可选用各种抗菌药物的外用制剂，也可选用糖皮质激素和抗菌药物的复方制剂。

（4）非甾体类抗炎药：当外用糖皮质激素有禁忌的时候，可作为糖皮质激素的替代药物。

（5）止痒剂：可短期内使用以减轻瘙痒症状。

3. 系统治疗

（1）抗组胺药：根据病情和年龄选用合适的一代或者二代抗组胺药。具体用药时间视病情而定。

（2）抗感染药物：皮损有广泛感染时使用，应按照《抗菌药物临床应用指导原则（2015 年版）》（国卫办医发〔2015〕43 号）执行，根据创面细菌培养及药敏结果及时调整用药。

（3）糖皮质激素：一般不主张常规使用。可用于病因明确、短期可以祛除病因的患者，如接触因素、药物因素引起者或自身敏感性皮炎等；对于严重水肿、泛发性皮疹、红皮病等为迅速控制症状也可以短期应用，但必须慎重，以免发生全身不良反应及病情反跳。用药时间视病情而定，一般 7～10 天。

（4）免疫抑制剂：必要时可以使用。仅限于其他疗法无效、有糖皮质激素应用禁忌证的重症患者，或短期系统应用糖皮质激素病情得到明显缓解后、需减用或停用糖皮质激素时使用。可选用环孢素、甲氨蝶呤等。用药时间视病情而定。

（5）维生素 C、葡萄糖酸钙等有一定抗过敏作用，可以用于急性发作或瘙痒明显者等。

（6）中医中药：需辨证施治。中药提取物如复方甘草酸苷、雷公藤多苷等对某些患者有效。

4. 物理疗法　主要以窄谱中波紫外线（NB-UVB）和 UVA1 为主。用于 18 岁以上的患者的慢性顽固性皮损。

（八）入院后复查的检查项目

根据患者情况复查血常规、尿常规、便常规、肝肾功能、电解质、血糖等。

（九）出院标准

1. 皮疹痊愈　无新发皮疹，原有皮损基本消退。

2. 没有需要住院处理的并发症。

（十）变异及原因分析

1. 对常规治疗效果差，需适当延长住院时间。

2. 继发严重感染者。

3. 出现应用糖皮质激素、免疫抑制剂引起的并发症，需要进行相关的治疗。

二、湿疹临床路径表单

适用对象：第一诊断为湿疹的患者

患者姓名：_____ 性别：_____ 年龄：_____ 门诊号：_____ 住院号：_____

住院日期：_____年___月___日 出院日期：_____年___月___日 标准住院日：7～14 天

时间	住院第 1 天	住院第 2 天
主要诊疗工作	□ 询问病史及体格检查 □ 完成病历书写 □ 安排入院常规检查 □ 上级医师查房及病情评估 □ 签署告知及授权委托书	□ 上级医师查房 □ 根据检查结果完成病情评估并制订治疗计划 □ 患者或其家属签署接受糖皮质激素治疗知情同意书（必要时） □ 患者或其家属签署接受免疫抑制剂治疗知情同意书（必要时） □ 患者或其家属签署接受紫外线治疗知情同意书（必要时）
重点医嘱	**长期医嘱：** □ 皮肤科护理常规 □ 饮食（根据病情） □ 抗组胺药 □ 维生素 C 和钙剂（必要时） □ 中医中药（必要时） □ 局部药物治疗 **临时医嘱：** □ 血、尿、便常规及潜血 □ 肝肾功能、电解质、血糖、血脂、 □ 胸片、心电图 □ 过敏原筛查（必要时） □ ANA、ENA、补体、免疫球蛋白、感染性疾病筛查（必要时） □ 感染学指标检查（必要时） □ 创面细菌培养及药敏试验（必要时）	**长期医嘱：** □ 系统用糖皮质激素（视病情） □ 免疫抑制剂（视病情） □ 紫外线治疗（视病情） **临时医嘱：** □ 组织病理学检查（必要时） □ 请相关科室会诊（必要时）
主要护理工作	□ 进行疾病和安全宣教 □ 入院护理评估 □ 制订护理计划 □ 帮助病人完成辅助检查	□ 观察患者病情变化 □ 帮助病人完成辅助检查（需要时）
病情变异记录	□无　□有，原因： 1. 2.	□无　□有，原因： 1. 2.
护士签名		
医师签名		

时间	住院第3~7天	住院第7~14天 （出院日）
主要 诊疗 工作	□ 上级医师查房 □ 注意观察皮疹及瘙痒变化，及时调整治疗方案 □ 观察并处理治疗药物的不良反应	□ 上级医师查房，明确是否出院 □ 通知患者及其家属今天出院 □ 完成出院记录、病案首页、出院证明书 □ 向患者及其家属交代出院后注意事项 □ 将出院小结及出院证明书交患者或其家属
重点 医嘱	**长期医嘱：** □ 抗生素：根据创面培养及药敏结果用药 □ 减糖皮质激素（根据病情） □ 调整紫外线治疗剂量（根据病情） **临时医嘱：** □ 复查血常规、肝肾功能、电解质、血糖（必要时）	**长期医嘱：** □ 停/调整抗生素（根据创面培养及药敏结果） □ 停/调整免疫抑制剂（视病情） □ 停系统用糖皮质激素 □ 调整紫外线治疗剂量（视病情） **临时医嘱：** □ 出院带药 □ 门诊随诊
主要 护理 工作	□ 观察患者病情变化 □ 心理与生活护理 □ 指导患者饮食	□ 指导患者办理出院手续 □ 出院后疾病指导
病情 变异 记录	□无　□有，原因： 1. 2.	□无　□有，原因： 1. 2.
护士 签名		
医师 签名		

9 重症多形红斑/中毒性表皮坏死松解型药疹临床路径

（2009 年版）

一、重症多形红斑/中毒性表皮坏死松解型药疹临床路径标准住院流程

（一）适用对象

第一诊断为重症多形红斑/中毒性表皮坏死松解型药疹。

（二）诊断依据

根据《临床诊疗指南 皮肤病与性病分册》（中华医学会编著，人民卫生出版社），《临床技术操作规范 皮肤病与性病分册》（中华医学会编著，人民军医出版社）。

1. 明确的近期用药史。

2. 有一定的潜伏期。

3. 起病突然、进展迅速，皮疹呈泛发、对称性分布，伴有黏膜损害。

4. 伴发热等全身症状。

重症患者判定：

1. 重症多形红斑/Stevens-Johnson 综合征。

2. 大疱表皮坏死松解症。

（三）治疗方案的选择

根据《临床诊疗指南 皮肤病与性病分册》（中华医学会编著，人民卫生出版社），《临床技术操作规范 皮肤病与性病分册》（中华医学会编著，人民军医出版社）。

1. 停用可疑致敏药物。

2. 糖皮质激素。

3. 大剂量静脉丙种球蛋白。

4. 免疫抑制剂。

5. 促进药物排泄。

6. 支持疗法。

7. 局部治疗及护理。

（四）标准住院日为 14 ~ 28 天

（五）进入路径标准

1. 第一诊断必须符合重症多形红斑/中毒性表皮坏死松解型药疹。

2. 当患者同时具有其他疾病诊断，但在住院期间不需要特殊处理也不影响第一诊断的临床路径流程实施时，可以进入路径。

（六）入院当日

1. 所必需的检查项目

（1）血常规、尿常规、便常规＋潜血；

（2）肝肾功能、电解质、血糖、血脂、血沉、CRP、感染性疾病筛查（乙肝、丙肝、艾滋病、梅毒等）；

（3）胸片、心电图。

2. 创面细菌培养及药敏试验（创面破溃疑有感染者）。

（七）药物选择与使用时机

1. 糖皮质激素。

2. 支持治疗　维持水、电解质、酸碱平衡，纠正低蛋白血症，补充能量。

3. 大剂量丙种球蛋白治疗，用药时间为3～5天。

4. 免疫抑制剂。

5. 皮肤黏膜护理和局部治疗。

6. 选择用药

（1）糖皮质激素的辅助用药，如止酸、保护胃黏膜、降糖、降压药物等；

（2）抗生素：使用时按照《抗菌药物临床应用指导原则》（卫医发〔2004〕285号）执行，根据创面/痰液细菌培养及药敏结果选用，用药时间视病情而定；

（3）抗真菌药物：用药时间视病情而定（伴有真菌感染者）；

（4）合并症的治疗。

（八）入院后必须复查的检查项目

1. 血常规、尿常规、便常规＋潜血。

2. 肝肾功能、电解质、血糖。

3. 血液、痰液及分泌物细菌和真菌培养，药敏试验。

4. 胸部X线片。

（九）出院标准

1. 皮疹基本痊愈，创面愈合无感染。

2. 糖皮质激素可改为口服。

3. 没有需要住院处理的并发症。

（十）变异及原因分析

1. 继发严重感染者（如败血症），需反复多次行病原学检测及药敏试验，致住院时间延长。

2. 伴有肝、肾、心、脑、胃肠道、血液系统等多器官严重损害，需进行相应的治疗。

3. 由于应用糖皮质激素引起的并发症，如高血糖、电解质紊乱、消化道出血、继发感染、二重感染等，需要进行相关的治疗。

4. 由于患者处于高敏状态，可能发生的药物再次致敏会导致病情的反复和住院天数的延长。

二、重症多形红斑／中毒性表皮坏死松解型药疹临床路径表单

适用对象：第一诊断为重症多形红斑／中毒性表皮坏死松解型药疹

患者姓名：＿＿＿＿　性别：＿＿＿　年龄：＿＿＿　门诊号：＿＿＿＿＿　住院号：＿＿＿＿＿

住院日期：＿＿＿年＿＿月＿＿日　出院日期：＿＿＿年＿＿月＿＿日　标准住院日：14～28 天

时间	住院第 1 天	住院第 2~3 天
主要诊疗工作	□ 询问病史及体格检查 □ 完成病历 □ 相关检查 □ 上级医师查房，完成初步的病情评估和治疗方案 □ 患者或其家属签署告知及授权委托书、接受糖皮质激素治疗知情同意书 □ 重症患者应与其家属签署"病危通知书"	□ 上级医师查房 □ 根据检查的结果，完成病情评估并制订治疗计划 □ 患者或其家属签署自费用品协议书、输血治疗同意书 □ 请相关科室会诊
重点医嘱	长期医嘱： □ 皮肤科护理常规 □ 一级护埋 □ 饮食：视病情 □ 告病危 □ 禁用致敏药物 □ 糖皮质激素 □ 保护胃黏膜药物 □ 支持治疗 □ 皮肤黏膜护理，局部治疗 临时医嘱： □ 血常规、尿常规、大便常规及潜血 □ 肝肾功能、电解质、血糖、血脂、血沉、CRP、感染性疾病筛查 □ 胸片、心电图 □ 创面细菌培养及药敏试验	长期医嘱： □ 大剂量静脉丙种球蛋白（必要时） □ 免疫抑制剂（必要时） 临时医嘱： □ 白蛋白／血浆（根据病情需要） □ 抗生素（必要时）
主要护理工作	□ 进行疾病和安全宣教 □ 入院护理评估 □ 创面及腔口护理 □ 制订护理计划，填写护理记录 □ 指导病人进行心电图、胸片等检查 □ 记录 24 小时出入液量	□ 观察患者病情变化 □ 创面及腔口护理 □ 记录 24 小时出入液量
病情变异记录	□无　□有，原因： 1. 2.	□无　□有，原因： 1. 2.
护士签名		
医师签名		

时间	住院第 4~7 天	住院第 8~13 天	住院第 14~28 天（出院日）
主要诊疗工作	□ 注意观察生命体征及皮疹变化，及时调整治疗方案 □ 观察并处理治疗药物的不良反应 □ 防治并发症	□ 注意观察生命体征及皮疹变化及时调整治疗方案 □ 防治治疗药物的不良反应 □ 根据创面/痰液培养及药敏的变化调整抗生素用药（有创面/肺部感染者）	□ 上级医师查房，进行诊疗评估，确定患者是否可以出院 □ 完成出院小结 □ 向患者及其家属交代出院后注意事项，预约复诊日期
重点医嘱	**长期医嘱：** □ 糖皮质激素：剂量调整（必要时） □ 抗生素：根据创面培养及药敏结果用药（有创面感染者） □ 局部治疗：根据皮疹变化调整用药 **临时医嘱：** □ 复查血、尿、大便常规及潜血、肝肾功能、电解质、血糖、胸片（必要时） □ 血液、痰液及分泌物细菌和真菌培养，药敏试验（必要时）	**长期医嘱：** □ 糖皮质激素：剂量调整（必要时） □ 调整免疫抑制剂（必要时） □ 抗生素：根据创面/痰液培养及药敏结果调整用药 □ 局部治疗：根据皮疹变化调整用药 □ 停病危（视病情） **临时医嘱：** □ 复查血、尿、大便常规及潜血、肝肾功能、电解质、血糖 □ 血液、痰液及分泌物细菌和真菌培养，药敏试验（必要时）	**长期医嘱：** □ 糖皮质激素：逐步减量 □ 停病危（视病情） □ 局部治疗：据皮疹变化调整用药 □ 停用/调整抗生素：根据创面痰液/培养及药敏结果 **临时医嘱：** □ 每周复查血常规、肝肾功能、电解质、血糖、尿常规、大便常规及潜血 □ 出院带药
主要护理工作	□ 随时观察患者病情变化 □ 填写护理记录 □ 创面及腔口护理 □ 记录 24 小时出入液量	□ 随时观察患者病情变化 □ 填写护理记录 □ 创面及腔口护理	□ 随时观察患者病情变化 □ 创面及腔口护理 □ 帮助患者办理出院手续 □ 出院后疾病指导
病情变异记录	□无　□有，原因： 1. 2.	□无　□有，原因： 1. 2.	□无　□有，原因： 1. 2.
护士签名			
医师签名			

10 皮肌炎/多发性肌炎临床路径

（2009年版）

一、皮肌炎/多发性肌炎临床路径标准住院流程

（一）适用对象

第一诊断为皮肌炎/多发性肌炎。

（二）诊断依据

根据《临床诊疗指南 皮肤病与性病分册》（中华医学会编著，人民卫生出版社），《临床技术操作规范 皮肤病与性病分册》（中华医学会编著，人民军医出版社），《多发性肌炎和皮肌炎诊治指南》（中华医学会风湿病学分会，2004年）。

1. 对称性近端肌无力，伴或不伴吞咽困难、呼吸肌无力。

2. 血清肌酶升高，特别是肌酸磷酸激酶（CK）升高。

3. 肌电图异常。

4. 肌活检异常。

5. 特征性的皮肤损害（眶周水肿伴暗紫红皮疹、Gottron征等）。

符合1～4条中任何3条或以上可确诊多发性肌炎，同时有第5条者可诊断为皮肌炎。

（三）治疗方案的选择

根据《临床诊疗指南 皮肤病与性病分册》（中华医学会编著，人民卫生出版社），《临床技术操作规范 皮肤病与性病分册》（中华医学会编著，人民军医出版社），《多发性肌炎和皮肌炎诊治指南》（中华医学会风湿病学分会，2004年）。

1. 糖皮质激素。

2. 免疫抑制剂。

3. 大剂量静脉丙种球蛋白。

4. 支持疗法。

5. 皮疹的治疗。

6. 合并症的治疗。

（四）标准住院日为14～28天

（五）进入路径标准

1. 第一诊断必须符合皮肌炎/多发性肌炎疾病编码。

2. 当患者同时具有其他疾病诊断，但在住院期间不需要特殊处理也不影响第一诊断的临床路径流程实施时，可以进入路径。

（六）入院第1天

1. 必需的检查项目

（1）血常规、尿常规、便常规及潜血；

（2）血液学检查：肝肾功能、电解质、血糖、血脂、血清肌酶谱、ANA、ENA、dsDNA、RF、免疫球蛋白、补体、血沉、抗"O"、感染性疾病筛查（乙肝、丙肝、艾滋病、梅毒等）；

（3）24小时尿肌酸、24小时尿肌酐；

（4）X线胸片、心电图。

2. 根据病情选择

（1）肌电图、肌肉活检；

（2）肌肉MRI、超声心动图、肺功能、肺高分辨率CT（胸片提示间质性肺炎者）；

（3）肿瘤相关筛查：肿瘤抗原及标志物，选择行B超、CT、MRI检查，消化道钡餐或内镜。

（七）药物选择与使用时机

1. 糖皮质激素　泼尼松/甲泼尼松等，用药时间视病情而定。

2. 免疫抑制剂　可选用环磷酰胺、甲氨蝶呤、硫唑嘌呤、环孢素等，用药时间视病情而定。

3. 根据病情可选用大剂量静脉丙种球蛋白，用药时间为3～5天或视病情而定。

4. 针对皮疹可选择羟氯喹、沙利度胺及外用制剂等。

5. 根据病情选择用药

（1）糖皮质激素的辅助用药，如止酸、保护胃黏膜、降糖、降压药物等；

（2）抗生素按照《抗菌药物临床应用指导原则》（卫医发〔2004〕285号）执行，根据血、分泌物和排泄物的微生物培养及药敏结果选用，用药时间视病情而定；

（3）支持疗法、对症治疗等。

6. 危重病情的抢救

（1）机械通气；

（2）抗呼吸、循环衰竭药物等。

（八）住院期间检查项目

1. 必须复查的检查项目

（1）血常规、尿常规、便常规及潜血；

（2）血清肌酶谱、肝肾功能、电解质、血糖；

（3）24小时尿肌酸、24小时尿肌酐。

2. 根据患者病情选择复查痰液细菌培养及药敏试验、血气分析、胸部影像学检查等。

（九）出院标准

1. 临床症状好转。

2. 血清肌酶恢复或接近正常。

3. 糖皮质激素可改为口服。

4. 没有需要住院处理的并发症。

（十）变异及原因分析

1. 伴有合并症如恶性肿瘤，或其他并发症，需进一步诊断及治疗或转至其他相应科室诊治。

2. 对常规治疗效果差，需延长住院时间。

3. 如发生呼吸衰竭，需行机械通气治疗，延长住院时间，增加住院费用。

二、皮肌炎／多发性肌炎临床路径表单

适用对象：第一诊断为皮肌炎／多发性肌炎

患者姓名：_____ 性别：_____ 年龄：_____ 门诊号：_____ 住院号：_____

住院日期：_____年___月___日 出院日期：_____年___月___日 标准住院日：14～28 天

时间	住院第1天	住院第2天	住院第3～7天
主要诊疗工作	□ 询问病史及体格检查 □ 完成病历 □ 完成初步的病情评估 □ 签署告知及授权委托书、病危通知书（必要时） □ 请相关科室会诊	□ 上级医师查房 □ 根据检查结果完成病情评估并制订治疗计划 □ 患者或其家属签署接受糖皮质激素治疗知情同意书	□ 观察肌力、血压、体温等 □ 根据患者的病情变化和治疗反应及时调整治疗方案 □ 防治药物的不良反应 □ 签署自费用品协议书、输血治疗同意书（使用丙种球蛋白疗法者）
重点医嘱	长期医嘱： □ 皮肤科护理常规 □ 饮食（根据病情） 临时医嘱： □ 血、尿、便常规及潜血 □ 肝肾功能、电解质、血糖、血脂、血清肌酶谱、ANA、ENA、dsDNA、RF、免疫球蛋白、血沉、抗"O"、感染性疾病筛查 □ 24 小时尿肌酸／尿肌酐 □ 胸片、心电图 □ 肌电图、肌肉活检（必要时） □ 肌肉 MRI、心动超声图、肺功能（必要时） □ 肿瘤标志物，选择行 B 超、CT、MRI 检查，消化道钡餐或内镜（必要时） □ 糖皮质激素（视情况）	长期医嘱： □ 糖皮质激素（视病情） □ 免疫抑制剂（视病情） □ 丙种球蛋白（必要时） □ 保胃治疗 □ 支持治疗 □ 合并症治疗 临时医嘱： □ 选择行 B 超、CT、MRI、消化道钡餐或内镜（必要时）	长期医嘱： □ 抗生素：根据痰液培养及药敏结果用药（有肺部感染者） □ 吸氧（有呼吸困难者） □ 机械通气（有呼吸衰竭者） 临时医嘱： □ 痰液细菌培养及药敏试验（有肺部感染者） □ 血气分析（有呼吸衰竭者） □ 复查大便常规及潜血、肌酶谱、血常规、肝肾功能、电解质、血糖、24 小时尿肌酸／尿肌酐
主要护理工作	□ 进行疾病和安全宣教 □ 入院护理评估 □ 制订护理计划 □ 帮助病人完成辅助检查	□ 观察患者病情变化	□ 观察患者病情变化
病情变异记录	□无 □有，原因： 1. 2.	□无 □有，原因： 1. 2.	□无 □有，原因： 1. 2.
护士签名			
医师签名			

时间	住院第 8~13 天	住院第 14~28 天 （出院日）
主要 诊疗 工作	□ 注意观察肌力、血压、体温等 □ 根据病情变化调整糖皮质激素的剂量 □ 根据痰液培养及药敏的变化调整抗生素用药（有 　肺部感染者） □ 观察和处理治疗药物的不良反应 □ 签署"接受化疗知情同意书"（使用免疫抑制剂者）	□ 上级医师诊疗评估，确定患者是否可以出院 □ 完成出院小结 □ 向患者及其家属交代出院后注意事项，预约复诊 　日期
重点 医嘱	**长期医嘱：** □ 糖皮质激素：剂量调整 □ 免疫抑制剂（必要时） □ 抗生素（必要时） **临时医嘱：** □ 复查血常规、尿常规、便常规及潜血 □ 复查肌酶学、肝肾功能、电解质、血糖 □ 复查 24 小时尿肌酸 / 尿肌酐 □ 复查痰液细菌培养及药敏试验（有肺部感染者） □ 胸片 □ 复查血气分析（必要时）	**临时医嘱：** □ 出院带药 □ 门诊随诊
主要 护理 工作	□ 观察患者病情变化 □ 填写护理记录	□ 通知出院处 □ 帮助患者办理出院手续 □ 出院后疾病指导
病情 变异 记录	□无　□有，原因： 1. 2.	□无　□有，原因： 1. 2.
护士 签名		
医师 签名		

11 寻常型银屑病临床路径

（2016年版）

一、寻常型银屑病临床路径标准住院流程

（一）适用对象

第一诊断为寻常型银屑病。

寻常型银屑病（psoriasis vugaris，PV）是一种常见的容易复发的慢性炎症性皮肤病，是临床最为常见的一型银屑病。

（二）诊断依据

根据《临床诊疗指南 皮肤病与性病分册》（中华医学会编著，人民卫生出版社）、《临床技术操作规范 皮肤病与性病分册》（中华医学会编著，人民军医出版社）、《中国银屑病治疗指南》（中华皮肤科学分会银屑病学组，2008年）。

1. 原发损害为粟粒至绿豆大小淡红色丘疹，上覆多层银白色鳞屑，刮除后可见薄膜和点状出血现象。病程中皮损形态可有点滴状到钱币状再到地图状演变。边界清，常伴程度不等的瘙痒。

2. 皮损好发于头皮和四肢伸侧。头发上损害常致毛发成簇状外观，但不伴脱发。

3. 少数病例可累及睑缘、口唇、颊黏膜、龟头及包皮。

4. 甲板常呈点状凹陷，亦可变黄、增厚及指甲剥离。

5. 一般为冬重夏轻，常反复发作。

释义：

1. 诊断主要依据临床表现、皮损特点、好发部位、发病和季节的关系等。

2. 病程发展过程中皮损可表现为多种形态：点滴状银屑病、钱币状银屑病、地图状银屑病、环状银屑病、湿疹样银屑病、牡蛎样银屑病等。

3. 损害部位不同，临床表现各有特点：头皮银屑病、颜面银屑病、皱褶银屑病、反向银屑病、掌跖银屑病、指（趾）甲银屑病、黏膜银屑病等。

4. 皮肤病理 主要用于不典型病例的鉴别诊断。

5. 严重程度的分类 在给银屑病患者制订合理的治疗方案前，临床医师需要对银屑病的严重程度进行评估。一个简单界定银屑病严重程度的方法称为十分规则：即体表受累面积（BSA）>10%（10个手掌的面积）或银屑病皮损面积>10%即为重度银屑病。BSA<3%为轻度，3%～10%为中度。

（三）治疗方案的选择

根据《临床诊疗指南 皮肤病与性病分册》（中华医学会编著，人民卫生出版社）、《临床技术操作规范 皮肤病与性病分册》（中华医学会编著，人民军医出版社）、《中国银屑病治疗指南》（中华皮肤科学分会银屑病学组，2008年）。

1. 外用药物治疗。

2. 物理治疗。

3. 系统药物治疗

（1）维 A 酸类药物；

（2）免疫抑制剂；

（3）生物制剂；

（4）抗感染药物；

（5）免疫调节剂；

（6）中药。

4. 联合治疗。

5. 序贯疗法。

6. 其他健康教育和心理治疗等。

释义：

1. 银屑病治疗的目的在于控制病情，延缓向全身发展的进程，减轻红斑、鳞屑、局部斑片增厚等症状，稳定病情，避免复发，尽量避免副作用，提高患者生活质量。

2. 治疗过程中与患者沟通并对患者病情进行评估是治疗的重要环节。

3. 中、重度银屑病患者单一疗法效果不明显时，应当给予联合、轮换或序贯治疗。

4. 应当遵循以下治疗原则：①正规：强调使用目前皮肤科学界公认的治疗药物和方法。②安全：各种治疗方法均应当以确保患者的安全为首要，不能为追求近期疗效而发生严重不良反应，不应当使患者在无医生指导的情况下，长期应用对其健康有害的方法。③个体化：在选择治疗方案时，要全面考虑银屑病患者的病情、需求、耐受度、经济承受能力、既往治疗史及药物的不良反应等，综合、合理地选择制订治疗方案。

（四）标准住院日为 10～21 天

释义：根据患者具体情况，住院时间可以低于或高于上述住院天数。

（五）进入路径标准

1. 第一诊断须符合寻常型银屑病疾病编码。

2. 当患者同时具有其他疾病诊断，但在住院期间不需要特殊处理也不影响第一诊断的临床路径流程实施时，可以进入路径。

释义：患者同时具有其他疾病影响第一诊断的临床路径流程实施时均不适合进入临床路径。

（六）入院第 1 天

1. 必需的检查项目

（1）血常规、尿常规、便常规；

（2）血液学检查：嗜酸性粒细胞计数、肝肾功能、电解质、血糖、血脂、RF、免疫球蛋白、血沉、抗"O"、C 反应蛋白、感染性疾病筛查（乙肝、丙肝、艾滋病、梅毒等）；

（3）皮肤活组织病理学检查；

（4）X 线胸片、心电图。

2. 根据患者病情可选择的检查项目

（1）PPD 试验；肿瘤相关筛查：肿瘤抗原及标志物，选择行 B 超、CT、MRI 检查，消化道钡餐或内镜检查；心脏彩超等（应用生物制剂治疗者）；

（2）肺功能、肺高分辨率 CT（胸片提示间质性肺炎者）、骨扫描（应用阿维 A 出现骨痛者）；

（3）尿妊娠试验（应用阿维 A 等治疗的妇女）。

释义：

1. 部分检查可以在门诊完成。

2. 根据病情部分检查可以不进行。

3. 典型皮损可根据临床表现诊断者不需要进行皮肤活检。

4. 如果近期进行了胸部 X 线或胸部 CT 检查且无呼吸系统症状者可以不进行胸部 X 线正侧位片。

（七）住院期间检查项目

必须复查的检查项目：

（1）血常规、尿常规、便常规；

（2）肝肾功能、电解质、血脂。

（八）治疗药物与方案选择

1．局部外用用药　依据病情选择润肤剂、角质促成剂、角质松解剂、维生素 D_3 衍生物、糖皮质激素、维 A 酸类制剂、地蒽酚、焦油类等各种外用制剂。选择用药及用药时间长短应视病情而定。中/强效的糖皮质激素、维生素 D_3 衍生物、他扎罗汀可作为局部治疗的一线药物。

2．物理治疗　可选用窄谱 UVB、光化学疗法（PUVA）、宽谱 UVB、激光等物理治疗手段。治疗时间频率等应视病情而定。窄谱 UVB 是目前国内常用的光疗，可单独使用或与一些外用制剂和（或）系统用药联合应用。可用于各种临床类型的银屑病，但红皮病型和脓疱型银屑病患者慎用。

3．系统用药

（1）维 A 酸类药物：阿维 A 或新体卡松等，选择用药及用药时间长短应当视病情而定。

（2）免疫抑制剂：可选用甲氨蝶呤、环孢素 A 等，选择用药及用药时间长短应当视病情而定。

（3）生物制剂：依那西普是一种注射用重组人Ⅱ型 TNF-α 受体抗体融合蛋白，目前在国内临床应用较多。是否选择该药及用药时间长短应当视病情而定。还可选择英夫利昔单抗和阿达木单抗。

（4）抗感染药物：病原微生物感染是银屑病发病的重要诱因之一，通过应用药物控制感染，可以达到治疗银屑病的目的。主要应用于伴有上呼吸道感染的点滴状银屑病、寻常性银屑病和一些红皮病型、脓疱型银屑病，可选用相应的对溶血性链球菌有效的抗生素或抗菌药物，如青霉素、红霉素、头孢菌素等。选择用药及用药时间长短应当视病情而定。

（5）免疫调节剂：转移因子、胸腺肽等，选择用药及用药时间长短应视病情而定。

（6）中医中药：辨证施治。

4．联合疗法　联合疗法是指两种或两种以上的方法联用，局部治疗经常与光疗或系统治疗联用，从而使各种治疗的不良反应降至最低。光疗也可以与多种生物制剂联合治疗银屑病，提高治疗的有效率。

5．序贯疗法　是指先使用一种强效药物清除皮损，然后改用一种更安全的、弱效的药物来维持治疗。例如，可以先系统使用环孢素 A 清除皮损，然后改为口服维 A 酸药物联合 UVB 作为维持治疗或改为生物制剂。序贯疗法同样可以在局部治疗中应用。钙泊三醇可以与糖皮质激素联用来清除皮损，并且降低前者作为单一治疗时引起的刺激性。之后，糖皮质激素可以逐渐减量至每周 2 次，或直接停用。与此同时，钙泊三醇类药物仍可继续维持使用。

6．其他　健康教育和心理治疗等。

（九）出院标准

1．临床症状好转。

2．没有需要住院处理的并发症。

释义：如果出现并发症，是否需要继续住院处理，由主管医师具体决定。

（十）变异及原因分析

1．对常规治疗效果差，需延长住院时间。

2．伴有其他基础疾病或并发症，需进一步诊断及治疗或转至其他相应科室诊治，延长住院时间，增加住院费用。

释义：

1．微小变异　因为医院检验项目的及时性，不能按照要求完成检查；因为节假日不能按照要求完成检查；患者不愿配合完成相应检查，短期不愿按照要求出院随诊。

2．重大变异　因基础疾病需要进一步诊断和治疗；因各种原因需要其他治疗措施；医院与患者或家属发生医疗纠纷，患者要求离院或转院；不愿按照要求出院随诊而导致入院时间明显延长。

（十一）寻常型银屑病临床路径给药方案

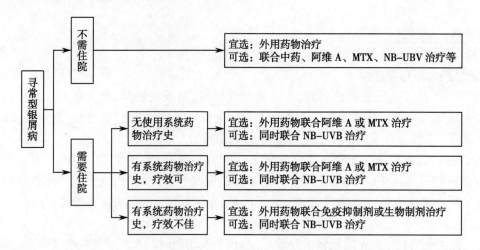

【药学提示】

1. 维 A 酸类药物主要副作用为致畸，育龄女性患者需在知情同意后嘱其停药后 2 年之内避孕。服药期间可有皮肤黏膜干燥症状、皮肤弥漫脱屑及毛发脱落等。长期服用需注意监测血脂、肝功能。

2. MTX 服用过程中注意监测血常规、肝肾功能，同时给予叶酸 5mg qd 口服可减缓恶心贫血等症状。注意 MTX 的累积毒副作用，可根据情况与其他药物交替治疗。

3. 环孢素 A 主要不良反应有肾毒性、高血压、胃肠道反应等。在治疗前和治疗期间均应监测肾功能和血压。庆大霉素、复方磺胺甲基异噁唑、西咪替丁、雷尼替丁、双氯芬酸等药物均与环孢素有协同肾毒性。

4. 生物制剂治疗寻常型银屑病安全性及有效性均高，在使用前需排除患者有结核感染、潜在恶性肿瘤等可能。在使用过程中注意监测有无过敏反应、结核、加重充血性心力衰竭等情况发生。

二、寻常型银屑病临床路径表单

适用对象：第一诊断为寻常型银屑病

患者姓名：_____ 性别：____ 年龄：____ 门诊号：_____ 住院号：_____

住院日期：____年__月__日 出院日期：____年__月__日 标准住院日：10～21天

时间	住院第1天	住院第2天
主要诊疗工作	□ 询问病史及体格检查 □ 完成住院病历 □ 完成初步的病情评估和诊疗方案 □ 患者或其家属签署"告知及授权委托书"	□ 上级医师查房 □ 根据实验室检查的结果，完成病情评估并制订治疗计划 □ 必要时请相关科室会诊 □ 患者或其家属签署"接受药物治疗的知情同意书"（如使用免疫抑制剂者） □ 患者或其家属签署"接受光疗治疗知情同意书" □ 签署"自费用品协议书"、"生物制剂治疗同意书"
重点医嘱	**长期医嘱：** □ 皮肤科护理常规 □ 饮食（根据病情） □ 局部外用药物治疗 □ 物理治疗（必要时） □ 免疫调节剂（必要时） □ 中成药（必要时） **临时医嘱：** □ 血、尿、便常规 □ 肝肾功能、电解质、血糖、血脂、ANA、RF、免疫球蛋白、血沉、抗"O"、C反应蛋白、感染性疾病筛查 □ 胸片、心电图	**长期医嘱：** □ 局部外用药物治疗（视病情） □ 维A酸（视病情） □ 免疫抑制剂（视病情） □ 生物制剂治疗（视病情） □ 保肝治疗（视病情） □ 降脂治疗（视病情） □ 支持治疗 □ 合并症治疗 **临时医嘱：** □ 相关科室会诊（必要时）
病情变异记录	□无 □有，原因： 1. 2.	□无 □有，原因： 1. 2.
医师签名		

时间	住院第3～10天	住院第10～21天 （出院日）
主要诊疗工作	□ 观察血压等 □ 根据患者的病情变化和治疗反应及时调整治疗方案 □ 防治药物的不良反应	□ 上级医师诊疗评估，确定患者是否可以出院 □ 完成出院小结 □ 向患者及其家属交代出院后注意事项，预约复诊日期
重点医嘱	**长期医嘱：** □ 抗生素：根据咽拭子培养及药敏结果用药（有上呼吸道感染者） **临时医嘱：** □ 复查大便常规、血常规、肝肾功能、电解质、血脂	**临时医嘱：** □ 出院带药 □ 门诊随诊
病情变异记录	□无 □有，原因： 1. 2.	□无 □有，原因： 1. 2.
医师签名		

12 关节病型银屑病临床路径

（2016 年版）

一、关节病型银屑病临床路径标准住院流程

（一）适用对象

第一诊断为关节病型银屑病。

关节病型银屑病又称银屑病性关节炎（psoriasis arthritis，PsA），患者除有银屑病损害外，还合并有关节症状和体征。本病发病率约占银屑病患者 2%。

（二）诊断依据

根据《临床诊疗指南 皮肤病与性病分册》（中华医学会编著，人民卫生出版社）、《临床技术操作规范 皮肤病与性病分册》（中华医学会编著，人民军医出版社）、《中国银屑病治疗指南》（中华皮肤科学分会银屑病学组，2008 年）。

1. 多数病例关节炎继发于寻常型银屑病发病之后，或寻常型银屑病多次发病后，症状恶化而发生关节改变，或与脓疱型银屑病或红皮病型银屑病并发。

2. 少数病例（约 10%）银屑病皮损出现在关节炎表现之后。

3. 大小关节均可侵及，典型受累关节为远端指（趾）间关节，颈椎、腰椎、骶髂关节、肘关节、膝关节等关节均可受累。

4. 受累关节红肿、疼痛，重者大关节积液、活动受限，长久以后出现关节强直、畸形损毁。

5. X 线检查可见类似于类风湿性关节炎改变，RF 因子阴性，部分患者 HLA-B27（+）。

6. 病程慢性，关节症状进行性发展。

释义

1. 具有上述关节炎症状且血清类风湿因子阴性，伴有银屑病皮损为诊断本病的主要依据。

2. 伴随皮损多为广泛分布的顽固性蛎壳状银屑病皮损，也可能伴随红皮病型银屑病或脓疱型银屑病皮损。

3. 皮肤病理主要用于皮损不典型病例的鉴别诊断。

（三）治疗方案的选择

根据《临床诊疗指南 皮肤病与性病分册》（中华医学会编著，人民卫生出版社）、《临床技术操作规范 皮肤病与性病分册》（中华医学会编著，人民军医出版社）、《中国银屑病治疗指南》（中华皮肤科学分会银屑病学组，2008 年）。

1. 外用药物治疗。

2. 物理治疗。

3. 系统用药

（1）非甾体类消炎药（NSAIDs）；

（2）免疫抑制剂；

（3）来氟米特；

（4）生物制剂；

（5）维 A 酸类药物；

（6）糖皮质激素；

（7）免疫调节剂；

（8）中医中药。

4. 联合疗法联合疗法是指两种或两种以上的方法联用，局部治疗经常与光疗或系统治疗联用，从而使各种治疗的不良反应降至最低。常用 MTX 与生物制剂联合治疗控制关节病型银屑病，安全性和有效性均较高。

5. 其他健康教育和心理治疗等。

释义：

1. 在治疗皮损的基础上，缓解关节肿痛，保护功能，防止关节畸形损毁是治疗的关键。及时、合理的治疗可减少关节畸形损毁的发生，改善皮损，提高生活质量，减轻患者的社会、心理压力。

2. 治疗过程中与患者沟通并对患者病情进行评估是治疗的重要环节。

3. 应当给予联合、轮换或序贯治疗。同时密切监测药物不良反应。

（四）标准住院日为 10～30 天

释义：根据患者具体情况，住院时间可以低于或高于上述住院天数。

（五）进入路径标准

1. 第一诊断必须符合寻常型银屑病疾病编码。

2. 当患者同时具有其他疾病诊断，但在住院期间不需要特殊处理也不影响第一诊断的临床路径流程实施时，可以进入路径。

释义：患者同时具有其他疾病影响第一诊断的临床路径流程实施时均不适合进入临床路径。

（六）入院第 1 天

1. 必需的检查项目

（1）血常规、尿常规、便常规＋潜血；

（2）血液学检查：肝肾功能、电解质、血糖、血脂、RF、HLA-B27、抗核抗体、抗 ENA、免疫球蛋白、血沉、抗"O"、C 反应蛋白、感染性疾病筛查（乙肝、丙肝、艾滋病、梅毒等）；

（3）X 线胸片、心电图；

（4）受累关节 X 线片。

2. 根据患者病情可选择的检查项目

（1）PPD 试验；肿瘤相关筛查：肿瘤抗原及标志物，选择行 B 超、CT、MRI 检查，消化道钡餐或内镜检查；心脏彩超等（应用生物制剂治疗者）；

（2）肺功能、肺高分辨率 CT（胸片提示间质性肺炎者）、骨扫描（应用阿维 A 出现骨痛者）；

（3）尿妊娠试验（应用阿维 A 等治疗的妇女）；

（4）皮肤组织活检＋病理。

释义：

1. 部分检查可以在门诊完成。

2. 根据病情部分检查可以不进行。

3. 典型皮损可根据临床表现诊断者不需要进行皮肤活检。

4. 如果近期进行了胸部 X 线或胸部 CT 检查且无呼吸系统症状者可以不进行胸部 X 线正侧位片。

（七）住院期间检查项目

必需复查的检查项目：

（1）血常规、尿常规、便常规＋潜血；

（2）肝肾功能、电解质。

（八）治疗药物与方案选择

1. 局部外用用药　皮肤损害依据病情选择润肤剂、角质促成剂、角质松解剂、维生素 D3 衍生物、糖皮质激素、维 A 酸类制剂、地蒽酚、焦油类等各种外用制剂。选择用药及用药时间长短应视病情而定。中 / 强效的糖皮质激素、钙泊三醇、他扎罗汀可作为局部治疗的一线药物。

2. 物理治疗　可选用窄谱 UVB、光化学疗法（PUVA）、宽谱 UVB 等物理治疗手段。治疗时间频率等应视病情而定。窄谱 UVB 是目前国内常用的光疗，可单独使用或与一些外用制剂和（或）系统用药联合应用。可用于各种临床类型的银屑病。皮损为红皮病型和脓疱型银屑病的患者慎用。

3. 系统用药

（1）非甾体类消炎药（NSAIDs）：治疗关节病型银屑病的一线治疗药物，适用于轻中度活动性关节炎者，具有消炎、止痛的作用，对皮损及关节破坏无效，且副作用明显，尤其是胃肠道反应。治疗剂量应个体化，避免同时使用两种以上 NSAIDs。

（2）免疫抑制剂：可选用甲氨蝶呤、环孢素 A、柳氮磺胺吡啶等，选择用药及用药时间长短应当视病情而定。

（3）来氟米特：可改善关节症状，控制银屑病皮损发展，阻止受累关节的放射学进展。

（4）生物制剂：依那西普是一种注射用重组人Ⅱ型 TNF-α 受体抗体融合蛋白，目前在国内临床应用较多，有显著改善关节病型银屑病皮肤和关节的作用，安全性亦较高。还可选择英夫利昔单抗和阿达木单抗。是否选择该类药及用药时间长短应当视病情及患者经济情况而定。

（5）维 A 酸类药物：选用阿维 A，选择用药及用药时间长短应当视病情而定。

（6）糖皮质激素：在关节炎症状急性进展期可系统应用糖皮质激素，但需在使用其他药物无明显效果时，并根据患者全身情况酌情应用。

（7）免疫调节剂：转移因子、胸腺肽等，选择用药及用药时间长短应视病情而定。

（8）中医中药：辨证施治。

4. 联合疗法　联合疗法是指两种或两种以上的方法联用，局部治疗经常与光疗或系统治疗联用，从而使各种治疗的不良反应降至最低。

5. 其他　健康教育和心理治疗等。

（九）出院标准

1. 临床症状好转。

2. 没有需要住院处理的并发症。

释义：如果出现并发症，是否需要继续住院处理，由主管医师具体决定。

（十）变异及原因分析

1. 对常规治疗效果差，需延长住院时间。

2. 伴有其他基础疾病或并发症，需进一步诊断及治疗或转至其他相应科室诊治，延长住院时间，增加住院费用。

释义：

1. 微小变异　因为医院检验项目的及时性，不能按照要求完成检查；因为节假日不能按照要求完成检查；患者不愿配合完成相应检查，短期不愿按照要求出院随诊。

2. 重大变异　因基础疾病需要进一步诊断和治疗；因各种原因需要其他治疗措施；医院与患者或家属发生医疗纠纷，患者要求离院或转院；不愿按照要求出院随诊而导致入院时间明显延长。

（十一）关节病型银屑病临床路径给药方案

【药学提示】

1. NSAIDs 药物不良反应明显，尤其胃肠道副作用，重者可出现消化道溃疡和出血。注意治疗剂量个体化，足量无明显效果再改用另外一种，避免同时使用两种 NSAIDs 药物。

2. MTX 服用过程中注意监测血常规、肝肾功能，同时给予叶酸 5mg qd 口服可减缓恶心贫血等症状。注意 MTX 的累积毒副作用，可根据情况与其他药物交替治疗。

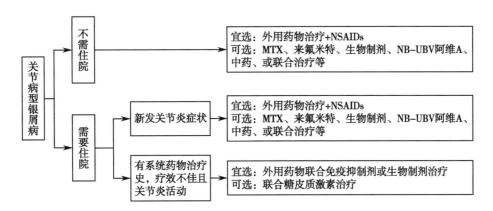

3. 环孢素 A 主要不良反应有肾毒性、高血压、胃肠道反应等。在治疗前和治疗期间均应监测肾功能和血压。庆大霉素、复方磺胺甲基异噁唑、西咪替丁、雷尼替丁、双氯芬酸等药物均与环孢素有协同肾毒性。

4. 生物制剂治疗寻常型银屑病安全性及有效性均高，使用前需排除患者有结核感染、潜在恶性肿瘤等可能。在使用过程中注意监测有无过敏反应、肌痛、结核播散、加重充血性心力衰竭等情况发生。

5. 维 A 酸类药物主要副作用为致畸，育龄女性患者需在知情同意后嘱其停药后 2 年之内避孕。服药期间可有皮肤黏膜干燥症状、皮肤弥漫脱屑及毛发脱落等。长期服用需注意监测血脂、肝功能。

【注意事项】

根据患者寻常型银屑病严重程度、用药史、全身情况、经济情况及患者需求制订个体化治疗方案。

【参考文献】

《临床诊疗指南 皮肤病与性病分册》（中华医学会编著，人民卫生出版社）、《临床技术操作规范 皮肤病与性病分册》（中华医学会编著，人民军医出版社）、《中国银屑病治疗指南》（中华皮肤科学分会银屑病学组，2008 年）。

二、关节病型银屑病临床路径表单

适用对象：第一诊断为关节病型银屑病

患者姓名：＿＿＿＿ 性别：＿＿＿ 年龄：＿＿＿ 门诊号：＿＿＿＿ 住院号：＿＿＿＿

住院日期：＿＿年＿月＿日 出院日期：＿＿年＿月＿日 标准住院日：10～30天

时间	住院第1天	住院第2天
主要诊疗工作	□ 询问病史及体格检查 □ 完成住院病历 □ 完成初步的病情评估和诊疗方案 □ 患者或其家属签署"告知及授权委托书"	□ 上级医师查房 □ 根据实验室检查的结果，完成病情评估并制订治疗计划 □ 必要时请免疫科等相关科室会诊 □ 患者或其家属签署"接受化疗治疗知情同意书"（使用免疫抑制剂者） □ 患者或其家属签署"接受光疗治疗知情同意书" □ 签署"自费用品协议书"、"生物制剂治疗同意书"（使用生物制剂者）
重点医嘱	**长期医嘱：** □ 皮肤科护理常规 □ 饮食（根据病情） □ 局部外用药物治疗 □ 物理治疗（必要时） □ 中成药（必要时） **临时医嘱：** □ 血常规、尿常规、大便常规＋潜血 □ 肝肾功能、电解质、血糖、血脂、ANA、RF、HLA-B27、免疫球蛋白、血沉、抗"O"、C反应蛋白、感染性疾病筛查 □ 胸片、心电图、关节片	**长期医嘱：** □ 局部外用药物治疗（视病情） □ NSAIDs（视病情） □ 免疫抑制剂（视病情） □ 生物制剂治疗（视病情） □ 保肝治疗（视病情） □ 支持治疗 □ 合并症治疗 **临时医嘱：** □ 请免疫科等相关科室会诊（必要时）
病情变异记录	□无 □有，原因： 1. 2.	□无 □有，原因： 1. 2.
医师签名		

时间	住院第3～10天	住院第10～30天（出院日）
主要诊疗工作	□ 观察血压等 □ 根据患者的病情变化和治疗反应及时调整治疗方案 □ 防治药物的不良反应	□ 上级医师诊疗评估，确定患者是否可以出院 □ 完成出院小结 □ 向患者及其家属交代出院后注意事项，预约复诊日期
重点医嘱	**长期医嘱：** □ 抗生素：根据咽拭子培养及药敏结果用药（有上呼吸道感染者） **临时医嘱：** □ 复查大便常规＋潜血、血常规、尿常规、肝肾功能、电解质等	**临时医嘱：** □ 出院带药 □ 门诊随诊
病情变异记录	□无 □有，原因： 1. 2.	□无 □有，原因： 1. 2.
医师签名		

13 脓疱型银屑病临床路径

（2016年版）

一、脓疱型银屑病临床路径标准住院流程

（一）适用对象

第一诊断为脓疱型银屑病，通常指泛发性脓疱型银屑病。

（二）诊断依据

根据《临床诊疗指南 皮肤病与性病分册》（中华医学会编著，人民卫生出版社）、《临床技术操作规范 皮肤病与性病分册》（中华医学会编著，人民军医出版社）、《中国银屑病治疗指南》（中华皮肤科学分会银屑病学组，2013年）。

1. 泛发性脓疱型银屑病

（1）多为急性发病，可在数日至数周内脓疱泛发全身，先有密集的针尖大小的潜在的小脓疱，很快融合成脓糊。

（2）全身各处均可发疹，但以褶皱部及四肢屈侧为多见。有时甲床亦可出现小脓疱，甲板肥厚混浊。

（3）常伴有高热、关节肿痛及全身不适，血常规检查白细胞数增多。

（4）脓疱干涸后出现脱屑，在脱屑后又可出现新发脓疱，病程反复可达数月或更久。

2. 组织病理有辅助诊断价值　基本与寻常型银屑病相同，但棘层上部出现海绵状脓疱，疱内主要为中性粒细胞。真皮层炎症浸润较重，主要为淋巴细胞和组织细胞，有少量中性粒细胞。

3. 严重程度的分类　临床医师在制订合理的治疗方案前，需对银屑病的病情进行严重程度评估。

（三）治疗方案的选择

泛发性脓疱型银屑病的病情较重，可伴有发热等全身症状，大都需要系统治疗。全身症状严重者要注意加强支持疗法、预防并发症的发生，血浆输注有利于缓解病情，改善全身状况。其治疗的目的在于控制病情，延缓向全身发展的进程，减轻皮损及全身症状，稳定病情，减缓复发，尽量避免副作用，提高患者生活质量。

1. 系统药物治疗

（1）维A酸类药物；

（2）免疫抑制剂；

（3）糖皮质激素（其他系统药物不能控制，病情危重甚至危及生命时方考虑使用）；

（4）抗感染药物（伴有感染时）；

（5）免疫调节剂；

（6）中药。

2. 外用药物治疗。

3. 物理治疗。

4. 联合治疗。

5．序贯疗法。

（四）标准住院日为15～28天

（五）进入路径标准

1．第一诊断符合脓疱型银屑病疾病编码。

2．当患者同时具有其他疾病诊断，但在住院期间不需要特殊处理也不影响第一诊断的临床路径流程实施时，可以进入路径。

（六）入院第1天

1．必需的检查项目

（1）血常规、尿常规、便常规＋潜血；

（2）血液学检查：肝肾功能、电解质、血糖、血脂、尿酸、血沉、抗"O"、C反应蛋白、感染性疾病筛查（乙肝、丙肝、艾滋病、梅毒等）、凝血功能；

（3）皮肤活组织病理学检查（必要时）；

（4）X线胸片、心电图、腹部B超。

2．根据患者病情可选择的检查项目

（1）PPD试验；

（2）肿瘤相关筛查：肿瘤抗原及标志物，B超、CT、MRI检查，消化道钡餐或内镜检查；

（3）肺功能、肺高分辨率CT（胸片提示间质性肺炎者）、骨扫描（应用阿维A出现骨痛者）；

（4）尿妊娠试验（应用阿维A等治疗的妇女）。

（七）住院期间检查项目

必须复查的检查项目：

1．血常规、尿常规、便常规；

2．肝肾功能、电解质、血脂。

（八）治疗药物与方案选择

1．局部用药　依据病情选择收敛剂、润肤剂等。选择用药及用药时间长短应视病情而定。

2．物理治疗　脓疱干涸消退后出现寻常型皮损，可酌情选择治疗方案。对于病情顽固或频繁复发的病例，脓疱缓解可采用窄谱中波紫外线（NB-UVB）治疗，一般先从小剂量开始，每周2～3次，逐渐递增光疗剂量，取得满意疗效后可延长光疗间隔进行巩固治疗。

3．系统用药

（1）维A酸类药物：重症或顽固病例常需要系统用药，在无禁忌证的情况下首选阿维A或新体卡松，成人起始剂量为20～30mg/d，可酌情加量至0.8～1.0mg/（kg•d），一般1～2周可达到明显改善病情。具体用药及用药时间长短视病情而定。

（2）免疫抑制剂：在阿维A效果不满意或不耐受时，可选择使用细胞周期抑制剂或免疫抑制剂，常用的有甲氨蝶呤和环孢素，其他还包括吗替麦考酚酯、雷公藤等，选择用药及用药时间长短视病情而定。

（3）生物制剂：文献报告生物制剂对各种脓疱型银屑病有效，常用的有依那西普、英夫利昔单抗和阿达木单抗等。选择该药及用药时间长短应当视病情而定。

（4）抗感染药物：主要用于伴有上呼吸道感染的脓疱型银屑病，如青霉素、红霉素、头孢菌素等。选择用药及用药时间长短应当视病情而定。

（5）中医中药：辨证施治。

（6）糖皮质激素：只有在病情特别严重或趋于衰竭、用其他措施不能有效控制或由于滥用激素诱发的病例，才慎重使用糖皮质激素。这种情况下推荐与阿维A或免疫抑制剂联合治疗，取得满意疗效后首先减少糖皮质激素的用量直至停用。

4．联合疗法　联合疗法是指两种或两种以上的方法联用，局部治疗经常与光疗或系统治疗联用，从而使各种治疗的不良反应降至最低。光疗也可以与多种生物制剂联合治疗银屑病，提高治疗的有效率。

5. 序贯疗法　是指先使用一种强效药物清除皮损，然后改用一种更安全的、弱效的药物来维持治疗。

（九）出院标准

1. 临床症状好转，脓疱干涸。

2. 没有需要住院处理的并发症。

（十）变异及原因分析

1. 对常规治疗效果差，需延长住院时间。

2. 伴有其他基础疾病或并发症，需进一步诊断及治疗或转至其他相应科室诊治，延长住院时间。

释义：

1. 微小变异　因为医院检验项目的及时性，不能按照要求完成检查；因为节假日不能按照要求完成检查；患者不愿配合完成相应检查，短期不愿按照要求出院随诊。

2. 重大变异　因基础疾病需要进一步诊断和治疗；因各种原因需要其他治疗措施；医院与患者或家属发生医疗纠纷，患者要求离院或转院；不愿按照要求出院随诊而导致入院时间明显延长。

二、脓疱型银屑病临床路径表单

适用对象：第一诊断为脓疱型银屑病

患者姓名：_____ 性别：____ 年龄：____ 门诊号：_____ 住院号：_____

住院日期：_____年___月___日 出院日期：_____年___月___日 标准住院日：15～28 天

时间	住院第 1 天	住院第 2 天
主要诊疗工作	□ 询问病史及体格检查 □ 完成住院病历 □ 完成初步的病情评估和诊疗方案 □ 患者或其家属签署告知及授权委托书	□ 上级医师查房 □ 根据实验室检查的结果，完成病情评估并制订治疗计划 □ 必要时请相关科室会诊 □ 患者或其家属签署接受化疗治疗知情同意书（使用免疫抑制剂者） □ 签署自费药物协议书、生物制剂治疗同意书
重点医嘱	**长期医嘱：** □ 皮肤科护理常规 □ 健康教育 □ 饮食（根据病情） □ 局部外用药物治疗 □ 物理治疗（必要时） □ 抗感染治疗（必要时） □ 中成药（必要时） **临时医嘱：** □ 血、尿、便常规 □ 肝肾功能、电解质、血糖、血脂、尿酸、凝血功能 □ 血沉、抗"O"、C 反应蛋白、感染性疾病筛查（必要时） □ 胸片、心电图、腹部 B 超	**长期医嘱：** □ 局部外用药物治疗 □ 维 A 酸类药物（视病情） □ 免疫抑制剂（视病情） □ 生物制剂治疗（视病情） □ 保肝治疗（视病情） □ 降脂治疗（视病情） □ 支持治疗 □ 合并症治疗 **临时医嘱：** □ 相关科室会诊（必要时）
主要护理工作	□ 进行疾病和安全宣教 □ 入院护理评估 □ 制订护理计划 □ 帮助病人完成辅助检查	□ 观察患者病情变化
病情变异记录	□无 □有，原因： 1. 2.	□无 □有，原因： 1. 2.
护士签名		
医师签名		

时间	住院第 3 ~ 14 天	住院第 15 ~ 28 天 （出院日）
主要 诊疗 工作	□ 观察血压等生命体征 □ 根据患者的病情变化和治疗反应及时调整治疗方案 □ 防治药物的不良反应	□ 上级医师诊疗评估，确定患者是否可以出院 □ 完成出院小结 □ 向患者及其家属交代出院后注意事项，预约复诊日期
重点 医嘱	**长期医嘱：** □ 抗生素：根据咽拭子培养及药敏结果用药（有上呼吸道感染者，必要时） **临时医嘱：** □ 复查血常规、尿常规、便常规、肝肾功能、电解质、血脂、血糖	**临时医嘱：** □ 出院带药 □ 健康教育 □ 门诊随诊
主要 护理 工作	□ 观察患者病情变化	□ 通知出院处 □ 帮助患者办理出院手续 □ 出院后疾病指导
病情 变异 记录	□无　□有，原因： 1. 2.	□无　□有，原因： 1. 2.
护士 签名		
医师 签名		

14 红皮病型银屑病临床路径

（2016年版）

一、红皮病型银屑病临床路径标准住院流程

（一）适用对象

第一诊断为红皮病型银屑病。

（二）诊断依据

根据《临床诊疗指南 皮肤病与性病分册》（中华医学会编著，人民卫生出版社）、《临床技术操作规范 皮肤病与性病分册》（中华医学会编著，人民军医出版社）、《中国银屑病治疗指南》（中华皮肤科学分会银屑病学组，2008年）。

1. 既往有明确的银屑病病史，累及体表面积大于90%，临床表现为弥漫性红斑，急性期炎症水肿明显，慢性期表面可附有大量麸皮样或片状鳞屑。

2. 手足皮肤常呈整片的角质剥脱，甲板可呈点状凹陷，亦可变黄、增厚及指甲剥离。

3. 可有发热、畏寒、头痛、全身不适的症状。浅表淋巴结常肿大。

4. 组织病理的诊断价值有限，与寻常型银屑病类似，可见表皮角化不全，棘层肥厚，真皮乳头呈棒状，内有弯曲而扩张的毛细血管。

（三）治疗方案的选择

红皮病型银屑病治疗的目的在于控制病情，减轻红斑、鳞屑等症状；减少复发，尽量降低副作用的发生，提高患者生活质量。治疗时，对患者病情进行评估是重要的环节。应遵循以下治疗原则：①正规：强调使用目前皮肤科学界公认的治疗药物和方法。②安全：各种治疗方法均应当以确保患者的安全为首要。③个体化：在选择治疗方案时，要全面考虑患者的病情、既往治疗史及药物的不良反应等，选择制订治疗方案。

1. 外用药物治疗不同病期，酌情采用收敛剂或润肤剂。

2. 系统药物治疗

（1）维A酸类药物；

（2）免疫抑制剂；

（3）生物制剂；

（4）抗感染药物；

（5）免疫调节剂；

（6）中药。

3. 物理治疗。

4. 联合治疗。

5. 序贯疗法。

6. 其他健康教育和心理治疗等。

（四）标准住院日为21～45天

（五）进入路径标准

1. 第一诊断须符合红皮病型银屑病疾病。

2. 当患者同时具有其他疾病诊断，但在住院期间不需要特殊处理也不影响第一诊断的临床路径流程实施时，可以进入路径。

（六）入院第1天

1. 必需的检查项目

（1）血常规、尿常规、便常规＋潜血；

（2）血液学检查：肝肾功能、电解质、血糖、血脂、血沉、抗"O"、C反应蛋白、感染性疾病筛查（乙肝、丙肝、艾滋病、梅毒等）、凝血功能检查；

（3）X线胸片、心电图、腹部B超；

（4）皮肤活组织病理学检查（必要时）。

2. 根据患者病情可选择的检查项目

（1）若PPD试验；肿瘤相关筛查：肿瘤抗原及标志物，选择行B超、CT、MRI检查，消化道钡餐或内镜检查；心脏彩超等；

（2）尿妊娠试验（应用阿维A等治疗的妇女）。

（七）住院期间检查项目

必须复查的检查项目：

（1）血常规、尿常规、便常规＋潜血；

（2）肝肾功能、电解质、血脂。

（八）治疗药物与方案选择

1. 局部外用药：采用低刺激或无刺激保护剂，如凡士林；或1/8000高锰酸钾溶液或淀粉液沐浴。选择用药及用药时间长短视病情而定。

2. 物理治疗红皮病型银屑病患者慎用，在急性期之后可考虑NB-UVB照射。

3. 系统用药

（1）维A酸类药物：选用阿维A。选择用药及用药时间长短视病情而定。

（2）免疫抑制剂：可选用甲氨蝶呤、环孢素A等，选择用药及用药时间长短视病情而定。

（3）生物制剂：依那西普是一种注射用重组人Ⅱ型TNF-α受体抗体融合蛋白，目前在国内临床应用较多。还可选择英夫利昔单抗和阿达木单抗。是否选择该类药及用药时间长短视病情而定。

（4）抗感染药物：合并或继发感染者。

（5）中医中药：辨证施治。

4. 联合疗法　联合疗法是指两种或两种以上的方法联用，局部治疗经常与系统治疗联用，从而使各种治疗的不良反应降至最低。

5. 序贯疗法　指先使用一种强效药物清除皮损，然后改用一种更安全的、弱效的药物来维持治疗。例如，可以先系统使用环孢素A清除皮损，然后改为口服维A酸药物作为维持治疗。

6. 其他　健康教育和心理治疗等。

（九）出院标准

1. 临床症状好转，基本恢复成正常肤色。

2. 没有需要住院处理的并发症。

（十）变异及原因分析

1. 对常规治疗效果差，需延长住院时间。

2. 伴有其他基础疾病或并发症，需进一步诊断及治疗或转至其他相应科室诊治，延长住院时间，增加住院费用。

释义：

1. 微小变异　因为医院检验项目的及时性，不能按照要求完成检查；因为节假日不能按照要求完成检查；患者不愿配合完成相应检查，短期不愿按照要求出院随诊。

2. 重大变异　因基础疾病需要进一步诊断和治疗；因各种原因需要其他治疗措施；医院与患者或家属发生医疗纠纷，患者要求离院或转院；不愿按照要求出院随诊而导致入院时间明显延长。

二、红皮病型银屑病临床路径表单

适用对象：第一诊断为红皮病型银屑病

患者姓名：_____ 性别：_____ 年龄：_____ 门诊号：_____ 住院号：_____

住院日期：_____年___月___日 出院日期：_____年___月___日 标准住院日：21～45 天

时间	住院第 1 天	住院第 2～7 天
主要诊疗工作	□ 询问病史及体格检查 □ 完成住院病历 □ 完成初步的病情评估和诊疗方案 □ 患者或其家属签署告知及授权委托书（必要时）	□ 上级医师查房 □ 根据实验室检查的结果，完成病情评估并制订治疗计划 □ 患者或其家属签署接受免疫抑制剂治疗知情同意书等 □ 签署自费药物协议书等
重点医嘱	长期医嘱： □ 皮肤科护理常规 □ 优质蛋白饮食 □ 健康教育 □ 局部外用药物治疗 □ 支持对症治疗（视病情） □ 中成药（必要时） 临时医嘱： □ 血、尿、大便常规＋潜血 □ 肝肾功能、电解质、血糖、血脂、凝血功能 □ 胸片、心电图、腹部 B 超 □ 血沉、抗"O"、C 反应蛋白、血培养、感染性疾病筛查、肿瘤标志物筛查（必要时）	长期医嘱： □ 系统使用维 A 酸类药物（视病情） □ 抗炎、免疫调节治疗（视病情） □ 免疫抑制剂（视病情） □ 生物制剂治疗（视病情） □ 合并症治疗（视病情） □ 物理治疗（视病情） 临时医嘱： □ 相关科室会诊（必要时） □ 细菌培养＋药敏（必要时） □ 真菌培养＋药敏（必要时） □ 皮肤活检／病理（必要时） □ 淋巴结活检（必要时）
主要护理工作	□ 进行疾病和安全宣教 □ 入院护理评估 □ 制订护理计划 □ 帮助病人完成辅助检查	□ 观察患者生命体征和病情变化
病情变异记录	□无 □有，原因： 1. 2.	□无 □有，原因： 1. 2.
护士签名		
医师签名		

时间	住院第 8~20 天	住院第 21~45 天 （出院日）
主要 诊疗 工作	□ 根据患者的病情变化和治疗反应及时调整治疗方案 □ 防治药物的不良反应	□ 上级医师诊疗评估，确定患者是否可以出院 □ 完成出院小结 □ 向患者及其家属交代出院后注意事项，预约复诊 　日期
重点 医嘱	**长期医嘱：** □ 抗生素（有感染证据者，必要时） **临时医嘱：** □ 复查便常规＋潜血、血常规、尿常规、肝肾功能、电 　解质、血脂、血糖	**临时医嘱：** □ 出院带药 □ 门诊复诊 □ 健康教育
主要 护理 工作	□ 观察患者病情变化	□ 通知出院处 □ 帮助患者办理出院手续 □ 出院后疾病指导
病情 变异 记录	□无　□有，原因： 1. 2.	□无　□有，原因： 1. 2.
护士 签名		
医师 签名		

15 红皮病临床路径

（2016年版）

一、红皮病临床路径标准住院流程

（一）适用对象

第一诊断为红皮病。

红皮病（Erythroderma）是一种严重的炎症性皮肤病，炎症性红斑面积达到体表面积90%以上。

（二）诊断依据

根据《临床诊疗指南 皮肤病与性病分册》（中华医学会编著，人民卫生出版社）、《临床技术操作规范 皮肤病与性病分册》（中华医学会编著，人民军医出版社）、《中国临床皮肤病学》（赵辩，江苏科学技术出版社）。

1. 皮肤潮红、肿胀、脱屑，炎症性红斑达全身体表面积90%以上，有发热、畏寒、淋巴结肿大等全身症状。

2. 引起红皮病的病因很多，包括：①皮炎、湿疹、银屑病、毛发红糠疹；②落叶性天疱疮、副肿瘤天疱疮、扁平苔藓、皮肌炎、SLE等其他皮肤病；③药疹；④淋巴瘤、白血病、内脏恶性肿瘤；⑤特发性红皮病等。

3. 皮肤一般均有瘙痒症状，掌跖、黏膜、毛发、指甲都可能受累，可合并内脏损害。

4. 由于形成红皮病的病因不同，病程及预后不同。

5. 红皮病是一种炎症的全身性疾病，需合理、积极的治疗。

6. 红皮病组织病理常呈非特异性改变，但有时可呈现出某些原发疾病特点，可作为发现原发疾病的重要线索。

释义：

1. 红皮病诊断不难，重点在寻找红皮病病因，需要详细询问患者病史和完善检查，对原因不明者要进行长期随访。

2. 红皮病患者应做皮肤病理，对病因有提示或排除作用。

（三）治疗方案的选择

根据《临床诊疗指南 皮肤病与性病分册》（中华医学会编著，人民卫生出版社）、《临床技术操作规范 皮肤病与性病分册》（中华医学会编著，人民军医出版社）、《中国临床皮肤病学》（赵辩，江苏科学技术出版社）。

1. 病因治疗。

2. 支持治疗。

3. 症状治疗。

4. 并发症治疗。

释义：

1. 病因明确者，针对病因治疗。药物过敏要停掉可疑致敏药物，积极抗过敏治疗；银屑病性红皮病可应用阿维 A、MTX、糖皮质激素等；恶性肿瘤采取手术、放疗、化疗治疗；继发于其他皮肤病者进行相应的原发病治疗。

2．要补充液体，保持水、电解质平衡，补充营养和多种维生素，特别要保证摄入足够蛋白质和热量。

3．最好住院治疗，有条件尽量住单人病房，加强皮肤护理，避免经皮肤感染。

4．皮肤黏膜外用药物以保护、止痒、消炎为原则，避免使用刺激性外用药。

5．继发感染时常见并发症，密切观察病情变化，有感染征象时尽快完善病原学检查，尽早应用敏感抗生素抗感染治疗。

6．出现肺炎、肝肾功能损伤、心衰等并发症时及时请相关科室会诊，积极治疗。

（四）标准住院日为 20～30 天

释义：根据患者具体情况，住院时间可以低于或高于上述住院天数。

（五）进入路径标准

1．第一诊断必须符合红皮病疾病编码。

2．当患者同时具有其他疾病诊断，但在住院期间不需要特殊处理也不影响第一诊断的临床路径流程实施时，可以进入路径。

释义：患者同时具有其他疾病影响第一诊断的临床路径流程实施时均不适合进入临床路径。

（六）入院第 1 天

1．必需的检查项目

（1）血常规、尿常规、便常规＋潜血；

（2）血液学检查：肝肾功能、电解质、血糖、血脂、IgE、免疫球蛋白、血沉、抗"O"、C 反应蛋白、抗核抗体、感染性疾病筛查（乙肝、丙肝、艾滋病、梅毒等）；

（3）皮肤活组织病理学检查；

（4）X 线胸片、心电图、肝胆胰脾双肾 Bus。

2．根据患者病情可选择的检查项目

（1）肿瘤相关筛查：肿瘤抗原及标志物，选择行 B 超、CT、MRI 检查，消化道钡餐或内镜检查；心脏彩超等；

（2）肺功能、肺高分辨率 CT；

（3）血培养、分泌物培养；

（4）血涂片、基因重排、免疫荧光等。

释义：

1．部分检查可以在门诊完成。

2．根据病情部分检查可以不进行。

（七）住院期间检查项目

必须复查的检查项目：

1．血常规、尿常规、便常规＋潜血；

2．肝肾功能、电解质。

（八）治疗药物与方案选择

1．病因治疗。

2．支持治疗。

3．症状治疗。

4．并发症治疗。

释义：

1．病因明确者，针对病因治疗。药物过敏要停掉可疑致敏药物，积极抗过敏治疗；银屑病性红皮病可应用阿维 A、MTX、糖皮质激素等；恶性肿瘤采取手术、放疗、化疗治疗；继发于其他皮肤病者进行相应的原发病治疗。

2．要补充液体，保持水、电解质平衡，补充营养和多种维生素，特别要保证摄入足够蛋白质和热量。

3．最好住院治疗，有条件尽量住单人病房，加强皮肤护理，避免经皮感染。

4．皮肤黏膜外用药物以保护、止痒、消炎为原则，避免使用刺激性外用药。

5．继发感染时常见并发症，密切观察病情变化，有感染征象时尽快完善病原学检查，尽早应用敏感抗生素抗感染治疗。

6．出现肺炎、肝肾功能损伤、心衰等并发症时及时请相关科室会诊，积极治疗。

（九）出院标准

1．临床症状好转。

2．没有需要住院处理的并发症。

释义：如果出现并发症，是否需要继续住院处理，由主管医师具体决定。

（十）变异及原因分析

1．对常规治疗效果差，需延长住院时间。

2．伴有其他基础疾病或并发症，需进一步诊断及治疗或转至其他相应科室诊治，延长住院时间，增加住院费用。

释义：

1．微小变异　因为医院检验项目的及时性，不能按照要求完成检查；因为节假日不能按照要求完成检查；患者不愿配合完成相应检查，短期不愿按照要求出院随诊。

2．重大变异　因基础疾病需要进一步诊断和治疗；因各种原因需要其他治疗措施；医院与患者或家属发生医疗纠纷，患者要求离院或转院；不愿按照要求出院随诊而导致入院时间明显延长。

（十一）红皮病临床路径给药方案

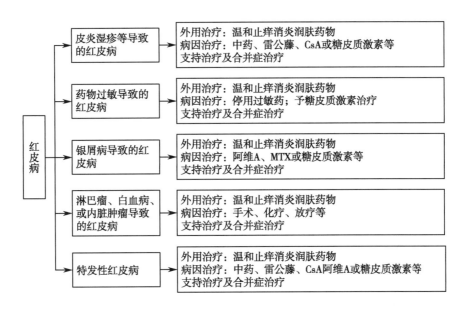

【药学提示】

1．维 A 酸类药物主要副作用为致畸，育龄女性患者需在知情同意后嘱其停药后 2 年之内避孕。服药期间可有皮肤黏膜干燥症状、皮肤弥漫脱屑及毛发脱落等。长期服用需注意监测血脂、肝功能。

2．MTX 服用过程中注意监测血常规、肝肾功能，同时给予叶酸 5mg qd 口服可减缓恶心贫血等症状。注意 MTX 的累积毒副作用，可根据情况与其他药物交替治疗。

3．环孢素 A 主要不良反应有肾毒性、高血压、胃肠道反应等。在治疗前和治疗期间均应监测肾功能和血压。庆大霉素、复方磺胺甲噁唑、西咪替丁、雷尼替丁、双氯芬酸等药物均与环孢素有协同肾毒性。

4. 糖皮质激素使用过程中需密切监测有无感染、高血糖、高血压、低钾、水钠潴留、消化道出血或溃疡等副作用的发生,并在使用激素治疗过程注意补钾补钙保护胃黏膜。

5. 雷公藤使用时注意监测血常规、肝肾功能,注意其对女性月经及青少年性腺发育的影响。

【参考文献】

《临床诊疗指南 皮肤病与性病分册》(中华医学会编著,人民卫生出版社)、《临床技术操作规范 皮肤病与性病分册》(中华医学会编著,人民军医出版社)、《中国临床皮肤病学》(赵辩,江苏科学技术出版社)。

二、红皮病临床路径表单

适用对象：第一诊断为红皮病

患者姓名：_____ 性别：_____ 年龄：_____ 门诊号：_____ 住院号：_____

住院日期：_____年___月___日 出院日期：_____年___月___日 标准住院日：20～30 天

时间	住院第 1 天	住院第 2 天
主要诊疗工作	□ 询问病史及体格检查 □ 完成住院病历 □ 完成初步的病情评估和诊疗方案 □ 患者或其家属签署"告知及授权委托书"	□ 上级医师查房 □ 根据实验室检查的结果,完成病情评估,判断红皮病病因并制订治疗计划 □ 必要时请相关科室会诊 □ 患者或其家属签署"接受激素治疗知情同意书" □ 患者或其家属签署"接受免疫抑制剂治疗知情同意书" □ 患者或其家属签署"接受化疗治疗知情同意书"
重点医嘱	**长期医嘱:** □ 皮肤科护理常规 □ 饮食(根据病情) □ 局部外用药物治疗 □ 物理治疗(必要时) □ 激素或免疫抑制剂(必要时) □ 中成药(必要时) **临时医嘱:** □ 血、尿、大便常规＋潜血 □ 肝肾功能、电解质、血糖、血脂、ANA、RF、免疫球蛋白、血沉、抗"O"、C 反应蛋白、感染性疾病筛查 □ 胸片、心电图、腹部 B 超 □ 皮肤病理	**长期医嘱:** □ 局部外用药物治疗(视病情) □ 维 A 酸(视病情) □ 免疫抑制剂(视病情) □ 激素治疗(视病情) □ 支持治疗 □ 合并症治疗 **临时医嘱:** □ 相关科室会诊(必要时)
病情变异记录	□无 □有,原因: 1. 2.	□无 □有,原因: 1. 2.
医师签名		

时间	住院第3~20天	住院第20~30天 （出院日）
主要 诊疗 工作	□ 观察体温、血压等生命体征 □ 根据患者的病情变化和治疗反应及时调整治疗 　方案 □ 防治药物的不良反应	□ 上级医师诊疗评估，确定患者是否可以出院 □ 完成出院小结 □ 向患者及其家属交代出院后注意事项，预约复诊 　日期
重点 医嘱	**长期医嘱：** □ 抗生素：根据咽拭子培养及药敏结果用药（有上呼 　吸道感染者） **临时医嘱：** □ 复查便常规＋潜血、血常规、肝肾功能、电解质等	**临时医嘱：** □ 出院带药 □ 门诊随诊
病情 变异 记录	□无　□有，原因： 1. 2.	□无　□有，原因： 1. 2.
医师 签名		

16 寻常型天疱疮临床路径

（2009 年版）

一、寻常型天疱疮临床路径标准住院流程

（一）适用对象

第一诊断为寻常型天疱疮。

（二）诊断依据

根据《临床诊疗指南 皮肤病与性病分册》（中华医学会编著，人民卫生出版社），《临床技术操作规范 皮肤病与性病分册》（中华医学会编著，人民军医出版社）。

1. 外观正常的皮肤发生松弛性水疱和大疱，Nikolsky 征阳性。

2. 常伴发口腔黏膜损害。

3. 病理 伴有棘层松解的表皮内水疱。

4. 直接免疫荧光 IgG 沉积于表皮细胞间。

5. 血清间接免疫荧光 天疱疮抗体阳性。

（三）治疗方案的选择

根据《临床诊疗指南 皮肤病与性病分册》（中华医学会编著，人民卫生出版社），《临床技术操作规范 皮肤病与性病分册》（中华医学会编著，人民军医出版社）。

1. 糖皮质激素为首选药物。

2. 免疫抑制剂。

3. 大剂量静脉丙种球蛋白。

4. 血浆交换疗法。

5. 抗菌药物。

6. 支持疗法。

7. 创面处理。

（四）标准住院日为 15～28 天

（五）进入路径标准

1. 第一诊断必须符合寻常型天疱疮疾病编码。

2. 当患者同时具有其他疾病诊断，但在住院期间不需要特殊处理也不影响第一诊断的临床路径流程实施时，可以进入路径。

（六）入院第 1 天

1. 必需的检查项目

（1）血常规、尿常规、便常规及潜血；

（2）肝肾功能、电解质、血糖、血脂、免疫球蛋白、感染性疾病筛查（乙肝、丙肝、梅毒、艾滋病等）；

（3）皮肤活组织病理学检查及直接免疫荧光法、血清间接免疫荧光法检测天疱疮抗体及滴度；

（4）创面细菌培养及药敏试验；

（5）胸片、心电图。

2．根据患者病情选择

肿瘤筛查：肿瘤抗原全套、B超、内镜及其他影像学检查如CT或MRI（胸腔、腹腔、盆腔、后腹膜等）。

（七）药物选择与使用时机

1．糖皮质激素　为首选药物，可选择泼尼松、泼尼松龙、甲泼尼龙、地塞米松等，用药时间视病情而定。

2．免疫抑制剂　选择硫唑嘌呤、环磷酰胺、甲氨蝶呤及环孢素等，用药时间视病情而定。

3．大剂量静脉丙种球蛋白，用药时间为3～5天。

4．血浆交换疗法，每周1～2次。

5．局部药物　抗菌药物溶液和（或）软膏、糖皮质激素软膏等，用药时间视病情而定。

6．选择用药：

（1）糖皮质激素的辅助用药，如止酸、胃黏膜保护剂、降糖、降压药物等；

（2）抗生素：按照《抗菌药物临床应用指导原则》（卫医发〔2004〕285号）执行，根据创面培养及药敏结果选用，用药时间视病情而定；

（3）抗真菌药物：必要时使用，用药时间视病情而定。

7．支持治疗，注意纠正低蛋白血症、保持水电解质和酸碱平衡。

（八）住院期间检查项目

1．必须复查的检查项目

（1）血常规、尿常规、便常规及潜血；

（2）肝肾功能、电解质、血糖、血清间接免疫荧光查天疱疮抗体滴度；

（3）创面细菌培养及药敏试验。

2．根据患者病情选择　痰液细菌培养及药敏试验（继发肺部感染者）、痰液/粪便真菌涂片及培养（肺部/肠道二重感染者）。

（九）出院标准

1．皮疹控制：无新发水疱、糜烂面好转无感染。

2．糖皮质激素可改为口服。

3．没有需要住院处理的并发症。

（十）变异及原因分析

1．对常规治疗效果差者，需适当延长住院时间。

2．继发严重感染者（如败血症等）。

3．出现应用糖皮质激素、免疫抑制剂引起的并发症，需要进行相关的治疗。

4．伴恶性肿瘤，转至其他相应科室诊治。

二、寻常型天疱疮临床路径表单

适用对象：第一诊断为寻常型天疱疮

患者姓名：_____ 性别：_____ 年龄：_____ 门诊号：_____ 住院号：_____

住院日期：_____年___月___日 出院日期：_____年___月___日 标准住院日：15～28 天

时间	住院第 1 天	住院第 2~6 天
主要诊疗工作	□ 询问病史及体格检查 □ 完成病历 □ 签署告知及授权委托书、接受糖皮质激素治疗知情同意书、病危通知书（重症者）	□ 上级医师查房，完善诊疗计划和抢救措施 □ 根据辅助检查的结果，完成病情评估并制订治疗计划 □ 签署自费用品协议书、输血治疗同意书（必要时） □ 观察生命体征及皮疹变化 □ 患者或其家属签署接受化疗知情同意书（必要时） □ 请相关科室会诊（必要时）
重点医嘱	**长期医嘱：** □ 皮肤科护理常规 □ 饮食：视情况 □ 支持治疗（必要时） □ 局部治疗、口腔护理（有黏膜损害者） **临时医嘱：** □ 血常规、尿常规、便常规 □ 肝肾功能、电解质、血糖、血脂、免疫球蛋白、感染性疾病筛查 □ 皮肤病理活检及直接免疫荧光 □ 天疱疮抗体及滴度 □ 胸片、心电图 □ 必要时肿瘤抗原及标志物、B 超、内镜、CT 或 MRI	**长期医嘱：** □ 糖皮质激素 □ 胃黏膜保护剂 □ 免疫抑制剂（必要时） □ 丙种球蛋白（必要时） □ 血浆交换疗法（必要时） □ 抗生素（必要时） **临时医嘱：** □ 白蛋白 / 血浆（必要时）
主要护理工作	□ 进行疾病和安全宣教 □ 入院护理评估 □ 口腔护理 □ 制订护理计划，填写护理记录 □ 指导病人到相关科室进行检查	□ 观察患者病情变化 □ 创面及腔口护理 □ 病危者记 24 小时出入液量
病情变异记录	□无 □有，原因： 1. 2.	□无 □有，原因： 1. 2.
护士签名		
医师签名		

时间	住院第 7~14 天	住院第 15~28 天 （出院日）
主要 诊疗 工作	□ 上级医师查房 □ 注意观察生命体征及皮疹变化，及时调整治疗方案 □ 观察并处理治疗药物的不良反应	□ 观察疗效，观察和处理药物的不良反应 □ 上级医师评估患者可否出院 □ 完成出院小结 □ 向患者及其家属交代出院后注意事项，预约复诊日期
重点 医嘱	**长期医嘱：** □ 糖皮质激素调整剂量 □ 调整免疫抑制剂（必要时） □ 停用／调整抗生素（根据病情） □ 局部治疗 **临时医嘱：** □ 复查血常规、尿常规、大便常规、肝肾功能、电解质、血糖 □ 血清间接免疫荧光查天疱疮抗体滴度 □ 复查创面细菌培养及药敏试验	**临时医嘱：** □ 出院带药
主要 护理 工作	□ 观察患者病情变化 □ 创面及腔口护理 □ 病危者记 24 小时出入液量	□ 指导患者办理出院手续 □ 出院后疾病指导
病情 变异 记录	□无　□有，原因： 1. 2.	□无　□有，原因： 1. 2.
护士 签名		
医师 签名		

17 白癜风临床路径

（2016年版）

一、白癜风临床路径标准门诊流程

（一）适用对象

第一诊断为白癜风（不伴有并发症）。

白癜风是一种获得性色素异常性疾病。

（二）诊断依据

根据《临床诊疗指南 皮肤病与性病分册》（中华医学会编著，人民卫生出版社）、《临床技术操作规范 皮肤病与性病分册》（中华医学会编著，人民军医出版社）、《白癜风治疗共识》（中国中西医结合学会皮肤性病专业委员会，中华皮肤科杂志）。

1. 白癜风为后天获得性色素脱失性皮肤病，一般无自觉症状。

2. 白斑常呈乳白色，大小、形态不一，毛发可正常或变白。

3. 白癜风分为寻常型和节段型。寻常型皮损一般对称分布，可局限于某些部位或散发、泛发全身，故寻常型又分为局限型、散发型、泛发型和肢端型四个亚型。节段型一般为单侧，白斑沿某一皮神经节支配区分布。

4. 白癜风根据病情活动与否分为两期进展期和稳定期。进展期为原白斑仍在扩大，边界模糊，并且可有新发皮损，可有同形反应；稳定期为原白斑停止发展，并且无新发皮损，无同形反应。

5. 白癜风根据皮损的色素脱失情况可以分为两类完全性白斑和不完全性白斑，前者色素脱失完全，病变处黑素细胞消失，后者脱色不完全，白斑中有色素减退点。

（三）治疗方案的选择

1. 局部外用药 外用糖皮质激素制剂或钙调磷酸酶抑制剂、补骨脂素、氮芥酊。

2. 光疗或光化学治疗。

3. 手术治疗 表皮或黑素细胞移植。

4. 系统使用免疫调节药物。

5. 系统小剂量糖皮质激素。

6. 中医中药，辨证施治。

释义：外用强效糖皮质激素制剂适用于局限型、非颜面部位皮损的儿童和成人患者，连用不超过3个月，亦可间断使用 。糠酸莫米松制剂是儿童的首选药物。外用的钙调磷酸酶抑制剂用于成年人和儿童头颈部和皮肤薄嫩部位。建议每日2次，至少持续6个月。联合光疗可提高疗效。活动性播散型白癜风或当白斑病变超过15%～20% 表面积时可用全身性窄波 UVB 治疗。如果光疗持续3个月后无复色或6个月后疗效不满意（复色面积<25%）则应停止治疗。如有持续复色发生则需要坚持光疗，或在最大剂量上持续1或2年。手术可用于药物治疗失败的 SV 或其他局限型白癜风患者。应根据疾病的临床类型和分期选择治疗方式，必要时可以根据情况进行联合治疗，以提高复色率，并减少不良

反应的发生。

（四）进入路径标准

1. 第一诊断必须符合白癜风（不伴有并发症）疾病编码。

2. 当患者同时具有其他疾病诊断，但在不需要特殊处理也不影响第一诊断的临床路径流程实施时，可以进入路径。

释义：

1. 患者同时具有其他疾病影响第一诊断的临床路径流程实施时均不适合进入临床路径。

2. 白癜风患者同时并发甲状腺疾病、免疫性疾病时需在相关科室治疗后进入临床路径。

（五）就诊期间检查项目

根据患者病情选择的项目：

1. 伍德灯。

2. 血常规。

3. 甲状腺相关抗体。

4. 自身抗体过筛。

5. 免疫球蛋白、T 细胞亚群等。

6. 环钻活检。

7. 真菌镜检。

释义：甲状腺相关抗体包括抗甲状腺过氧化物酶（TPO），抗甲状腺球蛋白抗体、促甲状腺激素（TSH）和其他相关抗体的检测。如患者既往史、家族史和（或）实验室检查强烈怀疑自身免疫性疾病需完善必要的自身抗体检测。在诊断存疑的情况下可以完善真菌镜检和皮肤活检等检测，根据检测结果进一步鉴别诊断。

（六）治疗方案与药物选择

1. 治疗原则

（1）进展期白癜风：

1）寻常型：

A. 局限型：可外用糖皮质激素（简称激素）或钙调磷酸酶抑制剂（他克莫司、吡美莫司）等，也可外用低浓度的光敏药，如浓度 <0.1% 的 8- 甲氧补骨脂素（8-MOP）；局部光疗可选窄谱中波紫外线（NB—UVB）、308nm 准分子激光及准分子光、高能紫外光等。

B. 散发型、泛发型和肢端型：光疗及局部外用药治疗参考进展期局限型。严重者可考虑系统用糖皮质激素。此外可酌情选用中医中药和免疫调节剂。

2）节段型：参考进展期局限型治疗。

（2）稳定期白癜风：

1）寻常型：

A. 局限型：外用光敏剂（8-MOP 等）、激素、氮芥、钙调磷酸酶抑制剂、维生素 D3 衍生物等；自体表皮移植及黑素细胞移植；局部光疗参考进展期局限型或光化学疗法。

B. 散发型、泛发型和肢端型：光疗或光化学疗法，如 NB—UVB, PUVA 等；中医中药；自体表皮移植或黑素细胞移植（暴露部位或患者要求的部位）。局部外用药治疗参考稳定期局限型。

2）节段型：自体表皮移植或黑素细胞移植，包括自体表皮片移植，微小皮片移植，刃厚皮片移植，自体非培养表皮细胞悬液移植，自体培养黑素细胞移植等。其他参考稳定期局限型治疗。

2. 其他辅助治疗方法　避免暴晒、外伤、紧张、接触化学脱色剂等。暴露部位必要时可用遮盖剂；补充维生素 B、维生素 E 等。

3. 治疗中注意事项

（1）注意教育患者对本病有一个正确认识，告诉其本病为慢性过程，需坚持治疗。此外，任何疗法有效率均有限。

（2）进展期应当慎用有刺激性的外涂药，如：补骨脂素、氮芥等。应用光疗或光化学疗法时，注意防止可能的副作用。

（3）用系统糖皮质激素疗法时，注意其副作用，疗程不宜过长。

（4）儿童白癜风使用光疗及光化学疗法应慎重。

（七）病情变异及原因分析

分析是否祛除可疑诱因，是否按医嘱规律治疗，是否合并有其他基础疾病如自身免疫病等，可根据分析结果判断是否需要进一步对患者检查、诊断及治疗或到其他相应科室诊治。

释义：

1. 微小变异　因为医院检验项目的及时性，不能按照要求完成检查；因为节假日不能按照要求完成检查；患者不愿配合完成相应检查，或不能遵医嘱配合治疗。

2. 重大变异　因基础疾病需要进一步诊断和治疗；因各种原因需要其他治疗措施；医院与患者或家属发生医疗纠纷，患者要求离院或转院。

（八）白癜风临床路径给药方案

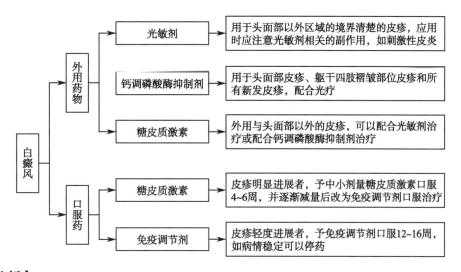

【用药选择】

治疗时需要考虑病情、发病部位、年龄、基础疾病（特别是自身免疫性疾病）、已使用的药物，以及主观和客观的因素。

【药学提示】

1. 系统应用糖皮质激素可以引起相应的副作用，如血糖血压升高，传染病灶播散等。需要询问病史及完成体格检查，用药前除外相关疾病的可能。

2. 儿童应用系统治疗药物需按照体重减少用药剂量。

3. 外用光敏剂有引起刺激性皮炎的可能，必要时可以稀释光敏剂，降低其浓度。

【注意事项】

1. 进展期外用糖皮质激素治疗面积应<10%，应慎用有刺激性的外涂药，如：补骨脂素、氮芥等。

2. 儿童白癜风使用激素、光疗及光化学疗法应慎重。

3. 对多种治疗无效，白斑面积>80%的患者，可以推荐脱色治疗。

4. 本病治疗疗程较长，需加强患者教育，提高其用药及治疗的依从性。

二、白癜风临床路径表单

适用对象：第一诊断为白癜风

患者姓名：_____ 性别：_____ 年龄：_____ 门诊号：_____

初诊日期：_____年___月_____日 标准门诊治疗时间：6～12个月

时间	门诊第1天	门诊1个月后随访	门诊2个月后随访
主要诊疗工作	□ 询问病史及体格检查 □ 完成首次门诊病史 □ 开具化验单及辅助检查申请单 □ 完成初步的病情评估和治疗方案 □ 与患者或家属谈话明确诊疗计划 □ 患者或其家属签署接受光疗或光化学疗法治疗知情同意书（必要时） □ 患者或其家属签署接受自体表皮移植治疗知情同意书（必要时） □ 患者或其家属签署接受糖皮质激素治疗知情同意书（必要时）	□ 询问病史及体格检查 □ 根据体检、实验室检查结果，完成病情评估并制订治疗计划	□ 注意观察皮疹变化 □ 根据患者的病情变化及对治疗的反应及时调整治疗方案
重点医嘱	门诊医嘱： □ 外用：糖皮质激素、补骨脂素、维生素 D_3 衍生物，免疫调节剂 □ 局部光疗或光化学疗法 □ 自体表皮或黑素细胞移植（稳定期） □ 系统小剂量糖皮质激素：甲泼尼龙／泼尼龙，口服（必要时） □ 血常规、肝肾功能、电解质、血糖、甲状腺相关抗体、抗体过筛或淋巴细胞亚群（有条件时） □ 中医中药 □ 告诉注意事项	门诊医嘱： □ 调整局部光疗或光化学疗法 □ 系统用免疫调节剂（转移因子，胸腺肽等）（必要时） □ 系统小剂量糖皮质激素：甲泼尼龙／泼尼龙，口服（必要时） □ 保胃药 □ 血尿常规等 □ 外用：糖皮质激素、补骨脂素、维生素 D3 衍生物（钙泊三醇，他卡西醇），免疫调节剂（如他克莫司或吡美莫司） □ 告诉注意事项	门诊医嘱： □ 调整局部光疗或光化学疗法 □ 调整系统小剂量糖皮质激素：甲泼尼龙／泼尼龙，口服（必要时） □ 血尿常规 □ 告诉注意事项
病情变异记录	□无 □有,原因： 1. 2.	□无 □有,原因： 1. 2.	□无 □有,原因： 1. 2.
医师签名			

时间	门诊 3 个月后随访	门诊 4 个月后随访	门诊 6 个月后随访
主要诊疗工作	□ 注意观察皮疹变化及时调整治疗方案 □ 防治治疗药物的不良反应	□ 注意观察皮疹变化及时调整治疗方案 □ 防治治疗药物的不良反应	□ 进行诊疗评估，及时调整治疗方案，确定患者是否可以停止某些治疗 □ 防治治疗药物的不良反应
重点医嘱	门诊医嘱： □ 糖皮质激素：剂量调整或停药（必要时） □ 局部治疗：根据皮疹变化调整用药及光疗或光化学疗法 □ 复查血常规、肝肾功能、电解质，尿、粪常规等	门诊医嘱： □ 糖皮质激素：剂量调整或停药（必要时） □ 局部治疗：根据皮疹变化调整用药 □ 自体表皮或黑素细胞移植（病情稳定至少 6 个月以上） □ 尿、粪常规等	门诊医嘱： □ 糖皮质激素：剂量调整（可停止） □ 局部治疗：根据皮疹变化调整用药 □ 局部光疗或光化学疗法（可酌情停止） □ 血常规、尿、粪常规等 □ 复查肝肾功能、电解质（必要时）
病情变异记录	□无　□有，原因： 1. 2.	□无　□有，原因： 1. 2.	□无　□有，原因： 1. 2.
医师签名			

18 寻常痤疮临床路径

（2016 年版）

一、寻常痤疮临床路径标准门诊流程

（一）适用对象

第一诊断为寻常痤疮（不伴有并发症）。

（二）诊断依据

根据《临床诊疗指南 皮肤病与性病分册》（中华医学会编著，人民卫生出版社）、《临床技术操作规范 皮肤病与性病分册》（中华医学会编著，人民军医出版社）。

1. 好发于青春期人群，好发于面部、上胸、背及肩部等皮脂溢出部位。

2. 基本损害为圆锥形丘疹，又称粉刺，分为开放性的黑头粉刺和闭合性的白头粉刺，同时伴有炎症损害如炎性丘疹、脓疱、结节、囊肿等。

3. 一般无自觉症状，可有轻微痒、痛，病情时轻时重，呈慢性过程，可遗留色素沉着、瘢痕。

根据痤疮皮损性质及严重程度可将痤疮分为三度 4 级：

1 级（轻度）：仅有粉刺；

2 级（中度）：除粉刺外还有炎性丘疹；

3 级（中度）：除有粉刺、炎性丘疹外还有脓疱；

4 级（重度）：除有粉刺、炎性丘疹及脓疱外还有结节、囊肿或瘢痕。

（三）治疗方案的选择

根据《临床治疗指南 皮肤病与性病分册》（中华医学会编著，人民卫生出版社）、《临床技术操作规范 皮肤病与性病分册》（中华医学会编著，人民军医出版社）、《中国痤疮治疗指南》（中国医师协会皮肤科医师分会，2008 年）。

1. 局部治疗。

2. 系统治疗（抗生素治疗、维 A 酸治疗、激素治疗）。

3. 物理治疗。

4. 中医中药。

（四）进入路径标准

1. 第一诊断必须符合寻常痤疮（不伴有并发症）疾病编码。

2. 当患者同时具有其他疾病诊断，但不需要特殊处理也不影响第一诊断的临床路径流程实施时，可以进入路径。

（五）治疗方案与药物选择

1. 局部治疗 外用维 A 酸类药物、过氧苯甲酰、抗生素、壬二酸、二硫化硒等，用药时间视病情而定。

2. 系统治疗

（1）抗生素治疗：应首选四环素类，其次大环内酯类，疗程 6～12 周。其他如甲硝唑也可酌情使用，

但 β- 内酰胺类和喹诺酮类抗菌药物不宜选择。

（2）维 A 酸治疗：主要是口服异维 A 酸，通常用于重度患者，也可用于其他方法治疗无效的中度痤疮患者。每日剂量取决于患者体重，疗程视病情。须向患者说明异维 A 酸可能引起的不良反应如皮肤黏膜干燥、肝功能异常、血脂异常、致畸性等。

（3）激素治疗：可选择复方醋酸环丙酮片、醋酸环丙氯地孕酮等，应当根据患者月经周期服用，疗程 3～4 个月或视病情而定。抗雄激素药物也可选择螺内酯。口服雌激素类制剂及螺内酯主要用于女性患者。糖皮质激素主要用于严重的结节囊肿性痤疮、暴发性痤疮或聚合性痤疮的病情进展期，多采用小剂量短期使用。也可结节和（或）囊肿内注射糖皮质激素。

3. 物理治疗　光法包括单纯蓝光（415nm）、蓝光与红光（630nm）联合疗法、红光加 5- 氨基酮戊酸（5-ALA）光动力疗法等，其中光动力疗法需要一定的设备，且主要用于重度痤疮或结节囊肿性痤疮；激光疗法如 1450nm 激光、强脉冲光（IPL）、脉冲染料激光等；粉刺挑除。治疗时间视病情而定。

4. 中医治疗　辨证论治，随症加减。

（六）门诊检查项目

根据患者病情选择的项目：

1. 病原检测　患者可进行蠕形螨、马拉色菌等病原菌学检查，以利于鉴别诊断，有条件可监测痤疮丙酸杆菌的耐药性，指导临床合理应用。

2. 内分泌检查　女性痤疮患者如同时伴有皮脂溢出、多毛、月经稀发过少或闭经、不孕等，可检测性激素水平，必要时需排除多囊卵巢综合征等。

3. 服药后安全性监测　拟行异维 A 酸系统治疗者，在开始治疗前应当进行肝功能和血脂检查，并在治疗后每 2～4 周复查。

（七）临床治愈标准

临床症状消失，原有皮损基本消退，无新发皮损，临床疗效指数≥90%。

（八）变异及原因分析

1. 对门诊常规治疗效果差者，可酌情住院治疗。

2. 伴有其他基础疾病或并发症，需进一步诊断及治疗或转至其他相应科室诊治，延长住院时间，增加住院费用。

二、寻常痤疮临床路径表单

适用对象：第一诊断为寻常痤疮

患者姓名：_____ 性别：____ 年龄：____ 门诊号：_____ 初诊日期：_____年____月____日

第一次复诊日期：_____年____月____日 第二次复诊日期：_____年____月____日

第三次复诊日期：_____年____月____日 标准治疗时间：6~12周

时间	初诊第1天	门诊第2~3周
主要诊疗工作	□ 询问病史及体格检查 □ 完成门诊初诊病历 □ 完成病情评估和治疗方案 □ 向患者或其家属交代注意事项，预约复诊日期 □ 患者或其家属签署"接受光动力（或果酸、激光、激素）治疗知情同意书"（必要时）	□ 询问病史及体格检查 □ 完成门诊复诊病历 □ 根据患者的病情变化和治疗反应及时调整治疗方案 □ 防治药物的不良反应
重点医嘱	门诊医嘱： □ 进行疾病的宣教 □ 忌辛辣、低脂饮食 □ 局部药物治疗 □ 中医治疗（视病情） □ 抗生素治疗（视病情） □ 维A酸治疗（视病情） □ 激素治疗（视病情） □ 物理治疗（视病情） □ 激素水平测定、B超检查、尿妊娠试验、肝功能、血脂检查（必要时）、痤疮丙酸杆菌培养及药敏试验（必要时）	门诊医嘱： □ 忌辛辣、低脂饮食 □ 局部药物治疗 □ 中医治疗（视病情） □ 抗生素治疗（视病情） □ 维A酸治疗（视病情） □ 激素治疗（视病情） □ 物理治疗（视病情）
病情变异记录	□无　□有，原因： 1. 2.	□无　□有，原因： 1. 2.
医师签名		

19 基底细胞癌临床路径

（2016 年版）

一、基底细胞癌临床路径标准住院流程

（一）适用对象

第一诊断为基底细胞癌。

（二）诊断依据

根据《临床诊疗指南 皮肤病与性病分册》（中华医学会编著，人民卫生出版社）。

1. 皮损为肤色、棕色、褐黑色小结节、斑片、斑块或是中央有溃疡的肿块，周围有珍珠状隆起边缘。

2. 好发于中老年人暴露部位，发展慢，转移少。

3. 组织病理 瘤细胞在瘤团块周边排列成栅栏状，中央无一定排列方式。其细胞具有特征性，细胞核大，呈卵圆形或长形，细胞质极少。单个细胞的胞浆很难确定，因此瘤细胞的核似埋在合浆团块中。无细胞间桥。瘤细胞核相当一致，大小和染色强度无差别，核丝分裂象无或少见。

（三）治疗方案的选择

根据《临床诊疗指南 皮肤病与性病分册》（中华医学会编著，人民卫生出版社）外科扩大切除手术是首选，手术切除后可直接缝合、植皮或皮瓣修复。

（四）标准住院日为 5 ~ 12 天

无基础疾病、无手术并发症者，术前准备 1 至 3 天，单纯扩大切除、皮瓣修复者术后 7 天内出院，全厚植皮术后 12 天内出院。

（五）进入路径标准

1. 第一诊断必须符合基底细胞癌疾病编码。

2. 评估肿瘤需要住院接受治疗者可以进入路径。

3. 当患者同时具有其他疾病诊断，但在住院期间不需要特殊处理也不影响第一诊断的临床路径流程实施时，可以进入路径。

（六）住院手术前准备（手术前评估）≤3 天

1. 所必需的检查项目

（1）血常规、尿常规、便常规；

（2）肝肾功能、电解质、血糖、血型、凝血功能、血脂、感染性疾病筛查（乙肝、丙肝、艾滋病、梅毒等）、细菌培养与药敏；

（3）B 超、胸片、心电图。

2. 根据患者病理情况，必要时行免疫组化检查等。

（七）预防性抗菌药物选择与使用时机

按照《抗菌药物临床应用指导原则（2015 年版）》（国卫办医发〔2015〕43 号）合理选用抗菌药物。

（八）手术日为入院 4 天内

1. 麻醉方式 根据病情选择局部麻醉、椎管内麻醉或全身麻醉。

2．手术　见治疗方案的选择。

3．术中用药　止血药。

4．输血　视术中情况而定。

5．标本送病理检查，再次确诊及监测肿瘤边缘和基底是否切净。

（九）术后恢复期间的主要监测项目、检查和药物

1．抗菌药物　按照《抗菌药物临床应用指导原则（2015 年版）》（国卫办医发〔2015〕43 号）合理选用抗菌药物。

2．促进伤口愈合药物。

3．改善循环药物。

4．辅助抗肿瘤治疗药物。

5．伤口换药。

（十）出院标准

1．术后病理　报告与术前相同且肿瘤已切净。

2．术后伤口愈合良好。

3．无需住院处理的并发症。

（十一）变异及原因分析

如果病理报告提示其他病，则按其他病方案处理。

如果病理报告肿瘤尚有残留，则宜立即再次手术扩大切除。若不能耐受手术或者无法彻底手术时，建议放射治疗、PDT，或者请肿瘤专科会诊肿瘤综合治疗。

二、基底细胞癌临床路径表单

适用对象：第一诊断为基底细胞癌

患者姓名：_____ 性别：_____ 年龄：_____ 门诊号：_____ 住院号：_____

住院日期：_____年___月___日 出院日期：_____年___月___日 标准住院日：5～12天

时间	住院第1天	住院第1～3天 （术前日）	住院第2～4天 （手术日）
主要 诊疗 工作	□ 询问病史及体格检查 □ 完成病历书写 □ 上级医师查房与术前评估 □ 初步确定手术方式和日期	□ 上级医师查房 □ 完成术前准备与术前评估 □ 根据检查结果等，进行术前讨论，确定手术方案 □ 完成必要的相关科室会诊 □ 签署手术知情同意书、自费用品协议书、酌情签署输血同意书 □ 向患者及家属交代围术期注意事项	□ 手术 □ 术者完成手术记录 □ 住院医师完成术后病程 □ 上级医师查房 □ 向患者及家属交代病情及术后注意事项
重点 医嘱	**长期医嘱：** □ 皮肤外科护理常规 □ 二级护理 □ 普食 **临时医嘱：** □ 血常规、尿常规、粪常规 □ 肝肾功能、血糖、电解质、凝血功能、感染性疾病筛查（乙肝、丙肝、梅毒、艾滋病等） □ 胸片、心电图 □ 相应区域淋巴结超声检查。 □ 酌情CT和（或）MRI或B超	**长期医嘱：** □ 皮肤外科护理常规 □ 二级护理 □ 普食 □ 患者既往基础用药 **临时医嘱：** □ 术前医嘱 □ 术前禁食水（根据麻醉方式） □ 备皮 □ 其他特殊医嘱	**长期医嘱：** □ 皮肤外科术后护理常规 □ 一级护理 □ 普食（禁饮食3～6小时后） □ 抗菌药物 □ 促进伤口愈合药物 □ 酌情使用改善循环药物、抗肿瘤药物 □ 术后镇痛 □ 其他特殊医嘱 **临时医嘱：** □ 酌情心电监护 □ 酌情吸氧 □ 其他特殊医嘱
主要 护理 工作	□ 介绍病房环境、设施和设备 □ 入院护理评估	□ 宣教、备皮等术前准备 □ 手术前物品准备 □ 手术前心理护理	□ 观察患者病情变化 □ 术后心理与生活护理
病情 变异 记录	□无　□有，原因： 1. 2.	□无　□有，原因： 1. 2.	□无　□有，原因： 1. 2.
护士 签名			
医师 签名			

时间	术后第 1~3 天	术后第 4~11 天	术后第 5~12 天 （出院日）
主要 诊疗 工作	□ 上级医师查房，完成上级医师查房记录 □ 术后换药，复查血常规 □ 观察术区敷料外观情况	□ 上级医师查房，完成上级医师查房记录 □ 术后换药 □ 改护理等级、停止抗感染、抗肿瘤治疗	□ 上级医生查房，进行手术及伤口评估 □ 完成出院小结 □ 向患者交代出院后注意事项，预约复诊日期
重点 医嘱	**长期医嘱：** □ 皮肤外科术后护理常规 □ 一级护理 □ 术后饮食 □ 患者既往疾病基础用药 **临时医嘱：** □ 术后换药	**长期医嘱：** □ 皮肤外科术后护理常规 □ 二级护理 □ 术后饮食 □ 患者既往疾病基础用药 **临时医嘱：** □ 术后换药	**长期医嘱：** □ 皮肤外科术后护理常规 □ 二级护理 □ 术后饮食 □ 患者既往疾病基础用药 **临时医嘱：** □ 出院带药
主要 护理 工作	□ 术后一级护理 □ 观察术区敷料有无渗血渗液等	□ 术后二级护理 □ 观察术区敷料有无渗血渗液等	□ 出院宣教
病情 变异 记录	□无　□有，原因： 1. 2.	□无　□有，原因： 1. 2.	□无　□有，原因： 1. 2.
护士 签名			
医师 签名			

20 皮肤恶性黑色素瘤临床路径

（2016年版）

一、皮肤恶性黑素瘤临床路径标准

（一）适用对象

第一诊断为皮肤恶性黑素瘤。

（二）诊断依据

参考国外相关文献及《中国黑色素瘤治疗指南》（临床肿瘤学协作专业委员会，2013年）。

1. 病史特点　后天获得性皮肤黑斑、丘疹，大于0.6cm，渐形成结节、溃疡；多见于肢端、特别是足，甲下黑素瘤以第1趾、指较多；部分继发于外伤迁延不愈，或愈后逐渐发生；先天性色痣恶变多见于巨大先天痣，增长较快，黑斑中出现丘疹，或丘疹旁出现黑斑，易受伤出血；特殊病例：可发于任何年龄、任何部位，病史可10余年。

2. 体征　皮损大于0.6cm，多为黑色、褐色，斑驳不均，可无色素，不对称，边缘不规则，可有卫星灶、溃疡、渗液、结痂、化脓。

3. 辅助检查　皮肤镜、共聚焦显微成像、超声、CT、MRI、PET/CT等；

4. 组织病理

（1）原位黑素瘤病理改变：①表皮内黑色素细胞增生且完全限于表皮内；②肿瘤不对称，直径大于6mm；③黑素细胞巢大小不一，形状不规则，倾向于融合；④黑色素细胞散布于表皮各层，呈Paget样增生模式；⑤黑色素细胞水平扩展，界限不清；⑥黑色素细胞有结构及细胞异型性；⑦黑素细胞坏死。

（2）浸润性黑素瘤病理改变：①表皮内改变同原位黑素瘤，真皮内有增生的黑色素细胞；②缺乏痣细胞痣的成熟现象，即瘤基底部细胞仍呈巢状，体积大，含色素；③瘤细胞形态多种多样，最常见的为上皮样细胞、梭形细胞及两者的混合。还可呈小圆形、空泡状、树枝状及各种奇异细胞，偶可见多核瘤细胞；可含色素或无色素，胞核及核仁常较大，核不规则，有核丝分裂象；④瘤内及瘤周小血管增生，血管及淋巴管内可见瘤细胞；⑤可见含大量粗颗粒的噬黑素细胞、多少不等的淋巴细胞浸润，可有浆细胞；⑥免疫组化：Ki-67指数>5%，HMB45阳性，Melan A阳性。CD30、D2-40可显示血管内、淋巴管内有无瘤细胞。

（三）临床分期

按TNM分期进行（参照AJCC 2009年第7版，2010年1月修订黑素瘤分级标准），并根据我国目前的具体情况，不同分期的诊断机构、辅助检查列于表1。

（四）治疗方案

参照国外研究进展及《中国黑色素瘤治疗指南》（临床肿瘤学协作专业委员会，2013年），结合笔者经验，各期黑素瘤治疗机构、住院时间、后续治疗时间及预后估计列于表2。

表1 黑素瘤临床分期依据、诊断机构及辅助检查

临床分期	组织学特征/TNM分类	诊断机构	辅助检查
0	表皮内/原位黑素瘤（$Tis\ N_0M_0$）	三级医院皮肤科、三级医院病理科	免疫组化：HMB45、MelanA、Ki-67
I A	肿瘤厚度≤1mm，无溃疡且有丝分裂率<$1/mm^2$ （$T_{1a}N_0M_0$）	同0期	免疫组化同前；淋巴引流区B超
I B	≤1mm，有溃疡（$T_{1b}N_0M_0$）1～2mm，无溃疡（$T_{2a}N_0M_0$）	同I A期	同I A期
II A	1.01～2mm，有溃疡（$T_{2b}N_0M_0$） 2.01～4mm，无溃疡（$T_{3a}N_0M_0$）	三级医院皮肤科、病理科	同I A期，免疫组化另加CD31、DVD-40，引流淋巴结B超无异常时建议实施前哨淋巴结活检
II B	2.01～4mm，有溃疡（$T_{3b}N_0M_0$） >4mm，无溃疡（$T_{4a}N_0M_0$）	同II A期，专家指导	同II A期，加胸腔或腹腔加强CT，必要时行PET-CT检查
II C	>4mm，有溃疡（$T_{4b}N_0M_0$）	同II B期	同II B期，1、2级淋巴引流区IMR
III A	单个微小&或3个以内镜下局部淋巴结转移，原发灶无溃疡	同II B期	同II C期
III B	单个微小或3个以内镜下局部淋巴结转移，原发灶有溃疡；单个大的#或局部2～3个可触及的淋巴结转移，原发灶无溃疡；原发灶无溃疡的途中转移/卫星灶/原发灶术后复发*	同II B期	同II C期
III C	单个大的或2～3个局部可触及淋巴结转移，原发灶有溃疡；4个或以上淋巴结转移，融合的淋巴结或囊外扩散；原发灶有溃疡的病灶附近转移/卫星灶伴淋巴结转移	同II B期	同III B期
IV	远处皮肤、皮下或淋巴结转移，任何内脏转移	同II B期	同III B期，LDH

注：肿瘤厚度：使用目镜测微器测量，从颗粒层顶部到肿瘤浸润的最深处总的垂直厚度。

& 微小转移灶：指经病理确诊的前哨淋巴结和（或）淋巴结切除术后标本内显示小灶状肿瘤。

大的转移灶：指临床上可触及，并经病理学确诊的病灶或病理学确诊的囊外扩展病灶。

* 原发灶术后复发尚未写入AJCC2009第7版中，但预后与卫星灶相同。

表2 各期黑素瘤治疗路径及预后

临床分期	治疗机构及住院天数、时间	主要治疗措施	生存率(%)预期		
			>1年	>5年	>10年
0	三级医院皮肤科、骨科，治疗。切除物送三级医院检查，随访5年	扩大0.5～1cm切除		100	100
I A	同0期，随访5年以上	扩大1cm切除		97	93
I B	同I A期	扩大1cm切除。可预防性口服抗生素		94	87
II A	三级医院皮肤科、骨科，必要时住院1～5天。切除物送检同0期，随访5年	扩大1～2cm切除，深度达到皮下组织		79	66
II B	三级医院皮肤科住院3～7天，可请骨科整形科协助手术。后续可追加药物治疗，随访5年以上	扩大1～2cm切除，达皮下或更深；IFNα2b，诱导期4周，1500万单位/平方米；维持期11个月，900万单位/平方米		71	57

临床分期	治疗机构及住院天数、时间	主要治疗措施	生存率(%)预期		
			>1 年	>5 年	>10 年
ⅡC	同ⅡB 期	干扰素方案同ⅡB		53	39
Ⅲ	同ⅡB 期，淋巴结清扫再次住院3～7 天	手术同ⅡB 期，2～3 周后行淋巴结清扫，干扰素方案同ⅡB。此期可行基因测序并行靶向治疗。必要时配合化疗或 PD1 抗体治疗		59	43
Ⅲ期不能切除、Ⅳ	参考ⅡB 期	干扰素方案同ⅡB。此期可行基因测序并行靶向治疗。必要时配合化疗或 PD1 抗体治疗	50		

（五）进入路径标准

1. 第一诊断必须符合皮肤的恶性黑素瘤疾病编码。

2. 当患者同时具有其他疾病诊断，但在住院期间不需要特殊处理也不影响第一诊断的临床路径流程实施时，可以进入路径。

（六）住院期间的检查项目

必需的检查项目：

（1）血常规、尿常规、便常规；

（2）肝功能、肾功能、甲状腺功能、电解质、血型、血糖、LDH、凝血功能、感染性疾病筛查（乙肝、丙肝、梅毒、艾滋病等）；

（3）胸部 X 线片、心电图、不同部位加强 CT，必要时行 PET-CT；

（4）表 2 中不同期的检查内容。

（七）治疗方案与药物选择

治疗方案与药物选择：见表 2。

（八）出院标准

切口：无感染，无积液，无皮瓣坏死（或门诊可处理的皮缘坏死）；没有需要住院处理的并发症和（或）合并症。

（九）变异及原因分析

1. 伴有影响手术的合并症，需进行相关诊断和治疗等，导致住院时间延长，治疗费用增加。

2. 出现手术并发症，需进一步诊断和治疗，导致住院时间延长，治疗费用增加。

（十）标准住院日≤7 天

二、皮肤恶性黑素瘤临床路径表单

适用对象：第一诊断为皮肤的恶性黑素瘤；行皮肤的恶性黑素瘤扩大切除术

患者姓名：_____ 性别：_____ 年龄：_____ 门诊号：_____ 住院号：_____

住院日期：_____年___月___日 出院日期：_____年___月___日 标准住院日：≤7天

时间	入院前至住院第1天(手术日)			住院第2~7天(药物治疗)		
主要诊疗工作	**入院前：** □ 开具常规实验室检查单和辅助检查单 □ 向患者及家属交代病情,签署手术知情同意书 □ 签署知情同意书 □ 入院当日完成手术 **入院后：** □ 询问病史、体格检查、初步诊断 □ 完成住院志和首次病程记录 □ 观察伤口1~3天			□ 上级医师查房 □ 完成上级医师查房记录		
重点医嘱	**长期医嘱：** □ 术后护理常规 □ 二级护理 □ 普食 □ 观察各生命体征及切口情况 **临时医嘱：** □ 下达重组人干扰素及塞来昔布医嘱,手术较大则观察3天后下达			**长期医嘱：** □ 术后护理常规 □ 二级护理 □ 普食 □ 观察各生命体征及切口情况 **临时医嘱：** □ 用干扰素次日可办出院手续,若首次体温>40℃则用干扰素2次后办出院		
主要护理工作	□ 入院介绍、入院评估 □ 健康宣教、心理护理 □ 术后生活护理、饮食指导、心理护理、疼痛护理 □ 定时巡视病房			□ 术后生活护理、饮食指导、心理护理、疼痛护理 □ 观察用干扰素后病情变化 □ 定时巡视病房		
病情变异记录	□无　□有,原因： 1. 2.			□无　□有,原因： 1. 2.		
护士签名	白班	小夜班	大夜班	白班	小夜班	大夜班
医师签名						

21 恶性黑色素瘤内科治疗临床路径

（2016年版）

一、恶性黑色素瘤内科治疗临床路径标准住院流程

（一）适用对象

第一诊断为：

1. 恶性黑色素瘤Ⅱ～Ⅲ期，需行术后辅助治疗的患者。

2. 无手术指征的Ⅲb、Ⅳ期恶性黑色素瘤患者。

3. 复发或转移的恶性黑色素瘤患者。

（二）诊断依据：

根据《NCCN黑色素瘤指南（2015）》以及2013年版卫生部（现国家卫生计生委）《中国黑色素瘤诊治指南》。

1. 高危因素　不典型（发育不良）痣或黑色素瘤家族史、光导致色素沉着的皮肤、不容易晒黑皮肤、红色头发人种、强的间断日光暴露、日晒伤、多发黑色素细胞痣等。

2. 临床症状　皮肤恶性黑素瘤的临床症状，包括皮损的非对称性、不规则的边缘、颜色不均一、皮损直径超过5～6mm或短期内皮损增大迅速、皮损早期出现增生隆起，可总结为ABCDE法则。此外皮损可出现卫星灶、出血、瘙痒、压痛、溃疡及区域淋巴结和远处器官转移等症状。

3. 辅助检查　必查项目包括区域淋巴结B超（颈部、腋窝、腹股沟、腘窝等）、胸部（X线或CT）和腹部（B超、CT或MRI），根据临床症状或经济情况可行全身骨扫描及头颅检查（CT或MRI）。对于发生于下腹部皮肤、下肢或会阴部黑素瘤，要注意行盆腔影像学检查（B超、CT或MRI）。有条件者，可做PET-CT全身扫描，PET-CT全身扫描尤其适用于未确定原发灶患者、查找亚临床转移灶及Ⅲ/Ⅳ期患者。

4. 组织病理学诊断阳性为确诊标准。

（三）标准住院日为≤15天

（四）进入路径标准

1. 第一诊断必须符合恶性黑色素瘤疾病编码，有明确病理细胞学诊断。

2. 符合化疗适应证、无化疗禁忌证。

3. 当患者合并其他疾病，但住院期间不需要特殊处理也不影响第一诊断的临床路径流程实施时，可以进入路径。

（五）明确诊断及入院常规检查需≤7天

1. 必需的检查项目

（1）血常规、尿常规、便常规；

（2）肝功能、肾功能、电解质、血糖、传染病四项、凝血功能、LDH；

（3）区域淋巴结B超（颈部、腋窝、腹股沟、腘窝等）、胸部（X线或CT）和腹部（B超、CT或MRI）。对于发生于下腹部皮肤、下肢或会阴部黑素瘤，要注意行盆腔影像学检查（B超、CT或MRI）。心电图；

（4）细胞学检查、病理检查。

2．根据情况可选择的检查项目

（1）超声心动图；

（2）根据临床症状或经济情况可行全身骨扫描及头颅检查（CT 或 MRI）。经济情况好的患者可以行 PET-CT 检查，尤其适用于未确定原发灶患者、查找亚临床转移灶及Ⅲ/Ⅳ期患者；

（3）对于原发于下腹部皮肤、下肢或会阴部的黑色素瘤，要注意行盆腔影像学检查（B 超、CT 或 MRI），了解髂血管旁淋巴结情况；

（4）合并其他疾病的相关检查。

（六）化疗前准备

1．进行 ECOG 或 KPS 评分。

2．评估心脏、肝肾功能、骨髓功能等。

3．无化疗禁忌。

4．患者、监护人或被授权人签署相关同意书。

（七）内科治疗方案

根据《NCCN 黑色素瘤指南（2015）》以及 2013 年版卫生部（现国家卫生计生委）《中国黑色素瘤诊治指南》。

（1）恶性黑色素瘤Ⅱ～Ⅲ期，高剂量干扰素免疫治疗方案：α-2b 干扰素（1500MIU/m^2 d1～5×4w，9MIU/m^2 tiw×48w）治疗，1 年。

（2）无手术指征的Ⅲb、Ⅳ期恶性黑色素瘤，复发或转移的恶性黑色素瘤患者。

1）化疗药物：

a. 达卡巴嗪（DTIC）；

b. 替莫唑胺（TMZ）；

c. 铂类抗肿瘤药物：顺铂；

d. 紫杉烷类：紫杉醇、紫杉萜；

e. 亚硝基脲类。

2）个体化靶向治疗

a. Kit 抑制剂：伊马替尼；

b. BRAF^{V600} 抑制剂；

c. MEK 抑制剂；

d. 联合靶向治疗。

3）免疫治疗 / 免疫靶向治疗

a. CTLA-4 单克隆抗体；

b. PD-1 单克隆抗体；

c. CTLA-4 单克隆抗体联合 PD-1 单克隆抗体；

d. IL-2。

4）抗血管生成靶向治疗

a. 重组人血管内皮抑制素注射液；

b. 贝伐单抗（Bevacizumab）。

（八）化疗后必须复查的检查项目

1．化疗期间定期复查血常规，建议每周复查 1 次。根据具体化疗方案及血象变化，复查时间间隔可酌情增减。

2．每周评估血生化、肝肾功能。

（九）化疗中及化疗后治疗

化疗期间脏器功能损伤的相应防治：止吐、保肝、水化、碱化、抑酸剂、营养心肌、营养神经、补充维生素、提高免疫力药物等。如患者合并骨转移，可给予双磷酸盐药物治疗，如帕米磷酸二钠、唑来磷酸等。

（十）出院标准

1. 病人一般情况良好，体温正常。

2. 没有需要住院处理的严重毒副反应或并发症。

（十一）变异及原因分析

1. 治疗前、中、后有感染、贫血、出血及其他合并症者，需进行相关的诊断和治疗，可能延长住院时间并致费用增加。

2. 化疗后出现骨髓抑制，需要对症处理，导致治疗时间延长、费用增加。

3. 75 岁以上的肺癌患者根据个体化情况具体实施。

4. 高级职称医师认可的变异原因分析。

5. 其他患者方面的原因等。

二、恶性黑色素瘤内科治疗临床路径表单

适用对象：第一诊断为恶性黑色素瘤

患者姓名：_____ 性别：_____ 年龄：_____ 门诊号：_____ 住院号：_____

住院日期：_____年___月___日 出院日期：_____年___月___日 标准住院日：≤15天

时间	住院第1天	住院第2~4天	住院第3~8天（化疗日）	住院第9~15天（出院日）
主要诊疗工作	□ 询问病史及体格检查 □ 交代病情 □ 书写病历 □ 开具化验单	□ 上级医师查房 □ 完成化疗前准备 □ 根据体检、彩超、穿刺病理结果等，行病例讨论，确定化疗方案 □ 完成必要的相关科室会诊 □ 住院医师完成上级医师查房记录等病历书写 □ 签署化疗知情同意书、自费用品协议书、输血同意书 □ 向患者及家属交代化疗注意事项 □ 上级医师查房与评估 □ 初步确定化疗方案	□ 化疗 □ 住院医师完成病程记录 □ 上级医师查房 □ 向患者及家属交代病情及化疗后注意事项	□ 完成出院记录、病案首页、出院证明等书写 □ 向患者交代出院后的注意事项，重点交代复诊时间及发生紧急情况时处理方法
重点医嘱	长期医嘱： □ 内科二级护理常规 □ 饮食：◎普食◎糖尿病饮食◎其他 临时医嘱： □ 血、尿、便常规 □ 凝血功能、肝肾功能、电解质、 □ 胸部CT、心电图 □ 超声心动、骨扫描（视患者情况而定）	长期医嘱： □ 患者既往基础用药 □ 抗菌药物（必要时） □ 补液治疗（水化、碱化） □ 其他医嘱（化疗期间一级护理） 临时医嘱： □ 化疗 □ 重要脏器保护 □ 止吐 □ 其他特殊医嘱		出院医嘱： □ 出院带药
主要护理工作	□ 入院介绍 □ 入院评估 □ 指导患者进行相关辅助检查	□ 化疗前准备 □ 宣教 □ 心理护理	□ 观察患者病情变化 □ 定时巡视病房	□ 协助患者办理出院手续 □ 出院指导，重点出院后用药方法
病情变异记录	□无 □有，原因： 1. 2.	□无 □有，原因： 1. 2.	□无 □有，原因： 1. 2.	□无 □有，原因： 1. 2.
护士签名				
医师签名				

第五篇

烧伤科临床路径

1 轻度烧伤的临床路径

（2016 年版）

一、轻度烧伤的临床路径标准住院流程

（一）适用对象

热力烧伤（<10% 浅Ⅱ°）。

（二）诊断依据

小于 10% 面积浅Ⅱ°烧伤。

（三）进入路径标准

1. 诊断明确，热力烧伤（<10% 浅Ⅱ°）。

2. 成人，且<60 岁。

3. 无严重合并症。

4. 无深Ⅱ°、Ⅲ°烧伤。

（四）标准住院日为 12～14 天

（五）住院期间的检查项目

1. 必需的检查项目

（1）病房血常规＋血型＋血沉（五分类）；

（2）病区尿常规＋流式沉渣＋比重；

（3）粪常规（含潜血）；

（4）生化全套 B＋同型半胱氨酸；

（5）超敏 C 反应蛋白测定；

（6）乙肝三系 A；

（7）丙型肝炎抗体 IgG 测定（定性）；

（8）人免疫缺陷病毒抗体测定［免费］；

（9）凝血功能常规检查；

（10）分泌物体液培养及鉴定［含真菌］；

（11）常规药敏定量试验（分泌物 1）；

（12）耐甲氧西林金葡菌耐药基因 mecA。

2. 根据患者病情进行的检查项目　必要时行下列检查：胸片、ECG、彩超。

（六）治疗方案的选择

1. 冷疗。

2. 烧伤冲洗清创术。

3. 马破伤风免疫球蛋白 1500UIMst。

4. 烧伤换药。

（七）预防性抗菌药物选择与使用时机

无。

（八）手术日

无。

（九）术后恢复

无。

（十）出院标准

创面愈合或基本愈合。

（十一）退出路径

当患者出现下述情况时退出路径：

1. 创面严重感染加深，需超过 21 天愈合或需手术治疗方能愈合。

2. 发现合并其他严重疾病，如恶性肿瘤等，转入相应临床路径诊治。

3. 既往其他系统疾病加重而需要治疗，或发生严重并发症，需进一步治疗，由此延长住院时间，增加住院费用，患者转入相应临床路径。

（十二）变异及原因分析

1. 患方原因。

2. 病情突然发生变化。

3. 患者拒绝检查或使用药物。

4. 医保问题。

5. 患者要求检查或使用药物。

6. 需要治疗其他病。

7. 需要排除其他病。

8. 患者入院前在门诊或外院已经实施检查。

9. 患方原因患者拒绝出院。

10. 患者发生院内感染。

11. 患者出现血流相关性感染。

12. 患者出现泌尿系感染。

13. 患者出现呼吸道感染。

14. 患者出现胃肠道感染。

15. 患者出现其他院内感染。

二、轻度烧伤的临床路径表单

适用对象：第一诊断热力烧伤（<10% 浅Ⅱ°）

患者姓名：_____ 性别：____ 年龄：____ 门诊号：_____ 住院号：_____

住院日期：___年___月___日 出院日期：___年___月___日 标准住院日：12~14 天

时间	住院第 1 天	住院第 2 天	住院第 3 天
主要诊疗工作	□ 询问病史及体格检查 □ 评估患者的烧伤深度、面积 □ 冷疗（伤后 2 小时内） □ 烧伤冲洗清除术 □ 完善辅助检查 □ 做出初步诊断 □ 初步确定治疗方案 □ 完成首次病程记录和病历资料	□ 上级医师查房 □ 必要时烧伤换药 □ 实施检查项目并评估检查结果 □ 根据患者病情制订治疗方案 □ 向患者及其家属告知病情、检查结果及治疗方案	□ 主任医师查房 □ 烧伤换药
重点医嘱	长期医嘱： □ 烧伤科护理常规 □ 根据病情一 / 二级护理 □ 抬高患处 临时医嘱： □ 马破伤风免疫球蛋白 1500UIMst（肌注前皮试阴性） □ 血常规、尿常规、便常规 □ 肝功能、肾功能、电解质、血糖、血脂、同型半胱氨酸、凝血系列、红细胞沉降率、CRP、创面分泌物培养 + 药敏、创面分泌物耐甲氧西林金葡菌基因 mecA、乙肝丙肝梅毒艾滋病筛查	长期医嘱： □ 烧伤科护理常规 □ 一 / 二级护理 临时医嘱（必要时）： □ 根据检查结果，必要时检查心电图、胸部 X 线片、彩超等	长期医嘱： □ 烧伤科护理常规 □ 一 / 二级护理
病情变异记录	□无 □有，原因： 1. 2.	□无 □有，原因： 1. 2.	□无 □有，原因： 1. 2.
医师签名			

时间	住院第 4~7 天	住院第 8~11 天	住院第 12~14 天（出院日）
主要诊疗工作	□ 上级医师查房 □ 烧伤换药 □ 观察治疗后病情有无变化	□ 烧伤换药 □ 通知患者及其家属做出院准备 □ 向患者交代出院后注意事项，预约复诊日期 □ 如果患者不能出院，在"病程记录"中说明原因和继续治疗的方案	□ 烧伤换药 □ 向患者交代出院注意事项 □ 出院 □ 开出院诊断书 □ 完成出院记录 □ 告知出院后注意事项及治疗方案
重点医嘱	长期医嘱： □ 烧伤科护理常规 □ 一 / 二级护理	长期医嘱： □ 烧伤科护理常规 □ 一 / 二级护理 临时医嘱： □ 复查异常化验指标 □ 通知患者明日出院	出院医嘱： □ 出院带药（据情况） □ 门诊随诊
病情变异记录	□无 □有，原因： 1. 2.	□无 □有，原因： 1. 2.	□无 □有，原因： 1. 2.
医师签名			

面部浅Ⅱ°烧伤临床路径

（2016年版）

一、面部浅Ⅱ°烧伤临床路径标准住院流程

（一）适用对象

1. 第一诊断为面部浅Ⅱ°烧伤（无严重眼角膜烧伤，无中、重度吸入性损伤）。

2. 行烧伤创面清创术、敷料更换、外用药治疗。

（二）诊断依据

1. 病史 热液或火焰等原因烫（烧）伤病史。

2. 体征 面部可见烧伤创面，表皮完整或脱落，基底潮红，皮温高、痛触觉敏感，面部水肿明显，若眼睑烧伤，可出现睁眼困难。

（三）治疗方案的选择及依据

根据《临床诊疗指南 烧伤外科学分册》（中华医学会编著，人民卫生出版社）。

1. 伤后创面可立即冷疗，采用冷水湿敷创面1小时左右，并尽早行面部烧伤创面简单清创术，清洁五官分泌物，必要时剃尽头发，减少污染。根据创面大小、范围和患者年龄等选择暴露、半暴露或包扎疗法，创面可采用烧伤外用药外涂以及抗菌敷料等覆盖。

2. 患者全身状况良好，血压无明显降低，呼吸平稳，无手术禁忌证；

3. 征得患者或家属的同意。

（四）标准住院日为≤14天

（五）进入路径标准

1. 第一诊断为面部浅Ⅱ°烧伤（无严重眼角膜烧伤，无中、重度吸入性损伤）。

2. 年龄≥7岁且＜60岁；入院时间在伤后72小时内，且无明显创面感染者。

3. 面部烧伤创面中有明显深Ⅱ°创面的病例不进入路径。

4. 合并有除面部外的其他部位烧伤者不进入路径。

5. 合并严重眼角膜烧伤的病例不进入路径。

6. 合并中、重度吸入性损伤的病例不进入路径。

7. 采用烧伤创面清创、换药治疗。

8. 合并其他脏器疾病，病情复杂或严重，影响住院治疗及恢复过程的，不进入路径。

9. 当患者同时具有其他疾病诊断，但在住院期间不需特殊处理也不影响第一诊断的临床路径流程实施时，可以进入路径。

（六）入院后完善各项检查

1. 必需的检查项目

（1）血常规、尿常规、便常规；

（2）凝血功能；

（3）肝肾功能、电解质、血糖；

（4）血型；

（5）感染性疾病筛查（乙肝、丙肝、梅毒、艾滋病等）；

（6）心电图、胸部 X 线片。

2. 根据情况可选择的检查项目

（1）创面分泌物培养及药敏；

（2）面部创面激光多普勒血流成像检测；

（3）支纤镜检查；

（4）C- 反应蛋白、降钙素原、内毒素检测。

（七）入院后创面处理第 1~14 天

1. 初次创面处理　急诊清创手术。

2. 体位护理　垫高头面部，尽可能坐位（端坐位），减轻头面部水肿。

3. 注意呼吸情况　面部烧伤后肿胀明显，有时可出现颈部和后咽部水肿，导致呼吸道梗阻。

4. 后期创面清创换药　根据创面渗湿情况、选择创面覆盖物种类等情况决定换药时间。

5. 清创及换药方法　去除创面分泌物及已脱落污染的表皮，用纱布或棉球蘸上稀释络合碘溶液消毒创面，创面采用药物外敷、抗菌敷料覆盖后暴露、半暴露和包扎处理。

（八）入院后全身治疗

1. 抗菌药物使用　按照《抗菌药物临床应用指导原则（2015 年版）》（国卫办医发〔2015〕43 号）执行，因面部烧伤系开放性创面，且容易受到五官分泌物污染，可预防性应用抗菌药物，总的预防性应用抗菌药物时间不超过 72 小时，遇有创面污染严重，感染迹象明显者可延长至第 7 天。

2. 其他药物的使用

（1）破伤风抗毒素的使用；

（2）输液治疗及维持水电解质平衡治疗（酌情），一般持续 3～5 天；

（3）镇痛、止吐药物的使用（酌情）；

（4）后期抗瘢痕药物的使用（酌情）。

（九）出院标准

1. 病人一般情况良好，生命体征正常。

2. 面部创面全部愈合或基本愈合。

3. 大部分创面已愈，小部分创面正在愈合过程中，患者及家属要求提前出院。

4. 没有需要住院处理的有关并发症。

（十）变异及原因分析

1. 创面尚未开始愈合，患者要求出院。

2. 患者自身其他疾病需治疗，可能造成住院日延长或费用超出参考费用标准。

3. 医师认可的变异原因。

4. 患者其他方面的原因。

二、面部浅Ⅱ°烧伤临床路径表单

适用对象：第一诊断为面部浅Ⅱ°烧伤；行烧伤创面清创换药治疗

患者姓名：_____ 性别：____ 年龄：____ 门诊号：_____ 住院号：_____

住院日期：___年___月___日 出院日期：___年___月___日 标准住院日：≤14 天

时间	住院第 1 天	住院第 1 天	住院第 1 天（手术日）
主要诊疗工作	□ 询问病史及体格检查 □ 完成入院病历书写 □ 开具化验单及相关检查	□ 拟急诊手术清创，入院后立即完成术前准备与术前评估 □ 术前讨论，确定手术方案 □ 完成上级医师查房记录等 □ 向患者及家属交代病情及围术期注意事项 □ 签署手术及麻醉同意书、自费药品协议书、高值耗材使用协议书 □ 完成必要的相关科室会诊 □ 麻醉医师术前访视病人及完成记录	□ 手术（包括手术安全核对） □ 完成手术记录 □ 完成术后病程记录 □ 向患者及家属交代病情及术后注意事项 □ 开术后医嘱
重点医嘱	**长期医嘱：** □ 烧伤重建外科护理常规 □ 一级护理 □ 普通饮食 □ 患者既往合并用药 **临时医嘱：** □ 必须检查项目： 　血常规、血型、尿常规、大便常规、凝血功能、电解质、肝肾功能、血糖、感染性疾病筛查、胸片、心电图 □ 根据病情可选择项目： 　◎ 创面分泌物培养及药敏 　◎ 创面激光多普勒血流成像 　◎ 支纤镜检查 　◎ C- 反应蛋白、降钙素原、内毒素检测	**长期医嘱：** □ 患者既往合并用药 **临时医嘱：** □ 备皮 □ 术前禁食禁饮（全麻时） □ 其他特殊医嘱	**长期医嘱：** □ 全麻或局麻术后护理常规 □ 禁食禁饮（全麻当日） □ 吸氧（酌情） □ 心电监护（酌情） □ 抗生素（3 天） □ 注意呼吸情况 □ 预防应激性溃疡用药（酌情） **临时医嘱：** □ 导尿（酌情） □ 输液、维持水电平衡 □ 酌情使用止吐、镇痛药物 □ 其他特殊医嘱
主要护理工作	□ 入院介绍 □ 入院评估 □ 指导患者进行相关辅助检查	□ 术前准备 □ 术前宣教（提醒患者术前禁食禁饮） □ 沐浴、剪指甲、更衣 □ 心理护理	□ 观察患者病情变化 □ 术后生活护理 □ 术后疼痛护理 □ 定时巡视病房
病情变异记录	□无　□有，原因： 1. 2.	□无　□有，原因： 1. 2.	□无　□有，原因： 1. 2.
护士签名			
医师签名			

时间	住院第2~4天（术后第1~3天）	住院第5~7天（术后第4~6天）	住院第8~14天（术后第7~13天）
主要诊疗工作	□ 上级医师查房，观察病情变化 □ 住院医师完成常规病历书写 □ 注意观察伤口敷料渗湿情况 □ 注意呼吸情况	□ 上级医师查房 □ 住院医师完成常规病历书写 □ 注意观察伤口敷料渗湿情况及创面气味等	□ 上级医师查房，进行创面上皮化情况评估及观察创面愈合情况，确定有无创面感染和创面愈合不良情况，明确是否出院 □ 完成出院记录、病案首页、出院证明书等 □ 向患者交代出院后注意事项，如返院复诊时间，避免过多日晒
重点医嘱	长期医嘱： □ 一级护理 □ 普通饮食 □ 留置导尿管（酌情） □ 抗生素 □ 预防应激性溃疡药物（酌情） □ 注意呼吸情况 临时医嘱： □ 输液、维持水电平衡 □ 酌情使用止吐、止痛 □ 换药（根据创面敷料渗湿情况决定换药时间及次数）	长期医嘱： □ 二级护理 □ 普通饮食 临时医嘱： □ 换药（根据创面敷料渗湿情况决定换药时间及次数）	临时医嘱： □ 普通饮食 出院医嘱： □ 保护已愈合创面 □ 抗瘢痕治疗 □ 避免过多日晒 □ 定期门诊复查
主要护理工作	□ 观察患者病情变化 □ 术后生活护理 □ 术后心理护理 □ 术后疼痛护理 □ 术后定期翻身侧卧	□ 观察患者病情变化 □ 术后生活护理 □ 术后心理护理 □ 术后定期翻身侧卧	□ 指导患者康复训练 □ 出院指导 □ 协助办理出院手续
病情变异记录	□无 □有，原因： 1. 2.	□无 □有，原因： 1. 2.	□无 □有，原因： 1. 2.
护士签名			
医师签名			

第六篇

整形外科临床路径

下睑眼袋矫正术临床路径

（2016 年版）

一、下睑眼袋矫正术临床路径标准住院流程

（一）适用对象

下睑眼袋形成。

行双侧下睑眼袋矫正术。

（二）诊断依据

根据《整形外科学》（王炜等主编，浙江科学技术出版社，1999 年），《美容外科学》（第 2 版）（刘林嶓等主编，人民卫生出版社，2011 年）。

1. 症状　双侧下睑突出。

2. 体征　双侧下睑明显隆起，眼角处形成皱纹。

3. 顾客有强烈眼袋矫正的要求。

4. 无其他疾病。

（三）治疗方案的选择

根据《整形外科学》（王炜等主编，浙江科学技术出版社，1999 年），《美容外科学》（第 2 版）（刘林嶓等主编，人民卫生出版社，2011 年）。

行双侧下睑眼袋矫正术。

（四）标准住院日为 3 天

（五）进入路径标准

1. 第一诊断必须符合双侧下睑眼袋突出。

2. 当患者合并其他疾病，但住院期间不需要特殊处理也不影响第一诊断的临床路径流程实施时，可以进入路径。

（六）术前准备 0.5～1 天

检查项目：

（1）血常规、尿常规；

（2）肝功能、肾功能、电解质、凝血功能、感染性疾病筛查（乙肝、丙肝、艾滋病、梅毒等）；

（3）心电图。

（七）预防性抗菌药物选择与使用时机

按照《2015 年抗菌药物临床应用指导原则》执行。通常不需预防用抗菌药物。

（八）手术日为入院 1～4 天

1. 麻醉方式　局麻。

2. 手术方式　睑缘下切口，打开眶隔取出部分眶隔脂肪，修补眶隔，切除多余皮肤。

3. 术中用药　止血药（酌情）。

4. 手术内固定物　无。

（九）术后住院恢复2～3天

1. 术后用药　抗菌药物：按照《2015年抗菌药物临床应用指导原则》执行。通常不需预防用抗菌药物。

2. 眼部给予冰敷，严密观察有无出血等并发症，并作相应处理。

（十）出院标准

1. 伤口愈合好　无积血，无感染征象。

2. 没有需要住院处理的并发症和（或）合并症。

（十一）变异及原因分析

有影响手术的合并症，需要进行相关的诊断和治疗。

二、下睑眼袋矫正术临床路径表单

适用对象：双侧下睑眼袋形成；行矫正术

患者姓名：_____ 性别：_____ 年龄：_____ 门诊号：_____ 住院号：_____

住院日期：___年___月___日 出院日期：___年___月___日 标准住院日：3天

时间	住院第1天 （手术日）	住院第2天 （术后第1天）	住院第3天 （出院日）
主要 诊疗 工作	□ 询问病史及体格检查 □ 完成住院病历和首次病程记录 □ 开检查检验单 □ 上级医师查房 □ 初步确定诊治方案和特殊检查项目 □ 手术医嘱 □ 完成术前准备与术前评估 □ 根据检查检验结果，确定手术方案 □ 住院医师完成上级医师查房记录、术前小结 □ 完成术前总结 □ 签署手术知情同意书、麻醉同意书或授权委托书 □ 向患者及家属交代病情、手术安排及围术期注意事项	□ 麻醉医师完成麻醉记录 □ 完成术后首次病程记录 □ 完成手术记录 □ 向患者及家属说明手术情况	□ 上级医师查房 □ 明确是否符合出院标准 □ 完成出院记录、病案首页、出院证明书等 □ 通知出入院处 □ 通知患者及家属 □ 向患者告知出院后注意事项，如康复计划、返院复诊、后续治疗，及相关并发症的处理等 □ 出院小结、诊断证明书及出院须知交与患者

重
点
医
嘱
	长期医嘱：
	□ 外科二级护理常规
	□ 普食
	□ 抗生素眼水点眼4次/天
	□ 患者既往基础用药
	临时医嘱：
	□ 血常规＋血型、尿常规
	□ 凝血功能、肝肾功能、心电图
	□ 术前医嘱：
	  ◎ 常规准备明日在局麻/全麻下行下睑袋矫正术
	  ◎ 术前禁食水
	  ◎ 药敏试验
	  ◎ 相应治疗（视情况）
		长期医嘱：
		□ 按相应麻醉术后护理
		□ 饮食（禁食水6小时，全麻后）
		□ 心电监测6小时（全麻后）
		□ 抗生素眼膏点眼2次/天
		临时医嘱：
		□ 酌情镇痛
		□ 观察术后病情变化
		□ 观察创口出血情况
		□ 给予术后饮食指导
		□ 指导并协助术后活动
			临时医嘱：
			□ 切口换药（酌情）
			出院医嘱：
			□ 出院后相关用药
			□ 伤口门诊拆线

主要 护理 工作	□ 入院介绍 □ 入院评估 □ 静脉抽血 □ 健康教育 □ 饮食指导 □ 顾客相关检查配合的指导 □ 执行入院后医嘱 □ 心理支持	□ 术后活动：自动体位 □ 密切观察顾客情况 □ 疼痛护理 □ 生活护理 □ 术后饮食指导 □ 心理支持	□ 出院指导 □ 办理出院手续 □ 复诊时间 □ 作息、饮食、活动 □ 服药指导 □ 日常保健 □ 清洁卫生 □ 疾病知识
病情 变异 记录	□无　□有，原因： 1. 2.	□无　□有，原因： 1. 2.	□无　□有，原因： 1. 2.
护士 签名			
医师 签名			

2 驼峰鼻临床路径

（2016年版）

一、驼峰鼻临床路径标准住院流程

（一）适用对象

第一诊断为驼峰鼻。

行驼峰鼻畸形矫正、截骨整形术。

（二）诊断依据

根据《中国医学百科全书 整形外科学分卷》（中华医学百科全书编辑委员会编著，上海科学技术出版社）。

典型的驼峰鼻外观：鼻背部较宽大，有向前方的成角骨性凸出似驼峰状。

（三）治疗方案的选择

根据《中国医学百科全书 整形外科学分卷》（中华医学百科全书编辑委员会编著，上海科学技术出版社）。

驼峰鼻畸形矫正、截骨整形术。

（四）标准住院日为6~8天

（五）进入路径标准

1. 第一诊断必须符合驼峰鼻疾病编码。

2. 当患者同时具有其他疾病诊断，但在住院期间不需要特殊处理也不影响第一诊断的临床路径实施时，可以进入路径。

（六）术前准备1~2天

1. 必需的检查项目

（1）实验室检查：血常规、尿常规、肝肾功能、电解质、凝血功能、感染性疾病筛查；

（2）心电图、胸片（正位）。

2. 根据病情选择的项目

（1）鼻部螺旋CT；

（2）鼻部MRI。

（七）预防性抗菌药物选择与使用时机

抗菌药物使用：按照《抗菌药物临床应用指导原则（2015年版）》（国卫办医发〔2015〕43号）执行，并结合患者的病情决定抗菌药物的选择与使用时间。

（八）手术日为入院第2~3天

1. 麻醉方式　全麻。

2. 手术方式　行驼峰鼻畸形矫正、截骨整形术。

3. 术中用药　麻醉常规用药。

4. 输血　通常无需输血。

（九）术后住院恢复6~8天

1. 术后需要复查的项目　根据患者病情决定。

2. 术后用药　抗菌药物使用按照《抗菌药物临床应用指导原则（2015年版）》（国卫办医发〔2015〕43号）执行，并结合患者的病情决定抗菌药物的选择与使用时间。

（十）出院标准

1. 一般情况良好。

2. 没有需要住院处理的并发症。

（十一）变异及原因分析

1. 围术期并发症等造成住院日延长和费用增加。

2. 术后有低鼻、歪鼻等并发症，退出本路径。

二、驼峰鼻临床路径表单

适用对象：第一诊断为驼峰鼻；行驼峰鼻畸形矫正、截骨整形术

患者姓名：_____ 性别：____ 年龄：____ 门诊号：_____ 住院号：_____

住院日期：___年___月___日 出院日期：___年___月___日 标准住院日：6～8 天

时间	住院第 1 天	住院第 2～3 天 （手术日）	住院第 3～4 天 （术后第 1 天）
主要 诊疗 工作	□ 询问病史与体格检查 □ 完成病历书写 □ 常规相关检查 □ 上级医师查房与手术前评估 □ 向患者监护人交代病情，签署"手术知情同意书"、"手术麻醉知情同意书"	□ 早晨再次术前评估 □ 手术（驼峰鼻畸形矫正、截骨整形术） □ 上级医师查房	□ 上级医师查房，对手术进行评估 □ 注意有无手术后并发症（血肿等）、鼻部肿胀情况
重 点 医 嘱	**长期医嘱：** □ 整形外科护理常规 □ 二级护理 □ 普食 **临时医嘱：** □ 血常规、凝血功能、肝肾功能、感染性疾病筛查 □ 心电图、胸片（正位） □ 鼻部螺旋 CT、MRI □ 术前禁食 □ 术前灌肠	**长期医嘱：** □ 今日行驼峰鼻畸形矫正、截骨整形术 □ 整形外科护理常规 □ 一级护理 □ 禁食 6 小时后半流食 □ 止血药物 □ 鼻背外固定 **临时医嘱：** □ 术前 30 分钟预防使用抗菌药物 □ 镇静剂（必要时）	**长期医嘱：** □ 整形外科护理常规 □ 一级护理 □ 普食 □ 术后 24～48 小时停用抗菌药物 □ 止血药物 □ 鼻背外固定
主要 护理 工作	□ 入院宣教：介绍病房环境、设施和设备、安全教育 □ 入院护理评估 □ 静脉采血 □ 指导病人家长带病人到相关科室进行心电图、胸片等检查	□ 观察患者情况 □ 手术后生活护理 □ 夜间巡视	□ 观察患者情况 □ 手术后生活护理 □ 夜间巡视
病情 变异 记录	□无 □有，原因： 1. 2.	□无 □有，原因： 1. 2.	□无 □有，原因： 1. 2.
护士 签名			
医师 签名			

时间	住院第4~5天 （术后第2天）	住院第5~6天 （术后第3天）	住院第6~8天 （术后4~5天）
主要诊疗工作	□ 上级医师查房，对手术进行评估 □ 注意有无手术后并发症（血肿等）、鼻部肿胀情况	□ 上级医师查房，对手术进行评估 □ 注意有无手术后并发症（血肿等）、鼻部肿胀情况	□ 注意有无手术后并发症（血肿等）、鼻部肿胀情况 □ 拆除鼻部缝线，观察鼻部形态（有无低鼻、歪鼻、感染等） □ 向家长交代出院后注意事项，鼻背外固定拆除时间（术后14天），预约复诊日期 □ 完成出院小结
重点医嘱	长期医嘱： □ 一级护理 □ 普食 □ 止血药物 □ 鼻背外用石膏固定 临时医嘱： □ 复查血常规（必要时）	长期医嘱： □ 一级护理 □ 普食 □ 止血药物 □ 鼻背外用石膏固定	长期医嘱： □ 二级护理 □ 普食 □ 鼻背外用石膏固定
主要护理工作	□ 观察患者情况 □ 手术后生活护理	□ 观察患者情况 □ 手术后生活护理	□ 观察患者情况 □ 手术后生活护理
病情变异记录	□无　□有，原因： 1. 2.	□无　□有，原因： 1. 2.	□无　□有，原因： 1. 2.
护士签名			
医师签名			

3 颧骨突出临床路径

（2016年版）

一、颧骨突出临床路径标准住院流程

（一）适用对象

自觉面中部宽大、高突，要求行颧骨降低整形术，并存在颧骨骨性突出的患者，第一诊断为颧骨突出。

（二）诊断依据

典型颧骨突出的外观：面中部宽大、高突。

（三）治疗方案的选择

全麻下行口内入路双侧颧骨截骨降低术或双侧颧骨磨骨降低术。

（四）标准住院日为7~12天

（五）进入路径标准

1. 自觉面中部宽大、高突，主观要求行颧骨降低整形术。

2. 第一诊断为颧骨突出。

3. 当患者同时具有其他疾病诊断，但在住院期间不需要特殊处理，也不影响第一诊断的临床路径的实施时，可以进入路径。

（六）术前准备1~2天

1. 必需的检查项目

（1）实验室检查：血常规、肝肾功能、电解质、凝血功能、尿常规、感染性疾病筛查。

（2）心电图，胸片（正位）。

（3）头颅正位、侧位X线投影测量片、华氏位、颧弓位X线片。

2. 根据病情选择的项目头颅三维CT。

（七）预防性抗菌药物选择与使用时机

抗菌药物使用：按照《抗菌药物临床应用指导原则（2015年版）》（国卫办医发〔2015〕43号）执行，并结合患者病情决定抗菌药物的选择和使用的时间。

（八）手术日为入院第2~3天

1. 麻醉方式　全麻，鼻腔插管。

2. 手术方式　口内入路，双侧颧骨截骨降低术或双颧骨磨骨降低术。

3. 术中用药　麻醉常规用药。

4. 输血　通常无需输血。

（九）术后住院恢复5~11天

1. 术后第10天常规复查头颅正位、侧位X线投影测量片、华氏位、颧弓位X线片。其他则根据患者病情决定。

2. 术后用药　抗菌药物使用按照《抗菌药物临床应用指导原则（2015 年版）》（国卫办医发〔2015〕43 号）执行，并结合患者病情决定抗菌药物的选择和使用时间。

3. 术后拆线　一般术后 10 日拆线。

（十）出院标准

1. 一般情况良好。

2. 没有需要住院处理的并发症。

（十一）变异及原因分析

围术期并发症等造成住院日延长和费用增加。

二、颧骨突出临床路径表单

适用对象：第一诊断为颧骨突出；行口内入路双侧颧骨截骨降低术或双侧颧骨磨骨降低术。

患者姓名：_____ 性别：____ 年龄：____ 门诊号：_____ 住院号：_____

住院日期：____年____月____日 出院日期：____年____月____日 标准住院日：7～12天

时间	住院第1天	住院第2~3天 （手术日）	住院第3~4天 （术后第1天）
主要诊疗工作	□ 询问病史与体格检查 □ 完成病历书写 □ 常规相关检查 □ 上级医师查房与手术前评估 □ 手术医师与患者沟通手术具体方案 □ 签署《手术知情同意书》、《麻醉知情同意书》	□ 手术（全麻下行口内入路双侧颧骨截骨降低术或双侧颧骨磨骨降低术） □ 上级医师查房	□ 上级医师查房 □ 观察术后负压引流 □ 注意有无术后并发症
重点医嘱	长期医嘱： □ 三级护理 □ 普食 临时医嘱： □ 血常规、肝肾功能、电解质、凝血功能、尿常规、感染性疾病筛查 □ 心电图，胸片（正位） □ 头颅正位、侧位X线投影测量片、华氏位、颧弓位X线片 □ 术前禁食 □ 术前灌肠	长期医嘱： □ 今日全麻下行口内入路双侧颧骨截骨降低术或双侧颧骨磨骨降低术 □ 一级护理 □ 禁食6小时后流食 □ 抗菌药物 □ 止血药	长期医嘱： □ 一级护理 □ 流食 □ 抗菌药物 □ 止血药
主要护理工作	□ 入院宣教：介绍病房环境、设施和安全教育 □ 入院护理评估 □ 手术前的检查准备及术前宣教 □ 术前心理护理	□ 观察患者一般情况及术区情况 □ 术后生活护理及饮食注意事项	□ 观察患者一般情况及术区情况 □ 术后心理护理 □ 饮食指导、口腔护理
病情变异记录	□无 □有，原因 1. 2.	□无 □有，原因 1. 2.	□无 □有，原因 1. 2.
护士签名			
医师签名			

时间	住院第4~5天（术后第2天）	住院第5~6天（术后第3天）	住院第6~7天（术后第4天）	住院第7~8天（术后第5天）
主要诊疗工作	□ 上级医师查房 □ 注意有无血肿等术后并发症	□ 上级医师查房 □ 注意有无术后并发症	□ 上级医师查房 □ 注意有无术后并发症	□ 上级医师查房 □ 注意有无术后并发症，视患者消肿情况拆除头部敷料，换弹力头套
重点医嘱	长期医嘱： □ 一级护理 □ 流食 □ 抗菌药物 □ 止血药 □ 口内换药	长期医嘱： □ 一级护理 □ 流食 □ 抗菌药物 □ 止血药 □ 停止口内换药	长期医嘱： □ 一级护理 □ 流食 □ 抗菌药物 □ 停用止血药	长期医嘱： □ 一级护理 □ 流食 □ 抗菌药物
主要护理工作	□ 观察患者一般情况 □ 口腔护理 □ 术后心理护理 □ 饮食指导	□ 观察患者情况 □ 协助患者保持口腔清洁 □ 术后心理护理 □ 饮食指导	□ 观察患者情况 □ 协助患者保持口腔清洁 □ 饮食指导	□ 观察患者情况 □ 协助患者保持口腔清洁 □ 饮食指导 □ 弹力头套的正确佩戴及注意事项
病情变异记录	□无　□有，原因 1. 2.	□无　□有，原因 1. 2.	□无　□有，原因 1. 2.	□无　□有，原因 1. 2.
护士签名				
医师签名				

时间	住院第 8~9 天 （术后第 6 天）	住院第 9~11 天 （术后第 7~9 天）	住院第 11~12 天 （术后第 10 天）
主要 诊疗 工作	□ 上级医师查房 □ 注意有无术后并发症 □ 视患者病情可停用抗菌药物	□ 上级医师查房 □ 注意有无术后并发症	□ 上级医师查房 □ 注意有无术后并发症 □ 检查患者口内切口愈合情况 □ 拆口内缝线 □ 复查头颅正位、侧位 X 线投影测量片、华氏位、颧弓位 X 线片 □ 向患者交代出院后的注意事项，预约复诊日期 □ 完成出院记录
重 点 医 嘱	长期医嘱： □ 二级护理 □ 流食 □ 停用抗菌药物	长期医嘱： □ 二级护理 □ 流食	长期医嘱： □ 二级护理 □ 流食 临时医嘱： □ 拆线 □ 头颅正位、侧位 X 线投影测量片、华氏位、颧弓位 X 线片 □ 今日出院
主要 护理 工作	□ 观察患者情况 □ 协助患者保持口腔清洁 □ 饮食指导 □ 弹力头套佩戴	□ 观察患者情况 □ 协助患者保持口腔清洁 □ 饮食指导 □ 弹力头套佩戴	□ 出院指导 □ 出院宣教
病情 变异 记录	□无　□有, 原因 1. 2.	□无　□有, 原因 1. 2.	□无　□有, 原因 1. 2.
护士 签名			
医师 签名			

4 颏后缩畸形临床路径

（2016年版）

一、颏后缩畸形临床路径标准住院流程

（一）适用对象

第一诊断为颏后缩畸形。

行颏部水平截骨前徙，小钛板钛钉内固定，小颏畸形矫正术。

（二）诊断依据

根据《临床诊疗指南 整形外科学分册》（中华医学会编著，人民卫生出版社），《临床技术操作规范 整形外科分册》（中华医学会编著，人民军医出版社）。

典型的小颏畸形外观：颏部短小后缩，面下1/3较短，颏前点位于Ricketts美容平面之后。

（三）治疗方案的选择

根据《临床诊疗指南 整形外科学分册》（中华医学会编著，人民卫生出版社），《临床技术操作规范 整形医学分册、美容医学分册》（中华医学会编著，人民军医出版社）。

颏部水平截骨前徙，小钛板钛钉内固定，小颏畸形矫正术。

（四）标准住院日为8~11天

（五）进入路径标准

1. 第一诊断必须符合颏后缩畸形疾病编码。

2. 当患者同时具有其他疾病诊断，但在住院期间不需要特殊处理也不影响第一诊断的临床路径实施时，可以进入路径。

（六）术前准备1~2天

1. 必需的检查项目

（1）实验室检查：血常规、生化、免疫、凝血，血型、电解质，尿常规；

（2）心电图、胸片（正位）；

（3）X线片：头颅正侧位＋下颌骨曲面断层。

2. 根据病情选择的项目

（1）头颅CT三维重建（伴有头颅其他畸形者）；

（2）牙模（伴有咬合关系异常者）。

（七）预防性抗菌药物选择与使用时机

抗菌药物使用：按照《抗菌药物临床应用指导原则（2015年版）》（国卫办医发〔2015〕43号）执行，并结合患者的病情决定抗菌药物的选择与使用时间。

（八）手术日为入院第2~3天

1. 麻醉方式　全麻鼻插管。

2. 手术方式　颏部水平截骨前徙，小钛板钛钉内固定，小颏畸形矫正术。

3. 术中用药　麻醉常规用药。

4. 输血　通常无需输血。

（九）术后住院恢复5~7天

1. 术后需要复查的项目　头颅X光片，其他项目根据患者病情决定。

2. 术后用药　抗菌药物使用按照《抗菌药物临床应用指导原则（2015年版）》（国卫办医发〔2015〕43号）执行，并结合患者的病情决定抗菌药物的选择与使用时间。

（十）出院标准

1. 一般情况良好，口内伤口对合良好。

2. 没有需要住院处理的并发症。

3. X光片显示骨骼对合良好，无移位，钛板钛钉无松脱。

（十一）变异及原因分析

围术期并发症等造成住院日延长和费用增加。

二、颏后缩畸形临床路径表单

适用对象：第一诊断为颏后缩畸形；行颏部水平截骨前徙，钛板钛钉内固定，小颏畸形矫正术

患者姓名：_____　性别：____　年龄：____　门诊号：_____　住院号：_____

住院日期：____年____月____日　出院日期：____年____月____日　标准住院日：8~11 天

时间	住院第1天	住院第2~3天 （手术日）	住院第3~4天 （术后第1天）
主要诊疗工作	□ 询问病史与体格检查 □ 完成病历书写 □ 常规相关检查 □ 上级医师查房与手术前评估 □ 向患者监护人交代病情，签署"手术知情同意书"、"手术麻醉知情同意书"	□ 早晨再次术前评估 □ 手术（颏部水平截骨前徙，钛板钛钉内固定，小颏畸形矫正术） □ 上级医师查房	□ 上级医师查房，对手术进行评估 □ 注意有无手术后并发症（血肿，颏尖移位，颏部感觉异常等）、气道通畅情况
重点医嘱	长期医嘱： □ 外科护理常规 □ 二级护理 □ 普食 临时医嘱： □ 血常规、凝血功能、肝肾功能、感染性疾病筛查 □ 心电图、胸片（正位） □ 头颅X线片 □ 术前禁食 □ 术前灌肠	长期医嘱： □ 今日全麻下行颏部水平截骨前徙，钛板钛钉内固定，小颏畸形矫正术 □ 外科护理常规 □ 一级护理 □ 清洁口腔，洗必泰漱口 □ 禁食6小时 □ 抗菌药物（广谱＋厌氧） □ 镇静剂（必要时）	长期医嘱： □ 外科护理常规 □ 一级护理 □ 口内换药 □ 流食 □ 抗菌（广谱＋厌氧）止血药物
主要护理工作	□ 入院宣教：介绍病房环境、设施和设备、安全教育 □ 入院护理评估 □ 静脉采血 □ 指导病人及家长带病人到相关科室进行心电图、胸片等检查	□ 观察患者情况 □ 手术后生活护理 □ 夜间巡视	□ 观察患者情况 □ 手术后生活护理 □ 夜间巡视
病情变异记录	□无　□有，原因： 1. 2.	□无　□有，原因： 1. 2.	□无　□有，原因： 1. 2.
护士签名			
医师签名			

时间	住院第 4~5 天 （术后第 2 天）	住院第 5~6 天 （术后第 3~4 天）	住院第 7~10 天 （术后第 5 天）	住院第 8~11 天 （出院日）
主要 诊疗 工作	□ 上级医师查房，对手术进行评估 □ 注意有无术后并发症	□ 上级医师查房，对手术进行评估 □ 注意有无手术后并发症	□ 注意有无术后并发症 □ 拆除敷料，检查口内伤口愈合情况，颌颈套固定	□ 观察颏部肿胀情况，观察有无血肿 □ 拍头颅 X 光片，观察骨骼愈合情况及钛板钛钉愈合情况 □ 向患者交代出院后注意事项，拆线日期（术后 10~12 天），预约复诊日期 □ 完成出院小结
重点 医嘱	长期医嘱： □ 一级护理 □ 口内换药 □ 流食 □ 抗菌止血药物 临时医嘱： □ 复查血常规、尿常规（必要时） □ 复查电解质（必要时）	长期医嘱： □ 一级护理 □ 口内换药 □ 流食 □ 抗菌药物	长期医嘱： □ 一级护理 □ 口内换药 □ 流食 □ 抗菌药物	出院医嘱： □ 口服抗菌药物 □ 洗必泰漱口
主要 护理 工作	□ 观察患者情况 □ 手术后生活护理	□ 观察患者情况 □ 手术后生活护理	□ 观察患者情况 □ 手术后生活护理	□ 指导患者办理出院手续等事项 □ 出院宣教
病情 变异 记录	□无　□有，原因： 1. 2.	□无　□有，原因： 1. 2.	□无　□有，原因： 1. 2.	□无　□有，原因： 1. 2.
护士 签名				
医师 签名				

5 小耳畸形临床路径（Brent 法耳廓再造术Ⅰ期）

（2016 年版）

一、小耳畸形临床路径（Brent 法耳廓再造术Ⅰ期）标准住院流程

（一）适用对象

第一诊断为小耳畸形。

行 Brent 法耳廓再造术（Ⅰ期）。

（二）诊断依据

根据《整形外科学》（王炜主编，浙江科技出版社），《临床技术操作规范 整形外科学分册》（中华医学会编著，人民军医出版社）。

典型的小耳畸形外观：患耳无正常耳廓形态，呈腊肠状或贝壳状，无（或有）外耳道。

（三）治疗方案的选择

根据《整形外科学》（王炜主编，浙江科技出版社），《临床技术操作规范 小儿外科学分册》（中华医学会编著，人民军医出版社）。

行 Brent 法耳廓再造术（Ⅰ期）。

（四）标准住院日为 9~14 天

（五）进入路径标准

1. 第一诊断必须符合小耳畸形疾病编码。

2. 患侧耳后皮肤较薄、弹性好、有较大无毛发区的小耳畸形患者，可以进入路径。

3. 扩张皮瓣法耳廓再造术皮肤扩张期间出现较小面积皮瓣坏死并发症的患者可进入此路径。

4. 当患者同时具有其他疾病诊断，但在住院期间不需要特殊处理也不影响第一诊断的临床路径实施时，可以进入此路径。

（六）术前准备 1~2 天

1. 必需的检查项目

（1）实验室检查：血常规、尿常规、肝肾功能、电解质、凝血功能、感染性疾病筛查；

（2）心电图、胸片（正位）。

2. 根据病情选择的项目

（1）头部 CT 或 MRI（如合并半侧颜面短小，需听力重建患者）；

（2）超声心动图（心电图异常者）；

（3）听力功能测试（需听力重建患者）。

（七）预防性抗菌药物选择与使用时机

抗菌药物使用：按照《抗菌药物临床应用指导原则（2015 年版）》（国卫办医发〔2015〕43 号）执行，并结合患者的病情决定抗菌药物的选择与使用时间。

（八）手术日为入院第 2~3 天

1. 麻醉方式　全麻或局部麻醉。

2. 手术方式　行 Brent 法耳廓再造术（I 期），肋软骨取出，自体肋软骨支架植入。

3. 术中用药　麻醉常规用药。

4. 输血　通常无需输血。

（九）术后住院恢复 5~10 天

1. 术后需要复查的项目　根据患者病情决定。

2. 术后用药　抗菌药物使用按照《抗菌药物临床应用指导原则（2015 年版）》（国卫办医发〔2015〕43 号）执行，并结合患者的病情决定抗菌药物的选择与使用时间。

（十）出院标准

1. 一般情况良好。

2. 没有需要住院处理的并发症。

（十一）变异及原因分析

1. 住院治疗期间，如患者要求实施半侧颜面短小手术、听力重建手术，退出本路径。

2. 围术期并发症等造成住院日延长和费用增加。

3. 术后有软骨外露等并发症，退出此路径。

二、小耳畸形临床路径(Brent 法耳廓再造术 I 期)表单

适用对象:第一诊断为小耳畸形;行 Brent 法耳廓再造术(I 期)

患者姓名:_____ 性别:____ 年龄:____ 门诊号:_____ 住院号:_____

住院日期:____年____月____日 出院日期:____年____月____日 标准住院日:9~14 天

时间	住院第 1 天	住院第 2~3 天 (手术日)	住院第 3~4 天 (术后第 1 天)
主要 诊疗 工作	□ 询问病史与体格检查 □ 完成病历书写 □ 常规相关检查 □ 上级医师查房与手术前评估 □ 向患者监护人交代病情,签署 "手术知情同意书"、"手术麻醉 知情同意书"	□ 早晨再次术前评估 □ 手术(行 Brent 法耳廓再造术 I 期) □ 上级医师查房	□ 上级医师查房,对手术进行 评估 □ 注意有无手术后并发症(血 肿、感染等)、负压引流通畅 情况
重点 医嘱	**长期医嘱:** □ 小耳畸形入院护理常规 □ 二级护理 □ 普食 **临时医嘱:** □ 血常规、凝血功能、肝肾功能、 感染性疾病筛查 □ 心电图、胸片(正位) □ 术前禁食(如局麻则不实施) □ 术前灌肠(如局麻则不实施)	**术前术后医嘱:** □ 今日行 Brent 法耳廓再造术(I 期) □ 术前 30 分钟抗生素静滴 □ 小耳畸形术后护理常规 □ 一级护理 □ 禁食 6 小时后半流食(如局麻则为 半流食) □ 半卧位 □ 持续负压引流 □ 抗菌药物:术前 30 分钟使用 □ 止血药 □ 镇痛、镇静剂(必要时) □ 术后使用抗菌药物,视引流情况 24~48 小时停用	**长期医嘱:** □ 小耳畸形术后护理常规 □ 二级护理 □ 普食 □ 半卧位 □ 持续负压引流 □ 止血药
主要 护理 工作	□ 入院宣教:介绍病房环境、设施 和设备、安全教育 □ 入院护理评估 □ 静脉采血 □ 指导病人家长带病人或病人本 人到相关科室进行心电图、胸 片等检查	□ 观察患者情况 □ 手术后生活护理 □ 夜间巡视	□ 观察患者情况 □ 手术后生活护理 □ 夜间巡视
病情 变异 记录	□无 □有,原因: 1. 2.	□无 □有,原因: 1. 2.	□无 □有,原因: 1. 2.
护士 签名			
医师 签名			

时间	住院第 4~5 天（术后第 2 天）	住院第 5~7 天（术后第 3~4 天）	住院第 8~9 天（术后第 5 天）	住院第 9~14 天（出院日）
主要诊疗工作	□ 上级医师查房，对手术进行评估 □ 注意有无手术后并发症、负压引流通畅情况、引流液性状	□ 上级医师查房，对手术进行评估 □ 注意有无手术后并发症、引流管通畅情况、引流液性状	□ 注意有无术后并发症、引流管通畅情况 □ 拆除耳部包扎敷料，拔出引流管，观察再造耳情况（有无皮瓣坏死、血肿、感染），重新包扎	□ 观察耳部愈合情况（有无切口裂开、皮瓣局部坏死、血肿等） □ 向家长交代术后第 10 日拆线及出院后注意事项，预约复诊日期 □ 完成出院小结
重点医嘱	长期医嘱： □ 小耳畸形术后护理常规 □ 二级护理 □ 普食 □ 自由休位 □ 持续负压引流 □ 止血药 临时医嘱： □ 复查血常规、尿常规（必要时） □ 复查电解质（必要时）	长期医嘱： □ 二级护理 □ 普食 □ 自由体位 持续负压引流	长期医嘱： □ 二级护理 □ 普食	□ 出院医嘱
主要护理工作	□ 观察患者情况 □ 手术后生活护理	□ 观察患者情况 □ 手术后生活护理	□ 观察患者情况 □ 手术后生活护理 □ 宣教、示范耳再造术后护理及注意事项	□ 指导病人及家属办理出院手续等事项 □ 出院宣教
病情变异记录	□无 □有，原因： 1. 2.	□无 □有，原因： 1. 2.	□无 □有，原因： 1. 2.	□无 □有，原因： 1. 2.
护士签名				
医师签名				

6 小耳畸形临床路径(Brent法耳廓再造术Ⅱ期)

（2016年版）

一、小耳畸形临床路径(Brent 法耳廓再造术Ⅱ期)标准住院流程

（一）适用对象

第一诊断为小耳畸形，Brent法Ⅰ期耳廓再造术后。

行 Brent 法耳廓再造术（Ⅱ期）。

（二）诊断依据

根据《整形外科学》(王炜主编，浙江科技出版社)，《临床技术操作规范 整形外科学分册》(中华医学会编著，人民军医出版社)。

典型的小耳畸形 Brent 法Ⅰ期耳廓再造术后外观：患耳残留腊肠状或贝壳状残耳，可见再造正常耳廓形态，无耳颅角，耳甲腔较浅，无(或有)外耳道。

（三）治疗方案的选择

根据《整形外科学》(王炜主编，浙江科技出版社)，《临床技术操作规范 整形外科学分册》(中华医学会编著，人民军医出版社)。

行 Brent 法耳廓再造术（Ⅱ期）。

（四）标准住院日为 8～14 天

（五）进入路径标准

1. 第一诊断必须符合小耳畸形，Brent法Ⅰ期耳廓再造术后疾病编码。

2. 患侧实施 Brent法Ⅰ期耳廓再造术后 4 个月以上，可以进入此路径。

3. 当患者同时具有其他疾病诊断，但在住院期间不需要特殊处理也不影响第一诊断的临床路径实施时，可以进入此路径。

（六）术前准备 1～2 天

1. 必需的检查项目

(1) 实验室检查：血常规、尿常规、肝肾功能、电解质、凝血功能、感染性疾病筛查；

(2) 心电图、胸片(正位)。

2. 根据病情选择的项目

(1) 头部 CT 或 MRI(如合并半侧颜面短小，需听力重建患者)；

(2) 超声心动图(心电图异常者)；

(3) 听力功能测试(需听力重建患者)。

（七）预防性抗菌药物选择与使用时机

抗菌药物使用：按照《抗菌药物临床应用指导原则(2015 年版)》(国卫办医发〔2015〕43 号)执行，并结合患者的病情决定抗菌药物的选择与使用时间。

（八）手术日为入院第 2～3 天

1. 麻醉方式　全麻或局部麻醉；

2. 手术方式　行 Brent 法耳廓再造术（Ⅱ期），耳后筋膜瓣转移，自体肋软骨植入，耳颅角成形，中厚植皮术。

3. 术中用药　麻醉常规用药。

4. 输血　通常无需输血。

（九）术后住院恢复 5～10 天

1. 术后需要复查的项目　根据患者病情决定。

2. 术后用药　抗菌药物使用按照《抗菌药物临床应用指导原则（2015 年版）》（国卫办医发〔2015〕43 号）执行，并结合患者的病情决定抗菌药物的选择与使用时间。

（十）出院标准

1. 一般情况良好。

2. 没有需要住院处理的并发症。

（十一）变异及原因分析

1. 住院治疗期间，如患者要求实施半侧颜面短小手术、听力重建手术，退出此路径。

2. 围术期并发症等造成住院日延长和费用增加。

3. 术后有软骨外露、植皮成活不良等并发症，退出此路径。

二、小耳畸形临床路径(Brent 法耳廓再造术II期)表单

适用对象:第一诊断为小耳畸形,Brent 法I期耳廓再造术后;行 Brent 法耳廓再造术(II期)

患者姓名:_____ 性别:____ 年龄:____ 门诊号:_____ 住院号:_____

住院日期:____年____月____日 出院日期:____年____月____日 标准住院日:8～14 天

时间	住院第1天	住院第2~3天 (手术日)	住院第3~4天 (术后第1天)
主要 诊疗 工作	□ 询问病史与体格检查 □ 完成病历书写 □ 常规相关检查 □ 上级医师查房与手术前评估 □ 向患者监护人交代病情,签署"手术知情同意书"、"手术麻醉知情同意书"	□ 早晨再次术前评估 □ 手术(行 Brent 法耳廓再造术II期) □ 上级医师查房	□ 上级医师查房,对手术进行评估 □ 注意有无手术后并发症(血肿、感染等)、负压引流通畅情况、引流液性状
重 点 医 嘱	长期医嘱: □ 小耳畸形入院护理常规 □ 三级护理 □ 普食 临时医嘱: □ 血常规、凝血功能、肝肾功能、感染性疾病筛查 □ 心电图、胸片(正位) □ 术前禁食(如局麻则不实施) □ 术前灌肠(如局麻则不实施)	术前术后医嘱: □ 今日行 Brent 法耳廓再造术(II期) □ 术前 30 分钟抗生素静滴 □ 小耳畸形术后护理常规 □ 一级护理 □ 禁食 6 小时后半流食(如局麻则为半流食) □ 半卧位 □ 持续负压引流 □ 抗菌药物:术前 30 分钟使用 □ 止血药 □ 镇痛、镇静剂(必要时) □ 术后使用抗菌药物,视引流情况 24～48 小时停用	长期医嘱: □ 小耳畸形术后护理常规 □ 二级护理 □ 普食 □ 半卧位 □ 持续负压引流 □ 止血药
主要 护理 工作	□ 入院宣教:介绍病房环境、设施和设备、安全教育 □ 入院护理评估 □ 静脉采血 □ 指导病人家长带病人或病人本人到相关科室进行心电图、胸片等检查	□ 观察患者情况 □ 手术后生活护理 □ 夜间巡视	□ 观察患者情况 □ 手术后生活护理 □ 夜间巡视
病情 变异 记录	□无 □有,原因: 1. 2.	□无 □有,原因: 1. 2.	□无 □有,原因: 1. 2.
护士 签名			
医师 签名			

时间	住院第4或5天 （术后第2天）	住院第5或6天 （术后第3天）	住院第6~7天 （术后第4天）	住院第8~14天 （出院日）
主要诊疗工作	□ 上级医师查房，对手术进行评估 □ 注意有无术后并发症、负压引流通畅情况、引流液性状	□ 上级医师查房，对手术进行评估 □ 注意有无手术后并发症、引流管通畅情况、引流液性状 □ 拆除耳部包扎敷料，拔出引流管，观察再造耳情况（有无皮瓣坏死、血肿、感染），重新包扎	□ 注意有无术后并发症	□ 观察耳部愈合情况（有无皮瓣坏死、血肿、植皮成活情况、切口愈合情况等） □ 向家长交代出院后注意事项，预约复诊日期 □ 完成出院小结
重点医嘱	长期医嘱： □ 小耳畸形术后护理常规 □ 二级护理 □ 普食 □ 自由体位 □ 持续负压引流 □ 止血药 临时医嘱： □ 复查血常规、尿常规（必要时） □ 复查电解质（必要时）	长期医嘱： □ 二级护理 □ 普食 □ 自由体位	长期医嘱： □ 二级护理 □ 普食	□ 出院医嘱
主要护理工作	□ 观察患者情况 □ 手术后生活护理	□ 观察患者情况 □ 手术后生活护理	□ 观察患者情况 □ 手术后生活护理 □ 宣教、示范耳再造术后护理及注意事项	□ 指导病人及家属办理出院手续等事项 □ 出院宣教
病情变异记录	□无 □有,原因： 1. 2.	□无 □有,原因： 1. 2.	□无 □有,原因： 1. 2.	□无 □有,原因： 1. 2.
护士签名				
医师签名				

小耳畸形临床路径（Brent法耳廓再造术Ⅲ期）

（2016年版）

一、小耳畸形临床路径（Brent法耳廓再造术Ⅲ期）标准住院流程

（一）适用对象

第一诊断为小耳畸形，Brent法Ⅱ期耳廓再造术后。

行Brent法耳廓再造术（Ⅲ期）。

（二）诊断依据

根据《整形外科学》（王炜主编，浙江科技出版社），《临床技术操作规范 整形外科学分册》（中华医学会编著，人民军医出版社）。

典型的小耳畸形Brent法Ⅱ期耳廓再造术后外观：患耳残留腊肠状或贝壳状残耳，可见再造正常耳廓形态，存在耳颅角，无（或有）外耳道，耳甲腔较浅。

（三）治疗方案的选择

根据《整形外科学》（王炜主编，浙江科技出版社），《临床技术操作规范 整形外科学分册》（中华医学会编著，人民军医出版社）。

行Brent法耳廓再造术（Ⅲ期）。

（四）标准住院日为8～14天

（五）进入路径标准

1. 第一诊断必须符合小耳畸形，Brent法Ⅱ期耳廓再造术后疾病编码。

2. 患侧实施Brent法Ⅱ期耳廓再造术后4个月以上，可以进入此路径。

3. 当患者同时具有其他疾病诊断，但在住院期间不需要特殊处理也不影响第一诊断的临床路径实施时，可以进入此路径。

（六）术前准备1～2天

1. 必需的检查项目

（1）实验室检查：血常规、尿常规、肝肾功能、电解质、凝血功能、感染性疾病筛查；

（2）心电图、胸片（正位）。

2. 根据病情选择的项目

（1）头部CT或MRI如合并半侧颜面短小，需听力重建患者；

（2）超声心动图（心电图异常者）；

（3）听力功能测试（需听力重建患者）。

（七）预防性抗菌药物选择与使用时机

抗菌药物使用：按照《抗菌药物临床应用指导原则（2015年版）》（国卫办医发〔2015〕43号）执行，并结合患者的病情决定抗菌药物的选择与使用时间。

（八）手术日为入院第 2 ~ 3 天

1. 麻醉方式　全麻或局部麻醉。

2. 手术方式　行 Brent 法耳廓再造术（Ⅲ期），再造耳局部修整，耳屏成形、耳甲腔加深，中厚植皮术。

3. 术中用药　麻醉常规用药。

4. 输血　通常无需输血。

（九）术后住院恢复 5 ~ 10 天

1. 术后需要复查的项目　根据患者病情决定。

2. 术后用药　抗菌药物使用按照《抗菌药物临床应用指导原则（2015 年版）》（国卫办医发〔2015〕43 号）执行，并结合患者的病情决定抗菌药物的选择与使用时间。

（十）出院标准

1. 一般情况良好。

2. 没有需要住院处理的并发症。

（十一）变异及原因分析

1. 住院治疗期间，如患者要求实施半侧颜面短小手术，退出此路径。

2. 围术期并发症等造成住院日延长和费用增加。

3. 术后有软骨外露、植皮成活差等并发症，退出此路径。

二、小耳畸形临床路径(Brent 法耳廓再造术Ⅲ期)表单

适用对象:第一诊断为小耳畸形,Brent 法Ⅱ期耳廓再造术后;行 Brent 法耳廓再造术(Ⅲ期)

患者姓名:_____ 性别:____ 年龄:____ 门诊号:_____ 住院号:_____

住院日期:____年____月____日 出院日期:____年____月____日 标准住院日:8~14 天

时间	住院第 1 天	住院第 2~3 天 (手术日)	住院第 3~4 天 (术后第 1 天)
主要诊疗工作	□ 询问病史与体格检查 □ 完成病历书写 □ 常规相关检查 □ 上级医师查房与手术前评估 □ 向患者监护人交代病情,签署"手术知情同意书"、"手术麻醉知情同意书"	□ 早晨再次术前评估 □ 手术(行 Brent 法耳廓再造术Ⅲ期) □ 上级医师查房	□ 上级医师查房,对手术进行评估 □ 注意有无手术后并发症(血肿、感染等)
重点医嘱	长期医嘱: □ 小耳畸形入院护理常规 □ 三级护理 □ 普食 临时医嘱: □ 血常规、凝血功能、肝肾功能、感染性疾病筛查 □ 心电图、胸片(正位) □ 术前禁食(如局麻则不实施) □ 术前灌肠(如局麻则不实施)	长期医嘱: □ 今日行 Brent 法耳廓再造术(Ⅲ期) □ 术前 30 分钟抗生素静滴 □ 小耳畸形术后护理常规 □ 一级护理 □ 禁食 6 小时后半流食(如局麻则为半流食) □ 半卧位 □ 抗菌药物:术前 30 分钟预防使用 □ 术后使用抗菌药物,24 小时停用 □ 止血药 □ 镇痛、镇静剂(必要时)	长期医嘱: □ 小耳畸形术后护理常规 □ 二级护理 □ 普食 □ 半卧位 □ 止血药
主要护理工作	□ 入院宣教:介绍病房环境、设施和设备、安全教育 □ 入院护理评估 □ 静脉采血 □ 指导病人家长带病人或病人本人到相关科室进行心电图、胸片等检查	□ 观察患者情况 □ 手术后生活护理 □ 夜间巡视	□ 观察患者情况 □ 手术后生活护理 □ 夜间巡视
病情变异记录	□无 □有,原因: 1. 2.	□无 □有,原因: 1. 2.	□无 □有,原因: 1. 2.
护士签名			
医师签名			

时间	住院第4~5天 （术后第2天）	住院第5~6天 （术后第3天）	住院第6~7天 （术后第4天）	住院第8~14天 （出院日）
主要诊疗工作	□ 上级医师查房，对手术进行评估 □ 注意有无术后并发症	□ 上级医师查房，对手术进行评估 □ 注意有无手术后并发症	□ 注意有无术后并发症	□ 观察耳部愈合情况（有无皮肤坏死、植皮成活差、血肿、感染等） □ 向家长交代出院后注意事项，预约复诊日期 □ 完成出院小结
重点医嘱	长期医嘱： □ 小耳畸形术后护理常规 □ 二级护理 □ 普食 □ 自由体位 □ 止血药 临时医嘱： □ 复查血常规、尿常规（必要时） □ 复查电解质（必要时）	长期医嘱： □ 二级护理 □ 普食 □ 自由体位	长期医嘱： □ 二级护理 □ 普食	□ 出院医嘱
主要护理工作	□ 观察患者情况 □ 手术后生活护理	□ 观察患者情况 □ 手术后生活护理	□ 观察患者情况 □ 手术后生活护理 □ 宣教、示范耳再造术后护理及注意事项	□ 指导病人及家属办理出院手续等事项 □ 出院宣教
病情变异记录	□无 □有,原因: 1. 2.	□无 □有,原因: 1. 2.	□无 □有,原因: 1. 2.	□无 □有,原因: 1. 2.
护士签名				
医师签名				

8 小耳畸形临床路径（扩张皮瓣法耳廓再造术 I 期）

（2016 年版）

一、小耳畸形临床路径（扩张皮瓣法耳廓再造术 I 期）标准住院流程

（一）适用对象

第一诊断为小耳畸形。

行扩张皮瓣法耳廓再造术（I 期）。

（二）诊断依据

根据《整形外科学》（王炜主编，浙江科技出版社），《临床技术操作规范 整形外科学分册》（中华医学会编著，人民军医出版社）。

典型的小耳畸形外观：患耳无正常耳廓形态，呈腊肠状或贝壳状，无（或有）外耳道。

（三）治疗方案的选择

根据《整形外科学》（王炜主编，浙江科技出版社），《临床技术操作规范 小儿外科学分册》（中华医学会编著，人民军医出版社）。

行扩张皮瓣法耳廓再造术（I 期）。

（四）标准住院日为 4~5 天

（五）进入路径标准

1. 第一诊断符合小耳畸形疾病编码。

2. 患侧耳后乳突区皮肤完好无损的小耳畸形患者，均可以进入路径。

3. 扩张皮瓣法耳廓再造术皮肤扩张期间出现较小面积皮瓣坏死感染并发症、行皮瓣舒平术后半年的患者可进入此路径。

4. 当患者同时具有其他疾病诊断，但在住院期间不需要特殊处理也不影响第一诊断的临床路径实施时，可以进入此路径。

（六）术前准备 1~2 天

1. 必需的检查项目

（1）实验室检查：血常规、尿常规、肝肾功能、电解质、凝血功能、感染性疾病筛查；

（2）心电图、胸片（正位）。

2. 根据病情选择的项目

（1）头部 CT 或 MRI（如合并半侧颜面短小，需听力重建患者）；

（2）超声心动图（心电图异常者）；

（3）听力功能测试（需听力重建患者）。

（七）预防性抗菌药物选择与使用时机

1. 抗菌药物使用 按照《抗菌药物临床应用指导原则（2015 年版）》《国卫办医发〔2015〕43 号》执行，并结合患者的病情决定抗菌药物的选择与使用时间。

2. 可用青霉素类、头孢类及其他抗菌药物, 预防性用药时间为术前 30 分钟。

（八）手术日为入院第 1 ~ 3 天

1. 麻醉方式　全麻或局部麻醉。

2. 手术方式　行扩张皮瓣法耳廓再造术（Ⅰ期）, 耳后扩张器植入。

3. 术中用药　麻醉常规用药。

4. 输血　通常无需输血。

（九）术后住院恢复 3 ~ 5 天

1. 术后需要复查的项目　根据患者病情决定。

2. 术后用药　抗菌药物使用按照《抗菌药物临床应用指导原则（2015 年版）》（国卫办医发〔2015〕43 号）执行, 并结合患者的病情决定抗菌药物的选择与使用时间。

（十）出院标准

1. 一般情况良好。

2. 没有需要住院处理的并发症。

（十一）变异及原因分析

1. 住院治疗期间, 如患者要求实施半侧颜面短小手术、听力重建手术, 退出此路径。

2. 围术期并发症等造成住院日延长和费用增加。

3. 术后有扩张皮瓣坏死, 扩张器外露感染等并发症, 退出此路径。

二、小耳畸形临床路径(扩张皮瓣法耳廓再造术Ⅰ期)表单

适用对象:第一诊断为小耳畸形;行扩张皮瓣法耳廓再造术(Ⅰ期)

患者姓名:_____ 性别:____ 年龄:____ 门诊号:_____ 住院号:_____

住院日期:____年____月____日 出院日期:____年____月____日 标准住院日:4~5天

时间	住院第1天	住院第1~2天(手术日)	住院第2~3天(术后第1天)
主要诊疗工作	□ 询问病史与体格检查 □ 完成病历书写 □ 常规相关检查 □ 上级医师查房与手术前评估 □ 向患者监护人交代病情,签署"手术知情同意书"、"手术麻醉知情同意书"	□ 早晨再次术前评估 □ 手术(行扩张皮瓣法耳廓再造术Ⅰ期) □ 上级医师查房	□ 上级医师查房,对手术进行评估 □ 注意有无手术后并发症(血肿、感染等)、耳后皮瓣血运障碍、负压引流通畅情况
重点医嘱	长期医嘱: □ 小耳畸形入院护理常规 □ 二级护理 □ 普食 临时医嘱: □ 血常规、凝血功能、肝肾功能、感染性疾病筛查 □ 心电图、胸片(正位) □ 术前禁食(如局麻则不实施) □ 术前灌肠(如局麻则不实施)	术前术后医嘱: □ 今日行扩张皮瓣法耳廓再造术(Ⅰ期) □ 术前30分钟抗生素静滴 □ 小耳畸形术后护理常规 □ 一级护理 □ 禁食6小时后半流食(如局麻则为半流食) □ 持续负压引流 □ 术后24~48小时使用抗菌药物 □ 止血药 □ 镇痛、镇静剂(必要时)	长期医嘱: □ 小耳畸形术后护理常规 □ 二级护理 □ 普食 □ 持续负压引流 □ 止血药
主要护理工作	□ 入院宣教:介绍病房环境、设施和设备、安全教育 □ 入院护理评估 □ 静脉采血 □ 指导病人家长带病人或病人本人到相关科室进行心电图、胸片等检查	□ 观察患者情况 □ 手术后生活护理 □ 夜间巡视	□ 观察患者情况 □ 手术后生活护理 □ 夜间巡视
病情变异记录	□无 □有,原因: 1. 2.	□无 □有,原因: 1. 2.	□无 □有,原因: 1. 2.
护士签名			
医师签名			

时间	住院第 2~3 天 （术后第 2 天）	住院第 3~4 天 （术后第 3 天）	住院第 4~5 天 （出院日）
主要 诊疗 工作	□ 上级医师查房，对手术进行评估 □ 注意有无手术后并发症、引流管通畅情况、引流液性状	□ 上级医师查房，对手术进行评估 □ 注意有无手术后并发症、负压引流通畅情况、引流液性状 □ 注意有无术后并发症、引流管通畅情况 □ 拆除耳部包扎敷料，拔出引流管，观察耳后皮瓣情况（有无皮瓣坏死、血肿、感染），重新包扎	□ 观察耳部愈合情况（有无切口裂开、皮瓣局部坏死、血肿等） □ 向家长交代术后第 7 日拆线及出院后注意事项，预约 1 周后复诊，每周一、三、五为定期注水日期 □ 完成出院小结
重点 医嘱	长期医嘱： □ 二级护理 □ 普食 □ 自由体位 □ 持续负压引流 □ 止血药物	长期医嘱： □ 二级护理 □ 普食 □ 止血药物	□ 出院医嘱
主要 护理 工作	□ 观察患者情况 □ 手术后生活护理	□ 观察患者情况 □ 手术后生活护理 □ 宣教、示范耳再造术后护理及注意事项	□ 指导病人及家属办理出院手续等事项 □ 出院宣教
病情 变异 记录	□无　□有，原因： 1. 2.	□无　□有，原因： 1. 2.	□无　□有，原因： 1. 2.
护士 签名			
医师 签名			

9 ▶ 小耳畸形临床路径（扩张皮瓣法耳廓再造术Ⅱ期）

（2016年版）

一、小耳畸形临床路径（扩张皮瓣法耳廓再造术Ⅱ期）标准住院流程

（一）适用对象

第一诊断为小耳畸形，扩张皮瓣法Ⅰ期耳后扩张器植入术后注水期和静息休养期结束。

行扩张皮瓣法耳廓再造术（Ⅱ期）。

（二）诊断依据

根据《整形外科学》（王炜主编，浙江科技出版社），《临床技术操作规范 整形外科学分册》（中华医学会编著，人民军医出版社）。

典型的小耳畸形扩张皮瓣法Ⅰ期耳廓再造术后外观：患耳残留腊肠状或贝壳状残耳，可见患侧耳后皮肤扩张良好，血管增生明显，无红肿破溃。

（三）治疗方案的选择

根据《整形外科学》（王炜主编，浙江科技出版社），《临床技术操作规范 整形外科学分册》（中华医学会编著，人民军医出版社）。

行扩张皮瓣法耳廓再造术（Ⅱ期）。

（四）标准住院日为6~7天

（五）进入路径标准

1. 第一诊断必须符合小耳畸形，扩张皮瓣法Ⅰ期耳廓再造术后疾病编码。

2. 患侧实施扩张皮瓣法Ⅰ期耳后扩张器植入术后注水期完成1个月或以上，可以进入此路径。

3. 当患者同时具有其他疾病诊断，但在住院期间不需要特殊处理也不影响第一诊断的临床路径实施时，可以进入此路径。

（六）术前准备1~2天

1. 必需的检查项目

（1）实验室检查：血常规、尿常规、肝肾功能、电解质、凝血功能、感染性疾病筛查；

（2）心电图、胸片（正位）。

以上检查项目一期手术通常已经完成，不需重复。如检查结果距一期时已经超过3个月，则需复检。

2. 根据病情选择的项目

（1）头部CT或MRI（如合并半侧颜面短小，需听力重建患者）；

（2）超声心动图（心电图异常者）；

（3）听力功能测试（需听力重建患者）。

（七）预防性抗菌药物选择与使用时机

抗菌药物使用：按照《抗菌药物临床应用指导原则（2015年版）》（国卫办医发〔2015〕43号）执行，并结合患者的病情决定抗菌药物的选择与使用时间。

（八）手术日为入院第2～3天

1. 麻醉方式　全麻或局部麻醉。

2. 手术方式　行扩张皮瓣法耳廓再造术（Ⅱ期），耳后扩张器取出，扩张皮瓣转移，自体肋软骨采集，自体肋软骨支架植入，中厚植皮术。

3. 术中用药　麻醉常规用药。

4. 输血　通常无需输血。

（九）术后住院恢复6天

1. 术后需要复查的项目　根据患者病情决定。

2. 术后用药　抗菌药物使用按照《抗菌药物临床应用指导原则（2015 年版）》（国卫办医发〔2015〕43 号）执行，并结合患者的病情决定抗菌药物的选择与使用时间。

（十）出院标准

1. 一般情况良好。

2. 没有需要住院处理的并发症。

（十一）变异及原因分析

1. 住院治疗期间，如患者要求实施半侧颜面短小手术、听力重建手术，退出此路径。

2. 围术期并发症等造成住院日延长和费用增加。

3. 术后有软骨外露、植皮成活不良等并发症，退出路径。

二、小耳畸形临床路径(扩张皮瓣法耳廓再造术Ⅱ期)表单

适用对象:第一诊断为小耳畸形,扩张皮瓣法Ⅰ期耳后扩张器植入术后;行扩张皮瓣法耳廓再造术(Ⅱ期)

患者姓名:_____ 性别:____ 年龄:____ 门诊号:_____ 住院号:_____

住院日期:___年___月___日 出院日期:___年___月___日 标准住院日:6~7天

时间	住院第1天	住院第1~2天 (手术日)	住院第2~3天 (术后第1天)
主要诊疗工作	□ 询问病史与体格检查 □ 完成病历书写 □ 常规相关检查 □ 上级医师查房与手术前评估 □ 向患者监护人交代病情,签署"手术知情同意书"、"手术麻醉知情同意书"	□ 早晨再次术前评估 □ 手术(行扩张皮瓣法耳廓再造术Ⅱ期) □ 上级医师查房	□ 上级医师查房,对手术进行评估 □ 注意有无手术后并发症(血肿、感染等)、负压引流通畅情况、引流液性状
重点医嘱	长期医嘱: □ 小耳畸形入院护理常规 □ 三级护理 □ 普食 临时医嘱: □ 血常规、凝血功能、肝肾功能、感染性疾病筛查 □ 术前禁食(如局麻则不实施) □ 术前灌肠(如局麻则不实施) □ 术前备皮	术前术后医嘱: □ 今日行扩张皮瓣法耳廓再造术(Ⅱ期) □ 术前30分钟抗生素静滴 □ 小耳畸形术后护理常规 □ 一级护理 □ 禁食6小时后半流食(如局麻则为半流食) □ 半卧位 □ 持续负压引流 □ 止血药 □ 镇痛、镇静剂(必要时)	长期医嘱: □ 小耳畸形术后护理常规 □ 二级护理 □ 普食 □ 半卧位 □ 持续负压引流 □ 止血药
主要护理工作	□ 入院宣教:介绍病房环境、设施和设备、安全教育 □ 入院护理评估 □ 静脉采血 □ 指导病人家长带病人或病人本人到相关科室进行心电图、胸片等检查	□ 观察患者情况 □ 手术后生活护理 □ 夜间巡视	□ 观察患者情况 □ 手术后生活护理 □ 夜间巡视
病情变异记录	□无 □有,原因: 1. 2.	□无 □有,原因: 1. 2.	□无 □有,原因: 1. 2.
护士签名			
医师签名			

时间	住院第 3~4 天 （术后第 2 天）	住院第 4~5 天 （术后第 3 天）	住院第 5~6 天 （术后第 4 天）	住院第 6~7 天 （术后第 5 天）（出院日）
主要诊疗工作	□ 上级医师查房，对手术进行评估 □ 注意有无术后并发症、负压引流通畅情况、引流液性状	□ 上级医师查房，对手术进行评估 □ 注意有无手术后并发症、引流管通畅情况、引流液性状	□ 注意有无术后并发症	□ 观察耳部愈合情况（有无皮瓣坏死、血肿、植皮成活情况、切口愈合情况等） □ 向家长交代出院后注意事项，预约复诊日期，嘱术后 10 天来院拆线完成出院小结 □ 拆除耳部敷料，拔除引流管观察再造耳情况，有无皮瓣坏死血肿感染重新包扎
重点医嘱	长期医嘱： □ 小耳畸形术后护理常规 □ 二级护理 □ 普食 □ 自由体位 □ 持续负压引流 □ 止血药 临时医嘱： □ 复查血常规、尿常规（必要时） □ 复查电解质（必要时）	长期医嘱： □ 二级护理 □ 普食 □ 自由体位 □ 持续负压引流 □ 止血药	长期医嘱： □ 二级护理 □ 普食 □ 持续负压引流 □ 止血药	□ 出院医嘱 □ 抗疤痕治疗
主要护理工作	□ 观察患者情况 □ 手术后生活护理	□ 观察患者情况 □ 手术后生活护理	□ 观察患者情况 □ 手术后生活护理 □ 宣教、示范耳再造术后护理及注意事项	□ 指导病人及家属办理出院手续等事项 □ 出院宣教
病情变异记录	□ 无　□ 有，原因： 1. 2.	□ 无　□ 有，原因： 1. 2.	□ 无　□ 有，原因： 1. 2.	□ 无　□ 有，原因： 1. 2.
护士签名				
医师签名				

小耳畸形临床路径（扩张皮瓣法耳廓再造术Ⅲ期）

（2016年版）

一、小耳畸形临床路径（扩张皮瓣法耳廓再造术Ⅲ期）标准住院流程

（一）适用对象

第一诊断为小耳畸形，扩张皮瓣法Ⅱ期耳廓再造术后。

行扩张皮瓣法耳廓再造术（Ⅲ期）。

（二）诊断依据

根据《整形外科学》（王炜主编，浙江科技出版社），《临床技术操作规范 整形外科学分册》（中华医学会编著，人民军医出版社）。

典型的小耳畸形扩张皮瓣法Ⅱ期耳廓再造术后外观：患耳残留腊肠状或贝壳状残耳，可见再造正常耳廓形态，无（或有）外耳道，耳轮、对耳轮、三角窝结构清晰。耳甲腔较浅，无耳屏。

（三）治疗方案的选择

根据《整形外科学》（王炜主编，浙江科技出版社），《临床技术操作规范 整形外科学分册》（中华医学会编著，人民军医出版社）。

行扩张皮瓣法耳廓再造术（Ⅲ期）。

（四）标准住院日为5~6天

（五）进入路径标准

1. 第一诊断必须符合小耳畸形，扩张皮瓣法Ⅱ期耳廓再造术后疾病编码。

2. 患侧实施扩张皮瓣法Ⅱ期耳廓再造术后6个月以上，可以进入此路径。

3. 当患者同时具有其他疾病诊断，但在住院期间不需要特殊处理也不影响第一诊断的临床路径实施时，可以进入此路径。

（六）术前准备1~2天

1. 必需的检查项目

（1）实验室检查：血常规、尿常规、肝肾功能、电解质、凝血功能、感染性疾病筛查；

（2）心电图、胸片（正位）。

2. 根据病情选择的项目

（1）头部CT或MRI如合并半侧颜面短小，需听力重建患者；

（2）超声心动图（心电图异常者）；

（3）听力功能测试（需听力重建患者）。

（七）预防性抗菌药物选择与使用时机

抗菌药物使用：按照《抗菌药物临床应用指导原则（2015年版）》（国卫办医发〔2015〕43号）执行，并结合患者的病情决定抗菌药物的选择与使用时间。

（八）手术日为入院第1~2天

1．麻醉方式　全麻或局部麻醉；

2．手术方式　行扩张皮瓣法耳廓再造术（Ⅲ期），再造耳局部修整，耳屏成形、耳甲腔加深，中厚植皮术。

3．术中用药　麻醉常规用药。

4．输血　通常无需输血。

（九）术后住院恢复5天

1．术后需要复查的项目　根据患者病情决定。

2．术后用药　抗菌药物使用按照《抗菌药物临床应用指导原则（2015 年版）》（国卫办医发〔2015〕43 号）执行，并结合患者的病情决定抗菌药物的选择与使用时间。

（十）出院标准

1．一般情况良好。

2．没有需要住院处理的并发症。

（十一）变异及原因分析

1．住院治疗期间，如患者要求实施半侧颜面短小手术，退出此路径。

2．围术期并发症等造成住院日延长和费用增加。

3．术后有软骨外露、植皮成活差等并发症，退出此路径。

二、小耳畸形临床路径(扩张皮瓣法耳廓再造术Ⅲ期)表单

适用对象:第一诊断为小耳畸形,扩张皮瓣法Ⅱ期耳廓再造术后;行扩张皮瓣法耳廓再造术(Ⅲ期)

患者姓名:_____ 性别:____ 年龄:____ 门诊号:_____ 住院号:_____

住院日期:___年___月___日 出院日期:___年___月___日 标准住院日:5~6天

时间	住院第1天	住院第2天 (手术日)	住院第2~3天 (术后第1天)
主要诊疗工作	□ 询问病史与体格检查 □ 完成病历书写 □ 常规相关检查 □ 上级医师查房与手术前评估 □ 向患者监护人交代病情,签署"手术知情同意书"、"手术麻醉知情同意书"	□ 再次术前评估 □ 手术(行扩张皮瓣法耳廓再造术Ⅲ期) □ 上级医师查房	□ 上级医师查房,对手术进行评估 □ 注意有无手术后并发症(血肿、感染等)
重点医嘱	**长期医嘱:** □ 小耳畸形入院护理常规 □ 三级护理 □ 普食 **临时医嘱:** □ 血常规、凝血功能、肝肾功能、感染性疾病筛查 □ 心电图、胸片(正位) □ 术前禁食(如局麻则不实施) □ 术前灌肠(如局麻则不实施) 拟明日行扩张皮瓣法耳廓再造术(Ⅲ期) □ 术前30分钟抗生素静滴	**长期医嘱:** □ 今日行扩张皮瓣法耳廓再造术(Ⅲ期) □ 术前30分钟抗生素静滴 □ 小耳畸形术后护理常规 □ 一级护理 □ 禁食6小时后半流食(如局麻则为半流食) □ 半卧位 □ 止血药 □ 镇痛、镇静剂(必要时)	**长期医嘱:** □ 小耳畸形术后护理常规 □ 二级护理 □ 普食 □ 半卧位 □ 止血药 □ 抗菌药物
主要护理工作	□ 入院宣教:介绍病房环境、设施和设备、安全教育 □ 入院护理评估 □ 静脉采血 □ 指导病人家长带病人或病人本人到相关科室进行心电图、胸片等检查	□ 观察患者情况 □ 手术后生活护理 □ 夜间巡视	□ 观察患者情况 □ 手术后生活护理 □ 夜间巡视
病情变异记录	□无 □有,原因: 1. 2.	□无 □有,原因: 1. 2.	□无 □有,原因: 1. 2.
护士签名			
医师签名			

时间	住院第 3~4 天 （术后第 2 天）	住院第 4~5 天 （术后第 3 天）	住院第 5~6 天 （出院日）
主要诊疗工作	□ 上级医师查房,对手术进行评估 □ 注意有无术后并发症	□ 上级医师查房,对手术进行评估 □ 注意有无手术后并发症	□ 观察耳部愈合情况(有无皮肤坏死、植皮成活差、血肿、感染等) □ 向家长交代出院后注意事项,手术后 10 天拆线,并预约复诊日期 □ 完成出院小结
重点医嘱	长期医嘱: □ 小耳畸形术后护理常规 □ 二级护理 □ 普食 □ 自由体位 □ 止血药 □ 抗菌药物 临时医嘱: □ 复查血常规、尿常规(必要时) □ 复查电解质(必要时)	长期医嘱: □ 二级护理 □ 普食 □ 自由体位 □ 抗菌药物	□ 出院医嘱
主要护理工作	□ 观察患者情况 □ 手术后生活护理	□ 观察患者情况 □ 手术后生活护理 □ 宣教、示范耳再造术后护理及注意事项	□ 指导病人及家属办理出院手续等事项 □ 出院宣教
病情变异记录	□无 □有,原因: 1. 2.	□无 □有,原因: 1. 2.	□无 □有,原因: 1. 2.
护士签名			
医师签名			

11 先天性肌性斜颈临床路径

（2016 年版）

一、先天性肌性斜颈临床路径标准住院流程

（一）适用对象

第一诊断为先天性肌性斜颈。

行胸锁乳突肌切断松解术。

（二）诊断依据

根据《临床诊疗指南 整形外科学分册》（中华医学会编著，人民卫生出版社），《临床技术操作规范 整形外科学分册》（中华医学会编著，人民军医出版社），《临床医疗护理常规 外科诊疗常规》（北京市卫生局编，协和医科大学出版社）。

典型的斜颈：头部向患侧歪斜，面部和下颌转向健侧，患侧胸锁乳突肌明显增粗挛缩或触及条索感。可同时伴有双侧面部发育不对称（患侧颜面发育短小，患侧眼裂小，患侧眼耳平面低，耳廓增大，乳突部突出），头颈向患侧旋转及向健侧倾斜活动受限。患侧锁骨及肩部耸起，颈椎畸形等。

（三）治疗方案的选择

根据《临床诊疗指南 整形外科学分册》（中华医学会编著，人民卫生出版社），《临床技术操作规范 整形外科学分册》（中华医学会编著，人民军医出版社）。

行胸锁乳突肌切断松解术。

（四）标准住院日为 4~8 天

（五）进入路径标准

1. 第一诊断必须符合先天性肌性斜颈疾病编码。

2. 当患者合并其他疾病，但住院期间不需特殊处理，也不影响第一诊断的临床路径实施时，可以进入路径。

（六）术前准备 1~2 天

1. 必需的检查项目

（1）实验室检查：血常规、血型、尿常规、肝肾功能、电解质、凝血功能、感染性疾病筛查；

（2）心电图、胸片。

2. 根据患者情况可选择的检查项目　颈椎正、侧、斜位片、颈部超声、CT。

（七）预防性抗菌药物选择与使用时机

1. 抗菌药物　使用按照《抗菌药物临床应用指导原则（2015 年版）》（国卫办医发〔2015〕43 号）执行，并结合患者的病情决定抗菌药物的选择与使用时间。

2. 推荐药物治疗方案（使用《国家基本药物》的药物）。

（八）手术日为入院第 2~4 天

1. 麻醉方式　全麻、局麻＋镇静或者局麻。

2．手术方式　　胸锁乳突肌切断松解术。

3．术中用药　　麻醉常规用药。

4．输血　　通常无需输血。

5．手术内置物　　无。

（九）术后住院恢复2～4天

1．术后需要复查的项目　　根据患者病情决定。

2．术后用药　　抗菌药物使用按照《抗菌药物临床应用指导原则（2015 年版）》（国卫办医发〔2015〕43 号）执行，并结合患者的病情决定抗菌药物的选择与使用时间（通常不使用或者选择广谱抗菌药物1 次）。

（十）出院标准

1．一般情况良好（体温平稳，切口无渗出、出血、感染等表现）。

2．没有需要住院处理的并发症。

（十一）变异及原因分析

1．住院治疗期间，发现有重要脏器器质性疾病，进入其他路径。

2．围术期并发症（如术中出现血管或神经损伤、血肿等），造成住院日延长和费用增加。

3．存在其他原因所致斜颈。

二、先天性肌性斜颈临床路径表单

适用对象：第一诊断为先天性肌性斜颈；行胸锁乳突肌切断松解术

患者姓名：_____ 性别：____ 年龄：____ 门诊号：_____ 住院号：_____

住院日期：____年____月____日 出院日期：____年____月____日 标准住院日：4～8天

时间	住院第1～2天	住院第2～4天 （手术日）	住院第3～5天 （术后第1天）
主要诊疗工作	□ 询问病史与体格检查 □ 完成病历书写 □ 常规相关检查 □ 上级医师查房与手术前评估 □ 决定手术方案 □ 向患者监护人交代围术期注意事项，签署"手术知情同意书"、"手术麻醉知情同意书" □ 完成各项术前准备	□ 上级医师查房，再次术前评估 □ 手术 □ 向患者家属交代手术过程情况以及术后注意事项 □ 完成手术记录 □ 患者一般状态，手术切口是否有渗血等	□ 上级医师查房 □ 观察患儿术后一般情况 □ 切口情况 □ 完成常规病程记录 □ 必要时术后应用支具或石膏固定
重点医嘱	长期医嘱： □ 整形外科护理常规 □ 三级护理 □ 普食 临时医嘱： □ 血常规、血型、凝血功能、肝肾功能、感染性疾病筛查 □ 心电图、胸片、颈椎正侧位片 □ 术前禁食 □ 术前灌肠 □ 备皮 □术晨补液（必要时）	长期医嘱： □ 整形外科护理常规 □ 一级护理 □ 流食 □ 止血药物 临时医嘱： □ 今日行胸锁乳突肌切断松解术 □ 静脉补液 □ 静脉抗菌药物（必要时） □ 镇静剂（必要时） □ 镇痛剂（必要时）	长期医嘱： □ 整形外科护理常规 □ 二级护理 □ 流食（或半流食） 临时医嘱： □ 清洁换药（必要时） □ 镇痛剂（必要时）
主要护理工作	□ 入院宣教：介绍病房环境、设施和设备、安全教育 □ 入院护理评估 □ 执行术前检查 □ 等待检查结果 □ 做好术前准备 □ 提醒家属患儿术前禁食水 □ 做好家属术前的心理护理	□ 监护患儿生命体征及呼吸情况 □ 手术后生活护理 □ 术后补液 □ 支具或者石膏护理	□ 监护患儿生命体征及呼吸情况 □ 术后护理 □ 支具或者石膏护理
病情变异记录	□无　□有，原因： 1. 2.	□无　□有，原因： 1. 2.	□无　□有，原因： 1. 2.
护士签名			
医师签名			

时间	住院第 4 ~ 8 天 （术后第 2 ~ 4 天，出院日）
主要 诊疗 工作	□ 上级医师查房注意有无术后并发症 □ 依据情况进行选择性换药 □ 伤口评估，确定有无手术并发症和伤口愈合不良的情况，明确是否出院 □ 完成常规病程记录、病案首页、出院小结等 □ 向家属交代复诊时间
重 点 医 嘱	**长期医嘱：** □ 二级护理 □ 普食 □ 止血药物（必要时） **临时医嘱：** □ 清洁换药 □ 镇痛剂（必要时） □ 复查血常规、尿常规（必要时） □ 复查电解质（必要时） **出院医嘱：** □ 根据伤口愈合情况，预约换药拆线的时间 □ 特殊随诊
主要 护理 工作	□ 注意患儿一般情况 □ 术后护理 □ 支具或者石膏护理 □ 指导患者及家属办理出院手续等事项 □ 出院宣教及注意事项
病情 变异 记录	□无　□有，原因： 1. 2.
护士 签名	
医师 签名	

肘部线性瘢痕挛缩松解改形手术临床路径

（2016年版）

一、肘部线性瘢痕挛缩松解改形手术临床路径标准住院流程

（一）适用对象

第一诊断为肘部线性瘢痕挛缩。

行肘部线性瘢痕挛缩松解改形手术（"Z"字成形术）。

（二）诊断依据

1. 病史　各种原因导致的肘部（掌侧）烧伤或创伤。

2. 体征　肘部（掌侧）可见线性瘢痕挛缩，瘢痕较软，周边无大片瘢痕，可有一定程度的肘关节屈伸活动受限。

3. 鉴别诊断　排除瘢痕疙瘩。

（三）治疗方案的选择及依据

根据《临床诊疗指南　整形外科学分册》（中华医学会编著，人民卫生出版社）。

1. 肘部线性瘢痕挛缩，影响肘关节活动或影响生长发育，可采取肘部线性瘢痕挛缩松解改形手术（"Z"字成形术）。

2. 患者的全身状况良好，无手术禁忌证。

3. 征得患者或家属的同意。

（四）标准住院日为≤19天

（五）进入路径标准

1. 第一诊断为肘部线性瘢痕挛缩。

2. 瘢痕无溃破，局部无皮脂腺炎等感染迹象。

3. 考虑为瘢痕疙瘩的不进入路径。

4. 同时合并有肘部肌腱缺损（或断裂）、神经缺损（或断裂）的不进入路径。

5. 年龄≥7岁且<60岁。

6. 需要进行手术治疗，可以采用肘部线性瘢痕挛缩松解改形手术，无需植皮。

7. 对肘部线性瘢痕挛缩导致肘关节严重屈曲畸形，瘢痕松解后需行植皮或皮瓣移植修复的病例，不进入路径。

8. 合并其他脏器疾病，手术风险大，影响术前准备及术后恢复过程的，不进入路径。

9. 当患者同时具有其他疾病诊断，但在住院期间不需特殊处理也不影响第一诊断的临床路径流程实施时，可以进入路径。

（六）术前准备2~4天

1. 必需的检查项目

（1）血常规、尿常规、大便常规；

（2）凝血功能；

（3）肝肾功能、电解质、血糖；

（4）血型；

（5）感染性疾病筛查（乙肝、丙肝、梅毒、艾滋病等）；

（6）心电图、胸部X线平片；

（7）肘部X线摄影。

2．根据情况可选择的检查项目

（1）肺功能；

（2）心功能；

（3）心肌酶学；

（4）24小时动态心电图；

（5）上肢肌电图；

（6）上肢血管成像CTA。

（七）手术日为入院后第3~7天

1．麻醉方式　全身麻醉或臂丛神经阻滞。

2．手术方式　肘部线性瘢痕挛缩松解、"Z"字成形术。

3．术中用药　麻醉常规用药。

4．输血　视术中情况而定。

5．术中肘部伤口均需彻底止血，可能需使用止血材料。

6．术中肘部伤口皮瓣下方可能需放置引流膜或引流管。

7．肘部伤口缝合可能采用可吸收线等美容缝合材料。

8．术毕肘部伤口需厚层敷料加压包扎。

9．术后石膏外固定肘关节于微屈位，抬高患肢。

（八）术后住院恢复10~14天

1．全麻术后麻醉恢复平稳后，转回专科普通病房。

2．术后抗菌药物使用：按照《抗菌药物临床应用指导原则（2015年版）》（国卫办医发〔2015〕43号）执行，因手术部位瘢痕内可能存在大量人体寄殖菌群，应属Ⅱ类手术切口，且瘢痕旁可能有较多小隐窝，难以彻底消毒，可预防性应用抗菌药物，术前30分钟至2小时内给药，总的预防性应用抗菌药物时间不超过48小时，个别情况可延长至72小时。

3．术后其他药物的使用

（1）术后必要时输液治疗及维持水电解质平衡治疗。

（2）术后扩血管药物的使用（酌情）。

（3）术后镇痛、止吐药物的使用（酌情）。

4．术后可能根据皮瓣血运情况需要可以根据当地条件进行高压氧治疗。

5．术后局部伤口处理

（1）抬高患肢，观察患肢血运。

（2）伤口换药：术后视伤口敷料渗湿等情况决定换药的时间及换药次数，并检视皮瓣血运情况及伤口愈合情况。

（3）伤口拆线：术后第12~14天拆线并换药。

（九）出院标准

1．病人一般情况良好，生命体征正常。

2．肘部伤口各皮瓣血运基本正常，伤口愈合好。

3．肘部伤口皮瓣远端局部小范围血运障碍或坏死，可以自行愈合，不需要再次手术。

4．肘部伤口小范围愈合欠佳，但可以自行愈合，不需要再次手术。

5.肘部伤口可以门诊拆线。

6.没有需要住院处理的与本手术有关并发症。

（十）变异及原因分析

1.有影响手术的合并症，需要进行相关的诊断和治疗。

2.术中肘部瘢痕松解后局部皮瓣不能完全覆盖创面，需额外取皮移植修复。

3.术中肘部瘢痕松解后局部皮瓣不能完全覆盖创面，且肘部深部组织外露，不能植皮修复，需另行皮瓣移植手术修复瘢痕。

4.术后肘部皮瓣血运障碍且范围较大，或伤口愈合延迟或裂开，导致住院时间延长或需要再次手术治疗。

5.围术期并发症（包括伤口出血、伤口感染等），可能造成住院日延长或费用超出参考费用标准。

6.医师认可的变异原因。

7.患者其他方面的原因。

二、肘部线性瘢痕挛缩松解改形手术临床路径表单

适用对象：第一诊断为肘部线性瘢痕挛缩；行瘢痕松解改形手术

患者姓名：_____ 性别：____ 年龄：____ 门诊号：_____ 住院号：_____

住院日期：___年___月___日 出院日期：___年___月___日 标准住院日：≤19天

时间	住院第1天	住院第2~4天	住院第3~7天 （手术日）
主要诊疗工作	□ 询问病史及体格检查 □ 完成入院病历书写 □ 开具化验单及相关检查	□ 完成术前准备与术前评估 □ 三级医师查房 □ 术前讨论，确定手术方案 □ 完成上级医师查房记录等 □ 向患者及家属交代病情及围术期注意事项 □ 签署手术及麻醉同意书、自费药品协议书、高值耗材使用协议书、输血同意书 □ 完成必要的相关科室会诊 □ 初步确定手术方式和日期 □ 麻醉医师术前访视病人及完成记录	□ 手术（包括手术安全核对） □ 完成手术记录 □ 完成术后病程记录 □ 向患者及家属交代手术情况及术后注意事项 □ 开术后医嘱
重点医嘱	长期医嘱： □ 烧伤重建外科护理常规 □ 二级护理 □ 普通饮食 □ 患者既往合并用药 临时医嘱： □ 血常规、血型、尿常规、大便常规、凝血功能、电解质、肝肾功能、血糖、感染性疾病筛查 □ 胸片、心电图 □ 肘部X线摄影 □ 根据病情可选择：心功能、肺功能、心肌酶学、24小时动态心电图、上肢肌电图、上肢动脉血管成像CTA	长期医嘱： □ 患者既往合并用药 临时医嘱： □ 备皮 □ 术前禁食禁饮 □ 其他特殊医嘱 □ 术前备血（酌情）	长期医嘱： □ 全麻术后护理常规 □ 禁食禁饮（当日） □ 吸氧（酌情） □ 心电监护（酌情） □ 抬高患肢，观察患肢血运 □ 抗生素 □ 预防应激性溃疡用药（酌情） 临时医嘱： □ 导尿（酌情） □ 输液、维持水电平衡 □ 酌情使用镇痛、止吐、止血药物 □ 其他特殊医嘱
主要护理工作	□ 入院介绍 □ 入院评估 □ 指导患者进行相关辅助检查	□ 术前准备 □ 术前宣教（提醒患者术前禁食禁饮） □ 沐浴、剪指甲、更衣 □ 心理护理	□ 观察患者病情变化 □ 术后生活护理 □ 术后疼痛护理 □ 定时巡视病房
病情变异记录	□无 □有，原因： 1. 2.	□无 □有，原因： 1. 2.	□无 □有，原因： 1. 2.
护士签名			
医师签名			

时间	住院第 4~10 天 （术后第 1~3 天）	住院第 7~14 天 （术后第 4~10 天）	住院第 15~19 天 （术后第 10~14 天）
主要诊疗工作	□ 上级医师查房，观察病情变化 □ 住院医师完成常规病历书写 □ 注意观察伤口敷料渗湿情况及肘部伤口皮瓣血运、患肢血运情况	□ 上级医师查房 □ 住院医师完成常规病历书写 □ 注意观察伤口敷料渗湿情况及肘部伤口皮瓣血运、患肢血运情况	□ 上级医师查房，进行肘部伤口皮瓣血运情况及伤口愈合情况评估，确定有无手术并发症和切口愈合不良情况，明确是否出院 □ 完成出院记录、病案首页、出院证明书等 □ 向患者交代出院后注意事项，如返院复诊时间，指导康复训练等
重点医嘱	**长期医嘱：** □ 一级护理 □ 普通饮食 □ 留置导尿管（酌情） □ 抗生素（1~3 天） □ 预防应激性溃疡药物（酌情） □ 抬高患肢，观察患肢血运 **临时医嘱：** □ 输液、维持水电平衡 □ 酌情使用止吐、镇痛、止血药物 □ 伤口换药（术后第 1、3 天） □ 术后第 2 天拔除引流膜（管）	**长期医嘱：** □ 二级护理 □ 普通饮食 □ 抬高患肢，观察患肢血运 **临时医嘱：** □ 伤口换药（视伤口情况决定换药时间及次数）	**临时医嘱：** □ 伤口拆线、换药 **出院医嘱：** □ 保护伤口 □ 肘关节功能康复训练 □ 抗瘢痕治疗 □ 定期门诊复查
主要护理工作	□ 观察患者病情变化 □ 术后生活护理 □ 术后心理护理 □ 术后疼痛护理 □ 术后定期翻身侧卧	□ 观察患者病情变化 □ 术后生活护理 □ 术后心理护理 □ 术后定期翻身侧卧	□ 指导患者康复训练 □ 出院指导 □ 协助办理出院手续
病情变异记录	□无　□有，原因： 1. 2.	□无　□有，原因： 1. 2.	□无　□有，原因： 1. 2.
护士签名			
医师签名			

13 腕掌侧瘢痕切除植皮手术临床路径

（2016年版）

一、腕掌侧瘢痕切除植皮手术临床路径标准住院流程

（一）适用对象

1. 第一诊断为腕掌侧瘢痕。

2. 行腕掌侧瘢痕切除松解＋中厚植皮手术。

（二）诊断依据

1. 病史　各种原因导致的腕掌侧烧伤或创伤。

2. 体征　腕掌侧增生性、浅表性或萎缩性瘢痕，可伴有一定程度的瘢痕挛缩。

3. 鉴别诊断　排除瘢痕疙瘩。

（三）治疗方案的选择及依据

根据《临床诊疗指南　整形外科学分册》（中华医学会编著，人民卫生出版社）。

1. 单纯腕掌侧瘢痕或同时合并瘢痕挛缩，影响外观、腕关节活动或影响生长发育，需采取瘢痕切除松解、中厚植皮修复术。

2. 患者全身状况良好，无手术禁忌证。

3. 征得患者或家属的同意。

（四）标准住院日为≤19天

（五）进入路径标准

1. 第一诊断为腕掌侧瘢痕。

2. 腕掌侧瘢痕连同手掌瘢痕一同切除植皮者不进入路径。

3. 瘢痕无溃疡、局部无红肿热痛等感染迹象或脓肿形成。

4. 考虑为瘢痕疙瘩者不进入路径。

5. 合并有腕部肌腱粘连、缺损、断裂以及神经缺损、断裂的不进入路径。

6. 年龄≥7岁且＜60岁。

7. 需要进行手术治疗。

8. 可以采用瘢痕切除中厚植皮修复。

9. 有可供取中厚皮的供皮区。

10. 腕掌侧瘢痕挛缩严重或侧偏畸形明显，彻底松解后肌腱、神经、血管外露需行皮瓣移植修复的病例，不进入路径。

11. 合并其他脏器疾病，手术麻醉耐受性差，影响术前准备及术后恢复过程的，不进入路径。

12. 当患者同时具有其他疾病诊断，但在住院期间不需特殊处理也不影响第一诊断的临床路径流程实施时，可以进入路径。

（六）术前准备 2~4 天

1. 必需的检查项目

（1）血常规、尿常规、便常规；

（2）凝血功能；

（3）肝肾功能、电解质、血糖；

（4）血型；

（5）感染性疾病筛查（乙肝、丙肝、梅毒、艾滋病等）；

（6）心电图、胸部 X 线平片；

（7）腕部 X 线摄影。

2. 根据情况可选择的检查项目

（1）肺功能；

（2）心功能；

（3）心肌酶学；

（4）24 小时动态心电图；

（5）上肢肌电图；

（6）上肢血管成像 CTA。

（七）手术日为入院后第 3~7 天

1. 麻醉方式　全身麻醉或臂丛麻醉。

2. 手术方式　腕掌侧瘢痕切除松解、中厚植皮手术。

3. 取皮方式　采用鼓式取皮机、气动或电动取皮机切取中厚皮；或从腰腹部取全层皮肤修薄成全厚、中厚或真皮下血管网皮片，供皮区直接拉拢缝合。

4. 供皮区选择　多选择腰腹部、侧胸壁、大腿、小腿、背臀部。

5. 术中用药　麻醉常规用药。

6. 输血　视术中情况而定。

7. 术中腕部植皮区及供皮区均需彻底止血，可能需使用止血材料。

8. 供皮区若直接拉拢缝合，可能需使用美容缝合材料及缝合方法，若为断层取皮则需厚层敷料覆盖并加压包扎，有时厚中厚皮供皮区需采用另取刃厚皮移植修复创面的方法。

9. 腕部植皮区需厚层敷料加压包扎。

10. 术后石膏外固定腕关节，抬高患肢。

（八）术后住院恢复 10~14 天

1. 全麻术后麻醉恢复平稳后，转回专科普通病房。

2. 术后抗菌药物使用　按照《抗菌药物临床应用指导原则（2015 年版）》（国卫办医发〔2015〕43 号）执行，因手术部位瘢痕内可能存在大量人体寄殖菌群，属Ⅱ类手术切口，有时创面大，污染机会多，且有自体皮片移植，需预防性应用抗菌药物，术前 30 分钟至 2 小时内给药，总的预防性应用抗菌药物时间不超过 5 天，个别情况可延长至 7 天。

3. 术后其他药物的使用

（1）术后输液治疗及维持水电解质平衡治疗；

（2）术后镇痛药物的使用（酌情）；

（3）术后止吐药物的使用（酌情）；

（4）术后止血药物的使用（酌情）；

（5）术后预防应激性溃疡药物的使用（酌情）；

（6）术后输血（酌情）。

4. 术后伤口处理

（1）腕部植皮区伤口处理：抬高患肢，观察肢端血运，术后第 10 天打开敷料观察皮片成活情况并换药，第12～14天拆线并换药。

（2）供皮区伤口处理：

直接拉拢缝合伤口——术后10天内视情况适时换药，第12天后拆线（可以出院后门诊拆线）；

断层取皮创面——术后第2天更换外层敷料，第4天以后可以采取半暴露处理（也可以持续包扎处理，每2～3天更换一次）

5. 术后康复治疗

（1）佩戴康复支具；

（2）康复锻炼。

（九）出院标准

1. 病人一般情况良好，生命体征正常。

2. 腕掌侧植皮皮片成活良好、创面基本愈合，供皮区伤口愈合好。

3. 小范围皮片成活欠佳，但可以自行愈合，不需要再次手术。

4. 供皮区小而表浅的未愈合伤口，可以自行愈合，不需要再次手术。

5. 可以门诊拆线。

6. 没有需要住院处理的与本手术有关并发症。

（十）变异及原因分析

1. 有影响手术的合并症，需要进行相关的诊断和治疗。

2. 术中腕掌侧瘢痕松解后有深部肌腱、神经、血管等组织外露，不能植皮修复，需改为皮瓣移植手术修复瘢痕。

3. 术后皮片成活欠佳且范围较大，供皮区伤口愈合延迟或裂开，导致住院时间延长或需要再次手术治疗。

4. 围术期并发症，可能造成住院日延长或费用超出参考费用标准。

5. 医师认可的变异原因。

6. 患者其他方面的原因。

二、腕掌侧瘢痕切除植皮手术临床路径表单

适用对象：第一诊断为腕掌侧瘢痕；行瘢痕切除中厚植皮手术

患者姓名：_____ 性别：____ 年龄：____ 门诊号：_____ 住院号：_____

住院日期：___年___月___日 出院日期：___年___月___日 标准住院日：≤19天

时间	住院第1天	住院第2~4天	住院第3~7天 （手术日）
主要诊疗工作	□ 询问病史及体格检查 □ 完成入院病历书写 □ 开具化验单及相关检查	□ 完成术前准备与术前评估 □ 三级医师查房 □ 术前讨论，确定手术方案 □ 完成上级医师查房记录等 □ 向患者及家属交代病情及围术期注意事项 □ 签署手术及麻醉同意书、自费药品协议书、高值耗材使用协议书、输血同意书 □ 完成必要的相关科室会诊 □ 初步确定手术方式和日期 □ 麻醉医师术前访视病人及完成记录	□ 手术（包括手术安全核对） □ 完成手术记录 □ 完成术后病程记录 □ 向患者及家属交代病情及术后注意事项 □ 开术后医嘱
重点医嘱	**长期医嘱：** □ 烧伤重建外科护理常规 □ 二级护理 □ 普通饮食 □ 患者既往合并用药 **临时医嘱：** □ 血常规、血型、尿常规、便常规、凝血功能、电解质、肝肾功能、血糖、感染性疾病筛查 □ 胸片、心电图 □ 腕部X线摄影 □ 根据病情可选择：心功能、肺功能、心肌酶学、24小时动态心电图、上肢肌电图、上肢动脉血管成像CTA	**长期医嘱：** □ 患者既往合并用药 **临时医嘱：** □ 备皮 □ 术前禁食禁饮 □ 其他特殊医嘱	**长期医嘱：** □ 全麻术后护理常规 □ 禁食禁饮（当日） □ 吸氧（酌情） □ 心电监护（酌情） □ 抬高患肢，观察患肢血运 □ 抗生素 □ 预防应激性溃疡用药（酌情） **临时医嘱：** □ 导尿（酌情） □ 输液、维持水电平衡 □ 酌情使用止吐、镇痛、止血药物 □ 其他特殊医嘱
主要护理工作	□ 入院介绍 □ 入院评估 □ 指导患者进行相关辅助检查	□ 术前准备 □ 术前宣教（提醒患者术前禁食禁饮） □ 沐浴、剪指甲、更衣 □ 心理护理	□ 观察患者病情变化 □ 术后生活护理 □ 术后疼痛护理 □ 定时巡视病房
病情变异记录	□无 □有，原因： 1. 2.	□无 □有，原因： 1. 2.	□无 □有，原因： 1. 2.
护士签名			
医师签名			

时间	住院第4~12天 （术后第1~5天）	住院第7~16天 （术后第4~9天）	住院第17~19天 （术后第10~12天）
主要 诊疗 工作	□ 上级医师查房，观察病情变化 □ 住院医师完成常规病历书写 □ 注意观察伤口敷料渗湿情况及患肢血运情况	□ 上级医师查房 □ 住院医师完成常规病历书写 □ 注意观察伤口敷料渗湿情况及患肢血运情况	□ 上级医师查房，进行皮片成活情况及供皮区伤口愈合情况评估，确定有无手术并发症和切口愈合不良情况，明确是否出院 □ 完成出院记录、病案首页、出院证明书等 □ 向患者交代出院后注意事项，如返院复诊时间，指导康复训练等
重点 医嘱	长期医嘱： □ 一级护理 □ 普通饮食 □ 留置导尿管 □ 抗生素 □ 预防应激性溃疡药物（酌情） □ 抬高患肢，观察患肢血运 临时医嘱： □ 输液、维持水电平衡 □ 酌情使用止吐、止痛、止血药物 □ 供皮区伤口换药（术后第2、4天）	长期医嘱： □ 二级护理 □ 普通饮食 □ 抬高患肢，观察患肢血运 □ 植皮区伤口持续负压引流（必要时） 临时医嘱： □ 供皮区伤口换药（术后第7、10天）	临时医嘱： □ 供皮区伤口拆线、换药 □ 植皮区伤口拆线、换药 出院医嘱： □ 保护植皮 □ 腕关节功能康复训练 □ 抗瘢痕治疗 □ 定期门诊复查
主要 护理 工作	□ 观察患者病情变化 □ 术后生活护理 □ 术后心理护理 □ 术后疼痛护理 □ 术后定期翻身侧卧	□ 观察患者病情变化 □ 术后生活护理 □ 术后心理护理 □ 术后定期翻身侧卧	□ 指导患者康复训练 □ 出院指导 □ 协助办理出院手续
病情 变异 记录	□无　□有,原因： 1. 2.	□无　□有,原因： 1. 2.	□无　□有,原因： 1. 2.
护士 签名			
医师 签名			

先天性乳房发育不良临床路径

（2016 年版）

一、先天性乳房发育不良临床路径标准住院流程

（一）适用对象

第一诊断为先天性乳房发育不良。

行乳房假体置入隆乳术。

（二）诊断依据

根据《临床诊疗指南 整形外科学分册》（中华医学会编著，人民卫生出版社），《临床技术操作规范 整形医学分册、美容医学分册》（中华医学会编著，人民军医出版社）。

1. 症状 乳房萎缩、发育不全，患者自觉乳房过小，有增大乳房愿望。

2. 体征 双侧或单侧乳房平坦或欠丰满。双侧乳房没有异常肿物或结节，挤压乳晕周围乳管无出现溢液。

（三）治疗方案的选择

治疗方案选择以《临床诊疗指南 整形外科学分册》（中华医学会编著，人民卫生出版社），《临床技术操作规范 整形医学分册、美容医学分册》（中华医学会编著，人民军医出版社）为根据。

双侧乳房假体植入隆乳术。

（四）标准住院日

腋窝切口入路 3～5 天，乳晕切口入路 3～5 天，乳房下皱襞切口入路 1～2 天。

（五）进入路径标准

1. 年龄大于 18 岁。

2. 第一诊断必须符合先天性乳房发育不良疾病编码。

3. 拟采用人工乳房假体植入的乳房发育不良患者，可以进入此路径。

4. 当患者同时具有其他疾病诊断，但在住院期间不需要特殊处理也不影响第一诊断的临床路径实施时，可以进入此路径。

（六）术前准备 1~2 天

1. 必需的检查项目

（1）实验室检查：血常规、尿常规、肝肾功能、电解质、凝血功能、感染性疾病筛查；

（2）心电图、胸片（正位）；

（3）乳房查体及径线测量；

（4）术前照相。

2. 根据病情选择的项目

（1）超声心动图（心电图异常者）；

（2）乳腺组织的影像学检查；

（3）乳房三维成像。

（七）预防性抗菌药物选择与使用时机

抗菌药物使用：按照《抗菌药物临床应用指导原则（2015年版）》（国卫办医发〔2015〕43号），常规预防应用抗菌药物。术前半小时内使用一次，术后不超过24小时。

（八）手术日为入院第2~3天

1. 麻醉方式　全麻。

2. 手术方式　乳房假体置入术。

3. 术中用药　用庆大霉素浸泡假体，根据情况可增选多黏菌素及头孢类。

4. 输血　通常无需输血。

（九）术后住院恢复2~5天

1. 术后需要复查的项目　根据患者病情决定。

2. 术后用药　抗菌药物使用按照《抗菌药物临床应用指导原则（2015年版）》（国卫办医发〔2015〕43号）执行，并结合患者的病情决定抗菌药物的选择与使用时间。

（十）出院标准

1. 一般情况良好。

2. 引流管已拔除。

3. 没有需要住院处理的并发症。

（十一）变异及原因分析

1. 围术期并发症等造成住院日延长和费用增加。

2. 术后有感染、血肿、血清肿、假体移位、切口愈合不良等并发症，退出此路径。

二、先天性乳房发育不良临床路径表单

适用对象：第一诊断为先天性乳房发育不良；行乳房假体置入术

患者姓名：_____ 性别：____ 年龄：____ 门诊号：_____ 住院号：_____

住院日期：___年___月___日 出院日期：___年___月___日 标准住院日：4～7天

时间	住院第1天	住院第2~3天（手术日）	住院第3~4天（术后第1天）
主要诊疗工作	□ 询问病史与体格检查 □ 完成病历书写 □ 常规相关检查 □ 上级医师查房与手术前评估 □ 影像学记录 □ 向患者监护人交代病情，签署"手术知情同意书"、"手术麻醉知情同意书"	□ 早晨再次术前评估 □ 术前设计与标记 □ 手术（乳房假体置入术） □ 上级医师查房	□ 上级医师查房，对手术进行评估 □ 注意有无手术后并发症（假体移位、血肿等）、引流管通畅情况
重点医嘱	长期医嘱： □ 三级护理 □ 普食 临时医嘱： □ 血常规、凝血功能、肝肾功能、感染性疾病筛查 □ 心电图、胸片（正位） □ 术前照相 □ 术前禁食 □ 术前灌肠	长期医嘱： □ 一级护理 □ 禁食6小时后半流食 □ 引流管护理 □ 术前30分钟预防使用抗菌药物 □ 止血药物 □ 镇痛剂（必要时） □ 如患者无引流，根据病情可决定出院	长期医嘱： □ 一级护理 □ 普食 □ 引流管护理 □ 术后一般使用抗菌药物时间，根据病情决定，如带有引流管应根据引流的时间决定应用抗菌药物时间
主要护理工作	□ 入院宣教：介绍病房环境、设施和设备、安全教育 □ 入院护理评估 □ 静脉采血 □ 指导病人家长带病人到相关科室进行心电图、胸片等检查	□ 观察患者情况 □ 手术后生活护理 □ 夜间巡视	□ 观察患者情况 □ 手术后生活护理 □ 夜间巡视
病情变异记录	□无 □有，原因： 1. 2.	□无 □有，原因： 1. 2.	□无 □有，原因： 1. 2.
护士签名			
医师签名			

时间	住院第 4~7 天 （术后第 2~5 天）
主要 诊疗 工作	□ 观察引流情况（有无堵塞、引流液颜色、引流量等），根据病情拔除引流管，并停用抗菌药物。 □ 向患者交代出院后注意事项，预约复诊日期 □ 完成出院小结
重 点 医 嘱	□ 出院医嘱
主要 护理 工作	□ 指导家属办理出院手续等事项 □ 出院宣教
病情 变异 记录	□无　□有，原因： 1. 2.
护士 签名	
医师 签名	

15 男性乳房发育的临床路径

（2016 年版）

一、男性乳房发育的临床路径标准住院流程

（一）适用对象

第一诊断为男性乳房发育行乳房脂肪抽吸＋腺体切除术。

（二）诊断依据

根据《临床诊疗指南 整形外科学分册》（中华医学会编著，人民卫生出版社），《整形外科诊疗常规》（北京医师协会编写，中国医药科技出版社）。

临床表现：男性青春发育期后乳房增大，凸起或呈女性乳房外观。

（三）治疗方案的选择

治疗方案选择以《临床诊疗指南 整形外科学分册》（中华医学会编著，人民卫生出版社），《整形外科诊疗常规》（北京医师协会编写，中国医药科技出版社）为根据。行乳房脂肪抽吸＋腺体切除术。

（四）标准住院日为 4～5 天

（五）进入路径标准

1. 第一诊断必须符合男性乳房发育疾病编码。

2. 准备采用脂肪抽吸＋腺体切除治疗男性乳房发育患者，可以进入路径。

3. 当患者同时具有其他疾病诊断，但在住院期间不需要特殊处理也不影响第一诊断的临床路径实施时，可以进入路径。

（六）术前准备 0～2 天

1. 必需的检查项目

（1）实验室检查：血常规、尿常规、肝肾功能、电解质、凝血功能、感染性疾病筛查；

（2）心电图、胸片（正位）。

2. 根据病情可选择的项目

（1）乳腺组织超声；

（2）激素水平的检查。

（七）预防性抗菌药物选择与使用时机

抗菌药物使用：按照《抗菌药物临床应用指导原则（2015 年版）》（国卫办医发〔2015〕43 号）执行，无特殊情况男性乳房脂肪抽吸＋腺体切除手术不使用抗生素。

（八）手术日为入院第 1～2 天

1. 麻醉方式　全麻或局麻＋镇静麻醉。

2. 手术方式　双侧乳房脂肪抽吸＋腺体切除术。

3. 术中用药　麻醉常规用药。

4. 输血　通常无需输血。

（九）术后住院恢复 2 ~ 5 天

1. 术后如有切除的乳腺组织常规做病理检查，如有其他需要复查的项目根据患者病情决定。

2. 术后用药　术后使用给予止血、补液治疗；按照《抗菌药物临床应用指导原则（2015 年版）》（国卫办医发〔2015〕43 号）执行，无特殊情况不使用抗生素。

（十）出院标准

1. 一般情况良好。

2. 引流管已拔除。

3. 没有需要住院处理的并发症。

（十一）变异及原因分析

1. 围术期并发症等造成住院日延长和费用增加。

2. 术后有感染、血肿、乳晕皮肤坏死或切口延迟愈合等并发症，进入其他路径。

二、男性乳房发育的临床路径表单

适用对象：第一诊断为男性乳房发育；行双侧乳房脂肪抽吸＋腺体切除术

患者姓名：_____ 性别：____ 年龄：____ 门诊号：_____ 住院号：_____

住院日期：____年____月____日 出院日期：____年____月____日 标准住院日：4～5天

时间	住院第1天	住院第2~3天 （手术日）	住院第3~4天 （术后第1天）
主要诊疗工作	□ 询问病史与体格检查 □ 完成病历书写 □ 常规相关检查 □ 影像学记录 □ 上级医师查房与手术前评估 □ 向患者或其监护人交代病情，签署"手术知情同意书"	□ 早晨再次术前评估 □ 术前设计与标记 □ 手术（双侧乳房脂肪抽吸＋腺体切除术）	□ 上级医师查房，对手术进行评估 □ 注意有无手术后并发症（血肿、血清肿、乳头乳晕血运障碍等）、引流管通畅情况
重点医嘱	**长期医嘱：** □ 三级护理 □ 普食 **临时医嘱：** □ 血常规、凝血功能、肝肾功能、感染性疾病筛查 □ 心电图、胸片（正位） □ 术前禁食 □ 术前灌肠	**长期医嘱：** □ 一级护理 □ 禁食6小时后半流食 □ 引流管护理 □ 止血药物 □ 镇痛剂（必要时） **临时医嘱：** □ 病理检查	**长期医嘱：** □ 一级护理 □ 普食 □ 引流管护理 □ 术后一般使用止血药物1～2天，特殊情况根据病情决定
主要护理工作	□ 入院宣教：介绍病房环境、设施和设备、安全教育 □ 入院护理评估 □ 静脉采血 □ 指导患者到相关科室进行心电图、胸片等检查	□ 观察患者情况 □ 手术后生活护理 □ 夜间巡视	□ 观察患者情况 □ 手术后生活护理 □ 夜间巡视
病情变异记录	□无 □有，原因： 1. 2.	□无 □有，原因： 1. 2.	□无 □有，原因： 1. 2.
护士签名			
医师签名			

时间	住院第 4~5 天 （术后第 2~3 天）
主要 诊疗 工作	□ 观察引流情况（有无堵塞、引流液颜色、引流量等），根据病情拔除引流管 □ 向患者交代出院后注意事项，预约复诊日期 □ 完成出院小结
重 点 医 嘱	□ 出院医嘱
主要 护理 工作	□ 指导患者办理出院手续等事项 □ 出院宣教
病情 变异 记录	□无　□有，□原因： 1. 2.
护士 签名	
医师 签名	

16 腹部脂肪堆积临床路径

（2016年版）

一、腹部脂肪堆积临床路径标准住院流程

（一）适用对象

第一诊断为腹部脂肪堆积。

行腹部脂肪抽吸术。

（二）诊断依据

典型临床表现：腹部侧面观向前突出膨隆，皮下脂肪厚度>3cm，脐深陷，皮肤软组织无或轻度松弛。

（三）治疗方案的选择

腹部脂肪抽吸术。

（四）标准住院日为2~3天

（五）进入路径标准

1. 符合上述临床表现无全身和局部并发疾病的患者可以进入路径。

2. 有高血压、糖尿病等慢性疾病的患者，各项指标控制在正常范围的，也可以进入路径。

3. 对于曾经做过腹部脂肪抽吸的患者，如果脂肪堆积仍较明显，可以进入路径。

4. 对于伴有腹壁明显松弛的患者，不进入该路径。

5. 不具备上述典型的临床表现，但要求通过吸脂减少皮下脂肪者，不进入该路径。

（六）术前准备1天

检查血常规、感染性疾病筛选、尿常规、生化系列、电解质、凝血功能检查；心电图、正位胸片。

（七）预防性抗菌药物选择与使用时机

抗菌药物使用：按照《抗菌药物临床应用指导原则（2015年版）》（国卫办医发〔2015〕43号）执行，并结合患者的病情决定抗菌药物的选择与使用时间。

（八）手术日为入院第1~2天

1. 麻醉方式　局麻或局麻加镇静麻醉。

2. 手术方式　腹部脂肪抽吸术。

3. 术中用药　麻醉常规用药。

4. 输血　通常无需输血。

（九）术后住院恢复1~2天

1. 术后需要复查项目根据患者病情决定。

2. 术后用药　抗菌药物使用按照《抗菌药物临床应用指导原则（2015年版）》（国卫办医发〔2015〕43号）执行，并结合患者的病情决定抗菌药物的选择与使用时间。

（十）出院标准

1. 一般情况良好。

2. 没有需要住院处理的并发症。

（十一）变异及原因分析

1. 如有血肿、血清肿等早期并发症需要延长住院日和增加费用。

2. 如有凹凸不平、形态不理想等晚期并发症需要进入脂肪抽吸术后修复术路径。

二、腹部脂肪堆积临床路径表单

适用对象：第一诊断为腹部脂肪堆积；行腹部脂肪抽吸术

患者姓名：_____ 性别：____ 年龄：____ 门诊号：_____ 住院号：_____

住院日期：___年___月___日 出院日期：___年___月___日 标准住院日：2～3天

时间	住院第1天	住院第2天 （手术日）	术后第3天 （术后第1天）
主要诊疗工作	□ 询问病史与体格检查 □ 完成病历书写 □ 常规相关检查 □ 手术医师检查患者、术前评估、制订手术方案、与患者沟通 □ 向患者监护人交代病情，签署"手术知情同意书"，"手术麻醉知情同意书" □ 收集影像资料	□ 标记吸脂范围及吸脂等高线 □ 继续完成影像资料收集 □ 脂肪抽吸术 □ 上级医师查房	□ 上级医师查房 □ 术区换药，拔引流管，观察有无血肿、血清肿等并发症，继续加压包扎 □ 嘱患者下床活动防止静脉血栓
重点医嘱	长期医嘱： □ 成人外科护理常规 □ 三级护理 □ 普食或禁食水 临时医嘱： □ 血常规、尿常规、生化系列、凝血功能、电解质 □ 心电图 □ 正位胸片 □ 术前禁食水	长期医嘱： □ 成人外科护理常规 □ 一级护理 □ 禁食水6小时后普食 □ 留置2根半管引流 □ 抗菌药物 □ 镇静剂（必要时） □ 止痛剂（必要时） □ 补液治疗（必要时）	长期医嘱： □ 成人外科护理常规 □ 二级护理 □ 普食 □ 抗菌药物 □ 镇静剂（必要时） □ 止痛剂（必要时） □ 补液治疗（必要时）
主要护理工作	□ 入院宣教：介绍病房环境、设施和设备、安全教育 □ 入院护理评估 □ 静脉采血 □ 指导患者到相关科室检查 □ 指导患者准备4条多头腹带及弹力衣裤 □ 准备多条护理垫	□ 术后生活护理 □ 在病床合适位置铺护理垫 □ 术后根据患者渗出情况更换护理垫 □ 观察患者情况 □ 夜间巡视	□ 术后生活护理 □ 观察患者情况 □ 夜间巡视
病情变异记录	□无　□有，原因： 1. 2.	□无　□有，原因： 1. 2.	□无　□有，原因： 1. 2.
护士签名			
医师签名			

时间	出院日 （术后第 2 天）
主要 诊疗 工作	□ 上级医师查房 □ 再次换药，观察有无血肿、血清肿等并发症，继续加压包扎 □ 嘱患者 2～3 天后拆除敷料更换为弹力衣，术后 3 个月复诊
重 点 医 嘱	**停长期医嘱** **临时医嘱：** □ 出院医嘱
主要 护理 工作	□ 指导患者办理出院手续 □ 出院宣教
病情 变异 记录	□ 无　□ 有　原因： 1. 2.
护士 签名	
医师 签名	

17 体表巨大良性肿物临床路径

（2016年版）

一、体表巨大良性肿物临床路径标准住院流程

（一）适用对象

第一诊断为体表良性肿物。

行肿物切除术＋皮片移植术或（和）局部皮瓣移植术。

1. 皮肤肿物切除/扩大切除术。

2. 皮片移植术。

3. 局部皮瓣移植术。

（二）诊断依据

根据《临床诊疗指南 整形外科学分册》（中华医学会编著，人民卫生出版社，2009年4月）。

1. 体表（包括头、面、颈、躯干及四肢）的皮肤病变、皮肤附属器官病变或皮下浅筋膜层的良性病变。

2. 病理检查或影像学检查基本除外恶性。

（三）治疗方案的选择

根据《临床诊疗指南 整形外科学分册》（中华医学会编著，人民卫生出版社，2009年4月）。

选择皮肤肿物切除/扩大切除术＋皮片移植术或（和）局部皮瓣移植术，其适应证为：

1. 诊断明确（包括病理诊断）的体表良性肿物。

2. 病变切除后创面无法直接拉拢缝合。

3. 患者全身状况可耐受手术，无明显手术禁忌证。

（四）标准住院日为10～20天

（五）进入路径标准

1. 第一诊断符合体表良性肿物编码。

2. 患者同时具有其他疾病诊断，如在住院期间不需要特殊处理也不影响第一诊断的临床路径流程实施时，可以进入路径。

（六）术前准备（术前评估）2～5天

1. 必需检查的项目

（1）血常规、尿常规；

（2）凝血功能；

（3）血生化（肝功能、肾功能、电解质、血糖）；

（4）感染性疾病筛查（乙肝、丙肝、艾滋病、梅毒等）；

（5）胸部X片、心电图。

2. 根据病情可选择血型、超声心电图、肺功能、B超、CT、MRI等检查。

（七）预防性抗菌药物选择与使用时机

抗菌药物：按照《抗菌药物临床应用指导原则（2015年版）》（国卫办医发〔2015〕43号）执行，并结

合患者的病情决定抗菌药物的选择及应用时间。

（八）手术日为入院第 3~6 天

1. 麻醉方式　局麻或全麻。

2. 手术内固定物　无。

3. 术中用药　麻醉常规用药。

（九）术后住院恢复 7~15 天

1. 根据当时病人情况而定复查的检查项目。

2. 术后用药　抗菌药物选用青霉素类或其他类抗菌药物,用药时间 3~5 天。

（十）出院标准

1. 生命体征平稳。

2. 伤口已拆线,植皮或皮瓣成活良好,无局部并发症。

3. 没有需要住院处理的并发症和(或)合并症。

（十一）变异及原因分析

1. 术前合并其他基础疾病影响手术的患者,需要进行相关的诊断和治疗,根据具体情况决定是否进入该临床路径。

2. 肿瘤巨大或涉及邻近重要器官,难以切除或切除后之缺损 / 器官损毁难以通过皮片移植 / 局部皮瓣移植完成修复,需要其他复杂术式或多次手术者;肿瘤存在严重破溃 / 感染者,不进入该临床路径。

3. 术式不同(皮片移植术 / 局部皮瓣移植术),住院时间变异较大。

4. 根据肿瘤情况(如存在破溃、感染等),住院时间、术前准备、抗生素应用等方面变异较大。

二、体表巨大良性肿物临床路径表单

适用对象：第一诊断为体表良性肿物；行皮肤肿物切除／扩大切除术＋皮片移植术或（和）局部皮瓣移植术

患者姓名：_____ 性别：____ 年龄：____ 门诊号：_____ 住院号：_____

住院日期：___年___月___日 出院日期：___年___月___日 标准住院日：10～20天

时间	住院第1天 （入院日）	住院第2～5天 （术前准备日）	住院第3～6天 （手术日）
主要诊疗工作	□ 询问病史及体格检查 □ 完成病历书写 □ 开术前化验单、影像检查单、心电图检查单、会诊单（根据病情需要） □ 上级医师查房，初步确定手术方式和日期	□ 上级医师查房，确认手术指征及手术方案 □ 疑难病例需全科查房讨论（视情况而定） □ 完成必要的相关科室会诊 □ 签署手术知情同意书、自费用品协议书 □ 签署手术麻醉知情同意书 □ 开术前医嘱、完成术前准备 □ 向家属交代围术期注意事项 □ 完成术前小结和上级医师查房记录	□ 完成手术 □ 开术后医嘱 □ 术者完成手术记录 □ 住院医师完成术后病程 □ 术者查房 □ 向患者或家属交代病情及术后注意事项 □ 确定有无麻醉、手术并发症
重点医嘱	长期医嘱： □ 成形科护理常规 □ 三级护理 □ 普食 临时医嘱： □ 血、尿常规 □ 凝血Ⅱ □ 肝功能Ⅱ、肾功能Ⅱ、电解质、空腹血糖 □ 术前免疫八项 □ 心电图 □ 正位胸片 □ 其他	临时医嘱： □ 拟明日全麻（或局麻）下行"体表肿物切除＋皮片移植术或（和）局部皮瓣移植术" □ 术前6小时禁食水（全麻时） □ 术区备皮 □ 抗菌药物皮试 □ 术前导尿（全麻时） □ 灌肠（全麻时）	长期医嘱： □ 成形科术后护理常规 □ 一级护理 □ 根据手术情况及麻醉决定饮食方式（禁食水或普食） □ 抗菌药物 临时医嘱： □ 心电监护6小时（全麻术后） □ 吸氧6小时（全麻术后） □ 抗菌药物 □ 补液
主要护理工作	□ 介绍病房环境、设施及设备 □ 入院护理评估 □ 制订护理计划 □ 执行入院后医嘱 □ 指导进行心电图、影像学检查等 □ 饮食、心理、生活指导等	□ 晨起静脉取血 □ 卫生知识及手术知识宣教 □ 交代围术期注意事项 □ 执行术前医嘱：如药敏试验，手术区域皮肤准备、导尿等	□ 术前更衣、遵医嘱给药 □ 观察术后病情变化 □ 观察创口出血情况 □ 交代围术期注意事项 □ 指导并协助术后活动
病情变异记录	□无 □有，原因： 1. 2.	□无 □有，原因： 1. 2.	□无 □有，原因： 1. 2.
护士签名			
医师签名			

时间	住院第4~7天 （术后第1天）	住院第5~19天 （术后观察）	住院第10~20天 （术后第7~9天，出院日）
主要诊疗工作	□ 上级医师查房，观察病情 □ 住院医师常规病历记录 □ 观察术区皮片或皮瓣血运情况 □ 换药 □ 向患者家属交代手术情况及术后注意事项	□ 上级医师查房，观察病情 □ 住院医师常规病历记录 □ 观察移植皮片或皮瓣的愈合情况 □ 观察伤口情况	□ 上级医师查房，评估手术效果和伤口愈合 □ 住院医师完成出院记录、病案首页、出院证明书等，向患者交代出院后的注意事项，如：返院复诊的时间、地点，发生紧急情况时的处理等
重点医嘱	**长期医嘱：** □ 二级护理 □ 普食 □ 抗菌药物 **临时医嘱：** □ 换药 □ 必要时行实验室检查	**临时医嘱：** □ 换药	**临时医嘱：** □ 今日出院 □ 出院带药
主要护理工作	□ 监测术后生命体征 □ 观察病情变化 □ 观察创口出血情况 □ 观察进食情况并给予指导 □ 术后心理与生活护理	□ 观察病情变化及饮食情况 □ 观察创口情况 □ 心理与生活护理	□ 指导办理出院手续 □ 指导伤口及进食护理 □ 指导复查时间及注意事项
病情变异记录	□无　□有，原因： 1. 2.	□无　□有，原因： 1. 2.	□无　□有，原因： 1. 2.
护士签名			
医师签名			

18 体表色素痣切除缝合手术临床路径

（2016年版）

一、体表色素痣切除缝合手术临床路径标准住院流程

（一）适用对象

1. 第一诊断为体表色素痣。

2. 行体表色素痣切除缝合手术。

（二）诊断依据

1. 病史　先天性，出生时即有。

2. 体征　身体体表皮肤可见色素痣，有时伴毛发生长。

3. 鉴别诊断　排除黑色素瘤、神经纤维瘤及海绵状血管瘤。

（三）治疗方案的选择及依据

根据《临床诊疗指南　整形外科学分册》（中华医学会编著，人民卫生出版社）。

1. 身体体表色素痣，影响外观，需采取体表色素痣切除缝合手术。

2. 有恶变可能和恶变倾向的色素痣。

3. 非手术治疗无效或治疗后色素痣残留或瘢痕形成。

4. 患者全身状况良好，无手术禁忌证。

5. 征得患者或家属的同意。

（四）标准住院日为≤16天

（五）进入路径标准

1. 第一诊断为体表色素痣。

2. 色素痣皮肤无溃疡，无皮脂腺炎等感染病灶。

3. 考虑为黑色素瘤或神经纤维瘤或海绵状血管瘤的不进入路径。

4. 年龄≥3岁且＜60岁。

5. 需要进行手术治疗。

6. 可以采用色素痣切除缝合（包括分次切除）手术修复。

7. 色素痣位于体表重要器官附近，切除缝合后可能导致重要器官的外形或功能受到影响的，不进入路径。

8. 色素痣切除后需植皮修复或需扩张皮瓣修复者，不进入路径。

9. 合并其他脏器疾病，手术麻醉耐受性差，影响术前准备及术后恢复过程的，不进入路径。

10. 当患者同时具有其他疾病诊断，但在住院期间不需特殊处理也不影响第一诊断的临床路径流程实施时，可以进入路径。

（六）术前准备2~4天

1. 必需的检查项目

(1) 血常规；

(2) 凝血功能；

(3) 病检（术后）。

2. 根据情况可选择的检查项目

(1) 尿常规、便常规；

(2) 肝肾功能、电解质、血糖；

(3) 血型；

(4) 感染性疾病筛查（乙肝、丙肝、梅毒、艾滋病等）；

(5) 心电图、胸部X线平片。

（七）手术日为入院后第3~5天

1. 麻醉方式　以局部麻醉为主，必要时全身麻醉。

2. 手术方式　体表色素痣切除缝合术。

3. 术中用药　麻醉常规用药。

4. 术中伤口缝合可能需使用美容缝合材料及缝合方法。

5. 术毕伤口处可能需放置引流膜或引流管。

6. 术后伤口需采用伤口专用敷料进行覆盖，包扎。

7. 若手术部位在肢体关节或邻近，则术后需石膏外固定该关节，并抬高患肢。

（八）术后住院恢复4~14天

1. 全麻术后麻醉恢复平稳后，转回专科普通病房。

2. 术后抗菌药物使用按照《抗菌药物临床应用指导原则（2015年版）》（国卫办医发〔2015〕43号）执行，Ⅰ类手术切口原则上可不使用抗菌药物；如病变皮肤局部肥厚，表面粗糙，手术消毒难以彻底者可预防性应用抗菌药物，术前30分钟至2小时内给药，总的预防性应用抗菌药物时间不超过24小时，个别情况可延长至48小时。

3. 术后其他药物的使用

(1) 术后必要时输液治疗；

(2) 术后镇痛、止吐药物的使用（酌情）；

(3) 术后伤口外用抗菌药物的使用（酌情）。

4. 术后伤口处理

(1) 伤口位于肢体时应抬高患肢；

(2) 伤口换药，术后视伤口敷料渗湿情况决定换药的时间及换药次数；

(3) 伤口拆线：根据不同部位及伤口张力大小，一般为术后5~14天。

（九）出院标准

1. 病人一般情况良好，生命体征正常。

2. 伤口愈合好。

3. 伤口局部皮肤血运障碍但范围极小，可以自行愈合，不需要再次手术者。

4. 伤口愈合欠佳，但周边无明显红肿，可以自行愈合，不需要再次手术者。

5. 可以门诊拆线。

6. 没有需要住院处理的与本手术有关的并发症。

（十）变异及原因分析

1. 有影响手术的合并症，需要进行相关的诊断和治疗。

2. 术中发现不能直接缝合封闭创面，需植皮或邻近皮瓣转移才能修复创面。

3. 术后伤口局部皮肤血运障碍且范围较大，伤口愈合延迟或裂开，范围较大，导致住院时间延长或需要再次手术治疗。

4．围术期并发症（包括伤口出血、伤口感染等），可能造成住院日延长或费用超出参考费用标准。

5．医师认可的变异原因。

6．患者其他方面的原因。

二、体表色素痣切除缝合手术临床路径表单

适用对象：第一诊断为体表色素痣；行体表色素痣切除缝合手术

患者姓名：_____ 性别：____ 年龄：____ 门诊号：_____ 住院号：_____

住院日期：___年___月___日 出院日期：___年___月___日 标准住院日：≤16 天

时间	住院第 1 天	住院第 2~4 天	住院第 3~7 天 （手术日）
主要 诊疗 工作	□ 询问病史及体格检查 □ 完成入院病历书写 □ 开具化验单及相关检查	□ 完成术前准备与术前评估 □ 三级医师查房 □ 术前讨论，确定手术方案 □ 完成上级医师查房记录等 □ 向患者及家属交代病情及围术期注意事项 □ 签署手术及麻醉同意书、自费药品协议书、高值耗材使用协议书、输血同意书 □ 完成必要的相关科室会诊 □ 初步确定手术方式和日期 □ 麻醉医师术前访视病人及完成记录	□ 手术（包括手术安全核对） □ 完成手术记录 □ 完成术后病程记录 □ 向患者及家属交代病情及术后注意事项 □ 开术后医嘱 □ 术后标本送病检
重点 医嘱	长期医嘱： □ 烧伤重建外科护理常规 □ 二级护理 □ 普通饮食 □ 患者既往合并用药 临时医嘱： □ 血常规、凝血功能 □ 根据病情可选择：血型、尿常规、大便常规、电解质、肝肾功能、血糖、感染性疾病筛查、胸片、心电图、心功能、肺功能、心肌酶学、24 小时动态心电图	长期医嘱： □ 患者既往合并用药 临时医嘱： □ 备皮 □ 术前禁食禁饮 □ 其他特殊医嘱	长期医嘱： □ 全麻或局麻术后护理常规 □ 禁食禁饮（全麻当日） □ 吸氧（酌情） □ 心电监护（酌情） □ 抬高患肢，观察患肢血运 □ 抗生素（必要时围术期使用） 临时医嘱： □ 导尿（酌情） □ 输液、维持水电平衡 □ 酌情使用止吐、镇痛、止血药物 □ 其他特殊医嘱 □ 术后标本送病检
主要 护理 工作	□ 入院介绍 □ 入院评估 □ 指导患者进行相关辅助检查	□ 术前准备 □ 术前宣教（提醒患者术前禁食禁饮） □ 沐浴、剪指甲、更衣 □ 心理护理	□ 观察患者病情变化 □ 术后生活护理 □ 术后疼痛护理 □ 定时巡视病房
病情 变异 记录	□无 □有，原因： 1. 2.	□无 □有，原因： 1. 2.	□无 □有，原因： 1. 2.
护士 签名			
医师 签名			

时间	住院第4~6天 （术后第1~2天）	住院第7~8天 （术后第3~4天）	住院第9~16天 （术后第5~14天）
主要诊疗工作	□ 上级医师查房，观察病情变化 □ 住院医师完成常规病历书写 □ 注意观察伤口敷料渗湿情况及伤口皮肤血运、患肢血运情况	□ 上级医师查房 □ 住院医师完成常规病历书写 □ 注意观察伤口敷料渗湿情况及伤口皮肤血运、患肢血运情况	□ 上级医师查房，进行伤口皮肤血运情况及伤口愈合情况评估，确定有无手术并发症和切口愈合不良情况，明确是否出院 □ 完成出院记录、病案首页、出院证明书等 □ 向患者交代出院后注意事项，如返院复诊时间，发生紧急情况时处理等
重点医嘱	长期医嘱： □ 一级护理 □ 普通饮食 □ 留置导尿管（酌情） □ 抗生素使用（1天） □ 抬高患肢，观察患肢血运 临时医嘱： □ 输液、维持水电平衡 □ 酌情使用止吐、镇痛、止血药物 □ 伤口换药（术后第1、2天） □ 术后第2天拔除引流膜（管）	长期医嘱： □ 二级护理 □ 普通饮食 □ 抬高患肢，观察患肢血运 临时医嘱： □ 伤口换药（术后视伤口敷料渗湿情况决定换药的时间及次数）	临时医嘱： □ 伤口拆线、换药 出院医嘱： □ 保护切口 □ 抗瘢痕治疗 □ 定期门诊复查
主要护理工作	□ 观察患者病情变化 □ 术后生活护理 □ 术后心理护理 □ 术后疼痛护理 □ 术后定时翻身侧卧	□ 观察患者病情变化 □ 术后生活护理 □ 术后心理护理 □ 术后定时翻身侧卧	□ 指导患者康复训练 □ 出院指导 □ 协助办理出院手续
病情变异记录	□无　□有，原因： 1. 2.	□无　□有，原因： 1. 2.	□无　□有，原因： 1. 2.
护士签名			
医师签名			

19 四肢瘢痕挛缩畸形临床路径

（2016 年版）

一、四肢瘢痕挛缩畸形临床路径标准住院流程

（一）适用对象

第一诊断为四肢瘢痕挛缩畸形。

行皮肤瘢痕切除术、皮肤瘢痕松解术、游离皮肤移植术，或皮瓣切取和制备＋皮瓣自体植皮术（局部皮瓣）。

（二）诊断依据

根据《临床诊疗指南　整形外科学分册》（中华医学会编著，人民卫生出版社），《整形外科学》（浙江科学技术出版社，1999）。

1. 病史　凡是造成上肢皮肤、皮下组织和其他组织创伤，以及组织坏死性炎症、疾病等创面瘢痕愈合以及瘢痕挛缩畸形。常见病因为各种原因烧伤，包括火焰烧伤、高温液体烫伤、高温器具接触性烫伤或烧伤、酸碱等腐蚀性溶液灼伤、放射性损伤以及电击伤等。

2. 临床表现

（1）表浅瘢痕：瘢痕呈片状或条索状，表面粗糙，有时有色素改变。局部平坦、柔软，有时与周边正常皮肤界限不清。一般无功能障碍。

（2）增生性瘢痕：又称增殖性瘢痕、肥大性瘢痕。瘢痕明显高于周围正常皮肤，局部增厚变硬。受伤 6 个月至 1 年的时间为早期和增殖期，瘙痒和疼痛为主要症状，甚至可因搔抓致表皮破溃；瘢痕毛细血管极度充血，瘢痕呈现红色或紫色，表面为一层菲薄的表皮覆盖，瘢痕可厚达 1～2cm，病变局限于伤口范围内，与皮下无明显粘连。一般在 6 个月至 2 年的时间内开始消退，充血减轻，表面颜色变淡，瘢痕逐渐变软、平坦。瘙痒症状消失。发生于非功能部位的增生性瘢痕一般不引起严重的功能障碍；而关节部位或关节周围的增生性瘢痕，妨碍关节活动以及瘢痕收缩，从而引起关节功能障碍。

（3）萎缩性瘢痕：组织学表现为组织无增生，瘢痕血管含量少，表皮极薄，易破溃；形态学表现平坦，不高于或略高于皮肤表面，瘢痕质地硬，呈白色或淡红色"贴骨瘢痕"。

（4）挛缩瘢痕：常见于肢体Ⅲ°烧伤没有进行早期修复的后遗症。轻者皮肤、皮下组织挛缩，重者可造成肌肉、肌腱、血管、神经的短缩，甚至骨关节畸形。

（5）蹼状瘢痕：挛缩瘢痕的一种表现，主要发生在关节的屈侧面。

（6）瘢痕疙瘩：瘢痕组织的异常增生，范围超出损伤的范围。

（三）选择治疗方案的依据

根据《临床诊疗指南　整形外科学分册》（中华医学会编著，人民卫生出版社），《诊疗技术操作规范　整形外科学分册》（中华医学会编著，人民军医出版社），《整形外科学》（浙江科学技术出版社，1999）。

1. 手术适应证　手及上肢瘢痕的手术治疗多半在瘢痕形成 6 个月以后进行。但对于可能造成严重关节畸形的，宜早期进行手术治疗，防治瘢痕挛缩引起的手部肌腱、韧带及关节难以修复的继发性损

害。瘢痕溃疡不能除外恶变者。

2. 手术治疗原则　瘢痕松解或（和）瘢痕切除，组织移植修复皮肤、皮下组织缺损。

3. 手术方式

（1）游离皮肤移植：a. 中厚皮片移植；b. 全厚皮片移植；c. 真皮下血管网皮片移植；

（2）局部皮瓣移植。

4. 术后处理　一般卧床 7~10 天，抬高患肢；无菌创面植皮后 8~10 天检查创面，皮瓣转移术后前 1~3 天可能随时检查创面；术后 10~14 天拆除缝线。

（四）标准住院日为 6~8 天

（五）进入路径标准

1. 第一诊断必须符合四肢瘢痕挛缩畸形。

2. 当患者同时具有其他疾病诊断，但在住院期间不需要特殊处理也不影响第一诊断的临床路径流程实施时，可以进入路径。

（六）术前准备 3~5 天

1. 必需的检查项目

（1）血常规、尿常规、便常规；

（2）肝肾功能、电解质、凝血功能、血型、感染性疾病筛查（乙肝、丙肝、艾滋病、梅毒等）；

（3）心电图、胸部正位片。

2. 根据患者病情选择　手及上肢 X 线检查，肺功能测定、超声心动图等。

（七）选择用药

1. 抗菌药物　按照《抗菌药物临床应用指导原则（2015 年版）》（国卫办医发〔2015〕43 号）执行；以及《外科手术部位感染预防与控制技术指南（试行）》（卫办医政发〔2010〕187 号），并结合患者的病情决定抗菌药物的选择。预防用抗菌药物，皮肤切开前 30 分钟至 2 小时内或麻醉诱导期给予合理种类和合理剂量的抗菌药物；总的预防用药时间不超过 24 小时，个别情况可延长至 48 小时。

2. 防治出血，形成皮下血肿。

3. 扩血管、抗凝药物。

4. 抗痉挛药物。

5. 保温、止痛对症治疗。

（八）手术日为入院第 4~6 天

1. 麻醉方式　局麻、臂丛或气管插管全麻。

2. 手术内固定物　非骨折钢针内固定。

3. 术中用药　麻醉常规用药、术后镇痛泵的应用。

4. 输血　视术中情况定。

（九）术后住院恢复 13~14 天

可能复查的检查项目：血常规、肝肾功能、电解质。

（十）出院标准

1. 切口愈合良好，拆线后无红肿、渗液、裂开。移植皮片或皮瓣色泽红润、弹性好，无皮下淤血情况；或门诊可处理的少量皮下积液。

2. 没有需要住院处理的手术并发症。

（十一）变异及原因分析

1. 强制医嘱未选的情况

（1）门诊已作该项检查；

（2）患者拒绝该项检查；

（3）医生认为不必进行该项检查；

（4）其他（医生填写）。

2．医嘱未执行的情况

（1）患者拒绝；

（2）患者家属不配合；

（3）仪器故障；

（4）节假日未能进行；

（5）药房缺药；

（6）其他（医生填写）。

3．新增检查或治疗的情况

（1）患者合并其他疾病（要进一步检查或治疗）：①冠心病；②高血压；③糖尿病；④高脂血症；⑤其他。

（2）（做肺功能检查）了解肺通气换气功能，与其他疾病作鉴别。

（3）为除外其他疾病，要进一步检查。

（4）患者要求的检查。

（5）患者要求的治疗。

（6）因出现并发症，需要治疗。

（7）病情变化，需治疗。

（8）其他（医生填写）。

4．住院时间延长的情况

（1）患者合并其他疾病，延长治疗时间：①肺内疾病；②肺外疾病；③冠心病心绞痛发作；④其他慢性疾病急性发作。

（2）患者不肯出院。

（3）患者需要治疗其他疾病。

5．因变异退出路径的情况

（1）发生了影响整个治疗方案的重大疾病；

（2）患者提前出院；

（3）发现是特殊病原体感染。

二、四肢瘢痕挛缩畸形临床路径表单

适用对象：第一诊断为四肢瘢痕挛缩畸形；行皮肤瘢痕切除术、皮肤瘢痕松解术、游离皮肤移植术，皮瓣自体植皮术

患者姓名：_____ 性别：____ 年龄：____ 门诊号：_____ 住院号：_____

住院日期：___年___月___日 出院日期：___年___月___日 标准住院日：6～8 天

时间	入院		术前准备（术前1天）
	住院第1天	住院第2~4天	
主要诊疗工作	□ 询问病史，体格检查，完善病历 □ 开检查、化验单 □ 上级医生查房与手术前入院病情评估	□ 上级医生查房并确定有手术指征，确定手术方案 □ 疑难手术病例需要全科讨论 □ 完善术前准备 □ 请相应科室会诊 □ 完成常规病历书写 □ 向患者及家属交代围术期注意事项、签署各种医疗文书	□ 手术 □ 完成手术记录、麻醉记录和术后当天的病程记录 □ 开术后医嘱 □ 上级医师查房 □ 向患者及家属交代病情及术后注意事项 □ 确定有无麻醉、手术并发症
重点医嘱	长期医嘱： □ 整形外科护理常规 □ 二级护理 □ 体位 □ 饮食：根据病情 临时医嘱： □ 血常规、尿常规、便常规 □ 肝肾功能、电解质、凝血功能、血型、感染性疾病筛查 □ 溃疡分泌物细菌培养 □ 心电图、胸部正位X片，部位X线 □ 特殊检查：肺功能测定；超声心动图等	临时医嘱： □ 复查异常化验结果 □ 会诊等完善术前检查	长期医嘱： □ 同前 □ 至术前全停 临时医嘱： □ 既往基础用药临时下达 □ 拟明日在局麻、臂丛或气管插管全麻下行◎皮肤瘢痕切除术◎皮肤瘢痕松解术◎游离皮肤移植术◎带蒂皮瓣或皮瓣切割和制备＋皮瓣自体植皮术 □ 术前禁食水 □ 常规皮肤准备 □ 术前麻醉辅助药 □ 预防性抗菌药物 □ 留置尿管 □ 青霉素皮试 □ 先锋霉素皮试 □ 备血 □ 复查异常化验结果
主要护理工作	□ 环境介绍、护理评估 □ 制订护理计划 □ 静脉取血（明晨取血） □ 指导病人到相关科室进行检查 □ 饮食、心理、生活指导 □ 基础服药指导	□ 饮食、心理指导 □ 静脉抽血 □ 术前指导 □ 术前准备：备皮等 □ 告知患者及家属术前流程及注意事项 □ 术前手术物品准备	□ 按一级护理常规护理 □ 术后密切观察患者情况 □ 静脉抽血 □ 观察肢/指端血运 □ 观察切口及敷料渗出情况 □ 保留尿管（视情况早期拔除尿管） □ 疼痛护理及镇痛泵使用 □ 留置管道护理及指导 □ 留置引流袋护理及记量 □ 术后心理、生活护理
病情变异记录	□无 □有，原因： 1. 2.	□无 □有，原因： 1. 2.	□无 □有，原因： 1. 2.
护士签名			
医师签名			

时间	住院第5~7天 （术后当日）	住院第6~8天 （出院日）
主要诊疗工作	□ 手术 □ 完成手术记录、麻醉记录和术后当天的病程记录 □ 开术后医嘱 □ 向患者及家属交代病情及术后注意事项 □ 注意观察生命体征 □ 观察包扎敷料渗出情况 □ 观察切口情况及肢/指端血运 □ 完成常规病历书写	□ 上级医师查房，完成常规病历书写 □ 观察包扎敷料渗出情况，有无异味 □ 注意观察体温、血压等生命体征 □ 观察切口情况及肢/指端血运 □ 根据引流情况明确是否拔除引流管 □ 注意观察体温等生命体征 □ 观察切口情况及肢/指端血运 □ 确定植皮/皮瓣存活情况、有无手术并发症和手术切口感染 □ 指导局部功能锻炼 □ **出院：** □ 上级医师查房，进行手术及伤口评估，确定有无手术并发症和切口愈合不良情况，明确是否出院；通知患者及其家属出院 □ 交代出院后注意事项，预约复诊日期及拆线日期 □ 完成出院记录、病案首页、出院证明书 □ 将"出院小结"等1份予患者或其家属（结账后）
重点医嘱	**长期医嘱：** □ 整形外科术后常规护理 □ 一级/二级护理 □ 体位 □ 饮食：根据病情 □ 心电监护、观察 P、R、BP、SpO_2 □ 吸氧 □ 观察肢/指端血运 □ 留置导尿 □ 置管护理 □ 留置引流袋护理及记量 □ 保温 □ 预防性抗菌药物 □ 止血药 □ 扩血管、抗凝药物 □ 抗痉挛药物 **临时医嘱：** □ 动脉血气分析 □ 复查：血生化、血常规（必要时） □ 视情况早期拔除尿管/引流管 □ 抗菌药物 □ 补液、止痛对症治疗 □ 切口处沙袋加压 □ 其他特殊医嘱：切口换药	**长期医嘱：** □ 整形外科术后常规护理 □ 二级护理 □ 体位 □ 普食：根据病情 □ 置管护理 □ 观察肢/指端血运 □ 停心电监护、观察 P、R、BP、SpO_2 □ 停吸氧 □ 停观察肢/指端血运 □ 停留置导尿 □ 停留置引流袋护理及记量 □ 停保温 □ 停预防性抗菌药物 □ 停止血药 □ 停扩血管、抗凝药物 □ 停抗痉挛药物 **临时医嘱：** □ 换药、拆线等 □ 止痛及对症治疗 □ 视情况拔除导管/引流管 □ 分泌物细菌培养 □ 出院带药
主要护理工作	□ 按医嘱拔除尿管 □ 静脉取血 □ 体位：协助改变体位 □ 密切观察患者病情变化 □ 留置管道护理及指导 □ 生活、心理护理 □ 疼痛护理指导 □ 营养支持护理	□ 观察伤口敷料情况 □ 体位：协助改变体位、取斜坡卧位或半坐卧位 □ 活动：斜坡卧位，协助下地活动；指导患者适当活动患肢/指 □ 密切观察患者病情变化 □ 留置管道护理及指导，按医嘱拔除镇痛泵管 □ 生活、心理护理 □ 疼痛护理指导 □ 营养支持护理 **出院医嘱：** □ 指导对疾病的认识及日常保健 □ 指导外用抗瘢痕药物 □ 指导患者进行功能锻炼 □ 指导作息、饮食及活动 □ 指导复诊时间 □ 指导办理出院手续、结账等事项 □ 进行出院宣教
病情变异记录	□无　□有，原因： 1. 2.	□无　□有，原因： 1. 2.
护士签名		
医师签名		

瘢痕挛缩临床路径

（2016 年版）

一、瘢痕挛缩临床路径标准住院流程

（一）适用对象

第一诊断为瘢痕挛缩。

行烧伤瘢痕挛缩松解植皮或皮瓣修复术。

（二）诊断依据

根据《整形外科学（上册）》（王炜编著，浙江科学技术出版社）。

1. 病因　大面积Ⅲ°烧伤、长期慢性溃疡，以及皮下组织较少部位如头皮、胫前区等受电击伤，其损伤累及皮肤全层及皮下脂肪，愈合后形成挛缩性瘢痕。

2. 体征　瘢痕坚硬、平坦或略高于皮肤表面，与深部组织如肌肉、肌腱、神经等紧密粘连。瘢痕局部血液循环极差，呈淡红色或白色，表皮极薄，不能耐受外力摩擦或负重，容易破溃而形成经久不愈的慢性溃疡甚至癌变，挛缩性瘢痕具有很大的收缩性，可牵拉邻近的组织、器官，而造成严重的功能障碍。

（三）治疗方案的选择及依据

根据《整形外科学（上册）》（王炜编著，浙江科学技术出版社）。

1. 瘢痕挛缩诊断明确。

2. 经严格正规非手术治疗 6 个月无效。

3. 瘢痕挛缩影响功能。

（四）标准住院日为 8～15 天

（五）进入路径标准

1. 第一诊断必须符合瘢痕挛缩诊断编码。

2. 如患有其他疾病，但住院期间不需要特殊处理，也不影响第一诊断的临床路径流程实施时，可以进入路径。

3. 不合并瘢痕溃疡或瘢痕癌。

（六）术前准备 1～3 天

1. 必需的检查项目

（1）血常规、尿常规、便常规；

（2）肝肾功能、电解质、血糖；

（3）凝血功能；

（4）感染性疾病筛查（乙肝、丙肝、艾滋病、梅毒等）；

（5）胸片、心电图；

（6）瘢痕挛缩功能部位正侧位及伸屈侧位片、CT 和 MRI（必要时）。

2. 根据患者病情可选择

（1）肺功能、超声心动图（老年人或既往有相关病史者）；

（2）有相关疾病者必要时请相应科室会诊。

（七）预防性抗菌药物选择与使用时机

按照《抗菌药物临床应用指导原则（2015 年版）》（国卫办医发〔2015〕43 号）执行，并根据患者的病情决定抗菌药物的选择与使用时间。建议使用第二代头孢菌素或头孢曲松或头孢噻肟，也可用一代头孢。

（八）手术日为入院第 2~4 天

1. 麻醉方式　全麻。

2. 手术方式　瘢痕挛缩切除松解植皮或皮瓣修复术。

3. 输血　视术中情况而定。

（九）术后住院恢复 4~11 天

1. 必需复查的检查项目　血常规、尿常规。

2. 术后处理

（1）抗菌药物：按照《抗菌药物临床应用指导原则（2015 年版）》（国卫办医发〔2015〕43 号）执行；

（2）活血化瘀等扩血管药物或止血药物（根据病情）；

（3）维生素和皮片、皮瓣营养药物（根据病情）；

（4）术后康复：功能部位支具保护下逐渐进行功能锻炼；

（5）术后镇痛泵（必要时）；

（6）术后止吐药物的应用（必要时）；

（7）术后雾化吸入（必要时）。

（十）出院标准

1. 体温正常，常规化验指标无明显异常。

2. 伤口愈合良好伤口无感染征象（或可在门诊处理的伤口情况），无皮瓣皮片坏死。

3. 术后复查瘢痕修复＋满意。

4. 没有需要住院处理的并发症和（或）合并症。

（十一）变异及原因分析

1. 围术期并发症　伤口感染、皮片、皮瓣坏死等造成住院日延长和费用增加。

2. 内科合并症　老年患者常合并基础疾病，如脑血管或心血管病、糖尿病、血栓等，手术可能导致这些疾病加重而需要进一步治疗，从而延长治疗时间，并增加住院费用。

3. 外用敷料的选择　由于病情不同，使用不同的生物敷料，可能导致住院费用存在差异。

二、瘢痕挛缩临床路径表单

适用对象：第一诊断为瘢痕挛缩；行瘢痕挛缩切除松解植皮或皮瓣修复术

患者姓名：_____ 性别：____ 年龄：____ 门诊号：_____ 住院号：_____

住院日期：___年___月___日 出院日期：___年___月___日 标准住院日：8～15 天

时间	住院第 1 天	住院第 2 天	住院第 3 天
主要诊疗工作	□ 询问病史及体格检查 □ 完成病历书写 □ 开化验单及相关检查单 □ 上级医师查房与术前评估	□ 上级医师查房 □ 继续进行相关检查 □ 根据化验和相关检查结果，对患者的手术风险进行评估 □ 必要时请相关科室会诊	□ 根据病史、体检、平片、CT/MRI 等，行术前讨论，确定手术方案 □ 完成术前准备与术前评估 □ 完成术前小结、上级医师查房记录等病历书写 □ 签署手术知情同意书、自费用品协议书、输血同意书 □ 向患者及家属交代病情及围术期注意事项
重点医嘱	长期医嘱： □ 烧伤与修复重建外科护理常规 □ 二级护理 □ 饮食 □ 患者既往基础用药 临时医嘱： □ 血常规、尿常规、便常规 □ 凝血功能 □ 感染性疾病筛查 □ 肝肾功能、电解质、血糖 □ 胸片、心电图 □ 瘢痕部位平片、CT/MRI（必要时） □ 肺功能、超声心动（根据患者情况选择）	长期医嘱： □ 烧伤与修复重建外科护理常规 □ 二级护理 □ 饮食 □ 患者既往基础用药 临时医嘱： □ 请相关科室会诊	临时医嘱： □ 术前医嘱：常规准备明日在全麻下行◎瘢痕挛缩切除松解修复术 □ 术前禁食水 □ 抗菌药物皮试 □ 配血 □ 一次性导尿包 □ 备皮
主要护理工作	□ 入院宣教：介绍病房环境、设施和设备 □ 入院护理评估	□ 宣教 □ 观察患者病情变化 □ 心理和生活护理	□ 宣教、备皮等术前准备 □ 提醒患者明晨禁水、禁食
病情变异记录	□无 □有，原因： 1. 2.	□无 □有，原因： 1. 2.	□无 □有，原因： 1. 2.
护士签名			
医师签名			

时间	住院第 4~5 天 （手术日）	住院第 5~6 天 （术后第 1 天）	住院第 6~7 天 （术后第 2 天）
主要 诊疗 工作	□ 手术 □ 术者完成手术记录 □ 完成术后病程 □ 上级医师查房 □ 注意皮片皮瓣颜色变化 □ 向患者及家属交代病情及术后 　注意事项	□ 上级医师查房，注意术后病情 　变化 □ 完成病历书写 □ 注意外层敷料渗出情况 □ 注意观察体温 □ 注意皮片皮瓣颜色变化	□ 上级医师查房 □ 完成常规病历书写 □ 根据外层敷料渗出情况，明确 　是否更换外层敷料 □ 注意观察体温 □ 注意皮片皮瓣颜色变化 □ 注意伤口情况
重 点 医 嘱	长期医嘱： □ 麻醉后护理常规 □ 全麻术后护理常规 □ 一级护理 □ 明日饮食 □ 避免手术部位受压 □ 伤口引流记量 □ 留置尿管 □ 预防性应用抗菌药物 □ 维生素（根据病情） □ 止血药物（根据病情） □ 血管营养药物（根据病情） 临时医嘱： □ 心电血压、血氧监护 □ 吸氧 □ 补液 □ 其他特殊医嘱	长期医嘱： □ 麻醉后护理常规 □ 瘢痕挛缩术后护理常规 □ 一级护理 □ 饮食 □ 伤口引流记量 □ 留置尿管 □ 抗菌药物 □ 血管营养药物（根据病情） □ 止血药物（根据病情） □ 扩血管药物（根据病情） □ 消炎止痛药物 临时医嘱： □ 通便 □ 镇痛 □ 补液（根据病情）	长期医嘱： □ 麻醉后护理常规 □ 瘢痕挛缩术后护理常规 □ 一 / 二级护理 □ 饮食 □ 留置尿管 □ 抗菌药物 □ 血管营养药物（根据病情） □ 扩血管药物（根据病情） □ 消炎止痛药物 □ 停止血药物 □ 拔除引流，停引流记量（根据病 　情） □ 临时医嘱： □ 换药
主要 护理 工作	□ 随时观察患者病情变化 □ 术后心理与生活护理	□ 观察患者情况 □ 术后心理与生活护理 □ 指导患者术后功能锻炼	□ 观察患者情况 □ 术后心理与生活护理 □ 指导患者术后功能锻炼
病情 变异 记录	□ 无　□ 有，原因： 1. 2.	□ 无　□ 有，原因： 1. 2.	□ 无　□ 有，原因： 1. 2.
护士 签名			
医师 签名			

时间	住院第 7~8 天 （术后第 3 天）	住院第 7~14 天 （出院前日）	住院第 8~15 天 （出院日）
主要 诊疗 工作	□ 上级医师查房 □ 完成常规病历书写 □ 注意观察体温 □ 注意皮片、皮瓣颜色变化 □ 注意伤口情况	□ 上级医师查房，进行手术及伤口评估，确定有无手术并发症和切口愈合不良情况，明确是否出院 □ 完成出院记录、病案首页、出院证明书等 □ 向患者交代出院后的注意事项，如：返院复诊的时间、地点，发生紧急情况时的处理等	□ 患者办理出院手续，出院
重 点 医 嘱	**长期医嘱：** □ 麻醉后护理常规 □ 瘢痕挛缩术后护理常规 □ 一/二级护理 □ 饮食 □ 血管营养药物 □ 扩血管药物（根据病情） □ 消炎止痛药物 □ 停抗菌药物 □ 停尿管 **临时医嘱：** □ 拍摄术后瘢痕部位平片（必要时）	**出院医嘱：** □ 出院带药：瘢痕预防药物、消炎止痛药、口服抗生素 □ 嘱＿日后拆线换药（根据出院时间决定） □ 1 个月后门诊复查 □ 如有不适，随时来诊	
主要 护理 工作	□ 观察患者情况 □ 术后心理与生活护理 □ 指导患者术后功能锻炼	□ 指导患者办理出院手续	
病情 变异 记录	□无 □有，原因： 1. 2.	□无 □有，原因： 1. 2.	□无 □有，原因： 1. 2.
护士 签名			
医师 签名			

21 瘢痕日间手术临床路径

（2016年版）

一、瘢痕日间手术临床路径标准住院流程

（一）适用对象

第一诊断为瘢痕。

行皮肤病损切除术。

（二）诊断依据

查体。

（三）选择治疗方案的依据

1. 符合手术适应证。

2. 能够耐受手术。

（四）标准住院日为≤1天

（五）进入路径标准

1. 第一诊断必须符合瘢痕疾病编码。

2. 当患者合并其他疾病，但住院期间不需要特殊处理也不影响第一诊断的临床路径流程实施时，可以进入路径。

（六）术前准备（入院前）

术前必须检查的项目：

1. 血常规、尿常规。

2. 凝血功能。

3. 输血三项、乙肝两对半、丙肝、HIV、梅毒等。

4. 心电图。

（七）预防性抗菌药物选择与使用时机

按照《抗菌药物临床应用指导原则（2015年版）》（国卫办医发〔2015〕43号）执行，并结合患者的病情决定抗菌药物的选择与使用时间。建议使用第一、二代头孢菌素。

（八）手术日为入院当天

1. 麻醉方式　局麻。

2. 手术方式　皮肤病损切除术。

3. 术中用药　麻醉用药。

（九）术后住院恢复≤1天

1. 必须复查的检查项目　无。

2. 根据患者病情变化可选择相应的检查项目。

3. 术后用药

（1）术后抗菌药物：建议使用第一、二代头孢菌素。

（2）术后应用生物蛋白胶汇涵术泰预防切口感染。

（3）止痛药物。

（十）出院标准

1. 一般情况良好。

2. 伤口无异常。

（十一）变异及原因分析——需导致退出日间手术路径

1. 术中、术后出现并发症，需要进一步诊治，导致住院时间延长、费用增加。

2. 术后原伴随疾病控制不佳，需请相关科室会诊，进一步诊治。

3. 住院后出现其他内、外科疾病需进一步明确诊断。

二、瘢痕日间手术临床路径表单

适用对象：第一诊断为瘢痕；皮肤病损切除术

患者姓名：_____ 性别：____ 年龄：____ 门诊号：_____ 住院号：_____

住院日期：____年____月____日 出院日期：____年____月____日 标准住院日：≤1天

时间	住院前 （门诊）	住院第1天 （手术日）	住院第2天 （术后第1天，出院日）	出院第1天 （术后第2天）
主要诊疗工作	□ 开术前化验 □ 开术前检查 □ 开住院单 □ 通知住院处 □ 通知病房	□ 问病史，体格检查 □ 完成病历及上级医师查房 □ 完成医嘱 □ 补录门诊术前各项检查医嘱 □ 向患者及家属交代围术期注意事项 □ 签署手术知情同意书 □ 手术 □ 术后向患者及家属交代病情及注意事项 □ 完成术后病程记录及手术记录	□ 观察病情 □ 上级医师查房 □ 完成病程记录 □ 观察伤口情况，伤口换药 □ 向患者及家属交代出院后注意事项 □ 完成出院病程记录 □ 出院 □ 定期复查	□ 术后护士电话随访 □ 医生手机开机
重点医嘱	□ 血常规、尿常规 □ 输血三项、乙肝两对半 □ 凝血四项 □ 心电图	**长期医嘱：** □ 三级护理 □ 饮食◎普食 **临时医嘱：** □ 血常规、尿常规 □ 输血三项、乙肝两对半 □ 凝血四项 □ 心电图 □ 手术医嘱	**长期医嘱：** □ 二级护理 **临时医嘱：**	**出院医嘱：** □ 今日出院
主要护理工作		□ 入院介绍 □ 术前相关检查指导 □ 术前常规准备及注意事项	□ 指导介绍出院手续 □ 遵医嘱定期复查	
病情变异记录	□无 □有，原因： 1. 2.	□无 □有，原因： 1. 2.	□无 □有，原因： 1. 2.	
护士签名				
医师签名				